Dynamic diagnosis に必要な 脊椎脊髄の神経症候学

[編集] 福武 敏夫
徳橋 泰明
坂本 博昭

三輪書店

執筆者一覧

編集

福武 敏夫	亀田メディカルセンター神経内科部長	
德橋 泰明	日本大学医学部附属板橋病院病院長／整形外科学系整形外科学分野主任教授	
坂本 博昭	大阪市立総合医療センター小児脳神経外科教育顧問／大阪市立大学大学院医学研究科脳神経外科学特任教授	

執筆
（執筆順）

米延 策雄	大阪行岡医療大学特任教授／行岡病院脊椎・脊髄病センター顧問
橘 滋國	亀田メディカルセンター脊椎脊髄外科顧問
福武 敏夫	亀田メディカルセンター神経内科部長
北原 功雄	千葉徳洲会病院副院長・脳脊髄神経外科センターセンター長
谷口 真	東京都立神経病院脳神経外科部長
高橋 宏	元・東京都立神経病院病院長（故人）
鈴木 直樹	羽島市民病院整形外科部長
清水 克時	岐阜大学名誉教授／岐阜市民病院脊椎センターセンター長
安藤 宗治	和歌山労災病院脊椎センターセンター長／第二整形外科部長
川上 守	和歌山県立医科大学附属病院紀北分院分院長／脊椎ケアセンターセンター長
田中 靖久	公立学校共済組合東北中央病院
佐藤 哲朗	仙台整形外科病院病院長
小田 博	おだ整形外科クリニック院長
德橋 泰明	日本大学医学部附属板橋病院病院長／整形外科学系整形外科学分野主任教授
田口 敏彦	山口労災病院
金子 和生	元・山口大学大学院医学系研究科整形外科学講師（故人）
安井 敬三	名古屋第二赤十字病院神経内科部長
長谷川 康博	中部大学生命健康科学部教授
山川 一夫	やまかわ内科・神経内科クリニック院長
田中 茂樹	蒲田リハビリテーション病院名誉院長
園生 雅弘	帝京大学神経内科主任教授／神経筋電気診断センターセンター長
長岡 正宏	日本大学病院病院長／医学部整形外科学系整形外科学分野教授
若田 宣雄	東邦大学名誉教授
亀山 隆	中部ろうさい病院神経内科部長
松平 浩	東京大学医学部附属病院 22 世紀医療センター運動器疼痛メディカルリサーチ＆マネジメント講座特任教授／福島県立医科大学医学部疼痛医学講座特任教授
笠原 諭	東京大学医学部附属病院麻酔科・痛みセンター助教／福島県立医科大学医学部疼痛医学講座特任准教授
竹下 克志	自治医科大学整形外科教授
髙橋 直人	星総合病院整形外科部長・慢性疼痛センター副センター長／福島県立医科大学医学部疼痛医学講座准教授
矢吹 省司	福島県立医科大学医学部整形外科学講座教授／福島県立医科大学医学部疼痛医学講座主任
谷 諭	東京慈恵会医科大学脳神経外科学講座教授
小川 祐人	金町慶友整形外科リウマチ科内科
千葉 一裕	防衛医科大学校整形外科学講座教授
戸山 芳昭	慶應義塾大学名誉教授／国際医学情報センター理事長
鎌田 修博	神奈川県警友会けいゆう病院副院長
佐藤 公昭	久留米大学医学部整形外科学教室脊椎脊髄病担当教授
永田 見生	久留米大学理事長／学長
中前 稔生	JA 広島総合病院整形外科部長
藤本 吉範	JA 広島総合病院病院長
森信 暁雄	神戸大学大学院医学研究科免疫内科学准教授
安藤 哲朗	安城更生病院副院長／神経内科
藤原 一男	福島県立医科大学医学部多発性硬化症治療学講座教授／脳神経疾患研究所多発性硬化症・視神経脊髄炎センターセンター長
尾野 精一	帝京大学名誉教授／帝京大学ちば総合医療センター神経内科客員教授
井上 聖啓	札幌山の上病院豊倉康夫記念神経センターセンター長／脊椎・脊髄センターセンター長
高橋 敏行	藤枝平成記念病院脊髄脊椎疾患治療センター部長
花北 順哉	藤枝平成記念病院副院長／脊髄脊椎疾患治療センターセンター長
南 学	藤枝平成記念病院脊髄脊椎疾患治療センター
大竹 安史	中村記念病院脊椎脊髄・末梢神経センターセンター長／脳神経外科主任医長
村田 雅明	鳥取県立中央病院整形外科部長
相澤 俊峰	東北大学整形外科准教授
久保田 基夫	亀田メディカルセンター脊椎脊髄外科部長
山浦 晶	千葉大学名誉教授／松戸市病院事業管理者・総長
山田 和雄	名古屋市立大学名誉教授／名古屋市総合リハビリテーションセンターセンター長
大蔵 篤彦	名古屋市立大学大学院医学研究科脳神経外科学医局長・助教
西尾 実	にしおクリニック院長
齋藤 豊和	北里大学名誉教授
中嶋 秀明	福井大学医学部器官制御医学講座整形外科学領域講師（地域高度医療推進講座）
髙橋 藍	福井大学医学部附属病院リハビリテーション科助教
竹浦 直人	福井大学医学部器官制御医学講座整形外科学領域
馬場 久敏	福井大学名誉教授
和田 英路	大阪警察病院脊椎・脊髄センターセンター長
小栁 貴裕	川崎市立川崎病院副院長
紺野 愼一	福島県立医科大学副学長／医学部整形外科学講座主任教授
市川 博雄	昭和大学藤が丘リハビリテーション病院病院長
里見 和彦	康和会久我山病院病院長
橋爪 洋	和歌山県立医科大学整形外科学講座
吉田 宗人	和歌山県立医科大学名誉教授／角谷整形外科病院院長
朝比奈 正人	神経内科津田沼所長
鈴木 淳也	関原クリニック院長
服部 孝道	千葉大学名誉教授／同和会理事長
山西 友典	獨協医科大学排泄機能センター（泌尿器科）主任教授
井上 佑一	大阪市立大学名誉教授
田代 敬彦	淀川キリスト教病院放射線診断科主任部長
中山 圭子	市立伊丹病院放射線診断科
横手 宏之	日本赤十字社医療センター放射線科
小澤 望美	大阪府医師会保健医療センター放射線科
北村 賀永子	国家公務員共済組合連合会大手前病院放射線科
大畑 建治	大阪市立大学大学院医学研究科脳神経外科学主任教授
川端 茂徳	東京医科歯科大学大学院医歯学総合研究科先端技術医療応用用学講座教授
四宮 謙一	東京医科歯科大学名誉教授／横浜市立みなと赤十字病院名誉病院長
石津 尚明	朋尚会理事長／石津病院病院長
吉良 潤一	九州大学大学院医学研究院神経内科学教授

序

　本書の元になった脊椎脊髄ジャーナルの総特集「Dynamic diagnosis に必要な脊椎脊髄の神経症候学」の特大号が発刊されたのは 2005 年 5 月のことである．雑誌の命は書籍よりも短く，1 年もすれば忘れ去られることも多い中で，この特大号は 10 年以上にわたって売れ続け，同誌の中では販売部数が最も多い号となっている．これは画像検査や種々の機器検査，生化学的検査や遺伝子検査が飛躍的に発展を遂げてきている現今においても，「病歴と診察に何度も立ち返らないと良い診療ができない」という臨床現場の医師の実感が生きている証拠と考えられる．

　不思議な気がすることに，まだ検査手段がそれほど発達していなかったと思われる半世紀以上も前に，神経学の泰斗たる R. Wartenberg がその名著 "Diagnostic Tests in Neurology：A Selection for Office Use"（Year Book Publishers, 1953；佐野圭司訳『神経学的診察法』医歯薬出版，1956）の序論で，すでに次のように述べている．「神経学的診断を下すのに無暗やたらと機械的，技術的，検査室的な検査を行い，それらを重視しすぎるという悲しむべき風潮が盛んになりつつある．医師は自分の診断を，簡単な神経学的検査の所見よりもこれらの検査結果に基づいて行うというようにますますなりつつある．彼は患者の現在と過去について患者と心から話し合うことをせず，患者の身内のものと談合することもせず，その患者を検査室に送るのである．（中略）観察と判断に基づいた『臨床的感覚（"clinical sense, klinischer Sinn"）』の代わりに馬鹿がやっても大丈夫というような，規格化された方法を求める医師たちがあまりにも多い」．さらに，その時代から 100 年以上も前の大神経学者 M. H. Romberg の言葉「われわれがつとめて達成せねばならない大目的は，すなわち医学を単なる機械的技術のかせから解放することである」（1840）を引用している．

　本書は先の総特集を当時の著者たちと一部の新しい著者たちによって，新しく改版したものである．当然ながら，私たちは前記の至言を噛みしめながらも，機械的技術の成果を捨て去るわけにはいかない．Dynamic diagnosis と称したのは，臨床的技術（病歴聴取と神経学的診察）と機械的技術とをダイナミックに結びつける，新時代の神経症候学を提唱するためである．本書が外来診察室やベッドサイドで有効に利用され，そうした症候学が根付き，発展することを期待したい．

2017 年 1 月 29 日

編　者

目次

第1章 診察のこつ

病歴聴取および診察のポイント―整形外科から
　米延策雄 ……………………………………………… 2

病歴聴取および診察のポイント―脳神経外科から
　橘　滋國 ……………………………………………… 8

病歴聴取および診察のポイント―神経内科から
　福武敏夫 ……………………………………………… 15

第2章 部位別の神経学

大後頭孔の症候―大後頭孔症候群
　北原功雄，谷口　真，高橋　宏 ……………………… 30

上位頸椎部障害の神経症候
　鈴木直樹，清水克時 …………………………………… 36

C3/4 高位障害の特徴
　安藤宗治，川上　守 …………………………………… 42

中下位頸椎の症候―神経根症，脊髄症の臨床的特徴と高位診断の指標
　田中靖久 ……………………………………………… 46

上中位胸椎の神経症候
　佐藤哲朗 ……………………………………………… 54

下位胸椎，上位腰椎の神経症候
　小田　博，德橋泰明 …………………………………… 57

腰仙椎部（馬尾）の神経症候
　田口敏彦，金子和生 …………………………………… 63

第3章 脊椎脊髄病変との鑑別診断

脳血管障害と脊椎脊髄病変との鑑別
　安井敬三，長谷川康博 ………………………………… 70

Parkinson 病と脊椎脊髄病変との鑑別
　山川一夫，田中茂樹 …………………………………… 76

神経叢疾患と脊椎脊髄病変との鑑別
　園生雅弘 ……………………………………………… 81

末梢神経疾患と脊椎脊髄病変との鑑別
　長岡正宏 ……………………………………………… 88

筋疾患と脊椎脊髄病変との鑑別
　若田宣雄 ……………………………………………… 93

胸痛・腹痛を呈する内臓疾患と脊椎脊髄疾患との鑑別
　亀山　隆 ……………………………………………… 102

心因性疼痛―新たな視点に立った解釈と層化の実際
　松平　浩，笠原　諭，竹下克志，髙橋直人，矢吹省司 …… 108

第4章 脊椎脊髄疾患の病理学的分類からみた神経症候

脊椎脊髄先天奇形
　谷　諭 ……………………………………………… 118

脊椎脊髄腫瘍
　小川祐人，千葉一裕，戸山芳昭 ……………………… 124

頸椎変性疾患
　鎌田修博 ……………………………………………… 129

腰部脊柱管狭窄症
　佐藤公昭，永田見生 …………………………………… 133

頸椎部 flexion myelopathy
　中前稔生，藤本吉範 …………………………………… 139

強直性脊椎炎と仙腸関節炎
　森信暁雄 ……………………………………………… 146

iv

脊髄サルコイドーシス
　　　　安藤哲朗 150
　　多発性硬化症（MS）
　　　　藤原一男 157
　　視神経脊髄炎（NMO）
　　　　藤原一男 160
　　筋萎縮性側索硬化症
　　　　尾野精一 162
　　代謝性脊髄症
　　　　井上聖啓 167
　　脊髄血管障害
　　　　高橋敏行，花北順哉，南　学，大竹安史 172
　　脊椎脊髄損傷の神経学的診断
　　　　村田雅明 179
　　特発性脊髄ヘルニア
　　　　相澤俊峰 184
　　脊髄空洞症
　　　　久保田基夫，山浦　晶 189

第5章　脊椎脊髄疾患における注目すべき症状

　　脊髄・末梢神経由来の慢性疼痛
　　　　谷口　真 198
　　脊椎脊髄疾患とめまい
　　　　山田和雄，大蔵篤彦，西尾　実 203
　　Dropped head syndrome（首下がり症候群）
　　　　齋藤豊和 208
　　下垂腕徴候
　　　　中嶋秀明，髙橋　藍，竹浦直人，馬場久敏 214
　　Myelopathy hand
　　　　和田英路，米延策雄 220
　　頸部神経根症による下垂指（drop fingers）
　　　　田中靖久 225
　　Surfer's myelopathy
　　　　小栁貴裕 230
　　腰痛，下肢痛
　　　　紺野愼一 235
　　脊椎脊髄疾患における歩行障害
　　　　市川博雄 240
　　歩行障害と間欠跛行
　　　　里見和彦 245
　　下垂足
　　　　橋爪　洋，吉田宗人 249
　　皮膚自律神経症状
　　　　朝比奈正人，鈴木淳也，福武敏夫，服部孝道 254
　　膀胱直腸障害，排尿障害
　　　　山西友典 260

第6章　脊椎脊髄疾患における神経症候と検査所見の対応

　　髄内病変のMRI―髄内腫瘍と脊髄腫大をきたす非腫瘍性疾患
　　　　井上佑一，田代敬彦，中山圭子，横手宏之，小澤望美，北村賀永子，大畑建治 268
　　電気生理学的検査との対応
　　　　川端茂徳，四宮謙一 285
　　髄液検査
　　　　石津尚明，吉良潤一 291

　　索　引 298

第1章

診察のこつ

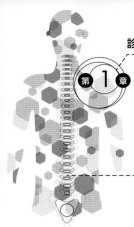

診察のこつ

第1章

病歴聴取および診察のポイント
―整形外科から

米延策雄

はじめに

❶ 病歴聴取，診察はコミュニケーションである

　病歴をとり，診察をすることは，診療の出発点である．これは，行為の主体をわれわれ医師側とみなした場合の理解である．患者を主体として捉えれば，耐え難い苦しみや悩みが生じ，その解消を求める行動の初めである．そして，両者を等分に眺めれば，それは医師-患者関係とはいえ，人と人の関わり合いの始まりである．これは，本書の主たる読者層にとれば，いうまでもないことであると承知している．しかし，本書のタイトルから初学者も手にとる機会があると想像し，あえて述べている．

　患者が自分の状態を深刻に捉えていればいるほど，訴えは長く，内容は大袈裟となる．中には診察室への入室の様子や患者から感じられる重症感と訴えの内容・程度が相応しない患者もいる．脊椎脊髄疾患患者，特に慢性疼痛患者においては，この傾向を強く感じる．一方，多くの医師が限られた時間で診療を進めなければならない状況に置かれている．しかし，そのために窮状の訴えを遮り，医師の聴きたいことだけで発言を止めようとすることは，コミュニケーションの一般的な原則では，最も避けなければならないとされている行為である．これにより，患者が不信を抱いた状態での医師-患者関係が始まれば，患者が判断する結果如何によってはトラブルが生じる．確かに，自分の症状や問題点，あるいは経過をうまく整理して話せない患者もいて，病歴を聴くのに時間がかかる場合がある．しかし，問題が生じた場合にはもちろん，そうでない場合にも，信頼を得ることで検査や治療などの説明が短い時間で済むなら，初めに話を十分に聴くことで結局は最も合理的に診療を進めることができると理解しておくほうがよい．

　診察で，われわれは患者を診る．一方，われわれも患者，その付添人から観られている．患者，付添人は，正しい診察法を理解しているのか否かは別として，どのように診察をするのか，よく観ている．医療不信，消費者（患者）主権，医療情報の普及（インターネット），医療へのフリー（簡便な）アクセスといったキーワードを念頭に置いて病歴聴取，診察の意味を考えると，それは単なる診断の一プロセスではなく，診療の最も重要な部分で，診療の結果に大きく影響する部分と理解しておく必要がある．

❷ 病歴聴取，診察の診断上の意義は大きい

　画像診断と電気診断が発達してきた現在においても，病歴と神経学的所見を含む理学所見が，脊椎脊髄病診断で最も重要であることに変わりない．いうまでもなく，画像検査で得られる変性やこれによる脊髄・神経根の所見（椎間板変性，椎間板膨隆やヘルニア，骨棘，あるいはこれらによる脊髄・神経根の変形など）は，臨床的有意性が必ずしも高くない．したがって，きわめて教科書的ではあるが，病歴と身体所見に基づいて，診断の作業仮説を立て，これを証するために画像検査を行うことが基本となる．

　蛇足ながら，制約を厳しくしてきている医療保険の枠組みの中では，必要性の低い補助検査を行うことは実質的に困難となってきている．一方，

経済的制約のみに従って独自の判断基準で診療を行うことは批判を招く．診療ガイドラインなどの外的基準，一般的基準を知っておく必要がある．

病歴聴取

1 主訴は診断の進め方のため，趣旨は治療の目標設定のため

診断作業は，通常，主訴を出発点とする．しかし，患者の求めるものはわれわれの考える診断・治療と必ずしも一致しない．特に，痛み（疼痛）やしびれ感などの自覚症状が主な症状の場合には，その原因が「悪いもの」でなければ，安心してよしとすることもあれば，診断よりも何よりもとりあえずの痛みの軽減を求めていることもある．したがって，最初に受診の趣旨を聴いておかないと，診療の目標設定において齟齬が生じる．「受診の趣旨」は病歴聴取のいずれかの段階で明確にしておく．

主訴はもちろん，症状はできるだけ具体的に聴く．「しびれ」は，その意味するところが運動麻痺であったり，知覚麻痺であったり，また錯感覚あるいは異常感覚であったり，人により異なる．具体的に聴き，患者の言葉（たとえば「ジリジリ」など）で記録しておくと，次から同じ症状についてやり取りできる．痛みも同様である．単に「頸部痛」と捉えずに，局在や性状を正確に捉える．局在は具体的に痛む部位を指してもらうとよい．「腰」は人によって随分と違う．

2 重症度を多面的，具体的に評価する

厳密な意味では病歴聴取という項目には当てはまらないが，痛みやしびれ感，あるいは運動障害の程度を把握することが重要であり，時には診療の進め方をこれに応じたものとする必要がある．痛みやしびれ感は自覚的なものであり，絶対的な評価はできない．しかし，無痛を0とし，耐え難い痛みをたとえば10とし，その段階で表現すれば，どの程度に相当するのかなどの半定量的な評価をすると，治療の効果を経時的に捉える場合には都合がよい．

運動麻痺や痛みなどで家庭生活や社会生活が障害されている場合には，障害評価が必要となる．リハビリテーション医学では常に配慮される障害の各層である病理，機能障害，活動制限，そして社会活動への参加制約を，問診を通じて把握しておく（表1）．

表 1　診察のステップと得るべき情報

【ステップ】	【情報・判断】
問診/主訴，愁訴	疾病や障害の程度，心理状態
↓	
現病歴	進行速度，病期，予想される病理
↓	
（治療歴）	今後の治療法選択
↓	
既往歴/既往障害	予想される病理・背景因子
↓	
家族歴・社会歴	社会活動への参加制約評価
↓	
診察	疾病（病理）診断，機能障害評価，活動制限評価

3 病歴の中の危険信号を的確に捉える

愁訴を含めて病歴を克明にとることは重要であるが，ポイントを的確に捉えることも重要である．たとえば，痛みについて次のようなものがあれば，それは危険信号と認識しておく．絶えることのない激痛，薬物の奏効しない痛み，激しい夜間痛，逆に大袈裟な痛み，経過であれば，急速な進行である．症状の内容では膀胱障害（失禁，尿閉）などである．

4 疾患の症候学から疾患を整理しておく

脊椎脊髄疾患，特に痛みが主症状である疾患では，いまだ病理病態が判然としないものが多い．したがって，既存の疾患に当てはめて診断をつけようとしても，できない場合が少なくない．このような状況では，いずれかの診断を無理矢理つけてしまう場合と，診断がはっきりしないために診療が遅滞する場合が多くなる．これに対応するため，一つには症候からいくつかの疾患群に分ける．脊椎脊髄疾患の頻度の高い症候は軸性の痛みと神経症候であるから，その痛みの程度，持続，経過から急性疼痛，激痛（持続性疼痛）あるいは慢性

疼痛に分け，これに上肢（あるいは下肢）への放散痛が伴うのか，四肢神経症候（腰では両下肢）が伴うのか，膀胱直腸障害があるのかなどで分け，症候と経過，痛みの性状のマトリクスを作っておき，まずそのいずれに当てはまるのか，さらにその中で診断を明確にする作業をするとよい[1]．

診察

1 理学所見を感受性，特異性から整理しておく

脊椎脊髄疾患，あるいはその鑑別疾患の診断において，理学所見はキーとなる．キーの特性〔感受性（sensitivity），特異性（specificity）〕，診断上の意義は十分に理解しておく必要がある．

しかし，残念ながら，診察法の多くにおいて，その信頼性や感受性を調べた報告は少ない．したがって，自ら経験を蓄積するとともに，経験豊かな人のそれを知る機会があれば積極的に得る努力をする．個々の理学所見は概して感受性も特異性も高くない．しかし，いくつかの所見を総合すれば，理学所見からだけでもかなりの高い精度の診断は可能である．このためには，陽性所見を得るだけでなく，鑑別すべき疾患を否定する陰性所見を得ることも重要である．さらに，頸椎に由来する症状は頸部にとどまらず，肩甲帯，前胸部，上肢に生じる．このため，上肢の筋骨格のみならず，胸郭内諸組織の疾患も鑑別の対象となるので，診断にはこれらについての理学所見も欠かせない．腰椎においても同様であり，骨盤を含む下肢疾患の診察ができないと，腰椎疾患の診察はできない．そうなると，診ておくべき点は多くなり，見落とすリスクも出てくる．これを避けるためには，自分なりの一定した手順を作っておくとよい．

また，所見の客観性（正確性）の観点からも整理しておく．腱反射や筋萎縮や腫瘍形成などは客観的であり，所見に患者の恣意が加わらない．感覚検査や徒手筋力テストなどでは患者の理解や協力がいる．当然ながら，前者のほうが所見の信頼性が高く，後者は状況によって慎重に解釈する．しかし，そのために検査の意義がなくなるわけではない．たとえば，感覚検査で解剖学的に説明できない感覚障害分布を示す場合には，障害部位の局在診断として信頼できないが，患者の訴えの背景に精神的要素があることが考えられる．この意味では，感覚検査の意義は大きい．この分類をする理由は，一つには脊椎脊髄疾患では賠償が関与する外傷が少なくないためである．この場合には，陰性所見を得て記録しておくことも重要となる．もう一つには心因の影響が加わった症例が時にあるためである．

2 診察の手順を決めておく（表2）

診察は患者が診察室に入るときから始まる．そして，診察室を出るまで，場合によっては診察室を出た後の振る舞い（つまり，医師の目が届かないと思われているところ）なども診断に役立つ．また，このような所見は，簡単に記載しにくいものもあるが，可能な限り診療録に記載しておく．

診察の基本は必要最小限の衣服を残して脊柱を観察できるように脱衣してもらうことであり，若い女性など，人によって更衣の必要性を尋ね，それに適した診察衣に着替えてもらうことであるが，実際には難しい．

姿勢，表情，衣服の脱着，歩行などの多くは，これを類型化して診断に結び付く指標とすることはできない．したがって，診断上の価値は少ない．しかし，患者のもつ雰囲気や気分を捉えておくことは，診断だけでなく，患者への病気の説明や治療などに際して必要となる．もちろん，診断的意義のある所見もある．歩行容態でぎこちない痙性歩行があれば，頸椎疾患としては，頸部脊髄障害を疑う．姿勢や姿位に関しては，腕で頭を抱えて顎を支えるような姿位をとっていれば，頸椎の不安定性による強い痛みがあることが示唆される．また，逆に痛みのある側の手を頭におくことで痛みが和らぐBakody徴候は，椎間板ヘルニアなどによる強い神経根痛の存在を示唆する．学童の頸部痛を伴う頸椎の回旋側屈変形（cock robin変形）は，環軸椎回旋固定に特有とされる．頸椎の運動制限を伴う短縮があれば，Klippel-Feil症候群を疑う．

視診において得られる頸椎の有痛性疾患に結び付く可能性のある皮膚所見の一つのカフェオレ斑

表 2　診察の手順

1. 入室時
   - 歩行（神経症候とその重症度，精神状態）
   - 姿勢
   - 表情（痛みの程度，精神状態）
2. 問診時
   - 姿勢（変形，痛みの程度）
   - 表情（痛みの程度，精神状態）
3. 脱衣時
   - 手の動き（ボタンや紐などのはずし：巧緻運動障害）
   - 頸椎・肩の動き（可動域制限，筋力低下）
4. 立位
   - 姿勢
   - Romberg 徴候（失調，深部感覚障害）
   - 片脚起立，ジャンプ（筋力，痙性，深部感覚障害）
5. 座位
   - 視診（筋萎縮，皮膚病変，変形）
   - 四肢腱反射，上肢病的反射
   - 感覚検査
   - 上肢周径
   - 上肢徒手筋力テスト
   - 頸椎可動域測定
   - 触診（圧痛点）
   - 誘発試験
   - 脈管テスト（胸郭出口症候）
   - 肩関節，肘関節，手関節，手の視診・可動域
   - 末梢神経（肘部管，手根管など：Tinel 徴候）
6. 臥位
   - 感覚検査
   - 下肢周径
   - 下肢徒手筋力テスト
   - 肛門括約筋反射
7. 着衣時
8. 退室時（場合により，診察室外）
   - 歩行（神経症候とその重症度，精神状態）
   - 態度（精神状態，詐病）

は，神経線維腫症の一部としての脊髄腫瘍が示唆される．手指の拘縮を伴う皮膚の異栄養性変化（暗赤紫色の色調，光沢の変化など）は，肩手症候群や反射性交感性異栄養症などを示す．神経走行に沿った水泡は帯状疱疹を示唆する．筋萎縮の有無を観察しておくことは必須であり，上肢の運動麻痺を訴える症例では上半身裸になってもらい，筋萎縮の広がりを観察することは必須である．特に肩甲帯周囲の筋萎縮は，その分布パターンが診断上で重要であるので，背側からも診ておく．線維束収縮は，運動ニューロン疾患の他，頸椎症による脊髄や神経根の圧迫を示唆する所見でもある．

3 神経学的診察

1. 障害高位診断を念頭に，系統的に神経学的所見をとる

脊椎脊髄疾患が疑われる場合には，神経学的診察は不可欠である．手法や手順についての詳細は，ここで述べるまでもない．いくつかのポイントと特異的な所見について述べる．

腱反射，病的反射は客観的な検査であるが，検者の手技に左右される．また，腱反射は被検者の緊張状態に影響される（たとえば，Jendrassik 法は，被検部から離れた筋に力を入れさせると，腱反射が誘発しやすくなる）．したがって，患者の緊張をとることも含めて手技に習熟しておく．腱反射の判定基準はあまり明確なものがなく，検者の主観に委ねられる．まずは，亢進，正常，減弱，消失の 4 段階とするのが適当である．軽い刺激で誘発されるときには亢進とする．また，当該の筋以外の収縮もみられるときにも亢進とする．正常の判断は容易でない．健常と思われる人での経験を蓄積する．強い刺激で促通法を行っても，わずかにしか出ないときには減弱とし，出ないときには消失とする．腱反射の消失，一つあるいは一側性の減弱は有意とするが，全般的あるいは両側性の腱反射の減弱または亢進，また病的反射の出現は必ずしも有意としない．他に，痙性や筋萎縮などの所見があれば，有意とする．

神経学的所見をとる目的の一つは障害高位診断である．頸椎，腰椎では，運動障害および感覚障害のパターンと組み合わせることで，障害脊髄高位，障害神経根の推定が可能となる[2,4]．腱反射の消失および低下は反射弓を構成する要素の障害を意味し，同じく運動障害および感覚障害のパターンを組み合わせることで，障害神経根の推定が可能となる[3]．

感覚検査は被検者の主観によるものであり，結

果の判断には注意を要する．注意点はそれぞれの刺激を用いて，それぞれをどのように感じるのかを聴く．単に「わかるかどうか」ではすべての検査が触覚の検査となるおそれがある．また，障害の程度が軽いときや慢性に経過しているときには，被検者自身も感覚障害を明確に自覚していない．このときには明らかに正常と思われるところを刺激し，比較させる．

運動機能評価は徒手筋力テスト（manual muscle testing：MMT）が最も簡便で多くの筋に適応できる．精密にはSybexなどの機器を用いることで比較的正確に筋力測定が可能である．しかし，低下した病的筋力を計るには適していない．筋力検査所見も障害の分布パターンは診断上の意義が大きい．ただし，被検者の協力を必要とするため，被検者が内容を正しく理解していないと正確な結果が得られない．また，痛みや精神状態などにより影響される．

頸髄症（頸部脊髄症）においては，10秒テストと指離れ徴候の2つの検査が有用である．

1）10秒テスト

肩関節90度前挙，肘関節伸展，手関節中間位で，指の完全屈曲伸展を繰り返させる（グー・パーの繰り返し）．10秒間に行える回数を計測する．これは被検者の協力を要する．単に回数が少ないだけでは有意とならず，指が尺取り虫様の運動をし，回数が少なければmyelopathy handの所見となる．正常と異常の境界が明確ではないために感受性はやや落ちるが，20回以下は明らかに異常である．また，連続数値化できるので，経過や治療結果の判定には有用である[5]．

2）指離れ徴候（finger escape sign：FES）

肩関節90度前挙，肘関節伸展，手関節中間位で，指の伸展と寄せを指示する．小指の内転保持ができれば正常である．寄せることができるが保持ができないものはgrade 1，小指の伸展ができるが寄せることができないものはgrade 2，小指の伸展もできないものはgrade 3，小指以外も伸展できないものはgrade 4とする．頸髄症の重症度に従ってgradeが進む[5]．被検者の協力を必要とするが，適正に行うことができれば，感受性，特異性ともに高い．

2．誘発試験は診察の最後に，予告をして行う

頸椎疾患では，いずれの誘発試験も，頸椎に負荷をかける，または負荷を除くことで症状の誘発を試みる．したがって，外傷，感染症あるいは腫瘍が疑われるときには，この検査は避ける．一般的な誘発試験は教科書にあるので，ここでは水野テストについてのみ記載する．

水野テストは腰椎におけるLasègue徴候に相当するとされるものである．頸椎症や椎間板ヘルニアなどで神経根が過敏になっている状態を反映する．神経根症診断の特異性は高いが，感受性は低い．肩関節を外転，肘関節を伸展，前腕を回内，手関節を中間位とし，この肢位を10秒以上保持する（I）．水野テストIIはIの肢位でさらに顎を引いたまま頸椎を伸展させ，さらに軽く上肢を後ろに引く．いずれも，これで上肢に放散痛が出れば陽性である．単なる頸部痛の誘発は陽性としない．

4 脊柱としての診察を行う

神経症候が前面に出ている病態では，脊椎を運動器として捉える見方が忘れられることがある．頸椎機能の評価項目は，日本整形外科学会頸髄症治療成績判定基準には含まれていないが，日本整形外科学会頸部脊髄症評価質問表（JOACMEQ）には入っている．頸椎症状が後に愁訴となって残ることもあり，やはり可動性は計っておくべきである．

頸椎の可動域，特に側屈および回旋は加齢に伴って減少する．可動域の減少が診断に結び付くことはないが，運動に伴って痛みがあれば運動制限も有意のものとなる．当然，疾患特異性はない．交通事故による頸部痛やいわゆる寝違えなどでは，頸椎は前弯を失い，すべての方向の動きに痛みを伴うが，軸方向からの圧迫で痛みが誘発されにくい．また，後遺障害判定では可動域は大きな意味をもつので正確な評価が欠かせない．

5 血管病変も忘れてはならない（脈管テスト）

血管障害が脊椎脊髄疾患を思わせる症状をもたらすことは多い．そのため，血流障害の有無を診ておくことも欠かせない．頸椎疾患では，胸郭出口症候群が鑑別疾患となる．間欠跛行の場合には，馬尾性と血管性の鑑別のため，下肢血行をみることは必須である．

胸郭出口症候群にはいくつかの病態が考えられており，その病態を示す診察法が用いられてきた．脈管テストはその一つであり，必ず行われるものである．症状の再現とともに脈拍の変化を捉えるので，検査としては客観的な検査であるが，感受性，特異性ともに低い．たとえば，Adsonテストは健常者でも10〜50％に陽性所見が得られるといわれている．逆に，この症候群患者でもテストの陽性率が低いとする報告もある．

1）Adsonテスト

頭部を患側に回旋させ，深呼吸をさせることで，橈骨動脈の脈拍の消失または著しい減弱があれば陽性とする．陽性であれば，斜角筋症候群が示唆される．

2）肩過外転テスト（shoulder hyperabduction test）

患者の後ろに立ち，上肢を下垂させ，脈拍を触れる．上肢を過外転させることで，脈拍の減弱または消失があれば陽性である．斜角筋から烏口突起にかけての圧迫で陽性になるとされている．

3）肋鎖徴候（shoulder bracing）

「気をつけ」の姿勢をとらせ，肩を下方に押し下げることで，症状の誘発がみられれば陽性である．

なお，胸郭出口症候群に関しては，脈管テストの他にいくつかの誘発試験がある．

4）腕神経叢圧迫テスト（Morley test）

斜角筋三角において神経を圧迫する．上肢に放散痛があれば陽性とする．胸郭出口症候群での陽性率は28〜81％であり，感受性は悪い．

5）肩90度外転外旋テスト

肩関節を90度外転外旋させ，肘関節を90度屈曲させ，さらに手指を伸展をさせる．この肢位を3分保持させる．脈拍の消失または減弱とともにしびれ感や痛み，倦怠感などの症状が再現されれば陽性とする．感受性は70％前後で，この種の検査としては高いとされる．

記録をして初めて診察が終わる

病歴聴取，診察は，それが記録されて初めて完成する．漏れなく診察しかつ記録することは，時間が限られている状況では難しいと感じている．しかし，過誤があればもちろん，診療の結果如何でも紛争が生じる．また，賠償がかかわる外傷（交通事故，労働災害など）では後遺障害などについて紛糾し裁判となる．いずれの場合にも，診療録の記載内容に基づいて判断が下されるので，記載がないときには診察行為がなかったものとみなされる．陰性所見を含め，的確な記載が必要である．

文献

1) Andersson GBJ, McNeill TW：*Lumbar Spine Syndromes：Evaluation and Treatment.* Springer-Verlag, Wien, New York, 1989（小野啓郎監訳，米延策雄訳：腰痛症候群―診断と治療．シュプリンガー・フェアラーク東京，1990）
2) 平林洌，里見和彦，若野紘一：単一椎間固定例からみた頸部脊椎症の神経症状―特に頸髄症の高位診断について．臨整外 **19**：409-415，1984
3) Hoppenfeld S：Orthopaedic neurology. in Hoppenfeld (ed)：*A Diagnostic Guide to Neurologic Levels.* JB Lippincott, Philadelphia, 1977, pp7-28
4) 国分正一：頸椎症性脊髄症における責任椎間板高位の神経学的診断．臨整外 **19**：417-424，1984
5) Ono K, Ebara S, Fuji T, et al：Myelopathy hand. New clinical signs of cervical cord damage. *J Bone Joint Surg Br* **69**：215-219, 1987

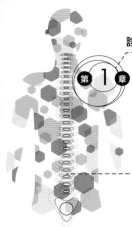

診察のこつ
第1章

病歴聴取および診察のポイント
— 脳神経外科から

橘　滋國

はじめに

　画像診断の進歩した今日，神経学的診断の第一歩である病歴聴取，神経学的診察は，おろそかにされてしまうきらいがある．しかし，画像診断と神経徴候の一致しない症例が日常診療の中ではしばしば遭遇するものであることは，周知のとおりである．特に，外科医にとっては，責任病変の種類と部位を確定することが必須であり，画像を治療するのではなく患者の神経症候を治療することを肝に銘じるべきである．神経疾患，中でも脊髄・末梢神経疾患の診断までに至る過程を100％とすると，病歴聴取は75％，神経学的診察は20％を占めると考えている．すなわち，確定診断をする過程の95％は病歴聴取と神経学的診察で得られ，画像診断は最後の5％を得るものであるといっても過言ではないであろう．きちんとした病歴聴取と神経学的診察は時間のかかる作業で繁雑であるが，納得できる病歴と，納得できる神経学的所見の観察ができない者には，脊髄疾患の治療を行う資格はない．本項では，基本となる病歴聴取と神経学的診察のポイントについて述べる．

病歴聴取のポイント

　新聞記事の記載には，5W1Hすなわちwhen（いつ），who（誰が），where（どこに），what（何が），why（なぜ），how（いかに）が必須の事項である．病歴聴取はまさに新聞記事の要領と同様で，不必要なのはwhoのみである．Whyはすべてを聴き終えた医師の判断で病歴聴取の項目から除外できるが，このwhyを得るため，残りの3W1Hはすべて記載されていなくてはならない[5]．

❶ 病歴の疾患特異性と神経徴候特異性

　聴取した病歴を，疾患特異性をもつ病歴と神経徴候特異性をもつ病歴に区別し，整理する必要がある．当然ながら，発症様式（when）とその経過（how）は疾患特異性をもつことが多く，what（どんな症状が），where（身体のどこに）は神経徴候特異性をもつことが多い．筆者の経験からは，良性腫瘍の中でもC2神経鞘腫では，発症の時期が特定できず，重篤な神経症候の完成までに年余の長い経過をもつものが多く，whenが特定できないことがこの疾患を疑わせる特徴である．一方，温泉旅行での急性脊髄症候の増悪は多発性硬化症の特徴的な経過であるといった単純明快なwhenも存在する．一般的に脊髄血管障害は，脳血管障害と同様に突発性の経過をもつものであるが，脊髄出血ではその後の経過で発症から麻痺完成までに数週を要するものがある点に注意が必要である．このような疾患特異性と神経徴候特異性に区別し，疾患の性状，高位診断・横位診断を進めるには，脊髄疾患の経過と神経脱落症状の正確な知識が要求される点を強調したい．

❷ 患者語から医学用語への翻訳は不要である（患者語で語られる神経症候）

　患者は日常生活での不具合を日常生活の語彙で語る．患者の話した言葉を無理に医学用語に翻訳してカルテに記載することは避けたほうがよい．若手医師のカルテには，しばしば「主訴：歩行障害」と記載されている．患者は「歩行障害」とは決していわない．これは，医師の勝手な翻訳であ

り，誤訳である．むしろ患者のいう生活語で素直に記載したほうがよい．"歩行障害"は一見医学用語にみえるが，筋疾患や関節疾患でも歩きにくいし，神経疾患としても痙性麻痺，弛緩性麻痺，運動失調性，Parkinson病など，いずれの病態による歩行困難かを一切表現していない．病歴聴取とその記載には無理な医学用語への翻訳は不必要で，ありのままの患者語で記載したほうが神経徴候の理解には役立つことが多い．患者語で語られた経過が重要な神経学的所見を示していた例を次に記す．

高齢婦人から夫の葬儀で「出棺のときに自分が転倒したため，お棺が壊れて…」，あるいは，違う高齢婦人から「山登りが好きで，よく登山をするのですが，山道では転ばないのに平地で転びやすくなった．最近では顔を洗うときに転んでしまう」などの病歴を聞いたことがある．当初，この言葉の意味が理解できなかったので，カルテにそのまま記載した．診察し，いずれの症例もMRIで胸椎硬膜外から胸髄後方を圧迫している腫瘍性病変を確認し，初めてこれらが後索症候に由来するもので，Romberg徴候[4]の表現であることを理解した．前者の場合には棺桶で足元の視覚情報を遮断し，後者の場合には山道では足元を見ながら歩くのに，平地では足元を見ず，洗顔では閉眼することで，バランスを崩していた．

また，末梢神経障害でも，さまざまな日常生活の不自由を訴える．尺骨神経麻痺では虫様筋麻痺のために環指・小指が伸展できず，「拍手してもよい音が出ない」，「洗顔時に手の平から水が漏れるし，小指が鼻の穴に入ってしまい鼻血が出た」，あるいは，橈骨神経の後骨間神経麻痺では母指・示指の背屈不能のため，「ズボンのポケットに手が入っていかない」，手根管症候群で短母指外転筋麻痺のため，「すし店の湯飲みをもとうとすると押し倒してしまう」，また，正中神経の前骨間神経麻痺では長母指屈筋・示指の深指屈筋・方形回内筋の麻痺のため，「鍵をつまんで鍵穴で回すことができない」など，さまざまな不自由さを具体的な生活語で語ってくれる．時には，こうした患者の訴えが神経徴候の何に由来するものかを理解するのに旺盛な洞察力が必要なこともあるが，患者の訴えに極力耳を貸し，患者の訴える生活語で記載したほうが，生半可な医学用語への翻訳を加えるより，神経障害を理解しやすい．

感覚障害の病歴聴取は，責任髄節高位を決定するうえできわめて重要な情報を与えてくれる．特に，頸椎病変では，初発時に患者がしびれ感として訴える異常感覚，あるいは，錯感覚の存在部位が重要である．進行して感覚消失が起こると，屋根瓦状の皮膚髄節支配から不明瞭になる．この際，神経根障害のみの症例と脊髄障害を伴う症例では，1髄節ずれることは注意が必要である．

3 誘　導

病歴聴取に際して強引な誘導尋問は誤診を招くおそれがある．しかし，多くの場合，正しい診断には適切な誘導が必要である．病歴をある程度聴取したうえで，可能性のある原因疾患をいくつか想定しないと，この誘導の作業はできない．しかし，想定した疾患の数が少ないと，強引な誘導尋問の罠に陥る．この際，想定される原因疾患によって起こりうる日常生活上の不具合を生活語で問うことが重要である．卑近な例では，頸椎疾患を想定したなら，「最後に床屋に行ったのはいつか」「髭剃りのときにしびれは起きなかったか」を問うことは，「床屋の椅子徴候」を知るうえで重要である．また，手根管症候群では症状増悪の日内変動を問い，「明け方に手がしびれて，振ると楽になってまた眠れる」（nocturnal flick）と聞いただけで診断が可能である．

適切な誘導と，日常生活での不調を生活語で問うことは，診断上で必要であるばかりでなく，患者と医師の間の疎通性（rapport）形成にも重要な意味をもつ．患者は日常生活での不調を詳細に聴かれれば「この医師は私の生活の隅々まで考えてくれる」と考えるものである．また，誘導には重要な陰性所見を聴取する意味もある．腰部脊柱管狭窄症の特徴である間欠跛行は，立位・歩行では増悪するが，自転車ではどこまでも出かけられるし，スーパーマーケットのカートを押せば歩き回れる．一方，閉塞性動脈硬化症（ASO）に起因する間欠跛行では，いかなる動作でも運動負荷によって症状の出現・増悪が聴取できる．このよう

に，陰性所見は時に陽性所見よりも意味のあることを理解しておく必要がある．

◢ 病歴を修飾する因子

頸椎症や頸椎後縦靱帯骨化症などでは，しばしば医学的あるいは非医学的な不適切な治療が症状の増悪因子として負荷されている．こうした修飾因子は見逃してはならないものである．しばしば頸椎症の患者に対する不適切な牽引や理学療法，整体などで，脊髄症候の増悪した経過をもつ症例に遭遇する．こうした症例は，問わず語りで修飾因子を表現するが，時に，寝具やマットレスあるいは枕が不適切であり，症状の進行に関係することがある．どのような寝具で寝ていたかが重要であった症例を提示する．

1．安静時の状態

本例は，前医での画像診断にて胸椎の髄膜腫が判明していた．紹介先を探す間に前医で安静とステロイド療法を行ったにもかかわらず，脊髄症候は進行し，ほとんど完全対麻痺の状態で転送されてきた．脊髄腫瘍でも，多くの場合には，安静とステロイド療法により，症状の一過性寛解をみることが多い．不思議に思い，患者にどんなベッドで寝ていたかを確認したところ，硬いベッドで枕を低くして寝かされていたという．一般的に，頸・腰椎疾患では脊椎前弯を軽減する硬めのベッドで低い枕での安静が効果的である．しかし，胸椎疾患では，硬いベッドは胸椎の生理的後弯を減少させ，必然的に後屈位を強制したこととなり，脊髄圧迫は増強される．この患者は，ステロイド療法で糖尿病の増悪があったため，全身状態の改善を待つ間に胸椎の生理的後弯を保たせるよう，軟らかいマットレスに少し高めの枕をさせて術前管理を行ったところ，1週後の手術直前には神経症候が著明に改善し，術後には神経脱落症状は消失して独歩退院した．

2．膀胱・直腸・性機能

膀胱・直腸・性機能の障害は脊髄障害の特徴である．これらは神経症候の重篤な症例に発現するが，軽症例であっても，脊髄疾患の病歴聴取に際して省略してはならないものである．排尿障害の存在は手術方法には影響を与える情報ではないが，術後の管理・指導をするうえで必要な情報である．また，性機能に関しては，下位胸椎黄色靱帯骨化症により対麻痺状態で独歩困難，排尿障害のある症例が，入院前日まで勃起・射精が可能であった症例を経験している．性機能もまた，術後の生活指導のうえで必要な情報である．

 ## 診察のポイント

脊髄疾患の神経学的診察の詳細については，成書を参考にしていただきたい[7]．ここでは特に診察上で重要なポイントについて述べる．

◢ 診察室の環境

1．診察室のドア

診察室のドアは医師が開けるべきである．待合室から診察室までの立ち上がり動作や歩容に神経症候が顕著に表現される．観察眼を鍛え，わずかな歩行の中に神経徴候を見落とさない努力が要求される．狭い診察室の中で歩行を検査するのは，不自然なだけでなく不十分である．

2．診察室の温度

診察室は適度な温度と湿度が重要である．脊髄疾患の診察には患者を下着1枚にして（全裸が望ましいが，日本では馴染まない）診察すべきで，着衣の上から腱反射を観察するなどはもっての外である．また，発汗異常を観察するためには適度な温度と湿度が必要である．

3．診察室の椅子

検者は病歴聴取が終わった段階で，椅子に腰掛けたまま診察を進めてはならない．患者を診察台に移動させる前に，背もたれのない椅子に腰掛けた患者の背後に回り，肩甲周囲筋の観察を行うことは重要である．上肢の筋力検査も，肘関節までの筋群では患者と対面するよりも背後に回って検査するほうが容易である．前腕筋，手指固有筋の筋力検査には対面したほうがよい．患者を中心に検者が移動したほうが多角的に患者を観察することができる．

4．診察台

脊髄疾患の診察には診察台にも配慮が必要である．痙性対麻痺の患者は高い診察台に上がるのが

困難で，移動に際して転倒の危険がある．できるかぎり低い診察台が患者の移動にはよいが，低いと診察時に医師は屈まなくてはならない．予算に余裕のある場合には，昇降機能のある診察台が望ましい．診察が終わったら，きちんと最低位置まで下ろしてから患者の移動を行う．

■2 観察・観察・そして観察

実際に診察を行う前から観察を開始していなければならないのは，歩行のみではない．問診票に記載された患者の筆跡や，脱衣での動作の観察はもとより，診察台に患者が上がったら，検者は患者の身体を観察し，筋緊張や反射をみる前に患者が履いてきた靴の裏を観察すべきである．そこには患者の歩行容姿が間違いなく刷り込まれている．痙性歩行の患者では必ず麻痺側の靴底の先端が摩耗している．

■3 反射の観察

腱反射をはじめとし，さまざまな反射の観察は，脊髄疾患のみならず神経学的検査の中心的役割がある．しかし，反射の生物学的意義についての考察なくして反射を観察しても，病態生理の理解には近づけない点に注意が必要である．以下にBabinskiの講演を紹介する[1]．

When Babinski gave a lecture to the Royal Society of Medicine, London, in 1922, he started with a story from Cervantes' 'Don Quichotte'. At one time this great knight had been travelling until dark, and he at last called at an inn. The keeper, before opening the door, cautiously enquired whom he had the honour of addressing. The nobleman proclaimed his names: Duque de Bejar, Marques de Gibraleon, Conde de Bañalcazar y Bañares, Visconde de la Puebla de Alcocer, Señor de las Villas de Capilla, Curiel y Burguillos. The publican replied that he could not lodge so many people, and thereby deprived himself of a guest who might have procured him great profit.

A similar misadventure, continued Babinski, lies ahead of the student who wishes to acquaint himself with the reflex phenomena of the lower limbs, but who fails to accommodate in his mind various names like 'defence reflexes', 'dorso-plantar flexion reflex of Bechterew', 'triple retraction of the lower limb', 'phénomenène des raccourcisseurs', 'medullary automatism', 'mass reflex'—not knowing that all these terms relate to a single physiological phenomenon.

同様に，励起される反射や行動を純粋に生物学的な観点から観察することは，Babinski反射で代表される病的反射の病態生理学的意義を理解するのみならず，脊髄のもつ生物学的な機能の理解に重要である．たとえば，動物学者Lorenzのハイイロガンの雛の観察には鋭いものがある[2]．鶉鶏類の雛は，ゆっくり歩いたり，立ち止まったり（姿勢保持）できるよりもずっと以前に，走ることができるという．このことは，ハイイロガンの脊髄には，早期から走るための複雑な神経回路が完成していることを示している．一方，姿勢保持に重要な腱反射は，脊髄反射の中でも最も単純な単シナプス反射で，一見単純明快な神経結合から成立しているようにみえるが，果たして単シナプス回路が生物学的に原始的であるかは疑問である．ニワトリ胚の観察では，単シナプス回路の完成は，皮膚情報が前角細胞へ投影する多シナプス回路よりも遅い時期に完成するという[3]．皮膚情報から前角細胞への多シナプス投影の代表的なものは腹壁反射であり，これは，胚が最初に行う運動"snaking"（魚の泳ぎ）に相当する．この意味するところとして，単シナプス反射である腱反射は，地球の引力に対抗する対加速度機構であり，羊水中を浮遊する胚では地球の引力から解放された魚類の反射回路が完成後に，対加速度装置が発生するという遠大な生物の進化の過程を示しているのではないだろうか．

腱反射に限らず病的反射と呼ばれるものまで，観察できる反射のすべては個体の生命維持に合目的的である．反射の陰に潜む生理学的秘密に思いを馳せることは，神経学を学ぶ者にとって至福の時間を与えてくれる[6]．脊髄を介する反射は多くの場合には原始的であり，これを観察することは，生命発生の起源から進化に伴い連綿と受け継いできたさまざまな過程をほんの少し垣間みることを

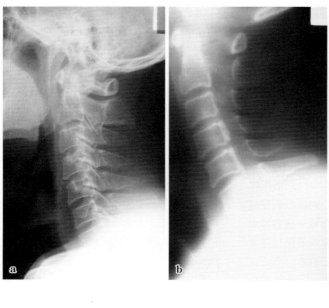
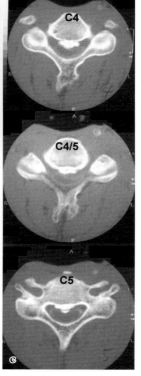

図1　57歳，男性の頸椎画像所見
　a：単純X線側面像，b：X線断層側面像，c：脊髄造影後CT水平断像（上段からC4，C4/5，C5高位）．
C4-5高位では分節型OPLLを認め，C4/5高位では軟部組織による脊髄左側の圧迫が著明である．

許してくれるものである．

　　　　　＊　　　　＊

　さて，本論に戻る．以下に病歴聴取と神経症候の観察がいかに重要であるかの実例を提示する．

症例提示

　症　例：57歳，男性．
　臨床経過：6カ月前に頸部～左肩甲部の痛み（疼痛）を自覚した．2週間後に頸部のマッサージを受けた後，左に強い四肢の動かしにくさが出現した．また，灼熱感を伴う異常感覚を左上腕から前腕・手関節以下，右手関節以下と右下肢に感じた．某医で3カ月間の頸椎牽引療法を受けたが，症状はさらに進行し，歩行に杖が必要になった．
　現病歴：杖歩行にて来院した．右手での箸は使用しにくいが，何とか可能であるという．階段は降りで不安定であったものが，最近は昇りで苦労する．排尿・勃起・射精は異常ないが，便秘傾向が強くなった．

　神経学的所見：来院時，神経学的には運動系で左上腕三頭筋以下の強い脱力，握力が右24kg，左8kg，著明な左手指開排遅延（slow finger opening）がみられた．腱反射は左上腕二頭筋以下が亢進，右上肢が正常，下肢が左に強い両側亢進であった．また，左でBabinski反射陽性，両側足間代陽性であった．歩行は左に強い痙性歩行で，杖が必要であった．感覚系では左上腕～全手指，右手関節以下，体幹が左胸骨下縁～大腿上部，左胸部に，また右下肢に灼熱感を伴う異常感覚を認めた．振動感覚は左内顆で軽度鈍麻していた．
　検査所見：血液一般検査，尿検査では異常がなく，針筋電図では左三角筋に急性脱神経所見（線維自発電位，陽性鋭波）と左右三角筋・上腕二頭筋・腕橈骨筋に慢性脱神経所見を認めた．頸椎画像所見（図1～3）は，単純X線像（図1a），X線断層像（図1b）で第4-5頸椎に分節型後縦靱帯骨化（OPLL）を認め，メトリザマイド脊髄造影後CT

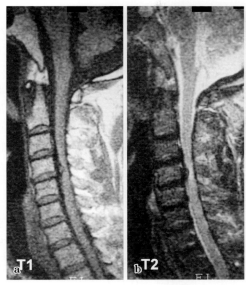
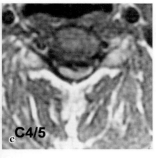

図2 57歳，男性の頸椎MRI
C4椎体後面にT1強調矢状断像（a）では等信号，T2強調矢状断像（b）では等信号と低信号の混在する占拠性病変が存在し，同部位の脊髄はT2強調水平断像（c）では高信号となっている．

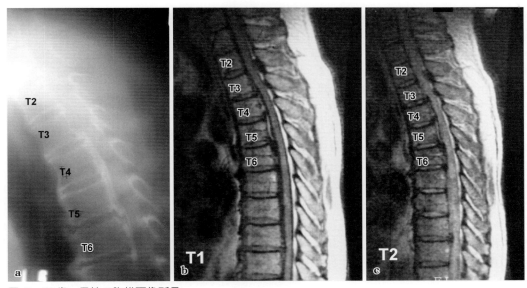

図3 57歳，男性の胸椎画像所見
a：X線断層側面像，b：MRI T1強調矢状断像，c：MRI T2強調矢状断像．
T2/3，T3/4高位にはOYL，T3-7高位にはOPLLが存在し，脊髄は蛇行している．

（図1c）で第4/5頸椎高位に脊髄左側の強い圧迫所見を認めた．頸椎MRIでは第4頸椎脊髄前面にT1強調像（図2a）で等信号，T2強調像（図2b，c）で低信号と等信号の混在する占拠性病変を認め，同部位の脊髄は高信号を呈していた．さらに画像診断を進めると，胸椎X線断層像（図3a）では第2/3，3/4胸椎高位に黄色靱帯骨化（OYL），第3-7胸椎にOPLLを認め，MRI（図3b，c）ではこれらの病変により胸髄は蛇行していた．

読者諸氏は本例に対していかなる手術方法を選択されるであろうか．前方法か後方法か，そして，その範囲は？

筆者の行った手術は，第4頸椎椎体切除を中心に第3-5頸椎前方除圧固定を選択した．

手術所見：第4頸椎椎体後面には OPLL が存在し，第5頸椎後面の OPLL とは不連続であった．OPLL をダイアモンドバーにて削除すると，この不連続な OPLL の間隙から硬膜前面左側に5×5×5 mm の脱出椎間板を認め，これを摘出した．硬膜は一部が骨化していたが，除圧により十分な拍動が得られた．腸骨稜から移植骨を採取し，第3-5頸椎前方固定を行った．

術後経過：術後経過はきわめて順調で，退院時には杖が不要となり，独歩退院した．術後20年の現在，神経脱落症状がまったくなく，日常生活を送っている．

解説：本例では決め手となった病歴と神経学的所見を再検討する．病歴は突発する頸部〜肩甲部の痛みが出現し，これに続発する脊髄麻痺を示している．これは頸椎椎間板ヘルニアの経過を強く示唆するものである．また，臨床所見は第5頸髄以上の脊髄高位での左に強い脊髄障害を示している．このことから，第4頸椎後面の病変による脊髄圧迫ですべての神経症候が説明できる．当時の MRI は0.5 T のもので，現在の高磁場の画像に比較して不鮮明であることは否めない．不鮮明ながらも，MRI では第4頸椎後面に等信号の脊柱管内占拠性病変が存在し，この部位で脊髄は脊髄軟化（myelomalacia）を呈している．脊髄造影後 CT においても，脊髄圧迫は OPLL そのものではなく，等吸収を示す病変により脊髄左側が強く圧迫されている．この占拠性病変は肥厚した後縦靱帯か，脱出椎間板と考えるのが妥当であろう．神経症候の責任病巣はこの部位にあることは確実である．

さて，手術方法を決定するには，現在の神経症候の責任病巣に対する処置と，その手術による術後の影響をすべて考慮して選択されるべきである．本例の単純 X 線写真上の脊柱管前後径は14 mm とわずかながら脊柱管狭窄の傾向があり，後方除圧も選択肢の一つである．しかし，その除圧範囲となると，きわめて判断が困難である．すなわち，第2/3, 3/4胸椎高位には OYL が存在し，その下方には連続性の OPLL が存在している．このような状況で後方除圧の範囲を誤ると，除圧された脊髄が後方移動するために除圧範囲上下の残存椎弓に絞扼され，神経症候出現の原因になりうる．脊柱管靱帯骨化症は緩徐進行性の疾患であり，予防的外科的処置については考慮する必要があるが，本例ではあえて責任病巣に対する最も侵襲の少ない手術方法である前方除圧固定を選択した．手術所見から，脊髄圧迫の原因は脱出椎間板であり，術後の神経症候の劇的改善も椎間板ヘルニアのものである．広範囲な画像所見上の病変に惑わされず，注意深い病歴聴取と神経症候の診察がいかに重要であるかを教えてもらった貴重な1例であったので，あえてここに提示した．

文献

1) Gijn JV : *The Plantar Reflex : A Historical, Clinical and Electromyographic Study*. Thesis. Krips Repro, Meppel, 1977
2) 日高敏隆（訳）：ソロモンの指環—動物行動学入門．早川書房，1987（Lorenz K：*Er redete mit dem Vieh, den Vögeln und den Fischen*. Dr. G. Borotha-Schoeler, Wien, 1949）
3) Ozaki S, Kudo N：Development of spinal reflex pathways from muscle afferents to motoneurones in chick embryos devoid of descending inputs. *J Physiol* **480**（Pt 1）：137-146, 1994
4) 篠原幸人，吉井文均：Romberg 徴候．症候群1982—概念の変遷とその今日的意義—肝・胆・膵．日本臨牀 **40**（春季増刊）：762-763, 1982
5) 橘 滋國：シビレを感じたら読む本—自己診断と正しい医者えらび．ブルーバックス，講談社，1993
6) 橘 滋國：体の反射のふしぎ学—足がもつれないのはなぜ？　ブルーバックス，講談社，1994
7) 橘 滋國：脊椎脊髄疾患への神経学的アプローチ．佐藤 潔（担当編集）：脊髄—機能・解剖・手術．図説脳神経外科 New Approach 7．メジカルビュー社，1999，pp14-21

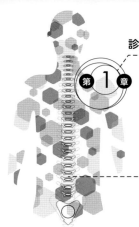

診察のこつ

第1章 病歴聴取および診察のポイント ―神経内科から

福武敏夫

　神経は全身に張りめぐらされているので，その障害を対象とする神経内科では，頭から手足の先まで診る必要があり，脳から脊髄，末梢神経，筋肉，皮膚の疾患を想定して診療することになる．あらゆる訴えは患者の感知するところにより発生し，感知は神経系（体性感覚系および特殊感覚系）を通じてなされるから，おのずと神経内科はgatekeeperとしての役割を果たすことになる．脊髄脊椎疾患の診療にあたっても，整形外科，脳神経外科と重なりつつ，脊髄だけでなく，その上（脳）もその下（末梢神経・筋）も診られる，診なければならないところに，神経内科の利点と役割がある[14]．したがって，診察にあたっては常に局所と全体との関連を重視している．

　本項では，神経内科医として長年診療に携わってきた筆者自身の，特に外来における診察スタイルの概要を脊髄脊椎疾患の視点から紹介してみたい．具体的には，①どのような訴えのときに脊髄脊椎疾患を疑って病歴を取り，診察を開始するか，②それら症状に即した病歴聴取のポイントはどのようなものか，③ある程度整理できた病歴に従い，どのような手順で診察をするか，④診察（時に画像などの検査）結果から病歴の再聴取をする場合のポイントは何か，⑤③で用いる診察手技のそれぞれの方法や判断のコツはどのようなものかという順で述べていく．

どのような訴えのときに脊髄脊椎疾患を疑って病歴を取り，診察を開始するか

　訴えの把握は，まず記入された問診表をみることから始まる．対面しないうちから，年齢，性別，職業，住所，書字（知的レベルや運動障害が把握できることがある），訴えの多さ（心気傾向）などが把握できる．看護師からの一言も重要である．

　脊髄脊椎疾患では，やはり四肢の感覚・運動症候が最も多い．しかし，最終的に脊髄脊椎疾患の診断に至る患者の神経内科での訴えは実際には多様である．まれではあるが，デメンチア（認知症）も含まれ，頭痛やめまいに至っては大変コモンである．ここでは主に，頸椎，胸椎部由来の症状を扱い，腰痛[13]，腰仙椎部についてはほとんど省略した．年齢が高くなるにつれ，脊椎疾患が急速に多くなることも考慮しておく．

◾️ デメンチア（認知症）

　デメンチア，歩行障害（地面に磁石でくっついたような歩行），排尿障害を古典的三徴とする正常圧水頭症のまれな原因の一つとして，神経鞘腫，上衣腫などの脊髄腔内腫瘍がある[17]．もちろん，髄膜播種をする神経膠腫などは進行性の脳脊髄液圧亢進症候を呈し，頭痛とともに精神機能の低下をきたし得る．

◾️ 頭痛

　脊髄脊椎疾患に伴い頭痛が生じることがあり，疾患によっては頻度が高い[11]．たとえば，頸椎症で13〜79%，非直接的外傷で48〜79%といわれる．脊髄脊椎疾患の頭痛は性状や病態が多様で，誤診されやすく，治療が不適切，不十分になりやすい．一方，逆に，頸椎病変を有する患者における緊張型頭痛や片頭痛などの一次性頭痛が，単に後頭部〜後頸部痛という理由で頸椎由来と即断さ

れることがあり，注意を要する．

脊髄脊椎疾患に伴う頭痛として，以下の病態がある．

第 1 は，髄液圧の異常に関連するもので，前述した進行性の脳脊髄液圧亢進症と髄液漏に伴う低髄液圧症候群（髄液量減少症）がある．前者では，頭痛などの脳脊髄液圧亢進症候以外に，夜間にしばしば増強する局所疼痛を伴う．後者では起立性に増強することが特徴的で，座位または立位への変換後すぐか 10 分くらいで頭痛が現れ，臥位になると 30 分以内に消失する．部位はさまざまだが，性質は締めつけ感，真空様，頭に響く感じなどと表現される．

第 2 は，環軸椎を含む大後頭孔周辺の病変に関連する頭痛で，大後頭孔腫瘍，Chiari I 型奇形，環軸脱臼・亜脱臼，軸椎炎などが原因となる．持続性の後頭部の深部痛や頸部痛などがみられる．

第 3 は，頸椎症・頸椎椎間板症に関連する頭痛で，局所の炎症性変化，神経根痛とその関連痛，近傍の筋肉の反射性異常収縮によって生じると考えられ，緊張型頭痛と重なる．頭痛は朝に強いことがある．

第 4 は，むち打ち損傷に関連した頭痛で，急性にも慢性にも生じる．性状として片頭痛と類似するものや前述の低髄液圧症候群と考えられるものがある．

これらいずれの場合も自覚的な肩こり，他覚的な項筋の筋緊張亢進，後頭部，こめかみの圧痛を伴うことが多い．

3 めまい

頸椎由来のめまいがあるかどうかは議論の分かれるところであるが，C2-6 の横突孔内を椎骨動脈が走ることから，頸椎症はまれに椎骨脳底動脈循環不全の原因になる．環軸亜脱臼はめまいの重要な原因である．さらに，頸部からの感覚入力は，眼，頭および体幹の協調に寄与するだけでなく，空間的方向性や姿勢の制御に影響しているので，頸部の構造上の異常による刺激がめまいを起こすことは十分に理解できる．実際，上位の後根の一側性の麻酔により，動物では運動失調と眼振が，ヒトでは眼振なしに運動失調が現れるという[3]．

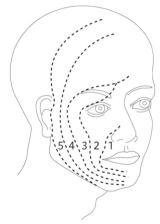

図 1　顔面・頭部における三叉神経の中枢性支配（onion-peel 様）
1〜5 は吻側から尾側に向かって付けられている．

頸椎由来でめまいをきたす場合には，肩の筋肉（主として僧帽筋）の凝りを伴っていることが多く，他の感覚とのミスマッチによる．また，椎骨動脈が関与する症例では，頸部の特有の姿勢でめまいが出現するという病歴が取れることがあるが，良性発作性頭位めまいの鑑別が必要である．

4 頭部・顔面領域のしびれ感

顔面の表在覚を伝える三叉神経脊髄路は橋，延髄の外側を下行し，延髄以下で内方に線維を次々に分け，分けられた線維は脊髄路核で線維を変え，対側に交叉して，三叉神経視床路として上行する．末梢性支配の形である眼神経，上顎神経，下顎神経の三叉状の支配領域とは異なり，三叉神経は顔面上に描かれた onion-peel 様の中枢性支配（図 1）に従って，顔面の中心部（口，鼻）ほど延髄吻側で交叉し，周辺ほど下方の頸髄で交叉する．脊髄路・核は C2 椎体下部（C3/4 髄節移行部）まで下行しているので，上位頸髄・頸椎病変によって，顔面を囲むような分布（スノウマスク様ないしフード付きマント様）の感覚障害（しびれ感や痛覚鈍麻）が現れることがある[5]．

5 上肢のしびれ感

これは頸髄頸椎病変を疑う最も多い理由であるが，その性状はきわめて多様である．すなわち，

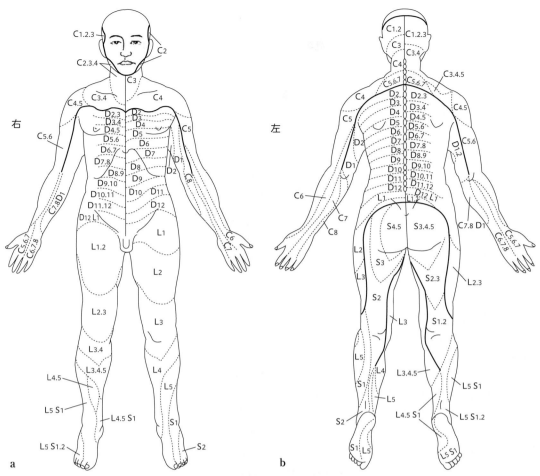

図 2 デルマトーム（野崎寛三：脊髄後根切断ニ據ル人體皮膚知覺像ノ臨牀的吟味. 日本整形外科学会雑誌 13：425-485, 1938 より引用）
a（腹面），b（背面）ともに左半身は脊髄髄節がどの部分の皮膚を支配しているか，右半身は皮膚のある部分がどの脊髄髄節に支配されているかを示している．すなわち，脊髄髄節による重複支配がわかりやすい．
D：胸髄．

ビリビリ，ピリピリから始まり，痛み，冷え，だるさ，こわばり，違和感などと表現される．筋力低下を指していることもあるので，単に「しびれ感」で済まさず，繰り返し問診する．多様な理由としては，病変部位が神経根にあるか髄内にあるかの差，前根前核系と後根後核系の差，脊髄視床路系と後索系の差，自律神経系の関与の有無などが考えられる．分布も必ずしも明確ではなく，訴えだけでは脳病変や末梢神経病変と区別はできないし，二重圧迫症候群（double crush syndrome）のように重なっていることもある．しかし，一側性でデルマトーム（図2）[30]に沿っている場合には頸椎神経根由来と考えやすく，同時両側性の場合にはまず頸髄頸椎由来の脊髄症と考えて鑑別を進める．片側性では頸椎由来のことが多いが，時に脳由来（脳梗塞）のことがある（偽性髄節性感覚障害として知られていたが，MRI拡散強調画像の普及により報告が増加している）．

6 上肢の単麻痺

上肢の単麻痺では頸髄頸椎疾患が考えやすいが，脳MRI拡散強調画像にて初めて捉えられる大脳中心前回の小病変による手や肩の限局麻痺例が相次いで報告されている[28]．

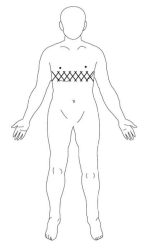

図3　帯状痛の分布
文献6に記載の胸髄中心管拡大例にみられたもの．

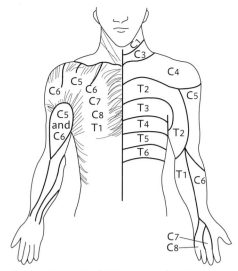

図4　上胸部のデルマトーム（左半身）と
　　　ミオトーム（右半身）（文献16を改変）
下位頸髄神経前根の障害でcervical angina
が生じる背景が理解できる．

７ 上肢の巧緻運動障害

ボタンはめや書字などの障害として現れるが，第一の訴えになることは少ない．もし訴えになっていれば，後索が主に侵される病態（ビタミンB_{12}欠乏症や後脊髄動脈症候群など）や高位頸髄病変などが考えられる．

８ 後頸部痛・背部痛

脊柱に沿った痛みはきわめて重要な訴えであり，その直下に病変があることを想定して診察に当たる[7]．神経内科の視点からみた「腰痛」については既報[13]を参考にしていただきたいが，慢性腰痛が緊張型頭痛の誘因の一つである点は強調しておきたい．

９ 帯状痛・胸部痛

帯状痛（girdle pain）や帯状絞扼感（girdle sensation/band-like sensation）のgirdleとは，体幹の帯状領域を指し，糖尿病性体幹ニューロパチー，脊髄癆，帯状疱疹などにおける神経根痛の分布を記述するのに使われてきた．神経根痛が両側性かつ対称性に体幹を侵すときには帯状痛と呼ばれる（図3）．

筆者は，体幹の（全周性ないし前面に）ある幅（1つまたは複数の神経根または髄節に対応）をもった帯状の領域の痛みを帯状痛と呼び，同部の異常感覚を帯状感覚（帯状絞扼感）と呼ぶことを提案しているが，異常感覚の性質として深部痛を思わせる「締め付け感」が多く，区別する意味は少ないかもしれない[12]．

帯状痛は，第1に胸髄の中心部病変により髄節性に生じることが多く，宙吊り型感覚障害の亜型と考えられる[6]．胸髄ではもともと運動症状が現れにくいうえに，中心部病変では長経路徴候（long tract sign）が乏しい場合もしばしばあり，帯状痛だけの単独症状のことがある．第2に頸髄に多く，一種の長経路徴候をなす．頸椎症性脊髄症による中位から高位の頸髄病変でしばしば経験する（偽性局在徴候）[29]．

脊髄脊椎関連の痛みとして，前根由来と考えられるmyotomal painがあり，深い，えぐられるような，鈍い性質をもち，内臓痛との鑑別は困難である．下位頸髄の神経根（C6-8）が障害されると，大胸筋などへの神経支配から，前胸部に狭心痛様の痛み（cervical angina）[2]が生じることがある（図4）．労作時ではなく安楽姿勢で好発し，1～15分くらい持続する．このため，異型狭心症と診断されていることがある．

⑩ 膝のガクガク，下肢の突っ張り感

これらは錐体路障害の現れとして訴えられる．このために階段下降が困難となる．階段下降は運動失調でも困難になる．

⑪ 歩行障害

日常診療で典型的な（両側性の）痙性歩行をみることはそれほど多くない．これは慢性の高度な錐体路障害を意味し，脳性麻痺や家族性痙性対麻痺，ヒトTリンパ球向性ウイルス脊髄症（HTLV-Ⅰ associated myelopathy：HAM）などの慢性疾患でみられる．一般的には「膝のガクガク」，「下肢の突っ張り感」のような訴えが多く，高齢者ではさらに小刻み歩行として現れることがしばしばある[10]．小刻み歩行をみて，Parkinson病と即断してはいけない．

⑫ 間欠跛行

歩行の途中で歩けなくなり，少し休むとまた歩けるようになる現象は間欠跛行と呼ばれる．機序としては，下肢の血行障害によるもの（血管性），馬尾の姿勢性圧迫増強によるもの（馬尾性）がよく知られているが，まれに脊髄の血行障害に起因するもの（脊髄性）がある．馬尾性のものは神経性と呼ばれることがあるが，脊髄性と区別するために，神経性という用語は避けるべきである（一方，脊髄性で馬尾性を意味したり，馬尾性が含められることがあり，これらも避けるべきである）．血管性間欠跛行と馬尾性間欠跛行では，共に歩行時に下肢痛が生じてくるので，その他の症候と検査により鑑別していく必要がある．

血管性間欠跛行では，歩行に用いられる筋肉への血液供給が減少するため，ふくらはぎが痛くなるが，立ったままでも休めば回復する．原因としては，閉塞性動脈硬化症やBuerger病，腹部大動脈瘤などがあり，Buerger病では喫煙でしびれ感が増強することがある．

馬尾性間欠跛行では，もともと腰痛や下肢のしびれ感などがあることが多く，腰の伸展（後屈）で馬尾への圧迫が強くなるので，起立するだけで悪化し，歩行中に下肢痛が現れて歩けなくなるが，座って背を丸めて休むと回復する．このため，自転車であれば背を丸めて長くこげるので，鑑別点になる．原因としては，変形性腰椎症や腰椎すべり症などによる脊柱管狭窄が多い．

脊髄性間欠跛行では歩行中の下肢の脱力増強が主体で，腱反射亢進・痙性増強（ガクガクする感じや突っ張り感）・Babinski徴候陽性などの錐体路症候の出現が特徴的である．原因としては，硬膜動静脈瘻や脊髄血管奇形，胸椎の後縦靭帯骨化症や黄色靭帯骨化症などがあり，まれに頸椎症によることがある．

近年では，画像診断の進歩により早期発見されるようになり，典型例・重症例に遭遇することは減少している．このため，初期段階での鑑別が問題になり，診察と平行して検査を行っていくことになる．特に高齢者では複数の機序をきたし得るので注意が必要である．

⑬ 排尿障害

神経疾患による排尿障害は，高次中枢である橋の病変や最高次中枢と思われる前頭葉内側面の病変などにより生じることがあるが，概して一過性である．これに対し，脊髄は小さく，自律神経系が両側性に障害されることがしばしばで，排尿障害が現れやすい（特に脊髄円錐部）．馬尾以下の末梢性機序もあり得るが，一側性では現れにくく，現れるのは糖尿病などの末梢神経障害によることが多い．いずれにしても，排尿障害，特に排尿困難（尿閉）では，脊髄脊椎疾患を鑑別の第一に挙げる必要がある．

脊髄脊椎疾患による排尿障害（神経因性膀胱）では，障害部位による分類が重要である[37]．脊髄排尿中枢が脊髄円錐を含む仙髄（S2-4）に存在するため，それより上位の障害は核上型，その高位とそれ以下の障害は核・核下型と分類される．脊髄円錐は通常，第1腰椎に存在するため，第11胸椎以上の損傷では核上型が，第2腰椎以下の損傷では核・核下型が生じ，第12胸椎〜第1腰椎の損傷ではどちらの型もあり得る．

1．核上型神経因性膀胱

急性期には無収縮性膀胱となり，排尿困難〜尿閉をきたし，慢性期には排尿筋過活動（頻尿）となり，排尿筋括約筋協調不全（残尿増加）を伴う

こともある．

2．核・核下性神経因性膀胱

排尿反射が減弱〜消失し，排尿困難が生じ，残尿が多い場合には溢流性尿失禁を伴うこともある．また，括約筋機能低下により腹圧性尿失禁がみられることもある．

排尿障害は蓄尿障害（頻尿，夜間頻尿，尿意切迫，尿失禁など）と排尿障害（排尿困難，排尿開始遅延など）に分けられ，脊髄障害による神経因性膀胱ではこれらの両方が認められることが多く，症候のみで病態・病変高位を即断してはいけない．

病歴聴取のポイント

次に述べる病歴聴取のポイントは特に目新しくないが，繰り返し強調されるべきことばかりである．

第1に大切なのは，発症と進行に関する時間的経過である．どんな症候でも急性（突発性）発症で局所神経症候がある場合には，常に脳血管障害を念頭におくべきである．脊髄脊椎疾患の中でも血管障害をまず想起する．椎間板の急性突出も考えられるが，その場合には何らかの誘因があるはずと思われる．急性でも神経症候がび漫性の場合には代謝性の原因が考えられ，亜急性の場合には炎症性のことが多い．慢性で局所神経症候がある場合には腫瘍性疾患が考えられ，び漫性の場合には変性疾患が考えやすい．また，進行様式は病変の解剖学的広がりについてのヒントを示してくれる（上行性か横断性かなど）．たとえば，胸腰髄部の動静脈瘻（奇形）によるFoix-Alajouanine症候群は，脊髄周辺から中心部へと上行性に侵されることが多い．したがって，運動症候は脊髄性間欠跛行から痙性（側索症候），さらに弛緩性麻痺（前角症候）へ変化し，感覚症候は上行性の表在覚障害（脊髄視床路症候）から始まり，全感覚鈍麻（後索を含む横断・縦断症状）に至る．

第2は，既往歴である．脊椎ではもちろん事故歴，スポーツ歴（損傷歴）が重要である．病院歴（他科受診歴）や検査歴，薬物歴についてはできるだけ詳しくきくと同時に，前医への問い合わせも積極的に行う．たとえば，歩行障害の精査がなされたといっても腰椎検査のみで終わっていることが多い．病院歴をもって病歴としてはいけない．

全身疾患はすべて重要であるが，飲酒歴，胃手術歴，動脈硬化危険因子については特に十分情報を収集する．前2者と亜急性連合性変性症，糖尿病と後縦靭帯骨化症（OPLL）のようなある程度の直接的関連もあるが，むしろ鑑別を進めたり，二次的悪化を防ぐ意味でも大切である．頸椎症と関連することが多い緊張型頭痛が想定されるときには，筆者は必ず，肩こり，運動不足，悪い姿勢，眼科疾患（眼鏡），耳鼻咽喉科疾患，歯科通院歴，慢性腰痛，むち打ち損傷の有無を問診している[20]．既往ではないが，職業（歴）および仕事時の姿勢はきわめて重要である．たとえば，コンピュータ業務−頸椎症，潜水業務−潜函病など．

第3は，症状出現時または増強時の頸部（脊柱）の運動や姿勢を訊き出すことである．頸椎症での重要性はもちろんのこと，脊髄型多発性硬化症などでLhermitte徴候と等価な症候を訊き出せることがある．巨大ジェットコースターに連続的に頻回に乗車した後に手先のしびれ感が出現し，対応する髄節の中心管拡大がMRIで確認された自験例がある[18]．寒冷や温熱（入浴）などの物理的条件の影響も尋ねる．寒冷はたいていの神経・筋症状を強めるが，中でも寒冷麻痺（かじかみが目立つ）は平山病に比較的特異的である．パチンコ店などでの夏季の強度な冷房にも注意を払う．温熱で悪化する可能性のある疾患としては，多発性硬化症や脊髄動静脈奇形などがある．

診察の手順 (表1)

診察は患者名を呼んだ直後から始まっている．廊下での足音が聞こえる部屋では，まずそのリズムに注意する．最近はプライバシー保護のために遮音されていて残念ながら聞こえない．それでも呼んでから入室までの時間のかかり方で動作障害の程度が推定できる．入室の仕方でも運動機能がある程度わかり，入室時の挨拶や服装の様子も含めれば，その人の社会的−精神的状況が概観できる．座り方も十分に観察した後，主訴と受診動機，

およその障害程度を理解してから，神経学的検査（examination）に入る．その最初の目標は障害がどの系統（運動系，感覚系，自律神経系，高次大脳機能系，運動はさらに錐体路系，錐体外路系，小脳系）にあるのか，そのレベルは，精神-脳-脳幹-脊髄-末梢神経-筋肉または皮膚のどこにあるのかを手際よく見極めるところにある．

1 腱反射

前述の系統とレベルを早く絞るために，忙しい外来では，筆者はたいていの場合には，患者を座位のまま，まず腱反射をみる．上腕二頭筋（C5），腕橈骨筋（C6）から始め，左右を比較し，指屈筋（C8）の反応（finger jerk）を観察する（後述の「逆転反射」参照）．次いで上腕三頭筋（C7）で行う（「逆転反射」の観察）が，この筋の反射は屈筋群に比べてもともと弱いことに留意する．下肢では膝蓋腱（L3-4），アキレス腱（S1-2）反射をみる（以上の反射中枢の髄節を 1-2-3-4-5-6-7-8 と割り切って覚える）．

ここまでで（病歴も含め）頸髄頸椎疾患が疑われる場合には，指屈筋に関し，Hoffmann 反射，Wartenberg 徴候，Wartenberg 母指連合運動[35]を評価して，さらに大胸筋，三角筋，肩甲上部の反射（後述の清水の変法）をみる（後2者は座位がみやすい）．下肢では大腿内転筋の反射をみる．以上で錐体路障害があると考えられる場合を含め，ほとんどの場合には，Babinski 徴候は省略する（逆に下肢脱力があるのに，他に錐体路症候がない場合には必ず施行する）．初心者の場合や時間がある場合，所見が微妙な場合には診察台上で臥位にして行うのがよい．

腱反射の態度は系統的には，錐体路（上位運動ニューロン）障害により障害レベル以下で亢進し，反射弓内の下位運動ニューロンまたは感覚神経の障害により減弱し，髄内障害レベルで減弱する（脊髄，末梢）．多発ニューロパチーでは全般的に減弱することがあるので（糖尿病による潜在的な場合でも），上位の障害による亢進傾向が打ち消されてしまうことがある．上位と下位の障害がある場合には，反射として弱いが，すばやいことがある．Parkinson 病では反射で動く範囲が小さいが，や

表1 筆者の診察手順

入室時の観察
（歩行，運動機能，態度）
↓
病歴の聴取と整理
↓
系統とレベルを見極めることを念頭において
↓
腱反射
軽微な錐体路症候
［筋力低下：近位？遠位？，伸筋？屈筋？］
視診（皮膚，痩せ，筋萎縮，筋線維束性収縮）
触診（筋緊張，発汗，肩こり，叩打痛）
感覚（痛覚，母指探し試験）
［Romberg 試験，tandem 歩行試験］
［必要に応じて腹部，眼，舌，下顎反射など］
↓
病歴の再聴取と症候群としての整理
↓
画像検査，血液・尿検査，時に神経生理検査
↓
診察を補い，総合的に診断

はりすばやい．この他，判定にあたっては，左右差，上下肢差に注意を払う．

2 軽微な錐体路症候など

腱反射の次にはいわゆる上肢 Barré 試験[19]を行う．さらに，凹み手徴候[24]，第5指徴候[1]の有無を診る．筋力は必要に応じて評価するが，概略的に近位筋と遠位筋のいずれ，伸筋と屈筋のいずれが優位かだけを判断する．神経原性萎縮の場合には遠位筋優位のことが多いが，Guillain-Barré 症候群の偽性ミオパチー型などの例外がある．筋原性萎縮の場合には近位優位のことが多いが，筋強直性ジストロフィーなどの例外がある（この段階で運動拙劣への評価として上肢回内回外急速変換試験と指鼻試験を行うことがある）．

3 視診・触診

診察において直接視たり触ったりすることは，脊髄脊椎でももちろん重要である．特に視る必要があるのは，皮膚では手術痕，帯状疱疹[31]，血管

腫[23]，病的陥凹（dimple），発作性潮紅[22]などであり，発汗の様子は指腹かスプーンを滑らせて判断する．筋肉については萎縮はもちろん，硬さを調べる．その他の筋緊張の検査（被動性と伸展性）はルーチンには行わないが，痙性の評価のために，臥位で膝を急に持ち上げて，膝の折れ具合をみることがある（clasp knife 現象）．

筋萎縮については第一背側骨間筋，母指球，小指球，前脛骨筋を評価し，近位の場合には衣服を脱いでもらって確かめる．このときには線維束性収縮も筋を軽く叩打しながら評価する．緊張が低下した筋は押し付けられて横へ広がり，萎縮がわかりにくくなる．肩こりの評価としては，僧帽筋の硬度，肩甲骨の上角（内側縁上端）部，大後頭神経出口部（天穴），側頭部（こめかみ）の圧痛をみる．痛みの訴えのあるときには叩打痛も評価する．痛みの直下に転移性脊椎腫瘍が存在することがある．また，軽い叩打で強い痛みが誘発されることがある（「中枢性 Tinel」徴候）[36]．棘突起に沿って脊柱中央をゆっくり下に向けて触れていくと，突出ないし陥凹を発見することがある．

4 感 覚

感覚を調べる目標は，分布（レベル）と解離性感覚障害の有無を知ることである．このために，まず選択する modality は，表在感覚として痛覚，深部感覚として母指探し試験である．分布に関しては，多発ニューロパチーと類似の感覚障害を呈する頸椎症性脊髄症例が存在することが指摘され，「偽多発神経炎型感覚障害」との用語が提唱された[37]．この型の感覚障害は中下位頸椎レベルの脊髄中心部付近の病変による上肢の感覚障害（髄節徴候）に，長経路徴候である下肢の感覚障害が加わったものと考えられている．

深部感覚の評価は感覚それ自体というよりもむしろ運動機能や予後の判定にとって重要である．たとえば，脊髄炎では症候完成時の深部感覚障害の有無が予後を分ける大きな因子とされている[9]．時に振動感覚も加えるが，これは臨床的には表在感覚と深部感覚の両方にまたがる感覚と理解する[8]．指を上下に動かして最後に動かした方向を問う，いわゆる位置覚（受動的関節運動覚とでも呼ぶべき）検査は，スクリーニングの意味が少ないので（運動拙劣が明らかで，感覚性運動失調が疑われているような場面でないと異常が出にくく，単に確認しているに過ぎないので），ルーチンには行わない．最後に起立位で，Romberg 試験，tandem 歩行試験を行う．多発性硬化症が疑われる場合などでは，臥位で頸部を前屈し，Lhermitte 徴候を確認する．

5 その他

以上に加えて，腹部で腹壁反射（腹皮反射），腹筋反射と Beevor 徴候，眼で瞳孔（Horner 徴候）と眼球運動（垂直性眼振），顔面で舌の萎縮・線維束性収縮，下顎反射をみることがある．

診察（時に検査）から病歴へのフィードバック

診察や時に画像検査結果から病歴にフィードバックすることは，当該患者においてのみならず，今後の診療においても重要である．その要点は，①明確な局所の運動症候または感覚症候が認められた場合には，対応する運動症候または感覚症候，その他の症候の有無，経過を解明する，②局所神経症候が偽性局在徴候である可能性を想起し，特に上方の病変に関する情報を収集する，③既知の症候群に当てはめて比較し，足りない部分を補う（錐体路症候，下位運動ニューロン症候，神経根症候群，脊髄半切症候群，脊髄横断症候群，脊髄中心部症候群，前脊髄動脈症候群，大後頭孔症候群，急性後索症候群[4][注]など）ことである．症候とそれに一見対応している画像所見があっても，慎重なフィードバックが常に要求される．神経内科医

[注]　**急性後索症候群**：多発性硬化症患者の中には，急性に C_{1-4} の後索に病変（プラーク）が出現し，後索症候を示すが，運動麻痺や排尿障害を呈さない一群があり，「急性後索症候群」と呼ばれることがある[4]．ほとんどが女性であり，発作と疾患そのものの予後が良いことが特徴といわれる．頸椎や胸椎の椎間板ヘルニアの中には，やはり下肢の後索症候しか呈さない一群があることも知られている．

は，局所疼痛をきたすさまざまな（整形外科的）疾患があることを知るべきである（たとえばMorton病）．整形外科医は，脳血管障害やParkinson病などのさまざまな神経内科的疾患患者がしばしば最初に整形外科を訪れることを知るべきである．脳神経外科医は，脳（脊髄）以下の神経筋疾患も鑑別に加えるべきである．

フィードバックではないが，ドアノブに触れて診察室を出るときになって，最も重要な訴えや病歴が述べられることがあるので，退出時も注意する（ドアノブ症候群）．

各診察項目の手技のコツと判断のポイント

1 腱反射

1．肩甲上腕反射（Shimizu[32]）の変法

『平山症候学』[26]などの従来の成書にある肩甲上腕反射は，肩甲骨の椎骨縁下部を（患者の背部から）叩打するもので，主として三角筋，小円筋，棘下筋の収縮により上腕の外転，後転，回外運動を観察するが，その臨床的意義は反射の亢進ではなく，一側性の欠如（C5-6 髄節・神経根の障害）にあるとされる．これに対し，Shimizuらにより提唱されている方法は手技も解釈も全く異なる．肩甲棘中央部ないし肩峰を叩打し，肩甲骨挙上と肩関節外転を観察する．上腕二頭筋腱反射亢進があるときに，この反射が亢進していれば，C3-4 椎間板高位よりも頭側の検索が必要であり，この反射が減弱・消失していれば，C3-4 椎間板高位に脊髄障害因子の存在する可能性が高いと判断される．

筆者も同様の反射を施行してきているが，叩打位置は肩甲棘中央部の前方の僧帽筋縁を選んでいる．患者の正面から施行しやすいからである．観察は肩関節外転のみで行っているが，結果の解釈は同様と考えている（感度，特異度をきちんと比較する必要があるが）．

2．三角筋反射

座位，上肢下垂位で，肩峰のすぐ尾側の三角筋起始部を叩き，肩関節の外転で判断する．反射弓の中枢はC5 髄節にある．

3．大胸筋反射

大胸筋が上腕骨に付着するところで腱を叩打し，上腕の内転を観察する．この反射は恒常的な反射ではないので，誘発されるとき（特に左右差があるとき）は亢進と捉える．背臥位が好ましいが，座位でもみることは可能である．反射弓の髄節がC5-7（さらにC8，T1）にまたがっていることから，局在徴候としての価値は低いとされ，その誤解からかあまり施行されてこなかったが，中位頸髄以上の錐体路障害を示唆する重要な反射と考えられる[14]．

4．指屈筋反射

本来の指屈筋反射は，手掌を上にして第2～5指の4本の指の基節から中節骨に置いた検者の指を叩打し，4本の指の屈曲を観察する（手掌を下にする方法もある）．これを増強する方法として，軽く指を曲げてもらって行う方法はWartenberg徴候（反射増強法）と呼ばれる．これは非恒常的な反射で，反射の得られたことが病的であるのか，反射の得られなかったことが病的であるのかは他の状況によって決められるといわれる．Wartenberg自身も「この反射の強さが左右で異なるときのみ病的とみなされるべきである」とだけ述べており[35]，左右のいずれが異常かには触れていない．したがって，もう一つの指屈筋反射であるHoffmann徴候が陽性のときに錐体路障害ありといえるのと比べれば，やや価値は低いが，併行して施行している．

さらに，腱反射ではないが，Wartenberg母指連合運動も評価している．これは，患者の第2～5指にハンマーの柄を引っ掛けて強く引っ張ると，患者の母指が屈曲する現象であり，正常ではみられず，早期に錐体路障害を示唆する病的な連合運動である．これらの指屈筋反射の間の関連を詳しく調べた報告はないが，いずれか一つが他の代わりになるとは考えられず，いずれも頸髄頸椎疾患の診察において欠くべからざる手技であると思われる．

5．逆転反射

腕橈骨筋反射が消失しているのに，その刺激で指屈筋反射が誘発される場合には，（腕）橈骨（筋）反射の逆転と呼ばれる．これはC5-6 髄節が障害

され，その直下の指屈筋反射の中枢が保たれていることを示す重要な徴候である．

ただし，この場合の逆転は拮抗筋が作動する意味での真の逆転現象ではない．本来の逆転反射は，C5-6 髄節障害で二頭筋反射が誘発されないのに，その刺激で（亢進した）三頭筋反射が誘発されて前腕が（予想に反して）伸展する場合や，C7-8 髄節障害で三頭筋反射が誘発されないのに，その刺激で（保持された）二頭筋反射が誘発されて前腕が（予想に反して）屈曲する場合などに用いられるべきである．

6．大腿内転筋反射

膝の内側で，大腿内転筋の腱に指を当てて叩打し，大腿の内転を観察する反射で，L3-4 に中枢がある．普通は反射が誘発されないので，みられれば亢進と判断する．骨盤を介して健側へ拡大することがあり，内転がみられた側で異常である．

2 運動系

1．軽微な錐体路症候

上肢ではいわゆる Barré 試験（本来は Mingazzini 試験）以外に，凹み手徴候[24]と第 5 指徴候[1]を観察する．凹み手は，手首を背屈させて前方に突き出した手の母指球が軽く内転して手掌に凹みがみられることで確認できる（Parkinson 病でもみられることがあり，錐体外路性の凹み手徴候といわれる）．第 5 指徴候とは第 4 指からの外転が目立つ場合に陽性とされるが，もともとからの場合もあるので，左右差があるときに限るべきである．これらは必ずしも筋力低下を意味せず，むしろ拮抗筋の筋緊張の不均衡によると思われる．Barré 試験の機序としては，さらに一種の無視症状，姿勢保持障害，深部感覚障害の可能性すらある．

下肢では臥位のときに麻痺側の下肢が外旋していることが多いので，これを観察する．錐体路型筋力低下（pyramidal weakness）の特徴，すなわち上肢では伸筋優位，下肢では屈筋優位であることを意識して診察する．したがって，軽微な筋力低下の評価として，上肢では母指，下肢では母趾の背屈を選ぶ．

2．転換ヒステリー性筋力低下との鑑別

神経学はもともと真の神経障害と詐病やヒステリー（転換性障害）を鑑別するために発達したものであり，Babinski 徴候がその最たるものである．鑑別点を列挙すると，①非診察場面での様子，②筋緊張の様子，③病的反射の有無，④解剖学的パターンとの照合（特に正常な連合運動の有無），⑤手を挙げて落とすと，崩れるように落ちるが，眼には当たらない，⑥徒手筋力テストで検者の抵抗に応じて劇的に力が変化する，⑦Hoover 試験（検者の両手を臥位の患者の踵の下に入れ，麻痺側の下肢を挙げるときに，健側にかかるはずの圧がなく，むしろ健側を挙げるときに麻痺側の圧が強まる），⑧下肢外転徴候（園生）（麻痺側を外転させると，健側の下肢は真の麻痺では固定しているが，非器質的麻痺では過内転方向に動く[33]）．

3 感覚系

1．デルマトーム

感覚をみる場合の要素の一つである分布の意義を知るには，良いデルマトームの図が必要である．古来，Head と Campbell，Foerster，Keegan と Garrett によるものが有名で，たいていの教科書はその引用か孫引きをしている．これらは大略では一致するが，下肢などではかなり異なる．ラットを用いた研究[34]によれば，戦前に報告された野崎[30]による図（図 2）がその規則性をよく示しており，臨床応用にふさわしいとされる．図では，各髄節がどの部分を支配しているかを左半身に，皮膚のある部分がどの髄節に支配されているかを右半身に示しており，複数の髄節のオーバーラップが理解できる．

2．Cervical line

デルマトームの図（図 2）上の頸胸髄境界線が cervical line であり，C4 分節と T2 分節とが分けられる．ここに非連続性があり，脊髄疾患の診察上，重要な手がかりとなる．すなわち，感覚鈍麻の予想される下方からピンにて皮膚を上方に擦っていくと，ある種の患者では cervical line を超えるや否や急激に本来の痛みを訴える．これを「cervical line あり」，「陽性」などという．この異常は脊髄病変が C4 と T2 の髄節間にあるときにみられ，下方の痛覚鈍麻が明らかでないときにもみられる[15,16]．たとえば，痛覚としては臍あたり

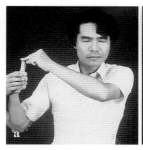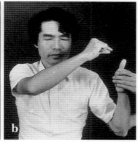

図5 母指探し試験の実際
a：右上肢固定では正確につかめている．
b：左上肢固定では障害がみられる．

に緩やかな境界があるのに，cervical lineがあれば（偽性局在徴候），病変は胸髄よりも頸髄のほうが考えやすい．

3．母指探し試験

方法としては，閉眼下に，他動的にあちこちと動かした後に一側の母指（固定肢）を空間内の任意の位置に固定し，他方の手（運動肢）でそれをつかませる（図5）[25]．正常ではすばやくスムーズにつかまえられるが，固定肢の深部覚障害があると，うまくつかめない．この試験による異常検出率はいわゆる位置覚（受動的関節運動覚）検査よりも数倍高く，スクリーニングに適している．他の異常感覚との比較では温痛覚とは相関せず，触覚，振動覚とは有意に相関し，受動的関節運動覚とはいっそう有意に相関する．

母趾を同様に動かしてから，左右いずれかの示指にて指させる同様の試験を母趾探し試験と呼ぶ．これは温痛覚，振動覚とは相関しないが，触覚，受動的関節運動覚，Romberg試験と相関する[21]．母指探し試験/母趾探し試験だけが唯一の異常感覚や神経学的異常のこともある．

4．Lhermitte徴候

頸部を屈曲すると，電気ショックのような異常感覚が背中を走り下るもので，四肢に及ぶこともある．多発性硬化症に特異的との印象を与えているが，頸髄後索に影響をもつ各種病変により誘発される．しかし，まれに胸髄レベルの圧迫性病変でも誘発されることがある．頸部の屈曲による脊髄への機械的影響は頸髄部で大きいと考えられるが，胸髄部にも及ぶと思われる．体幹の動きも原因になり得ると思われ，ゴルフのスイングにより誘発されることもある．機序は頸髄部と同様に後索での脱髄性変化に由来する非シナプス性伝達（ephaptic transmission）によると考えられる．

5．「中枢性Tinel」徴候

脊髄損傷の後遺症として，慢性の広汎な異常疼痛がみられることがある．時に筋骨格系や末梢神経の障害や内臓由来と誤られることがあるので注意を要する．損傷レベルより吻側の皮膚への軽い触刺激や叩打に対するアロディニア（通常では痛みを生じない刺激により激しい痛みを感じる痛覚過敏状態）が中枢性の神経原性疼痛であることを示唆してくれる[36]．

6．転換ヒステリー性感覚障害との鑑別

感覚障害でヒステリーが疑われるのは，①解剖学的支配と異なる場合（たとえば，下顎角は三叉神経領域ではなくC2領域であるが，境界が下顎縁になる），②重複支配があるのに，正中線で鮮明に変化する場合，③障害の程度に濃淡がない場合，④解離性の様相が解剖生理学的に説明できない場合，⑤刺激をアットランダムに与えても刺激ごとに正確に「わからない」と答える場合，⑥前額の振動感覚に左右差がある場合，⑦視覚など他の感覚と同側の場合，⑧運動障害や他の症候との間に矛盾がある場合（ただし，間違いなく脊髄損傷があるのに，運動，感覚とも同側性に障害されていることがある）．

4 その他（胸髄部への補足）

1．腹壁反射（腹皮反射）と腹筋反射[27]

腹壁反射は表在反射であり，ピンで腹壁を外側から内側へと刺激し，刺激側の腹筋の収縮を観察する．片側性の消失は錐体路障害と考えられるが，両側性の消失は慎重に判断する．多発性硬化症でしばしば両側性の消失がみられる．また，胸髄下部病変によって錐体路が侵されると，その髄節以下で消失する．

腹筋反射は腱反射と同様の筋伸張反射であり，錐体路障害で亢進する．代表的には腹直筋を臍レベルで叩打し，臍の刺激側への偏位で観察する．容易に誘発される場合には錐体路障害が示唆されるが，正常でも少しみられ，誘発されない場合でも異常とはいえない．腹壁反射が消失しているの

に，腹筋反射が亢進していれば，錐体路障害の可能性が高い．

2．Beevor 徴候[27]

腹筋は上下に分けられ，上部は T8-9 髄節，下部は T10-11 髄節により支配されている．このため，T10-11 髄節が侵されると，臥位で上半身を起こそうとすると，臍が上方に引かれる．この動きが Beevor 徴候と呼ばれる．逆に T8-9 髄節のみの障害のときには下方に引かれること（逆 Beevor 徴候）があり得るが，実際はまれである．

文献

1) Alter M：The digiti quinti sign of mild hemiparesis. *Neurology* **23**：503-505, 1973
2) Booth RE, Rothman RH：Cervical angina. *Spine* **1**：28-32, 1976
3) Brandt T：Cervical vertigo—reality or fiction? *Audiol Neurootol* **1**：187-196, 1996
4) Brazis PW, Masdeu JC, Biller J：*Localization in Clinical Neurology*, 6th ed. Lippincott Williams & Wilkins, Philadelphia, 2011
5) Chang HS：Cervical central cord syndrome involving the spinal trigeminal nucleus；a case report. *Surg Neurol* **44**：236-239, 1995
6) Fukutake T, Hattori T：Reversible hydromyelia in a synchronized swimmer with recurrent thoracic girdle pains. *J Neurol Neurosurg Psychiatry* **65**：606, 1998
7) Fukutake T, Kitazaki H, Hattori T：Odontoid osteomyelitis complicating pneumococcal pneumonia. *Eur Neurol* **39**：126-127, 1998
8) Fukutake T, Kuwabara S, Kaneko M, et al：Sensory impairments in spinal multiple sclerosis；a combined clinical, magnetic resonance imaging and somatosensory evoked potential study. *Clin Neurol Neurosurg* **100**：199-204, 1998
9) 福武敏夫："脊髄炎"の多様性—診断のポイント．脊椎脊髄 **7**：913-919, 1994
10) 福武敏夫：「歩行障害のみを主症状とする頸椎症性髄症」について．脳神経 **50**：202, 1998
11) 福武敏夫：脊椎脊髄疾患と頭痛．脊椎脊髄 **11**：119-123, 1998
12) 福武敏夫：体幹の帯状痛・帯状感覚．脊椎脊髄 **13**：233-234, 2000
13) 福武敏夫：内科的神経疾患と腰痛．脊椎脊髄 **13**：560-566, 2000
14) 福武敏夫：脊髄脊椎分野における神経症候学の役割．脊椎脊髄 **13**：671-673, 2000
15) 福武敏夫：皮膚分節と cervical line．脊椎脊髄 **13**：1043-1044, 2000
16) 福武敏夫：胸腹部のデルマトーム．神経内科 **55**：19-27, 2001
17) 福武敏夫：欠かせない関連領域の非常識：神経内科的疾患．in 谷 諭（編）：脳神経外科の常識非常識．三輪書店，2004, pp53-61
18) 福武敏夫：ジェットコースターによる脳脊髄疾患（第45回日本神経学会総会抄録）．臨床神経 **44**：1139, 2004
19) 福武敏夫：Barré 試験と Mingazzini 試験．脊椎脊髄 **28**：246-253, 2015
20) 福武敏夫，服部孝道：当科における頭痛の診断と治療．in 真興交易医書出版部（編）：頭痛の診断と治療．真興交易，1998, pp54-65
21) 福武敏夫，平山惠造：母趾探し試験—固有感覚性定位障害の臨床的研究．臨床神経 **32**：1213-1219, 1992
22) 福武敏夫，平山惠造，北 耕平，他：von Willebrand 病による脊髄内出血．臨床神経 **25**：705-710, 1985
23) 福武敏夫，河村 満，師尾 郁，他：Cobb 症候群とKlippel-Trenaunay-Weber 症候群．臨床神経 **31**：275-279, 1991
24) Garcin R：Syndrome cérébello-thalamique par lesion localisee du thalamus (avec une digression sur le 'signe de la main creuse' et son intérêt sémeiologique). *Rev Neurol（Paris）* **93**：143-149, 1955
25) Hirayama K, Fukutake T, Kawamura M：'Thumb-localizing test' for detecting a lesion in the posterior column-medial lemniscal system. *J Neurol Sci* **167**：45-49, 1999
26) 平山惠造：神経症候学，第Ⅱ巻，第2版．文光堂，2010
27) 岩田 誠：神経症候学を学ぶ人のために．医学書院，1994, pp106-108
28) Komatsu K, Fukutake T, Hattori T：Isolated shoulder paresis caused by a small cortical infarction. *Neurology* **61**：1457, 2003
29) Nakajima M, Hirayama K：Midcervical central cord syndrome：numb and clumsy hands due to midline cervical disc protrusion at the C3-4 intervertebral level. *J Neurol Neurosurg Psychiatry* **58**：607-613, 1995
30) 野崎寛三：脊髄後根切断ニ據ル人體皮膚知覺像ノ臨牀的吟味．日整会誌 **13**：425-485, 1938
31) 榊原隆次，福武敏夫，服部孝道：帯状疱疹性脊髄炎．脊椎脊髄 **14**：426-428, 2001
32) Shimizu T, Shimada H, Shirakura K：Scapulohumeral reflex (Shimizu), its clinical significance and testing maneuver. *Spine* **18**：2182-2190, 1993
33) Sonoo M：Abductor sign；a reliable new sign to detect unilateral non-organic paresis of the lower limb. *J Neurol Neurosurg Psychiatry* **75**：121-125, 2004
34) Takahashi Y：Principles in the arrangement of dermatomes and reevaluation of dermatome charts. *Chiba Med（Chiba）* **75**：209-213, 1999
35) Wartenberg R：*Diagnostic Tests in Neurology；A Selection for Office Use*. Year Book Publishers, Chicago, 1953〔佐野圭司（訳）：神経学的診察法．医歯薬出版，1956〕
36) Woodward KG, Vulpe M：The proximal tap or "central Tinel" sign in central dysesthetic syndrome after spinal cord injury. *J Am Paraplegia Soc* **14**：

136-138, 1991
37) 山西友典, 水野智弥, 吉田謙一郎：膀胱直腸障害, 排尿障害. 脊椎脊髄 **18**：609-614, 2005

38) 吉山容正, 得丸幸夫, 服部孝道, 他：偽多発神経炎型感覚障害を呈する頸椎症性脊髄症. 臨床神経 **35**：141-146, 1995

第2章

部位別の神経学

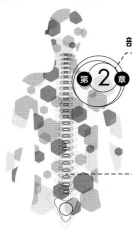

部位別の神経学

第2章 大後頭孔の症候
―大後頭孔症候群

北原功雄, 谷口 真, 高橋 宏

はじめに

　大後頭孔髄外腫瘍は, 以前[5]から診断が難しく誤診されやすい. この部の腫瘍は手術により全摘出が可能な良性腫瘍が多いので, 早期診断が望まれる. しかも, 病初期に早期診断がされるほど, 完治となり, 神経学的異常を残すことなく, その後の生活を送ることが可能となる. 画像診断の著明な進歩にもかかわらず, 大後頭孔髄外腫瘍の診断が今なお困難な理由として, 次の5つを挙げる.
① 病変の大きさの割に症状が少ない.
② 症状が動揺, 消長する.
③ 部位特異性のある症状に乏しい.
④ 病変レベルと一致しない上肢末梢の症候, すなわち偽性局在徴候 (false localizing sign) を示す.
⑤ 診療各科と画像診断の境界領域であり, 診断のpitfallにあたる.
　ことに①, ②の初期症状とその特徴の重要性を強調し, 前記①〜⑤について自験例と文献例をもとに大後頭孔髄外腫瘍の症候学を報告する.

大後頭孔腫瘍の定義と病理学的特徴

　大後頭孔腫瘍は, 髄外腫瘍 (良性と悪性) および髄内腫瘍に分類される.

■1 良性腫瘍 (髄外腫瘍)

　頸椎神経根の圧迫や牽引, 髄内の外側脊髄視床路への圧迫により, 痛み (疼痛) を発生する. この部位にできる良性腫瘍の代表格は, 髄膜腫と神経鞘腫である. いずれも中年以上の女性によくみられる. 髄膜腫は硬膜管前方の硬膜から発生して下方に増大し, 脊髄を後方に圧排することが多い (craniospinal type[1]). 一方, 神経鞘腫はこの部位に存在する神経根, 特にC1-2の後根から発生し, 上方に増大し, 大後頭孔に至ることが多い (spinocranial type[1]). 神経根に沿って硬膜内外に広がり, ダンベル型に発育することが多い. したがって, 脊髄は側方から圧排を受けることになる.

■2 悪性腫瘍 (髄外腫瘍)

　破壊性病変が特徴である. 大後頭孔の両側縁には左右の後頭顆関節 (condylar joint) があり, それぞれの頭の荷重の半分ずつをC1の外側塊 (lateral mass) に伝えている. 病変が後頭顆 (occipital condyle) を破壊すると, この支柱の一方が失われるため, 不安定性による激しい痛みが生じる. このような破壊性病変の代表は, 癌の椎体ないし後頭骨への転移である.

■3 髄内腫瘍 (延髄からC1-2に至る良性, 悪性病変)

　延髄から頸髄までさまざまな症状が出現する. 血圧, 呼吸, 嚥下, しゃっくり, 口蓋ミオクローヌス, 舌咽神経痛, 中枢性顔面神経麻痺などである. 中でも延髄頸髄移行部では, 上肢を支配する錐体路のみが交叉部で障害されると両上肢麻痺が起こり, 交叉後の上肢を支配する錐体路と交叉前の下肢を支配する錐体路が一側で障害されると患側上肢と対側下肢の交叉性片麻痺がみられることがある.

　本項では, 大後頭孔部良性髄外腫瘍 (main

表 1 FMT の手術直前の症状

症　状	症例数	%
異常感覚		
上肢	54	94.7
手	42	73.7
腕	39	68.4
下肢	21	36.8
顔	6	10.5
後頭部痛・後頸部痛	43	75.4
麻痺		
上肢	28	49.1
下肢	24	42.1
歩行障害	27	47.4
手の巧緻運動障害と立体感覚消失	24	42.1
膀胱障害	19	33.3
屈曲攣縮	9	15.8

安岡正蔵，他：大孔症候群（foramen magnum syndrome）の提唱—大後頭孔近傍腫瘍の奇形について．脳と神経　35：1002，1983 の表2を日本語訳

表 2 FMT の手術直前の神経学的所見

神経学的所見	症例数	%
麻痺	32	68.1
四肢麻痺	12	25.5
片麻痺	7	14.9
両上肢麻痺	6	12.8
一側上肢麻痺	6	12.8
両側上肢一側下肢麻痺	1	2.1
萎縮		
手	8	17.0
腕	4	8.5
下肢	2	4.3
感覚障害		
温痛覚	27	57.4
触覚	14	29.8
関節覚	18	38.3
C₂ レベルの表在感覚鈍麻	16	34.0
解離性感覚障害	11	23.4
Cape distribution of hypalgesia	7	14.9
腱反射の亢進	39	83.0
Babinski 反射	27	57.4
Brown-Séquard 症候群	11	23.4
歩行障害	19	40.4
脳神経麻痺		
9th	2	4.3
10th	1	2.1
11th	15	31.9
12th	2	4.3
眼振	6	12.8
Horner 症候群	3	6.4

安岡正蔵，他：大孔症候群（foramen magnum syndrome）の提唱—大後頭孔近傍腫瘍の奇形について．脳と神経　35：1003，1983 の表3を日本語訳

mass が C2～大後頭孔にある）に絞って臨床像について解説する．

大後頭孔部の解剖学的特徴

大後頭孔近傍は，頭蓋と頸椎の接合部であり，硬膜内ではちょうどこの高さで延髄が頸髄に移行する．また，髄内ではこの位置で左右の錐体路が交叉する．さらに，後索核における感覚神経の2次ニューロンへのシナプス接続がある．延髄下部では，舌下神経が起始した後，この付近には副神経（第11脳神経）の脊髄枝を除いて主要な運動神経の起始はない．また，C1～大後頭孔の領域で，脊柱管の断面積に比べ，その中に存在する頸髄・延髄の相対的割合が小さく，硬膜内に広大なくも膜下腔が存在することが特徴である．

大後頭孔部良性腫瘍（FMT）

1 歴史的背景

安岡ら[5]は，大後頭孔部良性腫瘍の多彩な臨床所見の中から，dysesthesia of hands，第11脳神経麻痺（eleventh cranial nerve palsy），立体感覚消失（stereoanesthesia），cape distribution of sensory loss，手の内在筋萎縮（atrophy of intrinsic muscles of hands），neck of suboccipital pain（remember the mnemonic DESCAN）の6つの症候を取り上げ，これらをもって大孔症候群（大後頭孔症候群，foramen magnum syndrome：FMT）（表1，2）とすることを提唱した．このうち，cape distribution of sensory loss，第11脳神経麻痺および cold dysesthesia は，局在診断上で重要な価値

表 3　FMT 初期段階における症状と神経学的所見と鑑別診断

	症　状	神経学的所見	鑑別診断
FMT の初期段階	後頭部・後頸部痛，異常感覚（手＞腕≫足）	正常または軽い運動・感覚障害	精神疾患，手根管症候群，頸椎症

をもつことを強調した．また，本腫瘍のかなり進行した病期には，頸髄の脊髄空洞症（syringomyelia）にきわめてよく似た臨床像を呈することを指摘した．

◾2 神経症候の発現順序

安岡ら[5)]は FMT の臨床像はさまざまであるが，多くの症例ではその症候の発現順序は次のとおりであると指摘した．初期には，後頭部痛，後頸部痛，または上肢の dysesthesia で発症する．そして，この段階での神経学的検査は，多くが異常を認めない（表3）．初発症状から手術までの期間は平均2年である．症状が進行すると，立体感覚消失や手の巧緻運動障害（clumsiness of hands）が出現する．さらに進行すると，多くの場合には，上肢により強い四肢麻痺，歩行障害が現れる．膀胱障害が出現すると，病期がかなり進行した段階に達していることを意味する．呼吸障害は末期の徴候であり，この進行期（advanced stage）における神経学的検査では，大後頭孔症候群のほとんどすべてがみられる．Cape distribution of sensory loss，上肢に強い運動・感覚障害，解離性感覚障害などの脊髄空洞症を疑わせる所見が特徴的であることが多い．

◾3 FMT の診断が今なお困難な理由

FMT の診断が今なお困難な原因は，次の5つの理由が挙げられる．

1．病変の大きさの割に症状が少ない

一般的には緩徐に増大し，診断された際には，従来より驚くほどの大きさになっている．病変の大きさの割に症状が少ない点は，腫瘍の増大の緩徐さと前述した解剖学的特徴である空間的余裕によるのであろう．

2．症状が動揺，消長する

まず，単独でこの部位に病変が存在することを示唆する特異的症状はないため，文献・自験例により初発症状を検討した．入院後，retrospective に初発症状を検討すると，後頭部・後頸部痛および四肢（特に上肢）末梢の異常感覚の2つが大多数を占める．前述した安岡ら[5)]の報告も同様である．そして，安岡らは，次のように前述した初発症状について，局所を誤らせやすい症候として述べている．

1）Dysesthesia

"ビリビリ感"やしびれ感はほぼ全例にみられる．これは徐々に出現し，かつ持続的に存在する．ほとんどが手指または腕に始まる．下肢や顔面にも広がることもある．Dysesthesia は，神経学的所見が陽性となる1年以上も前から存在していることが多く，その場合には，手根管症候群（carpal tunnel syndrome）や頸椎症（cervical spondylosis）と誤診され，carpal ligament の切断術や頸椎前方固定術が行われることがある．Dysesthesia のうち，cold dysesthesia は，大後頭孔レベルの病変を意味するため，しびれ感やビリビリ感とその意義がまったく異なる．

2）Neck of suboccipital pain

Dysesthesia に次いで頻度が高いのが後頭部，後頸部の持続性疼痛で，血管性疼痛を想像させることもある．また，この症状は，頸部硬直，可動域制限として現れることもある．まれには痛みが上腕に広がることがあり，頸椎症と誤られやすい．

川井[2)]の12例の検討によれば，この部位の良性腫瘍の初発症状は，後頭部痛，後頸部痛が42％，四肢（特に上肢）末梢の異常感覚が42％と報告している．柳ら[3)]の15例の検討でも，前者が47％，後者が33％とほぼ同様の結果である．自験例5例（表4）の検討でも，前者が60％，後者が40％とほぼ同様の結果である．さらに，診断確定の時点で

表 4 自験例による初発症状と入院までの推移

症例	年齢(歳)・性	脊髄高位	病変主座	初発症状	寛解	入院時症状	入院時神経学的所見	初発症状から診断までの期間	病理診断
1	33・女	C_0-C_4	左	両手 dysesthesia	無	歩行障害	⊕	3年	髄膜腫
2	27・女	C_0-C_2	右	左後頭部痛	有 怒責時増強	歩行障害	⊕	13カ月	神経鞘腫
3	66・女	C_0-C_2	左	左後頭部痛	有	左後頭部痛 神経学的所見	⊖	11カ月	神経鞘腫
4	50・男	C_0-C_2	右	右後頭部痛	有	感覚障害(左半身)	⊕	2年1カ月	髄膜腫
5	58・女	C_0-C_1	中央	手足 dysesthesia	無	四肢麻痺	⊕	7カ月	悪性髄膜腫

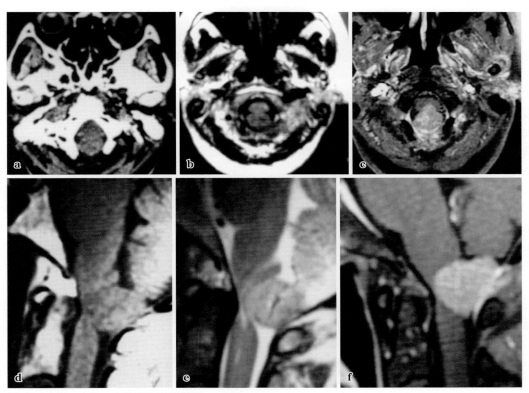

図 1 58歳,女性.大後頭孔髄膜腫例
 a:単純CT水平断像,b:MRI T1強調水平断像,c:MRI FLAIR水平断像,d:MRI T1強調矢状断像,e:MRI T2強調矢状断像,f:ガドリニウム造影MRI T1強調矢状断像.
 7カ月前からの手足の異常感覚で発症し,初発症状の寛解,消退を認めない緩徐進行性病変であった.都立神経病院での診断前,他院にて4カ月前,1カ月前にCTを施行されたにもかかわらず診断されなかった.頸椎病変を疑い,MRIを施行したところ,大後頭孔腫瘍が発見された.発見時は車椅子で,すでに両肩挙上ができず,呼吸も閉塞型となっていた.
 a→b→c→d→e→fの順で診断が容易となる.単純CT(a)がきわめて診断しにくいことがわかる.

は，後頭部痛，後頸部痛は全体のほぼ3/4以上の症例にみられ，非特異的な主症状といっていい．後頭部痛，後頸部痛は，通常では一側性で，腫瘍と同側に発生する症例が多い．痛みの原因は，C2神経根の圧迫か牽引による可能性が高く，しばしば大後頭神経痛と診断される．患者は腫瘍による圧迫や牽引を最小限にするため，しばしば不自然なねじった頭部の位置を保持する．そして，頭部の運動や咳，いきみなどのValsalva効果により増悪がみられる．自験例でも1例（20％）で認めている．

そして，柳ら[3]も指摘しているように，病初期にみられるこれらの痛みは，経過中しばしば一次的に消失し，病勢の進行とともに再度出現し，症状が時に再発と改善を繰り返すことが特徴である．このため，しばしば診断に至らないこととなり，時には多発性硬化症と誤認される．症状が動揺するから進行性の腫瘍ではないという考え方は，少なくとも本病変には当てはまらないことを銘記しておく必要があるだろう．動揺の周期は，ばらつきがあり，著明な日内変動を呈するものから12年以上にわたる部分寛解まであるが，多くが数カ月から数年である．自験例でも症状の寛解は3例（60％）にみられた（表4）．持続的に増大する腫瘍になぜ症状の著明な寛解がみられるのか，病態生理ははっきりわかっていない．しかし，上位頸椎から大後頭孔の脊柱管は広いため，緩徐に進行する圧迫に対しては，脊髄が順応したり，側副血行の発達，循環動態の変化により脊髄や腫瘍が一過性の浮腫と改善を繰り返したりするなどの理由が想定される．そして，この初発症状時，神経学的には正常なことが多く，以前は，精神疾患，手根管症候群，頸椎症（表3）と誤診[5]された．

3．部位特異性のある症状に乏しい

FMTの部位特異性所見としては，cold dysesthesia，副神経麻痺，C2-3レベルの表在感覚鈍麻がある．しかし，いずれの症状もFMTの神経症候の発現順序としては，進行期に出現するため，早期診断には有用でない．Cold dysesthesiaは，上肢に多くみられる強い氷冷感で，しばしば痛みを伴う．出現率は決して高くない．これは腫瘍が脊髄の前方あるいは前側方に位置した場合にみられることが多い．表在感覚のmodalityのうちで解離が起こり，温覚と痛覚が消失して冷覚のみが過敏となり，残存した場合とされる．副神経麻痺は，Yasuokaら[4]の症例の32％，川井[2]の症例の50％にみられた．副神経麻痺は，同側の胸鎖乳突筋・僧帽筋の筋力低下・萎縮がみられるが，どちらの筋も複数神経による支配を受けるため，症状が顕著でないために見逃されやすい．C2-3レベルの表在感覚鈍麻は，C2-3レベルの後根の障害を示唆する．前述の川井[2]の報告では症例の75％にみられた．

4．病変レベルと一致しない上肢末梢の症候を示す

FMTでは，高位頸髄～延髄の病変でありながら，しばしば上肢の異常感覚が初発症状となることを前述した．同様に病変レベルと一致しない上肢末梢の偽性局在徴候として上肢の筋萎縮が知られている．病変とは数節離れた上肢，特に小手筋の筋萎縮があり，病変の高位診断を大きく惑わせることからremote atrophyとも呼ばれる．Yasuokaら[4]の報告では症例の17％，川井[2]の報告では58％にみられた．

下位頸髄・上位胸髄の前角細胞障害と考えられているが，その発生機序は不明である．これらは，一般的な解剖学的知識では理解できない複雑な症候を示した，レベルとは一致しない上肢末梢の症候である．

5．診療各科と画像診断の境界領域であり，診断のpitfallにあたる

前述したように，初発症状の段階での鑑別診断として，精神疾患，手根管症候群，頸椎症（表3）がある．そして，初発症状の多くは，頭痛，後頸部痛も伴うため，本疾患は，患者が受診する可能性のある科が脳神経外科，神経内科，精神神経科，整形外科，リハビリテーション科，内科と多岐にわたる疾患である．対象となる科の医師が大後頭孔症候群の初期症状（後頭部痛，後頸部痛，上肢末梢の異常感覚）を留意し，症状の動揺があることも含め，大後頭孔症候群を理解し，それを疑って早期診断するには，あまりにも難しい疾患かもしれない．実際，自験例においても，初発症状から診断までの期間は1年半を要しており，入院時

診断は1例を除き進行期となっている．

初期段階で早期に診断されない理由としては，初期症状のため，各科で検査される際，ちょうど病変部がCT，MRIの検査部位に含まれていない可能性が高い．頭部検査，頸部検査の際に頭蓋頸椎移行部レベルまでを含んで調べているかという問題である．後頭部痛，後頸部痛，上肢の異常感覚の症状で検査する際には，頭蓋頸椎移行部を含めて撮影することが重要と考える．前記の2大初期症状を有した場合には，なおさらである．前記症状を1つでも有した場合には，検査として必ず大後頭孔レベルを含めたMRI矢状断像の撮像をルーチン化することを推奨する．また，たとえCTで病変部が含まれていても，解剖学的に骨のartifactが強いため，見逃されやすい点を留意する必要がある（図1）．まさに大後頭孔病変は，早期診断に際してのpitfallである．この初診時に病変が見逃されると，患者は長期にわたり，痛みを愁訴に病院をさまよいわたる結果となり，場合によっては精神疾患と診断されかねない．

まとめ

大後頭孔部良性髄外腫瘍が示す症状について特徴を解説した．初期症状の"痛み"が診断のキーポイントである．大後頭孔腫瘍を早期診断するためには，関係のあるだろう各科が，大後頭孔症候群の初期症状（後頭部痛，後頸部痛，上肢末梢の異常感覚）を特に心に留め，病態を把握し，しかも経過中に症状の寛解または消失があることを熟知しておくことが重要である．そして，後頭部痛，後頸部痛を呈する症例の画像検査では，MRIの恩恵を預かるべく，大後頭孔レベルを含めたMRI矢状断像の撮像をルーチン化することが望ましいと考える．

文 献

1) Cushing H, Eisenhard L：Meningiomas. *Their Classification, Regional Behavior, Life History, and Surgical End-results.* Charles C Thomas, Springfield, 1938, p585
2) 川井　充：大後頭孔症候群．神経内科 **28**：128-140, 1988
3) 柳　努, 亀山　隆, 水野哲也：大後頭孔腫瘍の症候学．脊椎脊髄 **2**：17-25, 1989
4) Yasuoka S, Okazaki H, Daube JR, et al：Foramen magnum tumors. Analysis of 57 cases of benign extramedullary tumors. *J Neurosurg* **49**：828-838, 1978
5) 安岡正蔵, 高倉公朋：大孔症候群（foramen magnum syndrome）の提唱―大後頭孔近傍腫瘍の奇形について．脳神経 **35**：1001-1007, 1983

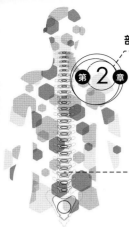

部位別の神経学

第2章

上位頸椎部障害の神経症候

鈴木直樹，清水克時

はじめに

　上位頸椎障害により生じる神経症候を理解するためには，上位頸椎近傍の神経解剖を理解する必要がある．頸椎障害に起因する神経障害は，脊柱管内から椎間孔部に至る領域での機械的圧迫によることが多く，神経根障害や頸髄障害を生じる．上位頸椎障害により末梢神経障害が生じることはまれであるが，末梢神経の支配する皮膚領域や筋群を理解することにより障害神経根を想定することが可能となる．また，上位頸椎はその解剖学的特徴から頭頸移行部にあたるため，上位頸椎障害により影響を受ける神経組織は上位頸神経や頸髄のみでなく，下位延髄にまで及ぶことがある．

　本項では，まず上位頸椎障害により影響を受ける第1～3頸神経の解剖を解説し，その障害について論じた．次に，第1～2頸髄の障害について急性損傷と慢性損傷に分けて論じた．さらに，慢性損傷については，髄外圧迫と髄内圧迫の特徴や下部延髄まで障害が及んだときの特徴的な麻痺についても論じた．

第1～3頸神経障害

■ 第1～3頸神経の解剖

　脊髄神経は脊髄から対称性に分岐する31対の神経からなる．神経はBell-Magendieの法則に従い，末梢からの感覚刺激は後根を経由して中枢神経である脊髄に伝達され，中枢からの運動刺激は前根を経由して末梢に伝達される．脊柱管内で合流した前根と後根は椎間孔を出て，前枝と後枝に分かれる．それぞれは内側枝と外側枝に分岐する．前枝は神経係蹄を形成する．後枝は起始部で近傍の後枝と吻合している．

　上位頸椎が関与する頸神経は第1～3頸神経である．第1頸神経は環椎上を通り，脊柱管外に出る．第2頸神経は環椎と軸椎後弓の間の椎間孔を通り，脊柱管外に出て，正中から約3cmの部位で皮下に出て上行する．第3頸神経は軸椎と第3頸椎の間の椎間孔を通り，脊柱管外に出て，第2頸神経より正中寄りを上行している．

　第1～3頸神経の後枝は近傍の頸神経と吻合している．これを，前枝が形成する頸神経叢に対比して後頸神経叢と呼ぶことがある．後頸神経叢は後頸部の筋を支配し，後頸部の感覚を伝達している．第1頸神経は純粋な運動枝と考えられ，小後頭直筋，大後頭直筋，横突後頭筋などを支配している．感覚の伝達には関与していない．第2頸神経は上頭斜筋，下頭斜筋，板状筋，最長筋などを支配し，第3頸神経は最長筋，半棘筋，腸肋筋などを支配している．第2～3頸神経は後頭部～後頸部の感覚を伝達している．

　第1～3頸神経の前枝は頸神経叢を形成する．神経叢は感覚を伝達する表在枝と筋を支配する深枝がある．表在枝は第2～3頸神経が形成し，耳後部の後頭，側頭の感覚を支配する小後頭神経，耳介付け根付近の感覚を支配する大耳介神経，前頸部の感覚を支配する頸皮神経がある．第3頸神経は鎖骨上神経の形成に預かり，肩周囲の近くを伝達している．第1～2頸神経の深枝は舌下神経と交連し，神経係蹄を形成して，オトガイ舌骨筋，甲状舌骨筋，胸骨甲状筋，胸骨舌骨筋などの筋群を支配している．

2 末梢神経障害

末梢性上位頸神経損傷は比較的まれであるが，手術による損傷，骨折，脱臼，感染，その他の脊椎病変で生じる可能性がある．上位頸神経は前述のとおり，神経根が同一であっても，分岐してからは別個の経路を走行するので，感覚障害と運動障害は常に同時に存在するとは限らない[2,10]．

3 神経根障害

第1～3頸神経根障害では上肢にみられる，神経根徴候（root sign）が出現せず，神経根障害レベルを同定することは困難である[7]．一般的には，神経根障害が存在する場合はその神経根が構成する頸神経の脱落症状が出現する．

1．感覚障害

第1頸神経は感覚を伝達していないので，同神経が障害されても感覚障害を訴えることはない．第2～3頸神経は前述のとおり，後頸部～後頭部の感覚と前頸部～鎖骨付近の感覚を伝えている．後頸部～後頭部の感覚は多くの部位が第2頸神経により伝達され，第3頸神経の伝える領域は狭い．後頸部～後頭部の広い領域に感覚障害が存在する場合には，第2頸神経根障害を示唆すると考えられる．前頸部～鎖骨付近の感覚は第2～3頸神経が神経叢を形成して伝達しているので，感覚障害の存在する部位から障害神経根を同定することは一般的に困難である．また，いずれか一方の神経根障害のみが存在する場合でも，前頸部～鎖骨付近の広い領域に感覚障害を訴えることが多い．

2．運動障害

後頸部および前頸部の筋群は複数の上位頸神経根が神経叢を形成して支配しているため，単独の神経根障害では運動障害は症状として自覚されない場合が多い．また，徒手筋力検査（MMT）で運動障害が認められても障害神経根の同定は一般的に困難である．しかし，障害神経根の同定が困難であっても，上位頸神経が支配する筋群の運動障害が生じた際の症状を知ることは重要である．

上位頸神経が関与する運動は，開口動作，頭前後屈，肩挙上などである．開口動作は舌骨下筋群が収縮して舌骨を固定し，舌骨上筋群が収縮して顎を下方に牽引することで生じている．舌骨上筋群と舌骨下筋群は頸神経叢から分岐した神経が支配しているので，開口力が低下していれば，上位頸神経障害が存在すると理解してよい．頭前屈は主に胸鎖乳突筋が収縮して生じる．胸鎖乳突筋は上位頸神経のうち，第2～3頸神経とともに，副神経の支配を受けている．この筋の運動障害は上位頸神経障害のみでなく，副神経障害でも生じる．この筋の障害を検査するには，検査する側の反対向きに頭部を回旋・屈曲させて，この頭部の姿勢に抵抗するように検者が抵抗を加えると，筋は収縮して皮下に盛り上がってくる．麻痺が存在する場合には，この力は弱く，皮下の盛り上がりははっきりしない．頭後屈は頭半棘筋，板状筋，僧帽筋，頸半棘筋など，複数の筋が働く．頭半棘筋，板状筋，頸半棘筋は脊髄神経の多分節支配であり，また僧帽筋は副神経と第3～4頸神経の支配を受けており，上位頸神経障害のみでは明らかな運動障害として捉えられないことが多い．しかし，外傷や手術で多数の頸神経損傷が生じた場合には，運動障害が明らかになることがある．これらの筋の障害を検査するには，被検者が腹臥位となり頭後屈する．この運動に検者が抵抗を加え，運動障害を検知する．麻痺が存在する場合には，この力は低下している．肩挙上は僧帽筋と肩甲挙筋が収縮して生じる．このうち，上位頸神経が支配するのは僧帽筋である．僧帽筋は前述のとおり，副神経と第3～4頸神経の支配を受けている．僧帽筋の障害を検査するには，検者が抵抗を加えつつ肩を挙上させて，運動障害を検知する．一側の障害では安静時にすでに患側の肩が落ち，肩甲骨が下がって観察される[1,11]．

◆ 第1～2頸髄障害

脊髄障害は脊髄延髄移行部から馬尾に至るまで，どのレベルに障害が存在するかを診断する高位診断と，脊髄の横断面でどの範囲が障害されているかを診断する横位診断を組み合わせて病巣部位を決定していく．一方，同一部位の脊髄障害であっても，障害の性質により出現する症状，徴候に変化が生じる．脊髄外傷や髄内出血などの症状は急激に発症し，二次的に生じる浮腫性変化によ

り症状はより広く，強く生じる．また，脊髄圧迫では，症状は緩徐な出現であり，徐々に進行する傾向がある．

第1～2頸髄の存在する部位は頭頸移行部にあたる．この部位は，環軸椎脱臼，頭蓋底陥入症などの骨格病変や髄膜腫，神経鞘腫，Chiari奇形などの病変が生じ，責任病巣の存在高位と脊髄障害高位が一致しない場合があり，診断が困難な部位として知られている[15]．上位頸椎部病変による神経障害の高位診断は，延髄～上位頸髄を含めた部位を念頭に置いた診断が必要になる．

1 急性損傷

骨折，脱臼などの外傷の場合には，頭頸移行部の奇形などが存在しなければ，急性上位頸髄損傷が生じる．横断面での損傷の範囲は完全切断と不完全切断に分けられる．しかし，初期の段階では脊髄ショックとなっており，完全切断であれ，不完全切断であれ，多くの場合には，運動麻痺は完全麻痺で，随意運動は完全に障害される．運動神経と同様に，感覚神経も損傷レベル以下で表在感覚，深部感覚ともに完全に消失する．多くの場合には，尿閉となり，便失禁，便秘がみられる．脊髄切断で生じた感覚障害部に皮膚温の上昇を観察する．立毛反射は消失し，発汗は停止する．脊髄ショック期を過ぎると，不完全切断の場合には，足趾のわずかな自動運動を観察することが多い[15]．

第1～2頸髄の完全切断では，多くの場合には急速な死を招くが，それを免れた場合には両上肢の完全な弛緩性麻痺と完全な感覚消失が生じる．特徴的な症状は，心臓，呼吸，瞳孔の変化である．一般的に，心拍数は増加し，血圧は低下する．横隔神経は完全に麻痺し，呼吸は停止する．Horner症候群（縮瞳，眼瞼下垂，眼球陥凹）が観察される．尿閉，便秘は必発である．第1～2頸髄損傷では，三叉神経脊髄路が障害され，四肢体幹の感覚障害のみでなく，顔面の感覚障害が生じる．三叉神経は橋レベルで髄内に入った後，上位頸髄まで下降しているためである．不完全切断で損傷が一側に存在する場合には，上位頸髄損傷に特異的な障害分布を示す．すなわち，交代性半側感覚鈍麻といわれるもので，顔面の感覚障害は病巣側に存在し，四肢体幹の感覚障害は病巣と反対側に存在する．これは，三叉神経脊髄路が病巣と同側で障害されるが，四肢体幹の感覚神経は交叉性の二次神経線維が障害されるためである[14]．

2 慢性損傷

第1～2頸髄障害は慢性的な脊髄圧迫により，ゆっくりと生じることもある．慢性の脊髄圧迫は髄外圧迫と髄内圧迫が存在する．髄外圧迫は，髄膜腫，神経鞘腫，悪性リンパ腫の脊柱管内への浸潤などの髄外腫瘍や，Chiari奇形による小脳扁桃によるもの，骨の変化としては環軸椎脱臼，頭蓋底陥入症など．また，椎間板ヘルニアや脊椎カリエスや化膿性脊椎炎による脊柱管内への膿瘍形成により，慢性的に生じる．髄内圧迫は，脊髄空洞症，上衣細胞腫，星状細胞腫などの髄内腫瘍や転位性脊髄腫瘍でも，慢性的に生じる．

第1～2頸髄での髄外圧迫で特徴的な症状は，高頻度に項部痛と頸部の運動制限が出現することである．それに加え，上位頸神経支配領域に感覚障害を認める．この感覚障害は神経根障害である．一般的に脊髄圧迫により，四肢体幹に感覚障害が生じてくるが，これは髄内の感覚伝導路の圧迫障害によるものである．圧迫を受ける部位以下の感覚障害が存在する場合が多いが，感覚障害を伴わない場合が存在することに注意を要する．圧迫を受ける部位により障害される伝導路はさまざまで，温痛覚と触覚の両方が障害される場合と，脊髄空洞症のように温痛覚が主に侵され，触覚の温存されている場合がある．髄外圧迫でのこのような解離性感覚障害は病初期にみられ，進行するにつれ，圧迫部以下の全表在感覚障害となる場合が多い．脊髄切断の場合と同様に，第1～2頸髄圧迫では，三叉神経脊髄路障害のために顔面に感覚障害が現れることがある[3,13]．

反射については，第1～2頸髄での圧迫では四肢の腱反射が亢進する．足および膝の間代（clonus）が観察され，Babinski反射やHoffmann反射などの病的反射を認める．運動障害では四肢の痙性麻痺を生じる．横隔神経核や呼吸補助筋を支配する前角細胞は，第1～2頸髄レベルより尾側

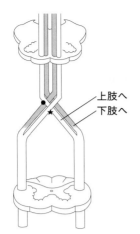

図1 延髄脊髄移行部の錐体交叉と障害部の症状
★：交叉性麻痺.
●：交叉性片麻痺.

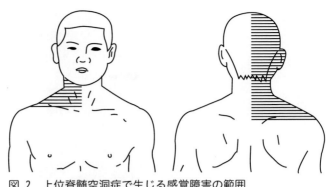

図2 上位脊髄空洞症で生じる感覚障害の範囲

に存在するため,呼吸筋麻痺を生じることもある.その他,手の巧緻運動障害や手のしびれ感,手内筋の萎縮などの下位頸髄障害を考えさせる所見が出現することがある.その理由は,上位頸髄部で髄外圧迫が存在すると,下位頸髄の静脈還流が障害されるためと説明されている[7].また,頸髄後索障害で上肢の位置感覚,振動感覚が障害され,手指を伸展すると指がアテトーシス様に不随意運動（偽性アテトーシス）し,機能が高度に障害される場合が存在する.多発性硬化症に特徴的といわれるが,脊髄腫瘍や大後頭孔腫瘍でも同様の症状が出現したと報告されており,注意を要する症状である[6,8,12].

膀胱障害は,排尿困難,排尿遅延で始まり,次いで尿閉となる.脊髄圧迫がさらに高度になると,自律性の反射性排尿が起こり,尿失禁をきたすことがある.自律神経障害では,脊髄圧迫が高度であれば,四肢体幹の立毛反射消失,発汗消失が観察される.

前述のとおり,上位頸椎では圧迫の責任病巣と圧迫脊髄が一致しないことがあり,場合によっては,大後頭孔より上位に圧迫が及び,頭蓋内圧亢進や延髄症状を呈することがある.延髄圧迫では徐脈や体温低下が観察されることがある.延髄脊髄移行部の圧迫では,四肢麻痺についても,上肢に強い麻痺が生じたり,一側上肢と対側下肢の麻痺が生じたりする.延髄脊髄移行部では,図1のように錐体交叉が下肢に向かうものはより頭側で,上肢に向かうものはより尾側で交叉するという解剖学的特徴をもつため,圧迫を受ける部位によって複雑な麻痺状態を呈することがある.注意を要する点である[4,5,9].

第1～2頸髄の髄内圧迫は,髄外圧迫で特徴的である項部痛が多くの場合に存在せず,多発性硬化症などの脱髄疾患や筋萎縮性側索硬化症などの神経変性疾患と誤診されることも多い.髄内圧迫による感覚障害は,脊髄空洞症に代表される脊髄中心部の障害で生じ,非対称な宙吊り型や一側型の感覚障害を呈する.温痛覚を伝達する脊髄視床路は層状構造をもっている.脊髄表層では腰仙髄からの神経線維が上行し,深層では頸髄からの線維が上行する.したがって,脊髄中心部の障害では,脊髄表層の神経線維が障害されず,頸髄領域が障害され,腰仙髄領域が障害されない宙吊り型感覚障害となる.第1～2頸髄では空洞により脊髄中心部が障害されると,図2のように側頸部～後頭部の解離性感覚障害を呈する.空洞が広がり,三叉神経脊髄路に及べば,顔面に感覚障害を呈する.空洞が拡大して圧迫部が広がれば,感覚障害の領域は拡大するが,この側頸部～後頭部の感覚障害は上位頸髄空洞症の好発症状,初発症状であり,この感覚障害を確認すれば早期部位診断につながる[11].運動障害は,髄外圧迫では早期に圧迫部以下の痙性麻痺を呈するのに対して,髄内圧迫では,痙性麻痺が目立たず,圧迫部の前角細胞障害が目立つことが多い.反射については,早期に

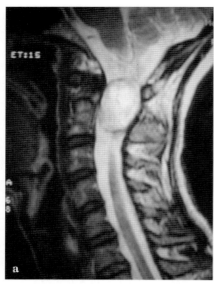

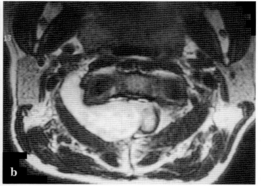

図 3 第 2 頸神経から生じた神経鞘腫
 a：MRI T2 強調矢状断像，b：MRI T2 強調水平断像．
神経鞘腫は脊柱管右側を広く占拠し，椎間から脊柱管外に広がる．

は反射亢進を認めないことも多い．髄内圧迫が増悪すれば，髄外圧迫と同様に膀胱障害や自律神経障害が出現する．

症例提示

症　例：44 歳，女性．
主　訴：頑固な右後頸部・後頭部痛と頸部の運動制限，両下腿の冷感．
身体所見：頸椎は可動域制限を認めた．右後頸部〜後頭部は感覚鈍麻を認めた．上下肢の腱反射は亢進していた．上肢では Hoffmann 反射，Trömner 反射，下肢では Babinski 反射などの病的反射を認めた．膝蓋骨および足関節は間代を認めた．頸部，四肢，体幹は筋萎縮を認めなかったが，両上肢は筋力低下，握力低下を認めた．
画像所見：頸椎 MRI（図 3）から第 2 頸神経由来の神経鞘腫と考えられた．
コメント：典型的な上位頸髄の慢性的髄外圧迫の症例である．上位頸髄の髄外圧迫に特徴的である頑固な後頸部〜後頭部の痛み（疼痛）が主訴であった．錐体路障害による巧緻運動障害と上下肢の腱反射亢進，上下肢の病的反射を認めた．手術により腫瘍摘出をしたところ，右後頸部〜後頭部の感覚過敏と右前頸部〜右鎖骨上部の感覚鈍麻を認めた．これは腫瘍摘出により第 2 頸神経障害が生じたためである．前述のように第 2 頸神経は頸神経叢を形成し，後頸部〜後頭部および前頸部〜鎖骨上部の広い領域を支配しているので，本例でも比較的広い領域に感覚障害が生じたものと考えられる．右第 2 頸神経障害のみであるので，運動障害は顕著化しなかった．錐体路障害としての四肢の痙縮は依然残存しているが，腫瘍摘出により脊髄圧迫は解除され，痙縮の程度は改善した．

まとめ

上位頸椎障害で生じる第 1〜3 頸神経障害は，それぞれの障害を特徴づける症候に乏しく，障害神経を同定することは困難である場合が多い．しかし，後頸部〜後頭部の感覚障害は第 2 頸神経障害に比較的特徴的である．第 1〜2 頸髄障害では髄外圧迫の場合には，頑固な後頸部痛を訴えることが多い．四肢の痙性麻痺は特徴的であり，腱反射の亢進と病的反射を観察することが多い．一方，髄内圧迫の場合には，後頸部痛を欠くことが多いが，病初期の後頸部の解離性感覚障害が特徴的である．

文献

1) Asbury AK, Johnson PC：*Pathology of Peripheral Nerve*. WB Saunders, Philadelphia, 1978
2) Baker AB：*Clinical Neurology*, vol 1〜3. Harper and Row, New York, 1977
3) Bogduk N：Cervicogenic headache：anatomic basis and pathologic mechanism. *Curr Pain Headache Rep* **5**：382-386, 2001
4) Dai L, Jia L, Xu Y, et al：Cruciate paralysis caused by the injury of the upper cervical spine. *J Spinal Disord* **8**：170-172, 1995
5) Dickman CA, Hadley MN, Pappas CT, et al：Cruciate paralysis：clinical analysis of injuries to the cervicomedullary junction. *J Neurosurg* **73**：850-858, 1990
6) Greenberg AD：Atlanto-axial dislocations. *Brain* **91**：655-684, 1968
7) 白馬 明, 山浦 晶（編）：脊髄・脊椎の外科—Standard and Modified Techniques. 医学書院, 1998
8) Hashimoto SA, Paty DW：Multiple sclerosis. *Dis Mon* **32**：518-589, 1986
9) Hatzakis MJ Jr, Bryce N, Marino R：Cruciate paralysis, hypothesis for injury and recovery. *Spinal Cord* **38**：120-125, 2000
10) Haymaker W：*Bing's Local Diagnosis in Neurological Diagnosis*. The CV Mosby, St. Louis, 1956
11) 平山惠造：神経症候学, Ⅰ, 第2版. 文光堂, 2006
12) Howe JR, Taren JA：Foramen magnum tumors. Pitfalls in diagnosis. *JAMA* **225**：1061-1066, 1973
13) Pearce JM：Cervicogenic headache：a personal view. *Cephalagia* **15**：463-469, 1995
14) Taylor JR, Finch D：Acute injury of the neck：anatomical and pathological basis of pain. *Ann Acad Singapore* **22**：187-192, 1993
15) Yashon D：*Spinal Cord Injury*, 2nd ed. Appleton-Century-Crofts, NewYork, 1986

部位別の神経学

第2章 C3/4 高位障害の特徴

安藤宗治，川上　守

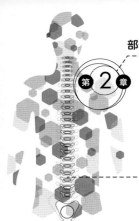

はじめに

　日本の整形外科では，以前から国分[10]，平林ら[5]により脊髄圧迫高位診断が研究されており，頸髄症の高位診断学はほぼ確立したものとなっている．MRIなどの画像診断が発達し，脊髄圧迫病変が一見してわかるようになった今日ではあるが，画像での圧迫高位と神経症候が一致しているかを常に確認することにより，術前に神経変性疾患を除外することができ，また，不必要な手術を避けることができる．

　しかし，C3/4高位での脊髄圧迫の場合には，後索障害や髄節性の灰白質障害，下位頸髄の髄節障害によって特異的な神経症候を呈することが報告されている．本項では従来の高位診断学に加え，さらにC3/4高位での特異的な神経症候について述べる．

頸椎と頸髄の位置関係

　C3/4高位での頸髄症の神経徴候を考えるうえで，まず念頭に置かなければならないことは，C4/5，C5/6高位はC6，C7髄節のほぼ中央にあり，C3/4高位はC5髄節の頭側寄りに存在するということである[12]．基本的には，この脊椎と脊髄髄節の高位にずれがあることを考慮し，頸髄症の高位診断を行わなければならない．

症　状

1 運動障害

1．筋力低下

　筋力低下に関しては，C3/4高位ではC5髄節が障害されると考えられるが，国分[11]は三角筋の筋力低下が出現するものが83%と報告し，平林ら[5]は三角筋以下の筋萎縮が50%の症例でみられたとしている．

　Sonsteinら[20]は上位頸髄圧迫病変で手内筋の萎縮，手指のしびれ感など，偽性局在徴候（false localizing sign）を主徴とする11例を報告した．11例中9例での主圧迫部位はC3/4高位であったが，下位頸髄の髄節障害が現れており，最初から正確な診断がなされた症例は少なかった．

　われわれも頸椎単椎間前方固定術例において上肢の針筋電図を施行した結果，画像上で圧迫を認めない障害髄節以下に広範囲な筋電図異常を認める症例を経験している[1]．

　Taylorら[22]のサルを用いた実験では，C2-3高位の脊髄を圧迫した結果，静脈うっ血が生じ，C8～T1高位の前角細胞の変性と後角での血管周囲の出血がみられた．この下位頸髄の髄節障害が出現する機序の一つとしては，上位頸椎部での静脈圧迫により，うっ血が生じることが挙げられる．

　C3/4の椎間板ヘルニアまたは頸椎症により，片側横隔膜麻痺による呼吸不全が生じた症例の報告がある．

2．巧緻運動障害

　平林ら[5]によると，C3/4高位脊髄症では83%に巧緻運動障害が認められている．

　中島[15]はC3/4椎体間正中型椎間板ヘルニアに

ついて検討し，その特異な症状を midcervical central cord syndrome として報告した．その中で，手の巧緻運動障害は特徴的であり，視覚による補正が効かない状況下で動作が著しく障害されると述べている．患者は「ポケットの中からコインをつまめない」，「箸に注意していると茶碗を落としてしまう」などと訴える．この巧緻運動障害は錐体路障害よりも脊髄固有系（propriospinal system）の障害によるところが大きく，感覚と運動の統御機構が障害された結果であると考えられる．

脊髄固有ニューロンの下行枝は，前肢運動ニューロンに直接投射し，さらに皮質脊髄路，赤核脊髄路，視蓋脊髄路，網様体脊髄路から単シナプス性の入力を受け，それらの情報を統合して運動ニューロンへ伝える[3]．ネコを用いた実験では，C5高位の背側部で錐体路を切断しても前肢の target-reaching は可能であったが，同高位の側索腹側部でC3/4の脊髄固有ニューロンの軸索を切断すると target-reaching は ataxic となった．このことから，C3/4 脊髄固有ニューロンが target-reaching の制御にかかわっており，上肢の随意運動は錐体路だけでなく脊髄固有ニューロンが大きく関与していることが示された[8]．また，サルを用いた実験では，C3/4 高位で後索と後角を破壊したときには運動失調と巧緻運動障害が生じたが，後索単独切断のときには重篤な運動障害は生じなかった[25]．

以上の実験結果により，手指の巧緻運動障害も脊髄固有ニューロンの障害で生じる可能性が考えられる．

3．歩行障害

単に錐体路のみならず，赤核脊髄路，前庭脊髄路，網様体脊髄路などの筋緊張にかかわる脊髄下降路，深部感覚にかかわる脊髄小脳路などの脊髄上行路からなる歩行に関する神経回路のどこに障害が生じても，歩行障害は出現すると考えられる[23]．平林ら[5]はC3/4高位脊髄症で100%に歩行障害がみられたとしているが，これは脊髄の障害高位に特異的ではなく，症状の重症度に関係したものである．

2 感覚障害

C3/4 高位脊髄症の感覚障害について国分[10]は，手から上腕，または肩口にかけてみられたものが40%，手から前腕あるいは肘に及ぶものが50%，手全体に限局するものが10%であったと報告した．平林ら[5]によると，全指尖のしびれ感が67%に認められ，また，感覚障害は100%にみられており，C6を中心にC5からC8にかけて広く障害されていた．

手掌や足底のしびれ感とは異なる体幹の異常感覚，つまり，中下部胸髄レベルの圧迫感や帯状の締め付け感が出現することが報告されており[15]，脊髄固有系の関与が考えられている．

3 自律神経症状

Tamura[21]は頸椎外傷後に出現したBarrè-Lièou症状について調査した結果，脊髄造影でC3/4椎間板ヘルニアによるC4神経根の造影欠損が認められ，このレベルで交感神経系が刺激されることがBarrè-Lièou症状の発現に関与していると述べている．

C4神経根は，節後線維の交通枝を介して交感神経幹の上頸神経節に連続している．椎間板ヘルニアによりC4神経根が刺激されると交感神経系に関連する症状として，頭痛，めまい，耳鳴，眼精疲労などが惹起されると考えられている．しかし，交通事故を契機に発症した外傷性頸部症候群の症例では，C3/4高位が必ずしもBarrè-Lièou症状と関係なく，頸椎前方固定術を行ってもBarrè-Lièou症状に対する成績は満足いくものではなかった[9]．Barrè-Lièou症状に対する頸椎手術には，明確な適応が示される必要があると考えている．

池上ら[7]は，C3/4高位脊髄症で従来の頸椎症性脊髄症の神経症候学からは考えにくい，めまい，ふらつきなどの小脳障害様症状を呈し，腱反射が亢進していない症例を報告している．その報告の中で，小脳障害様症状の原因としてC3/4高位の脊髄灰白質に局在する脊髄固有ニューロンの関与を考えている．脊髄固有ニューロンの上行枝は小脳へ，下行枝はC6-8運動ニューロンに投射していることから，C3/4脊髄固有ニューロンの障害で

小脳障害様症状が出現すると考えられる.

他覚所見

■1 反 射

国分[11]によると，上腕二頭筋腱反射は C3/4 椎間障害例で 100％亢進し，平林ら[5]によると，上腕二頭筋以下の腱反射亢進は 67％に出現する．

さらに，清水ら[17]は下顎反射と上腕二頭筋腱反射の反射中枢のギャップを埋める伸張反射として肩甲上腕反射（scapulohumeral reflex：SHR）を利用した．SHR の反射中枢は C1 後弓と C3/4 椎間板に挟まれた高位に存在し，手動作筋は僧帽筋，肩甲挙筋，三角筋であると考えられている．SHR の亢進は C3 椎体高位より頭側の上位運動ニューロン障害を反映するので，SHR が低下もしくは正常で，上腕二頭筋腱反射が亢進している症例は，C3/4 高位脊髄障害の可能性が高いとしている[18]．

■2 後索症候

中島[15]は C3/4 ヘルニアでの後索症候について詳細に検討し，上肢では筋固有感覚と振動感覚が障害されているが，識別触覚が比較的保たれており，下肢では振動感覚が選択的に障害されているといった後索機能が乖離している症例を報告した．

その機序としては，脊髄後索の機能的層構造が関係していると考えられる．Uddenberg[24]はネコを用いた実験で，C3 高位では皮膚受容器からの線維は後索の表層寄りに存在し，振動受容器からの線維は後索の深部に偏在し，筋紡錘からの線維はその中間層に位置することを示した．また，Schneider[16]は脊髄空洞症の手術経験から，同様の機能的層構造がヒトの後索に存在すると考えた．Smith ら[19]は脊髄横断面における薄束と楔状束の位置関係を明らかにし，ヒトでは C2-6 髄節の薄束の腹側に楔状束が入り込んでいた．そのため，楔状束の中間層は薄束の深層にあたり，上肢の筋固有感覚と下肢の振動感覚の障害といった組み合わせが生じると考えられる[15]．

以上のように，筋固有感覚と識別触覚の障害に乖離がみられることがあり，以下の検査法が有用となる．

1．筋固有感覚検査
1）母指探し試験[6]

検者が閉眼下の患者の一側上肢を固定し，対側の母指と示指で固定された母指をつまませる．この検査は上肢の静的な位置を感知させるもので，静的な位置の入力は筋固有感覚に依存すると考えられる．固定肢の筋固有感覚に障害があると異常となる．従来から行われている患者の手指を他動的に動かし，その運動方向を答えさせる関節位置覚検査では，筋や関節からの入力だけでなく皮膚からの求心性入力が大きく関与し[14]，複数の入力系が障害されなければ異常が出現しにくいとされている．

2）指鼻試験

閉眼下で行う指鼻試験では能動的な運動制御を検査しており，筋固有感覚障害で測定異常がみられる．

2．識別感覚検査
1）皮膚描画感覚

皮膚に書かれた数字を識別する．2 次元平面上での動的時間的要素の加わった複合感覚であり，識別異常感覚の検出に有用と考えられている．

2）立体感覚

閉眼時，日頃よく使っている物を手に握ったときの物の固さ，大きさ，形状を当てさせる．立体感覚が障害されると，握らせた物体を操作する手指の運動はぎこちなく，動作中に物品を落としてもまだ探索動作を続ける[15]．

徴 候

■1 偽性アテトーシス

手指を伸展させると，各指は指節間関節を伸展したまま中手指節間関節でゆっくり伸展・屈曲または内転・外転し，指の位置を一定に保つことができない．ひどい場合には，ピアノを弾いているかのような指がバラバラに動く様子がみられることもある〔ピアノ演奏様指（piano-playing finger）という用語も使用されるが，その動きの遅さとは矛盾しているので，誤解を招く〕[4]．この動きは深部感覚からのフィードバックの障害による姿勢保

持障害のために出現するアテトーシスであり，下肢でも認められ，視覚によるフィードバックである程度の制御がされるが，閉眼では著明になる[13].

2 Imitation synkinesia

一方の手関節の力強い屈曲・伸展に伴い，もう一方の手にその模倣が同期して生じる鏡像運動（mirror movement）と，一側の足関節底屈，背屈に伴い同側の手にも掌屈，背屈の動きが生じるhomolateral imitation synkinesiaがある．この徴候は，後索・内側毛帯系のどのレベルの障害でも生じ，運動を制御するフィードバック機構の求心性入力の障害により個別の随意運動の円滑な遂行が困難になり，imitation synkinesiaが生じる[2].

まとめ

C3/4高位での脊髄圧迫，あるいは神経根症では，従来の確立されてきた高位診断学とは一致しない多彩な神経症候が出現することがあり，診断に難渋することがある．しかし，従来の高位診断学が基本であり，これを理解したうえで，C3/4高位の特異的な神経症候が存在することを勘案しながら，診断および治療を行うことが重要である．

文献

1) 安藤宗治, 玉置哲也, 吉田宗人, 他：頸椎椎間板ヘルニアにおける筋電図異常の範囲についての検討. 日整会誌 **69**：682, 1995
2) Cambier J, Dehen H：Imitation synkinesia and sensory control of movement. *Neurology* **27**：646-649, 1977
3) 遠藤健司, 市丸勝二, 今給黎篤弘, 他：脊髄固有ニューロンと平行機構. 脊椎脊髄 **11**：999-1003, 1998
4) 福武敏夫：上位頸髄（頸椎）病変による手の症候―偽性局在徴候/早期症候としての意義. 脊髄臨床神経学ノート―脊髄から脳へ. 三輪書店, 2014, pp20-28
5) 平林 洌, 里見和彦, 若野紘一：単一椎間固定例からみた頸部脊椎症の神経症状―とくに頸髄症の高位診断について. 臨整外 **19**：409-415, 1984
6) 平山惠造, 福武敏夫, 河村 満, 他：母指さがし試験―関節定位覚障害の検査. 臨床神経 **26**：448-454, 1986
7) 池上仁志, 田中 恵, 鈴木宏一, 他：C3-C4頸髄症の特徴的臨床症状と治療成績. 日脊医誌 **16**：88-89, 2003
8) 伊佐 正：随意運動制御における脳幹・脊髄介在ニューロン系の機能. 神経精神薬理 **13**：927-934, 1991
9) 川上 守, 玉置哲也, 岩橋俊幸, 他：外傷性頸部症候群に対する椎間前方固定の成績と意義. *MB Orthop* **6**(12)：33-38, 1993
10) 国分正一：頸椎症性脊髄症における責任椎間板高位の神経学的診断. 臨整外 **19**：417-424, 1984
11) 国分正一：頸椎症の症候学. 脊椎脊髄 **6**：447-453, 1988
12) 国分正一, 西原竹志, 瀬上正仁：頸椎部Amipaque myelogramに見る脊椎・脊髄髄節間の高位差. 整・災外 **26**：1035-1039, 1983
13) 道川 誠, 古川哲雄：Pseudoathetosis. 脊椎脊髄 **3**：963-965, 1990
14) Moberg E：The role of cutaneous afferents in position sense, kinaesthesia, and motor function of the hand. *Brain* **106**：1-19, 1983
15) 中島雅士：Midcervical central cord syndrome―C3/4椎体間正中型椎間板ヘルニアによるnumb and clumsy hands. 脊椎脊髄 **12**：831-836, 1999
16) Schneider RC：Syringomyelia. in Schneider RC, Crosby EC, Taren JA（eds）：*Correlative Neurosurgery*, 3rd ed. Charles C Thomas, Springfield, 1982, pp1010-1049
17) 清水敬親, 島田晴彦：Scapulohumeral Reflex―その臨床的意義と検査手技の実際. 臨整外 **27**：529-536, 1992
18) 清水敬親, 白倉賢二, 堺堀洋治, 他：C3-C4椎間板ヘルニアの術前症状の特徴と治療成績. 東日本臨整会誌 **5**：490-493, 1993
19) Smith MC, Deacon P：Topographical anatomy of the posterior columns of the spinal cord in man. The long ascending fibers. *Brain* **107**：671-698, 1984
20) Sonstein WJ, Lasala PA, Michelsen WJ, et al：False localizing signs in upper cervical spinal cord compression. *Neurosurgery* **38**：445-448, 1996
21) Tamura T：Cranial symptoms after cervical injury. *J Bone Joint Surg Br* **71**：283-287, 1989
22) Taylor AR, Byrnes DP：Foramen magnum and high cervical cord compression. *Brain* **97**：473-480, 1974
23) 谷口 央, 名倉博史, 山之内 博：頸椎症性脊髄症の主徴としての歩行障害. 脊椎脊髄 **11**：753-755, 1998
24) Uddenberg N：Differential localization in dorsal funiculus of fibers originating from different receptors. *Exp Brain Res* **4**：367-376, 1968
25) Vierck CJ Jr：The spinal lemniscal pathways. in Davidoff RA（ed）：*Handbook of the Spinal Cord*, Vol 2 and 3. Marcel Decker, New York, 1984, pp673-749

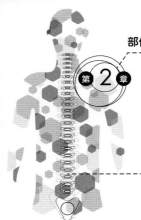

部位別の神経学

第2章

中下位頸椎の症候
―神経根症,脊髄症の臨床的特徴と高位診断の指標

田中靖久

はじめに

中下位頸椎に発生する神経根症あるいは脊髄症の症候による診断とそれぞれの障害神経根あるいは障害椎間板の高位診断は,本来,表裏一体のものである.神経根症もしくは脊髄症の診断ができて,障害高位が絞り込めないといった組み合わせは成立しがたく,その場合にはむしろ絞扼性末梢神経障害,神経内科的疾患あるいは非器質的疾患といった他の病態を疑う必要が生じる[18].一方,神経根症もしくは脊髄症の診断がなければ,高位診断もできるはずがないのは当然である.本項では,神経根症,脊髄症のそれぞれの診断に導く特徴的な症候と,障害高位の診断に役立つ指標を解説する.

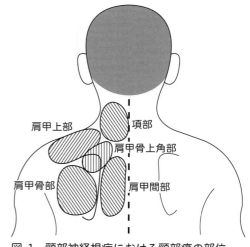

図1 頸部神経根症における頸部痛の部位

症　状

1 初発症状

神経根症のほとんどが片側の頸部痛で発症する.ここで頸部とは,項部,肩甲上部,肩甲骨上角部,肩甲間部,そして肩甲骨部のいずれかをいう[24](図1).自験の45例(いずれも単一根に後方椎間孔拡大術が行われて早期に改善が得られ,神経根症であることが確認された症例)では,初発症状が頸部痛単独であった症例が69%,頸部痛に上肢痛あるいは手指のしびれ感を併発した症例が31%であった[23].頸部痛が前駆せず,上肢痛あるいは手指のしびれ感で発症した症例はなかった.頸部痛での発症後に,上肢痛あるいは手指のしびれ感が出現するまでの期間は0〜180日(平均30日)であった.

頸部痛での発症の有無を「最初にくびが痛みましたか」と尋ねれば,患者に誤解を招く.肩甲間部痛で始まっていれば,「くびは何ともなかった」との返答で終わり,頸部痛での発症が捉えられなくなる.「くびあるいは肩甲骨のあたりが痛みましたか」と質問し,実際に肩甲上部,肩甲間部といった場所に触れて確認する配慮が必要である.

脊髄症の多くは指のしびれ感で発症する.両手同時のこともあるが,左右のいずれかに出て,まもなく両側性となる症例が多い.頸部痛での発症は皆無といってよい.Kokubunら[7]が報告した306例では,指のしびれ感で発症した症例が68%であった.他に初発症状として,下肢のしびれ感(12%),足のもつれ(11%),四肢あるいは体幹に放散する電撃性ショック(7%),指のもつれ(5%)があったが,頸部痛はなかった.

指のしびれ感が主訴の患者で,頸部痛がしびれ

感より先あるいは同時に生じていなければ，神経根症を鑑別疾患からほぼ除外してよい．まず，脊髄症あるいは絞扼性末梢神経障害を疑うべきである．

2 指のしびれ感

しびれ感は，通常，神経根症では片手に，脊髄症では両手にある．しびれ感の部位は移動せず，日によって異なることがない．移動するものであれば，頸椎疾患を鑑別から外してよい．

しびれ感の強さのいわば日内変動が鑑別の参考になる．神経根症，特に慢性例では，しばしばしびれ感が朝方に改善していて午後〜夕方に強い．脊髄症では，しびれ感が常にあり，強さもほとんど変動しない．たとえば，しびれ感が両手にあり，朝方に強く，起床後に徐々に弱まっていれば，脊髄症ではなく手根管症候群が強く疑われる．

神経根症，脊髄症でしびれ感が環指に及ぶ場合には，その範囲が橈側あるいは尺側の半分に限定されない[6,22]．限定していれば，手根管あるいは肘部管の症候群と診断できる．ただし，患者は環指でのしびれ感の偏在を自覚しておらず，問われて初めて気づくことが多い．

しびれ感が特定の動作で誘発もしくは増強されるかが大切である．しびれ感が，うがい，缶飲料の摂取，目薬の点眼，美容院での洗髪，歯科治療といった頸椎の後屈で生じたり強まったりしていれば，頸椎由来と診断してよい．

3 経過と現症

初診時，片側に頸部痛と頸部から上肢への放散痛があれば，神経根症と診断できる．慢性例では，頸部痛のない症例がまれにある．その際には，頸部痛での発症の既往あるいは後述の特徴的な所見から診断が可能である．神経根症ではほとんどで初診時以降に症状が改善する[21]．ちなみに，神経根症で，保存療法に抵抗して手術適応となる症例は，症状の増悪例でなく，改善の少ない症例である[21]．

脊髄症では，症状が灰白質障害と白質障害の2種類に由来する．一般的に，まず脊髄前・後角の灰白質，次いで錐体路，脊髄視床路のある白質が障害される．

初発症状として頻度の高い指のしびれ感は，灰白質由来とみなされる．続いて，手指のもつれ，箸使い，書字，ボタンはめが困難といった巧緻運動障害が現れる．病変の拡大につれて，白質障害由来の足のひきずり，もつれといった痙性歩行が出現し，足先あるいは下肢，体幹に及ぶしびれ感，さらに排尿障害が加わる．下肢の感覚障害はしびれ感でなく，冷える，ほてる，風呂の湯が実際の温度より熱くあるいは痛く感じられる，といった温度覚異常で自覚されている場合が少なくない．

灰白質障害の発生時期に左右で差があれば，手の症状は先発側で後発側に比べて強い．その際，白質障害も先発側で強い場合が多い．たとえば，指のしびれ感が右で始まり，その後に両側性となっていれば，手の巧緻運動障害が右で強く，下肢のもつれも右で強く，一方，温痛覚障害の症状が左で強いといったことを聞き出すことができる（図2）．

問診で，脊髄病変の灰白質から白質への進行に伴う症状の推移——服部の分類[4]でいえば，Ⅰ型からⅡ型，さらにⅢ型への進展，Crandallら[3]の脊髄中心症候群（central cord syndrome）からtransverse lesion syndromeへの拡大——が捉えられれば，脊髄症と診断される．ただし，まれながら，Brown-Séquard症候群を呈することがある．国分[9]が分析した結果によれば，その際の障害は片側の白質に始まり，灰白質へ進展する．したがって，症状は障害側下肢のもつれ，あるいは対側下肢の温痛覚障害に始まり，続いて障害側の上肢に現れる．

所　見

1 脊柱ならびに歩行の所見

神経根症では，障害側の上肢を挙上して手を後頭部に当て，頸椎を固定して痛み（疼痛）を回避している症例がある．神経根の緊張が弛み，同時に頸椎の前屈で神経根圧迫が減少するためである．一般的に神経根症では会話中に頸椎の動きが少ない．逆に，頸部をよく動かして症状を説明する患者であれば，神経根症の可能性が低い．

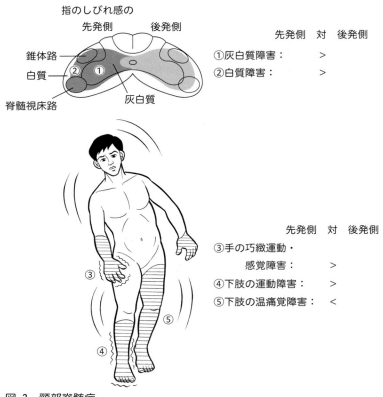

図 2 頸部脊髄症
指のしびれ感の発生の先発側と後発側における脊髄病変と症候の差．

Spurling ら[17]の頸部圧迫テスト（neck compression test, Spurling テスト）が神経根症で高率に陽性である．頸椎を障害側に側屈させ，同時に後屈させて頭部に下方への圧迫を加えると，頸部から肩，上肢，そして手への放散痛が再現される．ただし，慢性例では本テストが陰性のことがある．

脊髄症では，頸椎の後屈で手指，さらには下肢のしびれ感が増強されることがある．急性期には，しばしば四肢，体幹に放散する電撃性ショックが自覚される．慢性例にも，ゆっくりと頸椎を後屈させ，その位置を保つと，指のしびれ感が再現あるいは増強する例がある．

脊髄症の重症例では痙性歩行がみられる．歩容に異常がみられない場合にも，片脚で起立させると不安定であることが多い．指のしびれ感が左右のいずれかに始まった症例では，先発側と同側の片脚起立が後発側に比べて不安定のことがある．前述のように，灰白質障害の発生時期に左右で差があれば，白質の錐体路障害も，先発側で強い傾向にあるためである（図2）．

2 神経学的所見

頸部神経根症では，筋力低下，腱反射減弱，感覚障害が高率にみられる．自験の300例では，徒手筋力テストで，三角筋，上腕二頭筋，手根伸筋，手根屈筋，上腕三頭筋，指伸筋，手内在筋のいずれかに筋力低下がみられた頻度は69％であった[20]．筋力が3（fair）以下の例は14％であった．腱反射は，上腕二頭筋，腕橈骨筋，上腕三頭筋のいずれかに減弱の所見をみた症例が67％であった．ピン痛覚検査（pin-prick test）での障害は86％にみられた．

神経根症で，上肢と手指のみに症状があり，頸部痛がなく，Spurling テストも陰性の非定型例がある．しかし，症状と神経学的異常所見が単一神経根の支配領域に一致すれば，神経根症の診断が可能である．

脊髄症では，灰白質障害に由来する髄節徴候と

白質障害に由来する長経路徴候がみられる．前述のように，一般的に病変は灰白質から白質へ拡大する．したがって，まず髄節徴候の筋力低下，腱反射減弱，感覚障害が現れ，続いて長経路徴候の腱反射亢進，感覚障害，皮膚反射消失，排尿障害が生じる．

　ほとんどの脊髄症ではHoffmann徴候が陽性である．しばしば誤ってBabinski反射と同格の病的反射に扱われるが，正しくは指の屈筋腱反射であり，陽性であれば錐体路障害による腱反射の亢進を意味する．中指を摘み，指尖を背側に軽くはじくと母指が屈曲する．中指の中手指節関節（MP関節）の伸展を強めると検出しやすい．

　下肢腱反射が通常，亢進する．膝間代，足間代は，それぞれ膝蓋腱反射，アキレス腱反射が重度に亢進した状態である．

　皮膚反射の睾丸挙筋反射は，脊髄症の早期に陰性となり，診断的価値が高い．Babinski反射は重症例でも陽性となることが少ない．

　ピン痛覚検査で痛覚異常・過敏が捉えられる．すなわち，pin-prickの点から不快感を伴うしびれ感，ビリビリ感が周囲に広がる．脊髄症が疑われる患者には，この感覚が異常であることをあらかじめ教えておくことが必須である．教えずに痛覚鈍麻の有無のみを尋ねれば，痛覚過敏の部位が正常と誤認される．ピン痛覚検査は，中下位頸椎の脊髄症で正常に保たれる頸部と鎖骨上部から，それぞれ上肢と体幹へ順に下降していく方法がよい．その結果，正常部と障害部の境界が明瞭となる．一般的に末梢ほど痛覚過敏の程度が強い．したがって，ピン痛覚検査にしばしば足を逃避させる．ちなみに，手術後の改善例では，正常部と障害部の境界が末梢方向に遠のく．すなわち，障害部が狭まる．

　繰り返し述べるが，灰白質障害の発生時期に左右で差があれば，髄節と長経路の徴候は，一般的に先発側で後発側に比べて強い．たとえば，症状が右指のしびれ感で始まっていれば，髄節徴候の筋力低下・腱反射減弱，感覚障害は右の上肢～手で強い．Hoffmann徴候，下肢の腱反射亢進の錐体路徴候も右で強く，脊髄視床路障害の下肢の痛覚，温度覚の異常は左で強いあるいは範囲が広いことが少なくない．脊髄の横断面での障害の範囲，程度を問診で予測することが重要で，それを神経学的診察で解き明かすことが可能である．

高位診断―神経根症

1 高位別の頻度

　C7神経根症の頻度が最も高い[1,13,15,16,20]．次いで高い順にC6，C8，C5の神経根症である．

2 診断指標

1．自覚症状

1）頸部痛

　患者はしばしば頸部痛の部位を的確に表現できない．たとえば，肩甲間部は名称を知らず，指で示すことも容易でない．医師側が患者の肩甲上部，肩甲骨上角部，肩甲間部そして肩甲骨部の一つ一つに触れながら確認する必要がある．痛みが2カ所以上にあれば，どの部位で最も強いかが大切である．そのように検討して得られた知見によれば，肩甲上部に痛みがあればC5あるいはC6の神経根症であることが多く，肩甲間部，肩甲骨部の痛みはC7あるいはC8の神経根症に特徴的である（表1）．

　狭心症と誤診されることのある胸痛（cervical angina[2]，pseudo-angina pectoris[14]）は，C7神経根症で生じるものがほとんどである．痛みは鎖骨下方あるいは胸筋部にあり，真の狭心症で生じる胸骨部にはない．

2）上肢痛

　上肢痛の部位は，解剖学的基本肢位（anatomical position）で，もしくはこの肢位から肘を屈曲させておき，医師側がその外・後・内側をなぞりながら確認することで評価できる[19]（図3）．患者自身に示させれば，多くは肩を内旋させて前腕を腹部に付けた肢位で，痛む部位を示そうとする．その際，上腕では肩の前側が肘の外側，肩の外側が肘の後側に移行することになり，医師にとって，部位を理解・記録することが難しい．前腕痛も回内位で示され，上腕痛と同じくわかりにくい．

　解剖学的基本肢位で，上腕，肘，前腕の外側に痛みがあれば，ほとんどがC6神経根症である．

表 1　頸部神経根症における障害神経根の診断指標

	C₅ 神経根	C₆ 神経根	C₇ 神経根	C₈ 神経根
頸部痛	肩甲上部	肩甲上部	肩甲間部/肩甲骨部	肩甲間部/肩甲骨部
上肢痛	なし/上腕外側	上肢外側	上肢後側	上肢内側
指のしびれ感・感覚障害*	なし	母指	示指/中指	小指
筋力低下**	三角筋	上腕二頭筋	上腕三頭筋	手内在筋
腱反射減弱	上腕二頭筋	上腕二頭筋	上腕三頭筋	上腕三頭筋

　＊：しびれ感・感覚障害の最も強い指が指標となる．
　＊＊：筋力低下の最も強い筋が指標となる．

後側の痛みは C₇ 神経根症，内側の痛みは C₈ 神経根症に特徴的である．

3）指のしびれ感

C₅ 神経根症では，通常，指にしびれ感がない．C₆，C₇，C₈ の神経根症では，それぞれしびれ感のある指の組み合わせが必ずしも一定でない[25]．しかし，しびれ感の最も強い指がどの指であるかを知ることが診断の鍵になる．それが母指であれば C₆，示指あるいは中指であれば C₇，小指であれば C₈ の神経根症とほぼ診断できる．母指と示指で強さが同じであれば，C₆ 神経根症であることが多い．

しびれ感が最も強い指は，保存療法もしくは手術後のしびれ感の改善が最も遅い指でもある．たとえば，C₇ 神経根症で母指〜中指の 3 指にしびれ感があれば，早期に改善しやすいのが母指であり，改善が遅いあるいは長期に残存するのが示指と中指である．

激痛のある急性期あるいは慢性期においてすら，患者がどの指で最もしびれ感が強いかを初診時に返答できない場合がある．その際には，再診時までの宿題にしてよい．次回に明確に答えてくれることが多い．

2．他覚所見

1）筋　力

徒手筋力テストで，三角筋，上腕二頭筋，上腕三頭筋，手内在筋の筋力低下が，それぞれ C₅，C₆，C₇，C₈ の神経根症に特徴的である[1,5,13,15,25]．しかし，指のしびれ感の場合と同様に，障害神経根と筋力低下の筋との関係は必ずしも一定でない．たとえば，三角筋と上腕二頭筋の双方で低下がみられることはまれでない．その際には，Yoss ら[25]が

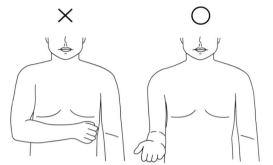

図 3　上肢痛を知るための適切な肢位（文献 19 を改変）

解剖学的基本肢位（右側）でなければ，疼痛部位を正確につかめない．

述べているように，より筋力低下の強い筋が指標となる．すなわち，三角筋の筋力低下が上腕二頭筋に比べて強ければ C₅，その逆であれば C₆ の神経根症であることが多い．一方，上腕三頭筋と手内在筋の双方に筋力低下がみられれば，ほとんどが C₈ 神経根症であり，手内在筋でより筋力低下が強いことが多い．C₇ 神経根症で，上腕二頭筋あるいは手内在筋の筋力低下がみられることは皆無といってよい．

診断指標となる筋（表 1）は，保存療法や手術後の筋力改善が最も遅い．たとえば，C₅ 神経根症では，三角筋と上腕二頭筋に同程度の筋力低下があれば，先に改善するのは上腕二頭筋である．C₆ 神経根症では，逆に三角筋の改善が早いことが多い．C₈ 神経根症では，上腕三頭筋での改善が早く，手内在筋が遅い．

上肢帯の筋萎縮，いわゆる Keegan 型麻痺を呈する神経根症では，C₅ と C₆ のいずれが障害神経根であるかに迷うことがある．三角筋，上腕二頭

	C3/4	C4/5	C5/6
腱反射	上腕二頭筋↑ 100%	上腕二頭筋↓ 63%	上腕三頭筋↓ 85%
筋力低下	三角筋↓ 83%	上腕二頭筋↓ 71%	上腕三頭筋↓ 79%
感覚障害	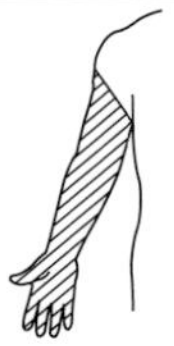 58%	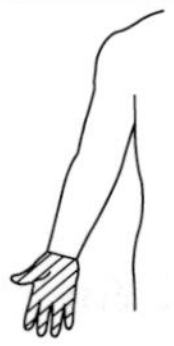 68%	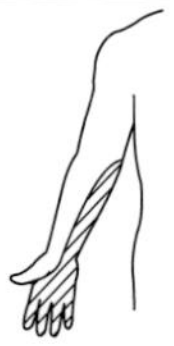 96%

図 4　頸部脊髄症の責任椎間板高位決定の診断指標[8]
1 椎間手術 108 例の分析.

筋の筋力がともに 3（fair）以下に著しく低下している場合である．その際には，手根伸筋の筋力が診断に役立つ．手根伸筋は，C5 神経根症で正常であり，C6 神経根症で低下していることがほとんどである．

神経根症による Keegan 型麻痺で肩の挙上ができない症例では，上腕二頭筋にも必ず筋力低下がみられる．逆に，肩を挙上できない症例で上腕二頭筋の筋力が正常であれば，肩関節疾患あるいは肩甲上神経麻痺を強く疑うべきである．

2）感　覚

Pin-prick での感覚障害は脊髄症ほどではないにしても，「周囲に放散する」，「ビリビリする」，あるいは「波紋が広がるようである」と表現されることが多い．しびれ感と同じく，C6，C7，C8 の神経根症では，それぞれ指の感覚障害型が必ずしも一定でない．その際には，指標となるのは感覚障害の最も強い指である．周囲への放散あるいはビリビリ感の最も強い指が母指であれば C6，示指あるいは中指であれば C7，小指であれば C8 の神経根症とほぼ診断できる．

3）腱反射

上腕二頭筋腱反射は C5 と C6 の神経根症で減弱する．一方，上腕三頭筋腱反射は C7 と C8 の神経根症で減弱する．

高位診断─脊髄症

1 高位別の頻度

責任椎間が C5/6 である頻度が最も高い[7]．次いで高い順に C4/5，C3/4，C6/7 の椎間である．

2 診断指標

1．しびれ感の部位

しびれ感がどの指に初発したかが重要である．橈側の指ないしは全指に始まっていれば，C3/4 もしくは C4/5 の椎間例であることが多い．母指を含まない尺側の 2～4 指のしびれ感で初発していれば，ほとんどが C5/6 椎間例である．小指に始まっていれば C6/7 椎間例もありうるが，前述のようにその頻度は低い．C6/7 椎間例では前腕尺側のしびれ感で始まる症例がある．

しびれ感の初発部位が不明の症例がある．左右でしびれ感の範囲に差があれば，軽症側でのしびれ感の部位が初発部位と同じ意義をもつ．重症側で，しびれ感の強さが橈側と尺側で差があれば，より強い部位が初発部位と同じ意義をもつ．

2．腱反射異常，筋力低下および感覚障害

髄節徴候の腱反射減弱，筋力低下，そして感覚障害が診断的価値の高い所見である[8,9,11,12]．腱反射は一般的に重症側の所見が明瞭で捉えやすい．特に，反射の消失・逆転は重要である．

徒手筋力テストでは，4（good）の筋力低下を見落とさないことが肝要である．この程度の低下は

患者が自覚していないことが多い．患者自身がすでに気づいていることの多い3（fair）の低下は，容易に評価できるが，脊髄症では頻度が低い．

国分[8,9]の診断指標（図4）は，各所見がみられた際にどの椎間が責任高位であるかを示すもので，その確率が50％以上の所見をまとめたものである．指標に基づけば大半の症例で診断が可能である．たとえば，上腕三頭筋の腱反射減弱では85％，上腕三頭筋の筋力低下では79％，尺側指（小指のみの障害を除く）の感覚障害では96％の確率で，C5/6椎間が責任高位であると推測される．それら3つの所見が同時にみられれば，診断はまず間違いがない．

C6/7椎間例は，C5/6椎間例に似た上腕三頭筋の筋力低下および腱反射減弱を呈するが，Hoffmann徴候が陰性で感覚障害が小指あるいは前腕尺側に限局しているものが典型といってよい[10]．手内在筋に明瞭な筋萎縮がみられることが少なくない．下肢の運動，感覚の障害が高度であるのに比べ，上肢の障害が軽度にとどまることも特徴の一つである．

下肢症状で発症の脊髄症で胸椎に病変がみられなければ，C6/7椎間例を疑う必要がある．加えて，Brown-Séquard症候群のC5/6あるいはC4/5の椎間例を想起する必要がある．

まとめ

頸部の神経根症と脊髄症は，頸椎の変性で神経根と脊髄がそれぞれ圧迫されて生じる症候群と定義される．したがって，両者の診断は，それぞれに特徴的な症候を捉えることにほかならない．加えて，症候の分析から，障害神経根や脊髄圧迫の椎間板高位が診断あるいは推測できなければならない．神経根症あるいは脊髄症の診断とそれぞれの障害高位の診断は表裏一体のものである．

文献

1) Benini A：Clinical features of cervical root compression C5-C8 and their variations. Neuro-Orthopedics 4：74-88, 1987
2) Booth RE, Rothman RH：Cervical angina. Spine 1：28-32, 1976
3) Crandall PH, Batzdorf U：Cervical spondylotic myelopathy. J Neurosurg 25：57-66, 1966
4) 服部奨，小山正信，早川宏，他：頸部脊椎症性ミエロパチーの病態と病型．臨整外 10：990-998, 1975
5) Hoppenfeld S：Physical Examination of the Spine and Extremities. Appleton-Century-Crofts, Norwalk, 1976, pp118-125
6) 古田島聡，田中靖久，阿部博男，他：はじめに肘部管症候群が考えられたC8神経根症の1例．東北整災紀要 45：164-167, 2001
7) Kokubun S, Sato T, Ishii Y, et al：Cervical myelopathy in the Japanese. Clin Orthop 323：129-138, 1996
8) 国分正一：頸椎症性脊髄症における責任椎間板高位の神経学的診断．臨整外 19：417-424, 1984
9) 国分正一：頸椎症性脊髄症の神経学的診断．MB Orthop 5：11-14, 1988
10) 国分正一：C6-7椎間脊髄症―神経学的高位診断と脊柱因子．臨整外 28：881-885, 1993
11) 国分正一：頸部脊髄症の神経学的高位診断―その理論と実際．脊椎脊髄 15：445-450, 2002
12) 国分正一，田中靖久，石川隆：頸椎症の症候学．脊椎脊髄 1：447-453, 1988
13) Murphey F, Simmons JCH, Brunson B：Surgical treatment of laterally ruptured cervical disc. Review of 648 cases, 1939 to 1972. J Neurosurg 38：679-683, 1973
14) Nachlas IW：Pseudo-angina pectoris originating in the cervical spine. J Am Med Assoc 103：323-325, 1934
15) Odom GL, Finney W, Woodhall B, et al：Cervical disc lesions. JAMA 166：23-28, 1958
16) Radhakrishnan K, Litchy WJ, O'Fallon WM, et al：Epidemiology of cervical radiculopathy. A population-based study from Rochester, Minnesota, 1976 through 1990. Brain 117：325-335, 1994
17) Spurling RG, Scoville WB：Lateral rupture of the cervical intervertebral discs. A common cause of shoulder and arm pain. Surg Gynecol Obstet 78：350-358, 1944
18) 田中靖久，国分正一：頸部神経根症と頸部脊髄症の症候による診断．越智隆弘，菊地臣一（編）：頸椎症．NEW MOOK 整形外科6．金原出版，1999, pp30-38
19) 田中靖久：頸部神経根症における障害神経根の診断．脊椎脊髄 12：761-765, 1999
20) 田中靖久，国分正一，佐藤哲朗，他：頸部神経根症300例の臨床像．日整会誌 71：S376, 1997
21) 田中靖久，国分正一，佐藤哲朗，他：頸部神経根症に対する保存的治療の成績とその予測．整・災外 40：167-174, 1997
22) 田中靖久，国分正一，佐藤哲朗，他：C8神経根症の治療．臨整外 32：435-439, 1997
23) 田中靖久，国分正一，佐藤哲朗，他：神経根性頸部痛―頸部神経根後方除圧例での検討．日脊会誌 12：208, 2001
24) 田中靖久，国分正一，佐藤哲朗，他：神経根性頸部痛．

臨整外 **37**：385-389, 2002
25) Yoss RE, Corbin KB, MacCarty CS, et al：Significance of symptoms and signs in localization of involved root in cervical disk protrusion. *Neurology* **7**：673-683, 1957

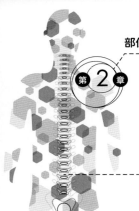

部位別の神経学

第2章

上中位胸椎の神経症候

佐藤哲朗

はじめに

頸椎，腰椎，胸腰椎移行部に比べ，上中位胸椎部で脊髄あるいは神経根が障害されることは少ない．原因として以下のような病態が考えられるが，いずれの場合でも脊髄の灰白質障害の髄節徴候が目立つことは少なく，白質障害の長経路徴候である下肢末梢の症状で始まることが多い．このため，他部位での障害と間違えられたり，見過ごされたりすることも少なくない．

上中位胸椎部で障害を起こす病変には，脊髄・神経根を外部から圧迫して障害を引き起こす圧迫性病変と非圧迫性の髄内病変がある．前者としては，胸椎の変性疾患，脊髄腫瘍，悪性腫瘍の脊椎転移，脊椎炎などが挙げられる．変性疾患の中では，後縦靱帯骨化症（OPLL），黄色靱帯骨化症（OLF），椎間板ヘルニアが多くみられる．脊髄腫瘍では，硬膜内髄外腫瘍としては神経鞘腫，髄膜腫，硬膜外腫瘍としては悪性リンパ腫が多い．転移性悪性腫瘍としては肺癌，乳癌，前立腺癌，肝癌，多発性骨髄腫が多くみられる．脊椎炎としては頻度が減少したものの結核性脊椎炎（脊椎カリエス）を忘れてはいけない．後者としては，外科的治療の対象となる髄内腫瘍，脊髄動静脈奇形，特発性脊髄ヘルニアなど，また神経内科的疾患である多発性硬化症，ウイルス性脊髄炎，脊髄小脳変性症などが挙げられる．

症 状（図1）

1 初発症状

1．感覚障害

足趾あるいは足底のしびれ感を自覚していることが多い．他に，下肢全体のみあるいは体幹・下肢のしびれ感，胸部，腹部，腰部の締め付け感や重苦感，体幹から下肢への電撃痛がみられる．椎間板ヘルニアで突然の胸背部痛で発症するものもある[1]．

2．運動障害

立位・歩行時の下肢のふらつき，もつれ，不安定性，脱力感，歩行時の突っ張り感・突っ張る痛み（疼痛），また，走れない，足が飛ぶ（地面を踏んでいる感じがなく，雲の上を歩いているようで，足がフワフワしているように感じる），つまずきやすい，階段昇降ができない（特に降りるのが困難）などの症状がみられる．

3．排尿障害

排尿困難，残尿感などの排尿障害を併発している症例もみられる．

2 症状の推移

下肢末梢に始まるしびれ感は脊髄症の進行とともに上行し，しびれ感や感覚障害の領域も明瞭となる．また，下肢の運動機能も不安定性・脱力感から運動麻痺あるいは痙性歩行へと進行する．これらの体幹・下肢の感覚障害，運動麻痺が明瞭になる頃には，排尿障害も顕在化する．

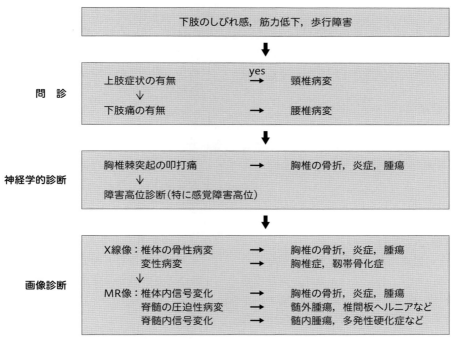

図1 胸部脊髄症の診断の進め方
(佐藤哲朗:胸部脊髄症のとらえ方/診断手順. 二ノ宮節夫, 他(編):今日の整形外科治療指針. 医学書院, 2002, p612を改変)

3 所 見

1. 痛み

胸背部痛を訴える症例では, 棘突起の圧痛, 叩打痛の有無をみる. 転移性脊椎腫瘍, 化膿性脊椎炎あるいは結核性脊椎炎, 胸椎圧迫骨折では, 罹患高位に叩打痛がみられる. 背部中央から肋間にかけて痛みがみられる場合には, 腫瘍, 椎間板ヘルニアに伴う神経根症, 帯状疱疹などが考えられる.

2. 感覚障害

体幹では感覚鈍麻としてみられることが多いが, 下肢では感覚過敏・異常感覚としてみられることがある. 上中位胸椎部の障害では髄節徴候としての運動障害を捉えにくいため, 障害高位を推察するには感覚障害の頭側高位の診断が重要である. その際には, ピン痛覚検査(pin-prick test)にて尾側から頭側に向かって針刺激を進め, 正常になった高位をもって障害高位とする. 単一椎間板高位での障害症例で, 術前の推定障害髄節高位と感覚障害の最頭側高位の差をみてみると, 尾側2髄節以内が60%, 尾側4髄節以内が70%であった[3]. すなわち, 感覚障害高位は, 病巣高位よりも 2～4髄節尾側となりがちであるので, 注意を要する.

一方, 横断性脊髄障害では表在感覚障害に伴って下肢の深部感覚障害もきたすが, 高位診断上の有用性は少ない.

3. 運動障害

胸部, 体幹の筋力低下を判定するのは困難である. 単一椎間板高位での障害症例の検討では, 4 (good)以下の筋力低下が大腿四頭筋で40%, 前脛骨筋で40%, 下腿三頭筋で32%にみられた[3].

4. 反射

下肢腱反射は亢進していることが多いが, 麻痺が急に進行した症例では消失していることがある. 単一椎間板高位での障害症例の検討では, 膝蓋腱反射(PTR)亢進が79%, アキレス腱反射(ATR)亢進が66%, ともに亢進が66%にみられた. また, Babinski徴候の陽性例は60%であった[3]. 成書には腹壁反射の障害高位診断上の有用性が記載されているが, 肥満などのために陰性となることもあり, 信頼性に欠ける. しかし, 左右差があれば消失している側に錐体路障害があるこ

とがわかる．

5．排尿障害

感覚障害，運動障害が明瞭になっている症例では，排尿開始遅延，残尿感などの排尿障害がみられやすい．

6．顔面の症状

Horner 症候群（病変側の縮瞳と眼瞼下垂）がT1 高位付近の病変で，harlequin 症候群（病変対側の顔面の紅潮と発汗過多）が T2-3 高位付近の病変でみられることがある[2]．

◾️4 鑑別診断

1．頸椎疾患との鑑別

頸椎疾患との鑑別のためには，まず上肢症状の有無を調べる．特に，Hoffmann 徴候が陽性であれば，頸椎疾患のことが多い．ただし，C6/7，C7/T1 の椎間病変では上肢症状を欠き，Hoffmann 徴候も陰性のことがあるので，注意を要する．

2．腰椎疾患との鑑別

下肢のしびれ感，脱力が胸椎疾患由来であるのか，腰椎疾患由来であるのかを鑑別するのが難しい症例がある．しびれ感の範囲が大腿前面に及んでいる症例では胸椎疾患の存在を考え，感覚障害高位を吟味すべきである．また，下肢腱反射の減弱が合併していれば，胸腰椎以下の病変の合併も考えるべきである．さらに，下肢痛の有無も重要であり，腰部神経根ブロックでブロック効果がみられれば，腰椎疾患の可能性が高い．

 おわりに

上中位胸椎の病変は見逃されやすく，また神経学的高位診断も難しいことが少なくない．診断を行ううえで重要なことは，胸部脊髄症の存在を疑ってみること，ピン痛覚検査をていねいに行い，体幹に感覚障害が及んでいることを確認すること，神経学的所見と画像診断上の病変が矛盾なく一致するかどうかを確かめることである．

文 献

1) 藤村祥一，中村雅也，松本守雄，他：胸部椎間板ヘルニアの症候学．脊椎脊髄 **10**：455-460，1997
2) 福武敏夫：神経症状の診かた・考えかた—General Neurology のすすめ，第 2 版．医学書院，2017，p277
3) 後藤伸一，佐藤哲朗，山崎 伸，他：胸部脊髄症の神経学的高位診断の検討．臨整外 **37**：495-498，2002

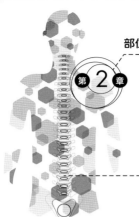

部位別の神経学

第2章 下位胸椎,上位腰椎の神経症候

小田　博,德橋泰明

はじめに

　胸腰椎移行部と呼ばれるT11〜L1高位には,脊髄円錐,円錐上部が存在しているため,この部位が障害されると,脊髄障害,神経根障害が混在し,多彩な神経症候を呈する.最近の画像進歩により病巣高位診断は可能になったが,脊椎障害高位において出現する症状は理論的に説明しにくいことも経験する[2,6,8].そこで,本項では,下位胸椎,上位腰椎（T11〜L1）の高位障害の診断方法,各症状の病態を検討し,神経症候学を概説する.

臨床に重要な解剖のポイント

1 脊髄円錐部の脊椎高位（図1）

　脊髄円錐部の高位診断が困難なことが多いのは,椎体と脊髄の高位が異なり,比較的狭い範囲に多くの髄節が存在するためである.脊髄円錐部は円錐上部と脊髄円錐に分けられる.おおよその目安として,円錐上部はT12に位置し,L4〜S2髄節が存在する.脊髄円錐はL1に位置し,S3以下の髄節と考えるのが便利である.しかし,高齢者では,椎間板の変性狭小化などのために脊髄円錐部の低下傾向があるなど,わずかに個人差があるため,日常の診察や画像診断にも注意を要さなければならない[1,3,9].

　胸腰椎椎間板ヘルニア26例の脊髄末端の局在をMRIならびに脊髄造影後CTにて調査した結果では,脊髄末端高位がL2椎体上1/3より尾側にある症例はなかった.すなわち,L2/3椎間板高位に脊髄末端が位置する低位脊髄円錐例はなかった.26例中12例（46.1%）はL1/2椎間板高位に

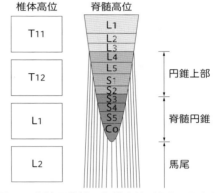

図1　脊髄円錐部の脊椎高位（文献9を改変）
円錐上部,脊髄円錐,馬尾の高位の関係.

一致した[10].

2 腰仙髄の横断面形態

　胸腰椎移行部の横断面形態で大切なことは,髄節高位と神経根の位置である.神経根局在はWallら[12,13]によって報告されている（図2）.T10/11高位にはT11-12の前根,後根が外側に存在している.T11/12高位にはT12〜L3の前根,後根が存在している.T12/L1高位になると,脊柱管がやや扁平化してくるようになり,前根,後根も外側に偏位してくる.L1/2高位では脊髄末端が中央にみられ,周囲にはS1-5の前根,後根とL2-5の神経根が馬尾を形成し始める.髄節高位と神経根の局在は,障害高位の神経症候（脊髄障害か,神経根障害か）を理解するうえで重要である.

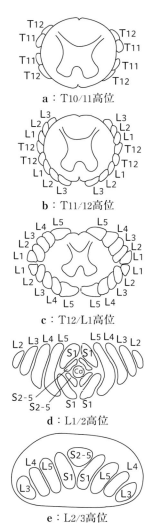

図2 脊髄円錐部高位の神経根の局在[12,13]

T11〜L1 脊椎高位の神経症候（表1）

1 円錐上部症候群

　円錐上部はT12椎体高位に存在し，L4〜S2髄節に相当する．またT12〜L5神経根が脊髄周囲に存在している．この高位障害では，理論上，脊髄圧迫が外側に偏位していないかぎりT12〜L1神経根が障害されず，L2-5神経根症状のほうが出現しやすい．なお，L4-5領域の障害は髄節と神経根の重複障害（上下位ニューロン障害）であるため，L4-5神経支配領域の顕著な障害を認める．特徴的なのは下腿以下の筋力低下で筋萎縮や下垂足を呈する．L4-5神経根症状の場合には，下肢痛や神経緊張徴候を伴うことが予想されるが，この高位において前方からの脊髄・神経根圧迫では後根障害は出現しにくい．逆に，後根症候が少ないならば，感覚症候は髄節症候と捉えるのが妥当である．L4〜S2髄節症候として下腿以下に感覚障害を認める．腱反射は，S1-2髄節障害が強ければアキレス腱反射（Achilles tendon reflex：ATR，反射中枢S1）が消失するが，L4-5髄節障害が強ければATRが亢進する．膝蓋腱反射（patellar tendon reflex：PTR，反射中枢L2-4）は神経根障害の程度によって消失したり，保たれたりする．また，L4〜S1を反射中枢とするBabinski徴候は陽性となる症例が多い．これらを臨床的に円錐上部症候群という[1,7,9]．

2 脊髄円錐症候群

　脊髄円錐はL1椎体高位に存在し，脊髄のS3-5髄節と尾髄（coccygeal segment：Co）髄節に相当する．また，L1-5神経根とS1-2前根が脊髄周囲に存在する．馬尾として走行するL1-5神経根や，S1-2前根は円錐上部に比べて可動性が増すため，圧迫性病変による障害は比較的免れる．そのため，S3-5髄節症候が主症状となる．特徴的なのは膀胱直腸障害であり，早期から核上型の排尿障害を認め，勃起をするが，射精ができないといった性機能障害も出現しやすい．また，会陰部，肛門周囲にサドル状感覚障害を認めるが，筋力低下や筋萎縮などの運動障害は強くない．腱反射の異常はなく，反射中枢より下位の障害のためにBabinski徴候も陰性となる．これらを臨床的に脊髄円錐症候群といい，まったく運動障害を伴わないもの（pure conus syndrome）もある[1,9]．

3 馬尾症候群

　L2椎体高位以下では，L2以下の神経根が占めて馬尾をなしている．馬尾症候群は，腰痛，下肢の痛み（疼痛），筋萎縮，脱力，しびれ感が特徴的症状であり，下垂足を呈することもある．感覚障害は主に下腿，会陰部に強く認め，ATR，PTRの腱反射は減弱し，特にATRはしばしば消失する．Babinski徴候は陰性である．膀胱直腸障害を伴う

表 1 円錐上部症候群, 脊髄円錐症候群, 馬尾症候群の鑑別 (文献 7 を改変)

	円錐上部症候群	脊髄円錐症候群	馬尾症候群
障害部位	L4-S2 髄節 L2-5 神経根	S3-Co 髄節	L2 以下神経根
自発痛	+	+	‖
感覚障害	下肢	会陰部, 肛門周囲	会陰部, 下肢
運動障害	下肢 (下垂足, 筋萎縮, 線維束攣縮)	−	下肢 (下垂足, 筋萎縮)
腱反射	PTR ↓〜↑ ATR ↓〜↑	PTR ↑ ATR ↑	PTR ↓ ATR ↓
病的反射	Babinski 徴候 (+)	Babinski 徴候 (−)	Babinski 徴候 (−)
表在反射		肛門反射 ↓	肛門反射 ↓
膀胱直腸障害	‖	‖	+
間欠跛行	−	−	+

ことが多いが,下肢痛やしびれ感が強いために見逃されやすく,時に排尿障害のために泌尿器科的治療が続けられている症例もあり,注意を要する.馬尾症候群による代表的下肢症状には間欠跛行がある.間欠跛行は,馬尾性と脊髄性,血管性に大別され,馬尾性間欠跛行は,さらに馬尾型,神経根型,混合型に分類される.馬尾型は多神経根障害により起こり,両下肢のしびれ感や異常感覚,下肢脱力,膀胱直腸障害,性機能障害を生じる.神経根型は単一神経根障害のため,神経支配領域に放散痛や感覚障害を認め,神経緊張徴候を伴うことが多い[1,9,11].

4 椎間板高位の神経症候 (椎間板ヘルニア例の神経症候) (図 3)

T10/11,T11/12,T12/L1,L1/2,L2/3 の単椎間椎間板ヘルニア 26 例から症候学的所見について述べる.なお,本シリーズでは椎間孔外ヘルニアは除外した.罹患高位は,T10/11:2 例,T11/12:4 例,T12/L1:3 例,L1/2:6 例,L2/3:11 例であった.26 例中 12 例 (46.1%) は L1/2 椎間板高位に一致し,低位脊髄円錐例はなかった.その結果から作成した症候学的高位診断チャートを提示する[10] (図 3).また,Wall ら[12,13]による脊髄円錐部高位の神経根局在を参照しながら,理論的に症候学を検討する.

1. T11/12 高位障害の症候

この高位では主に L4 以下の L5〜S2 髄節症候が存在する.L4〜S2 領域の皮膚分節すなわち下腿以下の感覚が鈍麻する.また,この高位には T12〜L3 の前根と後根が存在する.胸椎の脊柱管は円形で,T11/12 椎間板ヘルニアでは,T12〜L1 神経根が外側に存在しているため,T12〜L1 前根は障害されにくい.そのため,神経根障害は L2-3 の運動障害が優位に出現しやすいと考えられる (大腿四頭筋以下の筋力低下).また,L3-4 髄節ないし L5 髄節が障害される場合には,腱反射亢進,Babinski 徴候陽性で,症候は両側性のことが多い.膀胱直腸障害も生じ,神経緊張徴候はない.

2. T12/L1 高位障害の症候

この高位では S2 以下の S4〜Co 髄節が存在し,感覚障害として足底と肛門周囲の感覚鈍麻を呈する.そして,T12/L1 高位には L1-5 の前根と後根が存在し,ヘルニアによる圧迫のために L3-5 の前根が障害され,大腿四頭筋 (L2-4) と前脛骨筋 (L4-5) の筋力低下が出現する.馬尾に比較して脆弱な髄節が有意に障害され,さらに髄節と神経根の障害がオーバーラップする L4-5 の障害が強いため,下垂足も生じる.また,この高位は上位

図 3 胸腰椎移行部椎間板ヘルニアの症候学的高位診断チャート[10]

ニューロン障害により PTR（反射中枢 L2-4），ATR（反射中枢 S1）などの腱反射が亢進せず，Babinski 徴候も陰性（反射中枢 L4〜S1）である．症候は両側性のことが多い．膀胱直腸障害（S2-4）も生じ，神経緊張徴候はない．

3．L1/2 高位障害の症候

この高位では脊髄末端が中央にあり，その占める面積は非常に少ない．周囲に S1-5 の前根と後根が存在している．L2-5 は神経根として外側に位置している．腰椎高位の脊柱管は胸椎に比べて扁平化しており，椎間板ヘルニアは左右に偏位していることが多い．そのため，この高位の障害では神経根が障害され，片側性の症候となる．この高位では L2 神経根が椎間孔から外側に走行して緊張が強いため，L2 神経根直下型椎間板ヘルニアでは L2 神経支配領域への下肢放散痛が強く，大腿部前面〜外側の感覚障害を伴う．Babinski 徴候は陰性である．膀胱直腸障害は自験例の椎間板ヘルニア例ではみられなかった．

他部位病変との鑑別診断

脊髄円錐部の症候は多彩であるため，他部位病変との鑑別が重要となってくる．臨床上で問題となる鑑別疾患の特徴を記述する．

■ 大脳病変と末梢神経病変[1]

大脳半球の内側には下肢運動を支配する中枢神経が存在し，この付近の大脳鎌近傍の病変では下肢筋萎縮や下垂足などを生じ，円錐上部症候群と似たような症候を呈することがある．大脳病変の場合には，腱反射亢進や Babinski 徴候陽性などの錐体路症候が目立つため，症候に加え，腱反射において障害高位の説明がつかないときには，大脳病変を疑うべきである．また，単ニューロパチーや多発ニューロパチーでも反射弓が障害されなければ，下垂足を呈しても腱反射が保たれるため，これらの末梢神経病変との鑑別も重要となるが，この場合の Babinski 徴候は陰性である．

2 神経変性疾患[1,9]

下肢筋萎縮では，脊髄変性疾患として，筋萎縮性側索硬化症（ALS）などの運動ニューロン疾患（motor neuron disease）との鑑別が重要である．ALSの場合には，下肢の筋力低下の分布がび漫性であり，腸腰筋（L1-3）にまで及ぶこと，眼球運動障害が認められること，感覚障害や褥瘡がないことなどが鑑別のポイントになる[7]．他には，脊髄脱髄疾患の多発性硬化症，急性散在性脳脊髄炎や，脊髄代謝性疾患の脊髄小脳変性症，脊髄中毒性疾患のSMON（キノホルムによる薬害）などが挙げられる．

3 C6/7頸髄症[1,9]

上肢症状を有さないC6/7頸髄症は，胸髄病変との鑑別を要する．C6/7頸髄症は頸部痛や前胸部痛，肩こりが初発症状として出現する場合があり，頸部周辺症状と下肢症状の経過を問診する必要がある．頸部の伸展や屈曲による腰背部の放散痛も，頸椎疾患を疑わせる重要な所見である．また，上腕三頭筋腱反射やHoffman反射，Wartenberg反射が陽性となることがあるため，腱反射は下肢だけでなく上肢も必ず検査することが大切である．

4 円錐部脊髄腫瘍[4]

円錐部脊髄腫瘍の特徴は，組織学的には神経鞘腫と上衣腫が比較的多く，発生場所の性質から上衣腫（ependymoma）では粘液乳頭型（myxopapillary type）が多い．粘液乳頭状上衣腫（myxopapillary ependymoma）は良性腫瘍であるが，馬尾との癒着や周囲への浸潤が強く，手術の際には神経麻痺に注意する必要がある．また，髄腔内を播種し，脊髄や脳に遠隔転移する症例もあるため，患者，家族へのインフォームド・コンセントが大切であり，術前に鑑別しておかなければならない疾患である．神経症候はきわめて多彩で，腫瘍側と反対側の症候で初発すること（contrecoup現象）や特異な症候を呈する症例があり，膀胱直腸障害例も多い．鑑別にはMRI前額断像が有用で，ガドリニウム造影MRIは必須である．単純X線撮影でのホタテ貝状変形（scalloping）像も見逃せない所見である．

5 円錐部血管性病変[5]

円錐部血管性病変は脊髄動静脈奇形（AVM），脊髄出血，脊髄梗塞などがある．AVMは硬膜内と硬膜に分類され，硬膜内AVMは小児や若年者に多く，硬膜AVMは成人，特に中高年に多い．症候はAVMの出血，動脈性盗血現象（arterial steal phenomenon）などによる急性脊髄症候と脊髄静脈還流障害による慢性進行性脊髄症候がある．特に慢性進行性脊髄症候の場合には，脊柱管狭窄症や椎間板ヘルニアと診断されていることもある．鑑別にはMRIやCT血管造影による画像診断が重要で，脊髄の辺縁に拡張した血管が描出されるのが特徴である．円錐部脊髄出血，円錐部脊髄梗塞は，急性脊髄症候（背部痛，両側性の下肢運動麻痺，感覚障害，膀胱直腸障害など）があり，経時的MRIで出血巣，梗塞巣の輝度変化を確認できる．背部痛を伴う急性脊髄麻痺は，円錐部血管性病変の脊髄出血や脊髄梗塞を疑わなければならない．

6 円錐部脊椎外傷[9]

胸腰椎移行部は，解剖学的に胸郭で安定している胸椎から，可動性の多い腰椎へと移行するため，外傷によって最も影響を受けやすい脊椎である．この部位に存在する脊髄円錐部は易損性で脊椎外傷によって障害されやすい．明らかな外傷の既往があれば鑑別に迷うことはないが，高齢者の骨粗鬆症性椎体骨折，その後の偽関節，遅発性椎体圧潰などによる症状があり，診断に難渋することもしばしば経験する．特にMRIにおいて，椎体の変化が転移性脊椎腫瘍と鑑別しにくいことがあるため，注意を要する．転移性脊椎腫瘍の場合には，椎体終板が膨隆し，椎間板や軟部組織などにまで及ぶことが多い．圧迫骨折後の椎体は，椎間板によって圧迫されるように椎体上下が潰れていることが多く，辺縁も保たれていることで鑑別する．

おわりに

脊髄円錐部病変は症状とその経過，および画像所見から総合的に診断しなければならない．特に，下肢の運動障害，感覚障害，膀胱直腸障害を認め

る症例においては，馬尾病変以外に，脊髄円錐病変，円錐上部病変の可能性を考慮し，胸腰椎移行部のMRIを撮像すべきである．また，常に他病変との鑑別診断を念頭に置いて診療していくことが重要である．

文献

1) 安藤哲郎，亀山 隆，柳 務：脊髄円錐高位の解剖と症候学．脊椎脊髄 **15**：266-271，2002
2) 浜西千秋，堀越正智，田中清介：MRIによる脊髄円錐部の観察．中部整災誌 **37**：695-696，1994
3) Hollinshead WH：*Anatomy for Surgeons*, Vol 3. Harper & Row, New York, 1982, pp77-201
4) 稲見州治，中村雅也，千葉一裕，他：脊髄円錐高位の脊髄腫瘍．脊椎脊髄 **15**：273-278，2002
5) 宮坂和男：脊髄円錐高位の血管性病変：脊椎脊髄 **15**：279-282，2002
6) 森本忠嗣，菊地臣一，佐藤勝彦，他：腰仙椎移行椎の脊髄円錐下端の高位分布―MRIによる検討．臨整外 **39**：1409-1414，2004
7) 田代邦雄：胸腰椎移行部（epiconus, conus medullaris, cauda equina）の神経症候学．脊椎脊髄 **3**：413-420，1990
8) 張 明，大谷晃司，佐藤勝彦，他：脊髄円錐と硬膜嚢の下端の局在―MRIによる検討．整形外科 **48**：405-409，1997
9) 徳橋泰明（監）：脊椎脊髄ハンドブック，第2版．三輪書店，2010
10) Tokuhashi Y, Matsuzaki H, Uematsu Y, et al：Symptoms of thoracolumar junction disc herniation. *Spine* **26**：512-518, 2001
11) 吉田 徹，見松健太郎：SLRテストとその関連脊髄神経根伸展テスト．骨・関節・靱帯 **16**：835-843，2003
12) Wall EJ, Cohen MS, Abitbol JJ：Organization of Intrathecal Nerve Roots at the Level of the Conus Medullaris. *J Bone Joint Surg Am* **72**：1495-1499, 1990
13) Wall EJ, Cohen MS, Massie JB：Cauda Equina Anatomy I：Intrathecal Nerve Root Organization. *Spine* **15**：1242-1247, 1990

部位別の神経学

第2章 腰仙椎部（馬尾）の神経症候

田口敏彦，金子和生

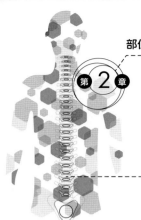

はじめに

　馬尾とは，脊髄円錐より尾側にある神経根の集合である．主に運動神経である前根と感覚神経である後根に分けられるが，神経孔部では硬膜（末梢神経の神経外膜に相当）に囲まれたいわゆる神経根となり，脊柱管外へ走行し，末梢神経となる．一般的には L1～S1 神経根は下肢筋の運動と感覚をつかさどり，S2～S4 神経根は排尿，排便，性機能，陰部の感覚などの機能に関与している．したがって，S2 以下の障害であれば，下肢症状がなく，膀胱直腸障害が生じるが，これは脊髄円錐障害と酷似するため，仙椎部病変なのか胸腰椎移行部病変なのかの鑑別が重要となる．

　腰椎部の自他覚症状については，臨床的に最も頻度の高い症状は局所の腰痛に関連したものであるが，本項では特に神経徴候に関連したものを主体に述べる．また，単なる教科書的な内容だけでなく，臨床的経験も含めて診療上の注意点についても記載する．

自覚症状

1 下肢痛

　神経根・馬尾障害に関連した下肢痛（いわゆる神経根痛）には，神経節の圧迫が大きく関与する．神経根や馬尾の機械的圧迫のみでは，しびれ感と感覚鈍麻は生じるが，痛み（疼痛）は発生が少ないとされている．臨床的には，腰部脊柱管狭窄症の馬尾型と神経根型の鑑別に下肢痛の有無が重要とされている．また，後根神経節が痛みと関連すると考えられており，腰椎椎間板ヘルニア，腰部脊柱管狭窄症などで強い痛みを訴える場合には，神経孔部での圧迫も念頭において画像診断のオーダー，読影をする必要がある．

　痛みが誘発される部位，範囲（いわゆる放散痛）も重要である．腰仙椎部の神経根痛では，一般的に鼠径部から大腿前面に生じている場合には上位神経根障害を疑う．膝関節内側から下腿内側では L4 神経根，下腿外側から足背では L5 神経根，腓腹部から足底では S1 神経根を疑うが，必ずしも一致はしていない．また，膝関節より末梢に放散しない痛みは，椎間関節性の痛みなどの可能性も高い．的確な診断には，神経根ブロックや椎間関節ブロックなどによる効果判定を参考にする．

　また，痛みが安静時にないが，どのような状況で誘発されるのか（腰椎の運動に関与するのか，歩行により誘発されるのかなど）を把握することは，疾患の鑑別のうえで重要である．後述する間欠跛行の他，咳やいきみなどの急激な腹圧の上昇に伴う放散痛は，馬尾腫瘍などで認めることがある．下肢の血行障害による痛みも鑑別する必要がある．

　急激な下肢痛とともに進行する麻痺を呈する場合には，硬膜外血腫，膿瘍，腫瘍などによることがある．下肢の激痛が軽快したと同時に重篤な麻痺を生じることがある．著明な痛みは神経麻痺を生じる危険信号のことがあり，医療スタッフへの啓蒙も重要であろう．

2 運動障害

　腰椎部の神経障害は下位運動ニューロン障害であるため，弛緩性麻痺となり，随意収縮時の筋緊張は低下する．麻痺の程度が強く，長期にわたる

63

ものでは筋萎縮を生じる．下肢筋は複数の神経根によって支配されており，1本の神経根障害が生じても著明な運動障害は生じないとされている．患者の麻痺症状の自覚の経過に比べ，筋萎縮が著明な場合には，以前から何らかの神経障害が生じていた可能性も高い．一方，後述する障害神経根と特有な筋力低下は診察上の参考となる．また，長期にわたるダンベル型神経鞘腫のような症例では，下肢筋の神経根分布が正常と異なる支配に再構築されていることもあり，診察や手術などにおいて留意する必要がある．腰部脊柱管狭窄症による馬尾障害では，歩行負荷により両下肢の脱力が出現する．

3 感覚障害・しびれ感

感覚障害は，感覚鈍麻，感覚消失，感覚過敏，自発的な異常感覚に大別される．脊髄空洞症や特殊な末梢神経障害などでは感覚解離を示すことがあるため，詳細に触覚，痛覚，温覚などに分けて記載する必要があるが，腰仙椎部疾患では特別な配慮は必要ないと考えられる．患者の自覚症状としてのしびれ感がどのようなものかは，十分に把握する必要がある．また，後述する腰部脊柱管狭窄症では，歩行負荷によりしびれ感などが出現する．しびれ感などの異常感覚が下肢から大腿に上行，またはその逆に下行する場合を sensory march と呼ぶ．

4 間欠跛行

間欠跛行とは，歩行の継続中に何らかの下肢症状が出現し，歩行の継続が困難な場合をいう．間欠跛行には，血管性，脊髄性，馬尾性（神経根も含む）などに分類される．日常診療では，腰部症状のみなのか，下肢症状を伴うものなのかを，下肢症状では，痛み，脱力，しびれ感などを歩行距離とともに詳細に記載する．患者に同伴して歩行負荷を行い，症状の推移を十分に観察することが重要である．症状出現直後に神経学的所見を診察することも有用で，診察道具を携帯して歩行負荷を行う．神経性間欠跛行に関しては，Verbiest の記載を菊地が翻訳したものが汎用されている．歩行の継続が不可能となった時点で，神経学的所見を再検することも参考となる．腰部脊柱管狭窄症による間欠跛行は，前屈位での運動負荷で軽快するため，自転車での移動または shopping cart などでの歩行で歩行継続距離が延長もしくは間欠跛行が出現しないことが特徴である．「他人に姿勢よく歩かないからだと指摘され，頑張って姿勢よく歩くとよけいに歩けないです」という訴えも特徴である．間欠跛行を生じる病態は各種あり，具体的な鑑別方法については他項を参考にしていただきたい．

5 排尿・排便障害

腰仙椎部の神経障害による排尿障害は，その他の合併症がない場合には排尿筋の収縮低下によるものであり，通常では尿意も低下する．自尿があっても，膀胱の感覚障害も伴うため，残尿を自覚していないことも多い．不適切な薬物療法や薬物療法の中断により，知らず知らずのうちに膀胱機能が低下していることもある．詳細な検討には膀胱機能検査が必要となるが，自尿後の残尿測定は患者の自覚を促すうえで簡便かつ有用と考えている．簡易型の残尿測定器も医療販売されている．

腰部脊柱管狭窄症の馬尾性間欠跛行では，歩行により陰部の灼熱感とともに尿意をもよおす症例もある．このような症例では手術を早期から考慮したほうがよい．

高齢者では加齢による変化，前立腺肥大などによる症状などが混在するため，注意を要する．

排便障害には便秘と便失禁がある．腰仙椎部の神経障害では，骨盤神経の機能低下による腸運動の低下を前景とした弛緩性便秘になることが多い．また，逆に肛門括約筋の弛緩性麻痺による便失禁を生じることもある．このような状態では，直腸診による肛門括約筋の随意収縮の程度を検討する．

一般的には腰仙椎部の神経障害に伴う排尿・排便障害を呈する症例では，S2-4 領域の障害であり，同領域の感覚障害の有無に留意して診療を行う．

6 性機能障害・間欠性勃起

腰仙椎部の障害では，男性は勃起障害や射精障害などが生じる．また，腰部脊柱管狭窄症による

馬尾障害では，まれに歩行に伴い，勃起を生じることがある．

他覚所見

腰仙椎部の診察所見においては，視診，触診，神経学的所見などを先入観なく系統立って行うことが見落としなく行えるコツと考えている．診察は立位，座位，臥位で行う検査があり，診察項目の順にこだわらず，それぞれの体位により診察する手技に熟知して行ったほうがスムーズに行える．あらかじめ診察用のチェックシートを作成しておくほうが有用である．本項では腰仙椎部の神経症候学に重要なものに重点を置いて記載する．

1 視　診

1．皮膚症状の有無

皮膚の色素沈着（神経線維腫症）の他，異常発毛，皮膚陥凹，腰仙椎部の脂肪組織増生に伴う異常腫隆などは潜在性二分脊椎に特徴的である．

2．姿勢異常・歩容異常

腰仙椎部の診察では姿勢異常なども重要であるが，神経症候学では神経疾患に伴う側弯に注意する必要がある．側弯症は，脊椎脊髄腫瘍や脊髄空洞症などの部分症状のことがある．

歩容異常としては，腰部神経障害では下垂足で鶏歩を呈することがあり，総腓骨神経麻痺，円錐上部障害や他の末梢神経障害などとの鑑別が必要である．

股関節屈曲位で痛みなどのために伸展不能な場合には，上位神経根障害や腸腰筋の腫瘍・膿瘍などを疑う．

3．筋萎縮

腰仙椎部の神経障害は，下位運動ニューロン障害であるため，神経障害の程度が強く長期にわたる場合には筋萎縮をきたす．下腿筋では主としてL5〜S1神経根障害，大腿部ではL4神経根障害を疑う．下肢筋萎縮の客観的な指標としては，大腿・下腿の周囲径が頻用されている．下肢筋の筋萎縮を認めた際には，殿筋の筋萎縮の有無にも注意する．

末梢神経障害では殿筋は保たれていることもあるが，腰部神経障害では同時に萎縮している場合が多い．萎縮筋の腱反射は，通常では消失するが，保たれている場合には上位運動ニューロン障害の合併を疑う．感覚障害を伴わない下肢の著明な筋萎縮は，運動ニューロン疾患の初発症状のこともあり，留意する．

2 神経学的検査

腰仙椎部疾患において下肢の神経学的検査は重要な検査である．障害の程度や高位診断に有用であり，本項では詳細な記載を省くが，本来なら神経学的検査は上肢や脳神経も含めて検査することが望ましい．

1．緊張徴候（tension sign）

下肢伸展挙上テスト（straight-leg-raising test：SLR test），Bragard test，Laségue徴候，大腿神経伸展テスト（femoral nerve stretch test：FNST）などがこれに相当する．下肢症状のない健側のSLR testで患側の下肢に放散痛がある場合には，健側下肢伸展挙上テスト（well-leg raising test），cross leg raising testなどと呼び，本検査が陽性の場合には，腰椎椎間板ヘルニアによる下肢痛であることが多い．

緊張徴候の程度は年齢によっても異なり，成長期の若年者では強く，椎間板ヘルニアなどでは術後もしばらく残存することが多い．逆に，高齢者では神経根痛が著明でも陽性とならないことも多い．神経根痛を呈し，画像診断に迷う場合には，診断名として便宜上は緊張徴候が強いときには腰椎椎間板ヘルニア，そうでないときには腰部脊柱管狭窄症としている．

また，SLR testが50度前後で陽性で，Flip testで疼痛性の防御反応がみられない場合には，心因性反応などの関与を疑う．

2．徒手筋力テスト（manual muscle testing：MMT）

股関節の屈曲から足趾の底屈まで順序よく行う．股関節の屈曲や膝関節の伸展などは座位で行ったほうが判定しやすい．下肢痛が強く，緊張徴候が著しい場合で，運動方向が緊張徴候と同方向になるとき（たとえば，足関節の背屈とBragard test）には，痛みのために正確な筋力評価が

表 1 腰部神経根障害と神経学的所見

症状および徴候	障害神経根		
	L$_4$	L$_5$	S$_1$
緊張徴候	FNST, SLR test	SLR test	SLR test
筋力低下	膝伸展	母趾背屈	母趾底屈
		足関節背屈	足関節底屈
感覚障害	下腿内側	下腿外側〜足背	足部外側
腱反射	膝蓋腱反射	特異的なものなし	アキレス腱反射

できないことがある．足関節の底・背屈が十分に可能かどうかは，爪先立ちや踵立ちが可能か否かを調べるとよい．二関節筋では関節角度も重要であり，股関節の屈曲では座位での下肢の挙上を命じ，膝関節の伸展では膝と股関節を十分に屈曲した状態から伸展を命じると，筋力低下が明らかとなる場合がある．

3．感覚障害

感覚障害の検査は，通常では触覚，痛覚，温覚，位置感覚，振動感覚などに分けて詳細に検査する必要があり，脊髄障害の一部では診断に重要である．しかし，腰仙椎部の神経障害では，触覚，痛覚を検討すれば十分であると考えている．下肢のみでなく，仙椎領域の感覚障害の有無は必ず検査する必要がある．神経障害の程度が軽微であると，明らかな感覚鈍麻を認めないこともあるが，運動障害の程度と感覚障害の程度に著明な差を認める場合には，運動ニューロン疾患などを鑑別する必要がある．

下肢では感覚障害の範囲が末梢神経領域に一致するのか，デルマトームに一致するのかを念頭に置いて検査する．神経根症ではデルマトームに一致することが多いが，馬尾障害では必ずしも一致しない．また，腰部脊柱管狭窄症では，歩行負荷直後に詳細に検査すると，感覚障害が出現し，拡大することもある．位置感覚や振動感覚が著明に鈍麻している場合には，腰椎疾患よりもむしろ末梢神経障害や脊髄後索障害を疑う．

4．排尿障害（神経因性膀胱）

S$_2$神経根以下の障害，または脊髄円錐障害では，下肢症状がなく，排尿・排便障害のみが自・他覚所見である．また，前述したように腰椎部疾患においても本障害を自覚していない患者も多く，下肢の神経症状が広い範囲にわたり，程度が強い場合には，その旨を患者に説明し，膀胱機能検査を行う．設備がない場合でも，残尿測定は最低限でも行ったほうが望ましい．

5．反　射

腰仙椎部疾患で行うべき反射は膝蓋腱反射（PTR），アキレス腱反射（ATR）が中心となる．腰椎部疾患においては，何らかの神経障害があれば，腱反射は減弱もしくは消失する．片側性の減弱もしくは消失は，その神経根障害の存在を疑う特徴的な所見である．両側性の減弱は加齢などによる減弱も考えられるが，このような場合には，Jendrassick maneuverの増強効果を用いて反射の促通を行っている．促通効果を用いても反射が出現しない場合を反射の消失としている．

PTRの亢進とATRの消失は腰椎部病変（または末梢神経障害など）と上位運動ニューロン障害の合併を疑う必要がある．末梢神経障害などがある場合には，上位運動ニューロン障害があっても反射が亢進しないことがあるので，注意を要する（糖尿病性神経障害と頸髄症の合併など）．

腰部神経根障害における高位別の神経学的所見をまとめると表1のようになる．

腰仙椎部疾患の診療上で念頭に置くべき疾患

◼ 閉塞性動脈硬化症

腰部脊柱管狭窄症と鑑別を要する疾患である．本症の診断には診療上では下肢の血管拍動を触知することが重要であるが，本症がなくても足背動脈の拍動を触れないことがある．診断には上下肢の血圧比を測定することが重要とされる．

2 腹部大動脈瘤

腰痛を主訴に来院することも多く，腹部の拍動性腫瘤の有無の触診，血管雑音の聴診を心がけることが重要である．また，腹部大動脈は通常の腰椎 MRI で撮影範囲に含まれていることも多いので，注意深く読影するとよい．

3 心因性反応

詳細は他項に譲るが，神経徴候が解剖学的に一致しない場合，筋力測定で歯車様の動きを示す場合，神経徴候の変動が激しい場合などには，留意する必要がある．

4 骨盤内病変

骨盤内の腫瘍などで，坐骨神経に関連した症状を呈することがある．硬膜外ブロックや神経根ブロックも効果を示すため，症状だけでは診断が困難な場合も少なくない．診察所見から考えられる神経根障害が画像で証明できない場合，手術の効果が思ったほどなく，症状が進行するなどの場合には，注意する．

参考文献

1) 千葉一裕，戸山芳昭：臨床症状と診断の進め方．in 越智隆弘，菊地臣一（編）：腰部脊柱管狭窄（症）．NEW MOOK 整形外科 9．金原出版，2001，pp73-80
2) 藤本吉範，白須健司，生田義和：鑑別診断．in 越智隆弘，菊地臣一（編）：腰部脊柱管狭窄（症）．NEW MOOK 整形外科 9．金原出版，2001，pp81-87
3) 田口敏彦：臨床症状と診断の進め方．in 越智隆弘，菊地臣一（編）：腰椎椎間板ヘルニア．NEW MOOK 整形外科 2．金原出版，1997，pp67-73
4) 辻　陽雄：腰椎の検査．in 辻　陽雄，高橋栄明（編）：整形外科診断学，第 3 版．金原出版，1999，pp230-246
5) Verbiest H：A radicular syndrome from developmental narrowing of the lumbar vertebral canal. *J Bone Joint Surg Br* **36**：230-237，1954

第3章

脊椎脊髄病変との鑑別診断

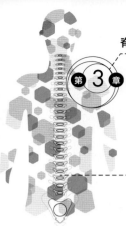

脊椎脊髄病変との鑑別診断

第3章 脳血管障害と脊椎脊髄病変との鑑別

安井敬三，長谷川康博

はじめに

　脳血管障害は，片側上下肢に同時に広がるしびれ感や麻痺が突然に起きる急性疾患で，しばしば構音障害や失語症などの脳症状を伴う．脊椎脊髄疾患は，障害高位に従った感覚障害と麻痺が急性〜慢性に発症する疾患を含み，対麻痺や四肢麻痺などを呈する．Brown-Séquard症候群では，左右で障害される感覚の種類（modality of sense）が異なる．特に頸椎症と硬膜外血腫は強い痛み（疼痛）を伴うことがあるが，両者の鑑別は通常では容易である．しかし，頸椎症は脳血管障害とともに中高年に発症するありふれた疾患であり，合併例も珍しくなく，時に急性発症して診断が困難なことがある．本項では両者の鑑別点を述べた後，自験例を用いてポイントを解説する．

頸椎症と脳血管障害の鑑別点

1 発症年齢

　頸椎の加齢変性は20代に始まるのが一般的であり，腰椎の変性に比べておおよそ10年遅い．頸椎症性脊髄症646例の検討では，40〜60代が74%を占めていたが，対人口比でみると70代が最も多かった[13]．一方，脳卒中も70代にピークが認められ[1]，両者は好発年齢が近似している．

2 自覚症状

　頸椎症性神経根症の初発症状は，頸部痛単独73%，頸部痛に上肢痛あるいは手指のしびれ感の併発が19%であり，頸部痛発症後に上肢痛あるいは手指しびれ感が出現するまでの期間は0〜150日（平均18日）である．脊髄症の初発症状は，手指しびれ感が最多で68%にみられ，次いで下肢しびれ感，歩行障害であり，頸部痛はみられない[18]．手指しびれ感は神経根症では片側，脊髄症では両側にみられるのが一般的で，頸椎伸展位（後屈位）で症状の増悪を訴えることが多い．

　一方，脳血管障害は発症が突然で日時をほぼ特定でき，これが最大の鑑別点になる．症状は多彩で，巣症状では片麻痺が最多で半数以上にみられ，次いで構音障害が続く．頭痛は出血性脳卒中では最も多い症状であり，虚血性脳卒中では頸部痛を含めても6%（自験例）にすぎない．感覚障害はラクナ梗塞で最も多いが，それでも約10%である．

3 神経学的所見

　頸椎症の詳細な神経学的所見については別項を参考にしていただきたい．ポイントは，障害高位によって特徴的な神経学的所見がみられること，脊髄症では髄節徴候の後で長経路徴候が出現する時間経過がみられることである．脳血管障害は，通常では片麻痺，片側の感覚障害パターンをとり，上下肢同時に症候が出現する．

片麻痺を呈して脳血管障害と考えられた脊椎脊髄疾患

　頸椎症や頸椎後縦靱帯骨化症は痛みやしびれ感で発症し，外傷がなければ亜急性〜慢性経過をとるが，まれに急性片麻痺を主訴とし，痛みや感覚障害がないか，あっても軽度であると脳血管障害が疑われる[6,14,15,24,25]．脳血管障害を疑った場合には，四肢麻痺への進展を脳幹梗塞と解釈してしま

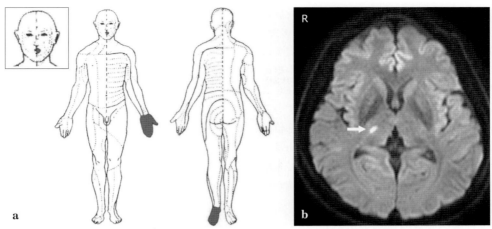

図1　Cheiro-oral-pedal 症候群（文献22より転載）
a：左口唇，左手掌，左足底に異常感覚（灰色部分）を認める．
b：頭部MRI拡散強調画像．右視床にラクナ梗塞（矢印）を認める．

うこともある[25]．また，片麻痺と考えたが，術後に健側の握力も改善したため，発症時は左右差のある不全四肢麻痺であったと考えられる頸椎症もある[14]．主訴が片麻痺であっても，Brown-Séquard 症候群の一部かどうかを確かめ，発症時の頸部痛や肩痛などを聞き落とさないことが重要である．純粋な運動麻痺例はきわめてまれである[14]．一方，高度の頸椎症で慢性の循環障害があり，椎骨動脈閉塞時に脳梗塞と脊髄梗塞を同時発症することもある[4]．

頸椎症との鑑別が必要な脳血管障害の自験例

1 一側の手足に急性発症するしびれ感で，同側の口唇にもしびれ感を認める症例

【症例1】
患　者：59歳，男性．
主　訴：左手掌，左足底，左口唇のしびれ感．
既往歴：高血圧．
現病歴：起床時に左足底全体に自発的なビリビリしたしびれ感があり，触るとジンジンした痛みを自覚した．昼から左手掌，夕方から左口唇にも同様のしびれ感が出現したため，救急外来を受診した．
初診時現症：意識・脳神経・運動系・小脳系は正常であった．腱反射は左アキレス腱反射が減弱する以外正常であった．左口唇，左手掌，左足底にビリビリした痛覚過敏を認めた（図1a）[22]．振動感覚は左右差がなく，手掌描画覚，立体感覚，手指の巧緻運動は正常であったが，重量感覚は左手にて鈍麻していた．Jackson テスト，Spurling テストは陰性で，後者では左屈曲で頸部の突っ張り感を訴えた．
画像所見：頭部MRI拡散強調画像にて右視床にラクナ梗塞を認めた（図1b）[22]．

1．Cheiro-oral-pedal 症候群

1914年にSittig[17]は一側の手と同側の口周囲という特異な分布の感覚障害を報告した．その後，同側の足も含む症例が報告され，cheiro-oral-pedal症候群と呼ばれる．責任病巣は頻度の多い順に脳幹33％，視床21％，大脳皮質感覚野16％，放線冠1％，多発病巣1％，不明28％である[2]．原因疾患は脳血管障害が多いが，脳腫瘍，脳動脈奇形などの報告もある．脳幹病変の場合には，感覚鈍麻に運動失調や眼球運動障害を伴いやすく，視床病変では感覚鈍麻の他に痛覚過敏がみられたり，下肢に症状が及んだりすることも多い．

感覚障害の分布は最も軽微な症例では，手では母指または示指の末端掌面，口部では上または下口唇赤色部に限局する．拡大すると，手の範囲を越えて前腕に広がるとともに，口部では上頬部，

眼窩周囲へと進展する．また，上肢では橈骨側に限局した仮性根神経型をとることが多い[7]．

微小電極を用いたサルの体性感覚地図やヒトの定位脳手術の成績をもとにすると，橋より中枢の体性感覚系は常に手と口が隣接した体性局在をとるため，手と口はともに感覚障害が生じやすいことが示唆される（図2）[5]．しかし，その他の部位はまぬがれて手と口に限局する症例が多い理由は説明できず，この領域が他の皮膚領域に比べて末梢神経の感覚受容器が数多く集中し，感覚閾値が低いことを考慮する必要がある．

2．脊椎脊髄疾患との鑑別ポイント

橈側手指優位のしびれ感があり，腱反射亢進がない場合には，頸椎症性神経根症，手根管症候群，多発神経炎などと誤診するリスクがあるため，急性発症であれば口周囲のしびれ感の有無について尋ねるべきである．頸椎症性神経根症の場合には，母指を中心とするしびれ感があればC6神経根症を疑い，上腕二頭筋の筋力低下と腱反射減弱を確認する．手掌全体のしびれ感はC4-5頸椎症性脊髄症でみられることが多く，このときは上腕二頭筋の筋力低下と腱反射減弱，下肢腱反射亢進がみられる．

2 急性発症する下垂手で髄節症候や感覚障害がない症例

【症例2】

患　者：80歳，女性．
主　訴：左手首から先が動かない．
既往歴：高血圧，骨粗鬆症．
現病歴：某月上旬から左指先にしびれ感が間欠的に起こり，近医整形外科を受診した．握力は右21 kg，左11 kgであった．手関節と環指・小指の筋力低下，左上肢の触覚鈍麻を認め，C5/6頸椎症と診断されて治療を受けていた（図3a）[22]．同月20日に左手の脱力としびれ感が急速に進行して動かなくなったため，頭蓋内疾患を疑われて紹介された．
初診時現症：意識・脳神経・感覚系・小脳系は正常であった．腱反射は四肢で正常，Babinski徴候は陰性であった．徒手筋力テスト（右/左）は，三角筋5/5，上腕二頭筋5/4，上腕三頭筋5/5，手関

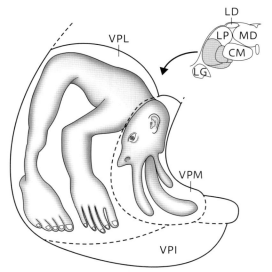

図2　視床の体性感覚地図[5]
視床では口唇，手指，足趾が近接しており，ラクナ梗塞でこれらが特異的に障害される．
VPL：後外側腹側核，VPM：後内側腹側核，VPI：下後腹側核，LD：背外側核，LP：後外側核，MD：背内側核，CM：正中中心核，LG：外側膝状体．

節背屈5/3，手関節掌屈5/3，手指伸展5/1，手指屈曲5/1で，下肢は両側正常であった．
画像所見：頭部MRI FLAIR（fluid attenuated inversion recovery）画像にて右中心前回に限局性の脳梗塞を認めた（図3b）[22]．
経　過：発症1年後，指の分離運動ができていたが，補助手（図3c）[22]のままであった．

1．Precentral knob領域の脳梗塞

1997年にYousryら[26]は，機能的MRIを用いた局在診断法により，中心前回外側で中心溝に接する部位がmotor hand areaであることを示し，その形状からprecentral knobと呼んだ．この領域の障害は脳梗塞が多いが，脳出血やくも膜下出血，脳腫瘍も報告されている．柿沼ら[8]は脳梗塞例をまとめて次の6つの特徴を挙げている．①発症様式は突発完成で，進行しない症例が多い，②手の麻痺は全指に一様か，橈側または尺側に優位である．③MRI病変はprecentral knobの外側または内側に局在することが多く，外側病変は橈側優位，内側病変は尺側優位の麻痺に対応する傾向がある．④手の麻痺に随伴して手首，肘，肩，および顔面に軽度の麻痺を認めることがあり，35〜

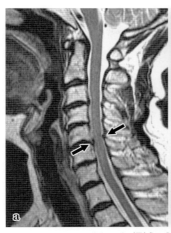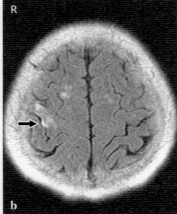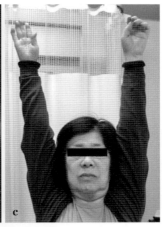

図3 Precentral knob 領域の脳梗塞で下垂手を認める症例（文献22より転載）
a：脊髄 MRI T2強調矢状断像．C5-6 高位の軽い頸椎症性変化（矢印）を認める．
b：頭部 MRI FLAIR 画像．右中心前回の precentral knob 領域に梗塞巣（矢印）を認める．
c：発症1年後，上肢挙上はよいが，左手指はまだ伸展できずに補助手のままである．

67％の患者に罹患手の感覚障害を認める．⑤心血管系病変としては罹患側の内頸動脈狭窄を35～67％に，心臓または大動脈に塞栓源のあるものを14～43％に認めるが，中大脳動脈狭窄は少ない．⑥手の麻痺は予後良好である．

Precentral knob 領域の病変による麻痺の広がりについては，上肢全体[20]，前腕以遠[10]，全手指[10]，尺側手指[10]，橈側手指[10]，示指[10]，母指[19]など，さまざまな症例が報告されている．機序は上記のとおり塞栓症が強調されてきたが，尺側優位の麻痺を呈した内側病変例に進行性経過を示すものがあり，血行力学的機序もありうる[10]．一方，一部の手指に限局し，他の神経症候を伴わない運動麻痺例を集めた報告では，病巣は76.9％が precentral knob と最多で，皮質下白質，前頭葉，中心溝，中心前回，半卵円の症例も散見された．症候に広がりを示す上肢単麻痺例の病巣は，中心前回が最も多く，中心後回や頭頂葉など，さまざまな部位にみられた[12]．

2．脊椎脊髄疾患との鑑別ポイント

Precentral knob 領域の病変では，下垂手または手指の障害がみられるため，下位頸椎の障害や橈骨神経麻痺などの末梢神経障害との鑑別が必要である．症例2でみられた C5-6 高位の頸椎症性変化は軽微で無症候と考えられるが，もしこの部位の脊髄症であれば上腕三頭筋の筋力低下と腱反射減弱，下肢腱反射亢進がみられるはずである．感覚障害はあっても軽度で不明瞭なため，髄節障害，末梢神経障害では考えにくい．

③ 後頸部に鈍痛があって手指しびれ感とふらつきを伴う症例

【症例3】
患　者：35歳，男性．
主　訴：後頸部の鈍痛，しびれ感とふらつき．
既往症：小児喘息，腰椎椎間板ヘルニア．
現病歴：某月24日から右後頸部の鈍痛が出現した．翌月2日11時に左手指，左足趾のピリピリしたしびれ感を自覚したため，近医整形外科を受診した．頸椎X線像が正常であり，肩こりと診断された．間もなく下肢しびれ感が側腹部まで上行した．夕食の準備前から左上下肢に力が入らず，フライパンがもてなくなり，歩行が不安定で転倒するため，救急外来を受診した．

入院時現症：意識・脳神経・小脳系は正常であった．運動系では左上下肢の遠位優位の片麻痺で，徒手筋力テストは，左で上肢の近位2，遠位1，下肢の近位3，遠位1～2であった．感覚系では左手指の異常感覚，左 T10 以下の錯感覚（図4a）[22]がみられた．腱反射は左膝蓋腱反射のみが中等度亢進していたが，他は正常であった．Babinski 徴候は左で陽性であった．

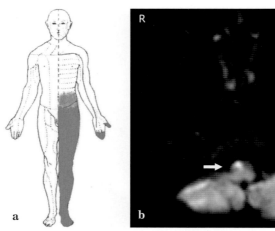

図 4 延髄内側梗塞 (文献 22 より転載)
a : 左手指の異常感覚と左 T10 以下に錯感覚 (灰色部分) を認める.
b : 頭部 MRI 拡散強調画像. 右延髄錐体を含む内側底部寄りに限局する脳梗塞 (矢印) を認める.

画像所見：頭部 MRI 拡散強調画像で右延髄錐体を含む内側底部寄りに脳梗塞を認めた (図 4b)[22]. 発症機序の精査のために脳血管造影を行ったところ，不規則に狭窄した string 徴候を認めたため，右椎骨動脈解離と診断した.

1. 延髄梗塞

延髄梗塞は延髄内側症候群 (Dejerine 症候群) と延髄外側症候群 (Wallenberg 症候群) に分けられる. 椎骨脳底動脈系は血管解離による脳血管障害が起きやすく，その際には後頸部や後頭部に痛みを伴うことがある. こうした痛みと手足のしびれ感，麻痺などのみの場合には，頸椎疾患との鑑別が問題になる.

Dejerine 症候群は，椎骨動脈，前脊髄動脈の閉塞または出血によって起きる. 病巣側の舌下神経麻痺と病巣対側の顔面を除く片麻痺，深部感覚障害が原型で，さまざまなバリエーションがみられる. 吉井ら[23]，澤田ら[16]のまとめによると，神経症候は片麻痺が 41/62 例，深部感覚障害が 40/58 例でみられ，純粋運動性片麻痺 (pure motor hemiplegia) や純粋感覚性卒中 (pure sensory stroke) を呈しうる. 舌下神経麻痺は 24/59 例でやや頻度が低く，一方，構音障害は 24/30 例，嚥下障害は 17/28 例と多くみられた.

Wallenberg 症候群は，椎骨動脈，後下小脳動脈，脳底動脈下部の分枝などの閉塞または血管解離による脳梗塞である. 血管解離の場合には，しばしば後頸部痛が先行する. めまい，嘔吐で突発し，眼振，嚥下困難，病巣側の小脳性運動失調，Horner 症候群，対側の解離性感覚障害を呈する. 神経学的所見の組み合わせはさまざまで，自験 39 例のまとめでは頻度の多い順に感覚障害 82%，小脳性運動失調 69%，Horner 症候群 66% であり[21]，過去の報告と同様であった[9,11].

2. 脊椎脊髄疾患との鑑別ポイント

後頸部痛と感覚障害がみられる場合には，頸椎疾患との鑑別が必要になる. 脳幹の症候を見逃さないよう，丹念に神経学的所見をとることが重要であるが，頸椎症性神経根症は単一神経根障害で下肢に感覚障害が及ぶことがないので，通常では簡単に鑑別できる.

頸部のカイロプラクティック療法後に椎骨動脈解離を起こす症例の報告は多く[3]．頸椎疾患で治療中の症例に延髄梗塞が起きた場合には，神経学的所見の解釈が難しいこともある.

まとめ

脳血管障害は発症が突然で片麻痺となり，頸椎症を代表とする脊椎脊髄疾患は発症がより緩徐で上肢単麻痺，対麻痺，四肢麻痺が多い. 両者は通常では容易に鑑別できるが，片麻痺を呈する脊椎

脊髄疾患，限局性の感覚障害や脱力を示す小梗塞，頸部痛と軽度のしびれ感や脱力を伴う延髄梗塞では紛らわしいことを述べた．脳梗塞巣が不明の場合や脊椎画像で病変が疑われても神経症状と障害髄節の神経徴候が合致しない場合には，検査を追加するなどして責任病巣を明らかにする必要がある．

文献

1) 荒木信夫，小林祥泰：病型別・年代別頻度．in 小林祥泰：脳卒中データバンク 2015. 中山書店，2015, pp18-19
2) Chen WH : Cheiro-oral syndrome : a clinical analysis and review of literature. *Yousei Med J* **50** : 777-783, 2009
3) Frumkin LR, Baloh RW : Wallenberg's syndrome following neck manipulation. *Neurology* **40** : 611-615, 1990
4) 藤井敬之，三田　洋，芥川宣子，他：右椎骨動脈閉塞により両側上肢麻痺を呈した小脳・脊髄梗塞の1例．臨床神経 **52** : 425-428, 2012
5) 後藤文男，天野隆弘：顔面知覚路．診断に必要な機能解剖学．*Clin Neurosci* **2** : 136-137, 1984
6) Hsieh CF, Lin HJ, Chen KT, et al : Acute spontaneous cervical spinal epidural hematoma with hemiparesis as the initial presentation. *Eur J Emerg Med* **13** : 36-38, 2006
7) 礒野　理：手口感覚症候群．神経症候群Ⅰ．別冊日本臨牀領域別症候群シリーズ（26）：353-356, 1999
8) 柿沼佳渚子，中島雅士，稗田宗太郎，他：偽性尺骨神経麻痺で発症した内頸動脈狭窄にともなう進行性脳梗塞．臨床神経 **50** : 666-668, 2010
9) Kameda W, Kawanami T, Kurita K, et al : Lateral and medial medullary infarction. A comparative analysis of 214 patients. *Stroke* **35** : 694-699, 2004
10) Kim JS : Predominant involvement of a particular group of fingers due to small, cortical infarction. *Neurology* **56** : 1677-1682, 2001
11) Kim JS : Pure lateral medullary infarction : clinical-radiological correlation of 130 acute, consecutive patients. *Brain* **126** : 1864-1872, 2003
12) 北村英二，濱田潤一，鈴木康輔，他：Pure motor isolated finger palsy を呈した脳梗塞の1例．臨床神経 **50** : 572-577, 2010
13) Kokubun S, Sato T, Ishii Y, et al : Cervical myelopathy in Japan. *Clin Orthop* **323** : 129-138, 1996
14) 永田　清，二階堂雄次，出口　潤，他：突然片麻痺で発症し，当初脳梗塞として治療した頸椎症の1例．*Neurosurg Emerg* **19** : 99-103, 2014
15) 中川政弥，大谷直樹，井中康史，他：突然の不全片麻痺で急性発症し，脳梗塞が疑われた頸椎症の1手術例．防医大誌 **40** : 135-139, 2015
16) 澤田秀幸，宇高不可思，亀山正邦：延髄内側症候群．神経内科 **47** : 359-365, 1997
17) Sittig O : Klinische beitrage zur lehre von der lokalisation der sensiblen rindenzentren. *Prager Med Wochenschr* **45** : 548-550, 1914
18) 田中靖久，国分正一：頸部神経根症と頸部脊髄症の症候による診断．in 越智隆弘，菊地臣一（編）：頸椎症．NEW MOOK 整形外科 6. 金原出版，1999, pp30-38
19) Terao Y, Hayashi H, Kanda T, et al : Discrete cortical infarction with prominent impairment of thumb flexion. *Stroke* **24** : 2118-2120, 1993
20) 上田直久，薄　敬一郎，谷川明代，他：Precentral knob の梗塞による上肢 pure motor monoparesis. 脳神経 **53** : 1148-1149, 2001
21) 山田晋一郎，仁紫了爾，川畑和也，他：Wallenberg 症候群の臨床特徴―救急外来初期診断の検討．臨床神経 **50** : 739, 2010
22) 安井敬三，長谷川康博：頸椎症と紛らわしい脳血管障害．脊椎脊髄 **28** : 606-611, 2015
23) 吉井文均，篠原幸人：延髄内側梗塞の臨床症候．神経内科 **44** : 584-588, 1996
24) 吉本祐介，相原　寛，土本正治，他：片麻痺で発症した頸椎・脊髄疾患の2例．*Jpn J Neurosurg* **15** : 534-537, 2006
25) 吉本祐介，佐々田　晋，進藤徳久，他：発症初期に片麻痺を呈し虚血性脳血管障害として加療された頸椎硬膜外血腫の1例．脳卒中 **33** : 506-510, 2011
26) Yousry TA, Schmid UD, Alkadhi H, et al : Localization of the motor hand area to a knob on the precentral gyrus. A new landmark. *Brain* **120** : 141-157, 1997

脊椎脊髄病変との鑑別診断

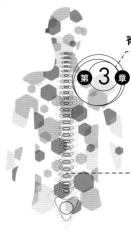

第3章 Parkinson病と脊椎脊髄病変との鑑別

山川一夫，田中茂樹

はじめに

Parkinson病は，James Parkinson[4]が1817年に記載した神経変性疾患であり，無動，筋強剛，安静時振戦，姿勢反射障害を4主徴とする疾患である．中脳黒質のドパミン産生細胞の脱落による基底核での運動調節障害が病因と考えられている．Parkinson病の運動症候と類似の症候を呈する疾患をParkinson症候群と総称しているが，これは脳血管障害によるもの，薬剤によるもの，他の変性疾患によるものなど，多くの疾患で生じうる．正常圧水頭症も注目されている[3]．また，Parkinson症候群と頸椎症が合併していることがあり，手術適応や予後予測などに慎重にならざるを得ない症例も多々ある．本項では脊椎脊髄病変とParkinson病，正常圧水頭症などのParkinson症候群の関連に言及し，臨床的に重要である頸椎症とParkinson病の鑑別，合併例についての臨床判断の指針について述べる．

Parkinson症候群とは

Parkinson病に代表される症状である無動，筋強剛，安静時振戦，姿勢反射障害のうち，無動もしくは筋強剛のいずれかを含む2つ以上の症状を呈するものをParkinson症候群という．これらは粗大筋力が保たれており，錐体路障害，運動失調，末梢神経障害，筋障害が認められず，錐体外路障害とされている．

「無動」とは，動作が緩慢になるが，筋力低下を伴わないものである．具体的には，手先の細かい作業がしにくいという軽度な症状から，ベッドの上ですらほとんど動けないという重篤な症状まである．瞬目が減少して表情が乏しい仮面様顔貌，声が小さく単調な話し方も，無動の一側面とする考えもある．

「筋強剛」とは，筋緊張度の異常である．筋緊張には筋緊張亢進と筋緊張低下があり，Parkinson症候群では基本的に筋緊張亢進が認められる．筋緊張亢進は強剛，痙縮に分けられる．強剛とは受動的に関節を屈曲伸展（筋を伸展）させたときにガクガクと歯車様の抵抗，もしくはあたかも鉛管を曲げるときのような一様の抵抗があるものを指す．痙縮は関節を受動的に屈曲伸展（筋を伸展）させたときに最初に大きな抵抗が生じ，その後に抵抗が減じるものである．Parkinson症候群においては筋緊張亢進の中でも強剛が認められる．

「振戦」とは，四肢もしくは頭部に生じる規則的な「ふるえ」であり，特にParkinson病では安静時に生じ，動作時，姿勢時には減弱もしくは消失する4～6Hzの丸薬まるめ様の手指の振戦を呈する．この安静時振戦を呈する疾患は少なく，左右差を認める場合にはParkinson病の可能性が高くなる．また，本態性振戦では頭部の振戦は横方向が多く（No-No tremor），Parkinson病では縦方向が多い（Yes-Yes tremor）．

「姿勢反射障害」とは，健常者であれば姿勢のバランスが崩れても足が出ることや上体でバランスをとることで姿勢保持が可能であるが，これが困難になることであり，姿勢保持反射（姿勢の立ち直り反射）が障害されているものである．具体的には，後方に転倒しやすくなるなどがある．検査法としては患者の後ろに立ち，患者の両肩を後方に引くことで行う．正常では上体でバランスをと

るが，Parkinson症候群の患者では容易に足を後方に踏み出したり，足も出ずに後方に棒のように倒れてしまう．

　安静立位の姿勢と歩容もParkinson病では特徴的である．体幹は前傾になって軽度屈曲し，肘と膝も軽度屈曲する姿勢をとる．歩行は最初の1歩目が出にくくなり（すくみ足），歩幅は小さくすり足になる傾向がある．歩行中に歩行が徐々に早くなり，随意的なコントロールが困難になること（突進歩行）もある．

　また，いわゆるParkinson症候群には含まれないが，便秘，膏顔（oily face），起立性低血圧，排尿障害などの自律神経症状がParkinson病では存在する．

　Parkinson病では精神症状も重要であり，うつ，認知症などの症状が徐々に出現することがある．

Parkinson症候群の責任病巣，病態生理

　Parkinson病は，病理学的には中脳黒質のドパミン産生細胞が徐々に脱落することが原因と考えられている．黒質から線条体への投射が減少するため，線条体でのドパミンの欠乏が生じる[2]．これによる黒質線条体系の機能障害から，運動の発現やスムーズさの障害を生じるとされている．本項では病態生理に関しては，これ以上言及しない．

　髄液循環障害から生じる正常圧水頭症に関しては，3徴として，歩行障害，失禁，認知症がいわれている．Parkinson症候群との鑑別を要することもあり，運動の伝導路である放線冠の障害が機序の一つとして考えられている．正常圧水頭症の歩行障害の特徴としては，歩幅の減少，足の挙上低下，歩隔の拡大が指摘されている．また，Parkinson病とは異なり，床に線を引くなどの視覚的cue（手がかり）や「1，2，1，2」と声をかける聴覚的cueなどでの歩行の改善効果があまり認められず，症状が似ていても病態の違いを反映していると考えられる．

脊髄疾患とのかかわり

　脊髄病変にて，脱力，歩行障害，脱力や深部感覚障害による四肢のふるえなどが出現し，Parkinson症候群との異同が問題になることもある．

　筋力低下を生じる場合には，神経根障害では神経根に一致した筋に筋力低下が生じるが，それとともに神経根のデルマトーム（皮膚分節）に一致した感覚障害も生じる．また，筋緊張も低下し，腱反射は減弱する．脊髄障害では障害部位以下の筋力低下が生じ，障害部位以下の感覚障害を呈し，筋緊張および腱反射も亢進する．

　歩行は，脊髄障害では側索が障害された場合には痙縮が生じ，痙性歩行となる．この場合には，両側性であれば「はさみ足歩行」が生じ，片側であれば「分回し歩行」などの痙性片麻痺歩行になる．脊髄後索障害では開脚して歩幅を小さく歩行し，閉眼で動揺（Romberg徴候）を認める．これらをきたす疾患としては，前者は頸椎症や腫瘍などによる圧迫，および前脊髄動脈症候群による血管障害でも生じる．後者は神経梅毒などで生じ，両者が複合するのはビタミンB_{12}欠乏による亜急性連合性脊髄変性症である．もちろん，圧迫性病変や占拠性病変，脱髄性病変でも生じうる．また，深部感覚の障害による感覚性失調（深部感覚障害）の場合には，四肢が一見したところ振戦様（pseudoathetosis）になるときもある．また，脱力のために振戦様にみえることもある．頸椎症で上肢の深部感覚障害が生じる場合には左右差があっても両側に生じることが多く，片側性の場合には大脳由来であることが多い．

鑑別のポイント（表1）

　Parkinson症候群が存在することで，腱反射が亢進し，錐体路障害が存在するように一見みえることもあり，頸椎症の手術を施行されている症例がある．このような症例では，術後も歩行障害が徐々に進行するため，神経内科に紹介されることがある．このような観点から，本項ではParkinson病と頸椎症性脊髄症の鑑別に関して簡潔に述べる．以下に，①病歴，②視診，③身体診察，④

表 1 Parkinson 病と頸椎症の鑑別のポイント

	Parkinson 病	頸椎症
発症および経過	潜在性発症	緩徐発症もしくは急性発症
	（逆）N 型の進展で緩徐進行性	階段状の増悪
運動感覚症候	無動，強剛，振戦	髄節性の運動感覚障害
姿勢反射障害	あり	なし
感覚障害	通常なし	通常あり
腱反射	正常	上肢は減弱，下肢は亢進
	（亢進のこともある）	病的反射
自律神経症状	蒼顔，便秘，起立性低血圧	手掌紅斑
画像所見	頭頸部 MRI，CT では明らかな異常なし	頸椎 MRI では脊髄圧迫など
L-dopa への反応性	あり	なし

薬物への反応を挙げ，その答えとして Parkinson 病を示唆するものには（P）とし，頸椎症を示唆するものには（C）としている．これらは非常に簡略化しているので，当てはまらない場合も多く存在することには留意が必要である．他項で頸椎症の画像所見などは言及されるため，頸椎症の画像検査については言及しない．また，Parkinson 症候群を頸椎症から分離することが目的であり，Parkinson 症候群を呈する疾患の鑑別を目的にはしていないため，頭部画像所見についても言及しない．

1 病　歴

1．発症年齢
（P）60 歳以下（60 歳以上でも生じるが，60 歳以下ではより Parkinson 病が疑われる）．
（C）60 歳以上（Parkinson 病の場合と同様に 60 歳以下でも生じうる）．

2．発症様式
（P）潜在性発症（今から考えると，あの頃からおかしいようだ）．
（C）外傷などを契機に階段状の増悪．

3．経　過
（P）片側一肢から始まって同側他肢に進展し，その後に対側肢に進展．N 型もしくは逆 N 型の進展で緩徐進行性．
（C）外傷などを契機に階段状の増悪．

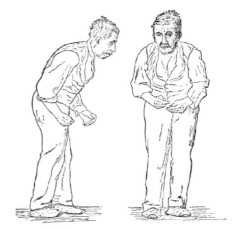

図 1 Gowers による Parkinson 病の姿勢
(Gowers WR：Paralysis agitans. *A Manual of Diseases of the Nervous System. Vol II, Diseases of the Brain and Cranial Nerves, General and Functional Diseases of the Nervous System*, 2nd ed. J & A Churchill, London 1893, p 639 の図 148 より引用)[1]

2 視　診

1．姿勢はどうか
（P）前傾姿勢で肘と膝が屈曲している（図 1）．
（C）足を開脚し，すっとまっすぐな姿勢．

2．歩行はどうか
（P）前傾前屈姿勢でヨチヨチ歩く（Parkinson 歩行）．視覚的 cue や聴覚的 cue などでの改善がある．
（C）下肢の突っ張った痙性歩行．

3．振戦はあるか
（P）安静時の指先で丸薬を丸めるような手指

の規則的な振戦（安静時振戦）がある．座っているときに足がふるえる．ふるえに左右差がある．
　（C）視覚補正で改善する手指のふるえがある．
4．動きはどうか
　（P）動作がゆっくりしている（無動）．顔貌は瞬目が少なくて表情が乏しい（仮面様顔貌）．
　（C）表情が豊かで前記の症状が認められない．
[コメント]
　視診で特に重要なのは左右差のある安静時振戦である．これがあれば感度70％以上でParkinson病である[6]．次に重要なのは歩容であり，Parkinson病に特有の前傾前屈姿勢をとりヨチヨチ歩くことは診断的価値が高く，診察室に入室する際に観察する必要がある．

3 身体診察
1．筋の緊張度はどうか
　（P）手首や肘，足首などを受動的に屈曲伸展させたときにガクガクと歯車様の抵抗（強剛）がある．
　（C）仰臥位の安静状態で，膝関節の背側に検者の手を入れて急速に膝関節を挙上させたときに最初は膝以下も一緒に挙上されるが，その後に落下（痙縮）する．
2．姿勢の安定性はどうか
　（P）患者の背後から両肩を軽く後方に引くと，後方に転倒しやすい（姿勢反射障害）．
　（C）前記を行っても安定している．
3．筋力低下があるか
　（P）筋力低下がない．
　（C）髄節性の筋力低下がある．
4．感覚障害があるか
　（P）明らかな感覚障害がない．
　（C）上肢に髄節性の感覚障害がある．レベルのある感覚障害がある．
5．腱反射はどうか
　（P）明らかな亢進は認めない．
　（C）上肢で減弱，下肢で亢進し，病的反射も認める．
6．指叩き試験（1指と2指で大きくtapping）はどうか
　（P）振幅の減少，リズムの変化がある（無動）．

表2　頸椎症の術前ポイント

Parkinson病との鑑別点
　術前に最低限再確認すべきこと
　①安静時振戦
　②歩容
　③筋強剛
　④髄節性の運動感覚障害
　⑤L-dopaの反応性
Parkinson病との合併例への対応
　術前に今後も進行することを説明する

　（C）前記の症状がない．
[コメント]
　身体診察で特に重要であるのは筋強剛の存在である．これは頸椎症では出現することがなく，Parkinson病を示唆するものである．次に重要であるのは髄節性の運動感覚障害であり，これは頸椎症の可能性を示唆する．

4 薬物への反応
　（P）L-dopaへの反応性あり．
　（C）L-dopaへの反応性なし．
[コメント]
　Parkinson病であればL-dopaへの反応性があり，薬物量が少量で症状の改善がない場合でも，徐々に増量して反応があるかをみてみることが必要である．

　　　　　＊　　　　　　＊

　以上の観点から考えると，頸椎症とParkinson病の簡単な鑑別に特に重要であるのは，安静時振戦，歩容，筋強剛，髄節性の運動感覚障害，L-dopaへの反応性であるといえる．頸椎症として手術する前に以上の項目だけでも再度診察することは，術後も症状が徐々に進行する症例を防ぐためにも必要であろう（表2）．

Parkinson病合併例の場合

　他に注意すべき点は，頸椎症による症状を合併するParkinson病患者の場合である．Parkinson病の約20％に頸椎症が合併する[5]といわれてお

り，注意が必要である．この場合には，お互いの病態が相互に関与しており，どの症状がどちらの病態から生じているかを判断することが重要になる．

具体的には，錐体路徴候と錐体外路徴候のどちらが歩行障害に影響しているかを判断することが多くなると考えられる．これは本人の訴えの主体がどちらなのかで，ある程度の判断は可能と思われる．本人の愁訴が「1歩目が出にくい」，「方向転換時によろける」，「広いところは歩きやすいが狭いところでは足がすくむ」などでは，Parkinson病が主体の障害と考えられる．これに対し，「下肢が突っ張って歩きにくい」，「膝が抜ける」などでは，頸椎症性脊髄症が主体と考えられる．しかし，現実には全例で明確に鑑別できるとは限らない．Parkinson病では姿勢反射障害による易転倒性もあり，頸椎症合併例では転倒にて脊髄損傷にまで至り，四肢麻痺を呈する場合もある．したがって，両者の合併例では神経内科医とともに1例ごとによく検討することが必要である．また，患者およ

び家族には，術後もParkinson病のために症状が徐々に進行するのをあらかじめきちんと伝えることが重要である（表2）．

文 献

1) Gowers WR：Paralysis agitans. *A Manual of Diseases of the Nervous System. Vol II, Diseases of the Brain and Cranial Nerves, General and Functional Diseases of the Nervous System*, 2nd ed. J & A Churchill, London, 1893, pp 636-657 (reprinted in 1970 by Hafner Pub, Darien)
2) Hornykiewicz O：Dopamine (3-hydroxytyramine) and brain function. *Pharmacol Rev* **18**：925-964, 1966
3) Krauss JK：Movement disorders in adult hydrocephalus. *Mov Disord* **12**：53-60, 1997
4) Parkinson J：*An Essay on the Shaking Palsy*. Sherwood, Neely, and Jones, London, 1817
5) 豊倉康夫，黒岩義五郎，島田康夫：異常運動疾患アンケート調査集計結果—全国24施設における病院統計（昭和49年1月1日—昭和51年12月31日）．厚生省特定疾患・異常運動疾患調査研究班，1979
6) Ward CD, Gibb WR：Research diagnostic criteria for Parkinson's disease. *Adv Neurol* **53**：245-249, 1990

脊椎脊髄病変との鑑別診断

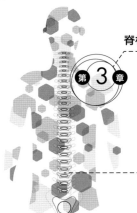

第3章 神経叢疾患と脊椎脊髄病変との鑑別

園生雅弘

はじめに

　本項では頸椎頸髄疾患，とりわけ頸椎症と，腕神経叢疾患の鑑別に絞って論じる．頸椎症，すなわち，頸椎症性神経根症（cervical spondylotic radiculopathy：CSR）や頸椎症性脊髄症（cervical spondylotic myelopathy：CSM）などとの鑑別上で問題となる腕神経叢疾患としては，胸郭出口症候群（thoracic outlet syndrome：TOS）と神経痛性筋萎縮症（neuralgic amyotrophy：NA）が代表的である（後者は後述のように厳密には腕神経叢障害ではない）．その他の原因としては，放射線，腫瘍[17]，外傷，分娩麻痺，リュックサック麻痺，胸骨正中切開術後C8腕神経叢障害[12]など，さまざまなものがある[8]．

　本項では，腕神経叢疾患と頸椎症の鑑別を，各評価手段の面から総論的に述べ，その後にTOSとNAについて解説を加える．

局在診断に必要な解剖学的知識

　腕神経叢疾患と頸椎症の鑑別診断には，腕神経叢を含む解剖学的知識が不可欠である．脊髄〜椎間孔部を図1に示した．ここで重要なのは，椎間板ヘルニアを含むほとんどの頸椎症で障害されるのは，後根神経節よりも近位（節前性）であるという事実である．したがって，その場合には，後根神経節細胞とその遠位側軸索，すなわち末梢感覚神経は障害されない．前根と後根が合してできる脊髄神経の最初の枝は後枝で，傍脊柱筋への運動枝と項背部正中付近皮膚への感覚枝からなる．残りは前枝となって腕神経叢に向かう．脊髄神経

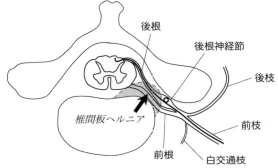

図1　脊髄〜神経根〜脊髄神経
後根神経節ニューロン（感覚一次ニューロン）も描いてある．椎間板ヘルニアなどによる圧迫は，ほとんどの場合には，後根神経節にある細胞体よりも近位に起こるので，遠位側軸索は障害されない．

　前枝の最初の枝は交感神経幹に向かう白交通枝で，腕神経叢では第1胸神経（T1）のみに存在し，頭部への交感神経節前線維を含む．この障害ではHorner徴候が出現する．したがって，腕神経叢障害がHorner徴候を伴う場合には，T1前枝の最近位まで障害されていることを意味し，引き抜き損傷や腫瘍性腕神経叢障害でみられる所見である[17]．

　腕神経叢はC5〜T1の脊髄神経前枝から構成され，第一肋骨に付着する前斜角筋と中斜角筋の間を通って鎖骨上窩に入り，鎖骨と第一肋骨の間，小胸筋の後面を通って腋窩に至る．腕神経叢は，近位から順に神経根レベル（root：実は根ではなく脊髄神経前枝），神経幹レベル（trunk），分枝レベル（division），神経束レベル（cord），終末神経幹（terminal nerve）の5つのレベルに分けられる（図2）．鎖骨はおよそdivisionレベルに相当するため，鎖骨上窩はそれより近位のtrunkレベル

81

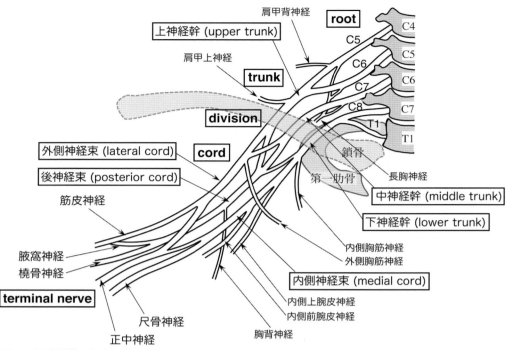

図2　腕神経叢の解剖

となる．腕神経叢の近位で分岐する神経は局在診断上で有用な場合があり，根レベルで分岐する長胸神経，肩甲背神経，上神経幹から分岐する肩甲上神経などがある．

　上肢各筋の筋節が何で，腕神経叢でどこを経由し，どの末梢神経（分枝）によって支配されるかを知ることが，臨床的および電気生理学的局在診断の決め手となる．一般的に筋節と末梢神経支配がわかれば，神経叢での経路は自動的に決まる．筋節については成書間で記載にしばしば差があるが，図3[35]は筆者の経験や報告などに基づいて改訂してきたものである[5]．また，デルマトーム（皮膚分節）の正確な理解も基本である（図4）[35]．

病歴と神経学的所見

　多くの病歴が診断に役立つ．腕神経叢疾患も頸椎症も，ともに上肢の痛み（疼痛）・しびれ感をきたし得るが，後頸部～背部痛（肩甲間部や肩甲部の痛み）は，頸椎症を示唆する所見となる[39]．特にCSRでは，咳などの腹圧を増強する動作や頸部の運動が痛みを誘発するが，腕神経叢疾患では，

これが明確でなく，特にNAでは上肢の運動のほうが痛みを誘発することが多い．これを避けるため，肘を屈曲し上肢を体幹につけて痛みを我慢するflexion-adduction signがNAで有名だが[44]，CSRでこれがみられることもあり，絶対的ではない．

　神経所見では，筋力低下と感覚障害の分布を詳細に検討することが出発点となる．CSRは通常では単一神経根に一致する運動感覚障害を呈する．頸椎症性筋萎縮症（cervical spondylotic amyotrophy：CSA）でも，筋力低下の分布が正確に髄節性であることが診断の決め手となる[34]．髄節性障害は腕神経叢の神経幹レベルでの障害と酷似するので，これのみでの鑑別が困難だが，神経束以遠の障害では差が明らかとなる．また，NAは本質的に多発性単ニューロパチーであり[7,42]，髄節性では説明できない分布を呈することが診断の決め手となる．CSMでは，階段下降障害の病歴を含む錐体路徴候や，膀胱直腸障害などの長経路徴候を呈する．CSMの感覚障害は，古典的なBrown-Séquard症候群を呈さないこともしばしばあり[33]，多発ニューロパチー類似の四肢遠位の感覚

		C5	C6	C7	C8	T1
肩甲背神経	大菱形筋	■				
肩甲上神経	棘上筋	■	▨			
肩甲上神経	棘下筋	■				
胸背神経	広背筋			■	▨	
腋窩神経	三角筋	■	■			
筋皮神経	上腕二頭筋	■	■			
橈骨神経	上腕三頭筋			■	■	
橈骨神経	腕橈骨筋	■	■			
橈骨神経	長橈側手根伸筋	▨	■			
橈骨神経	短橈側手根伸筋		■	■		
橈骨神経（後骨間神経）	指伸筋			■	▨	
橈骨神経（後骨間神経）	尺側手根伸筋			■	▨	
橈骨神経（後骨間神経）	長母指伸筋			▨	■	
橈骨神経（後骨間神経）	短母指伸筋			▨	■	
橈骨神経（後骨間神経）	示指伸筋			▨	■	
正中神経	円回内筋		■	▨		
正中神経	橈側手根屈筋		■	▨		
正中神経	浅指屈筋				■	▨
正中神経（前骨間神経）	深指屈筋（第一，二）				■	▨
正中神経（前骨間神経）	長母指屈筋				■	▨
正中神経（前骨間神経）	方形回内筋				■	▨
正中神経	短母指外転筋				▨	■
尺骨神経	尺側手根屈筋				■	▨
尺骨神経	深指屈筋（第三，四）				■	▨
尺骨神経	小指外転筋				▨	■
尺骨神経	背側骨間筋				▨	■

図3　上肢筋節表（文献35より許可を得て転載）
濃い灰色：主な支配根，薄い灰色：補助的支配根．

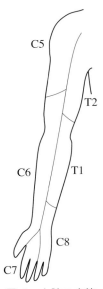

図4　上肢の皮節
（文献35より許可を得て転載）

障害となることもある[14,47]．

　誘発試験として，頸部を側方（筆者の場合には後側方）に傾けて上方から圧迫し，肩背部や上肢に放散する痛み・しびれ感を生じるかをみるSpurling 試験がCSRの診断に重要である．症状増悪をきたさないように慎重な施行を心掛ける．TOSでは，Adsonテスト，Morleyテスト，Wrightテスト，Roosテストなどの種々の誘発試験が成書に記載されているが，健常者や手根管症候群患者などでの偽陽性が多いことが報告されており[23,24]，特異度は低い．

画像検査

　脊髄MRIを含む画像検査が脊椎脊髄疾患の診断に有用なことはもちろんだが，万能でないことは常に留意すべきである．CSAやCSRなどで画像所見の乏しい症例は確実にあり[15,22,34,46]，感度は十分でない．また，健常者でも脊髄圧迫やさら

に髄内輝度変化までみられることが報告されており[4,21]，特異度にも問題がある．MRI のみに頼って臨床的評価をおろそかにすると重大な誤診を招くことには，筆者は繰り返し警鐘を鳴らしてきた[28-30]．

電気生理学的検査

神経伝導検査（nerve conduction study：NCS），針筋電図，体性感覚誘発電位（somatosensory evoked potential：SEP）などの電気生理学的検査は，神経系の機能を評価できるので有用性が高く[29]，腕神経叢障害の評価にも広く用いられている[31]．

1 神経伝導検査（NCS）

侵襲が低く，しばしば重要な情報が簡便に得られるので，運動感覚障害が明確なときにはまず行うとよい．運動神経伝導検査（motor-nerve conduction study：MCS）と感覚神経伝導検査（sensory-nerve conduction study：SCS）に分けられる．各検査がどの髄節に対応するのかを知ることが重要である．MCS では，短母指外転筋記録の正中神経 MCS は T1 筋節，小指外転筋記録の尺骨神経 MCS は C8/T1 筋節，示指伸筋記録の橈骨神経 MCS は C8 筋節で，いずれも下神経幹レベルしか評価できない．これに対し，SCS は C6〜T1 の広範囲が評価できる[31]．

この他の MCS と SCS の重要な違いとして，頸椎症は前述のように病変が後根神経節より近位なので，SCS に異常がなく，感覚神経活動電位（sensory nerve action potential：SNAP）振幅が正常だが，腕神経叢疾患は節後性障害なので，SNAP 振幅が低下する．MCS では両者の区別はできない．また，運動神経で軸索障害が起こっても，慢性病変では神経再支配によって代償されるので，複合筋活動電位（compound muscle action potential：CMAP）振幅は正常な場合があるが，SCS ではこの機序が働かないので，SNAP 振幅は感覚神経の軸索本数減少を鋭敏に反映する．これらの利点，および前述のように，腕神経叢でさまざまな走行を示す広範囲の髄節からの線維を評価

できることから，SCS が腕神経叢障害の評価にきわめて有用であることが，Cleveland clinic の Wilbourn，Ferrante らにより主張された[10,31]．SNAP 振幅の左右比較が重要で，一般的に振幅が健側の 50％以下を異常とする．

脱髄性ニューロパチーでみられるような伝導ブロックや局所性の遅延は，腕神経叢障害では一般的にみられにくい．放射線性腕神経叢障害や NA の一部症例などでは，伝導ブロックが報告されている[18,37,43]．F 波の有用性も高くない[2]．

2 針筋電図

同芯針筋電図検査は，徒手筋力テスト（manual muscle testing：MMT）を補完する役割を果たし，局在診断に貢献する．ここでも図 3 の筋節の知識が必須である．MMT と比べての針筋電図の利点としては，以下が挙げられる．①MMT が施行困難な筋も評価できる（傍脊柱筋など）．②複数の協働筋のうちの個々の筋が検討できる（円回内筋と方形回内筋，手関節屈筋中の各筋など）．③急性期〜亜急性期の脱神経では，線維自発電位（fibrillation potential：Fib）・陽性鋭波（positive sharp wave：PSW）の出現感度が高く，筋力が正常でも異常を検出できる場合がある．④神経再支配が完成した慢性期にも，MMT が正常でも，針筋電図随意収縮時の動員減少と巨大運動単位電位によって，無症状（subclinical）の異常を検出できる場合がある．

傍脊柱筋（paraspinal muscle：PSM）の針筋電図は，腕神経叢疾患と頸椎症の鑑別において特に有用性が高い．一般的に PSM に脱神経があれば腕神経叢疾患が否定され，頸椎症が示唆される．欧米では以前から傍脊柱筋を含む針筋電図での Fib/PSW が CSR 診断の重要な支持所見として広く用いられている[1,11]．

MRI との比較では，CSR 診断において，Fib/PSW は感度が同等，特異度が高いと考えられる[22,26]．筆者[34]の CSA における検討では，PSM の脱神経の感度は MRI よりもはるかに高かった．

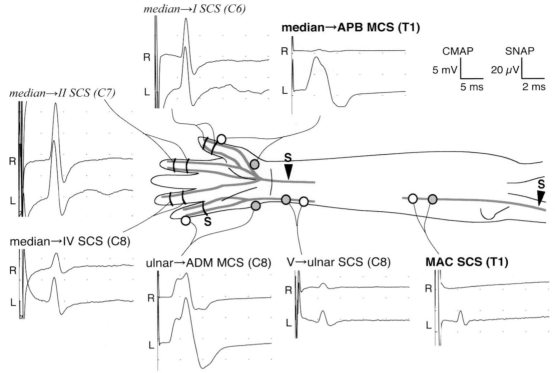

図 5　真の神経性胸郭出口症候群（TN-TOS）症例の NCS 所見（文献 36 より許可を得て改変引用）
患側（右腕）と健側（左腕）の波形を各神経で並べて提示した．T1 支配の正中神経（median）MCS と内側前腕皮神経（MAC）の SCS が最も強く障害され，C8 支配の尺骨神経（ulnar）MCS・SCS がこれに次ぐ．同じく C8 支配の正中神経刺激環指（IV）記録 SCS も患側で低下傾向にある．C6・C7 支配の正中神経刺激母指（I）・示指（II）記録 SCS は障害されていない．
APB：短母指外転筋，ADM：小指外転筋，V：小指．

3 体性感覚誘発電位（SEP）

SEP は腕神経叢疾患全般において有用なわけではないが，感覚障害が明確な症例，特に感覚消失・高度鈍麻を認めるのに SNAP 振幅が保たれている症例では，局在診断に SEP が役立つ．CSM での SEP の有用性も示されている[20,25]．

胸郭出口症候群（TOS）

TOS はかつて上肢のしびれ感・痛みをきたす比較的多い原因と考えられ，前述の誘発試験を主たる根拠として診断されて，保存的治療無効例では第一肋骨切除などの手術が広く行われていた．これに対し Wilbourn らは，明確な疾患概念として確立されているのは次述の真の神経性 TOS（true neurogenic thoracic outlet syndrome：TN-TOS）のみであって，それ以外のこれまで手術されてきた TOS は概念が曖昧で診断根拠も乏しく，disputed neurogenic TOS ないし nonspecific TOS[9]というべきものだと強く批判し，論争を巻き起こした[45]．その議論の詳細などについては他書を参照していただきたい[32,36]．

ここでは TN-TOS の臨床的特徴のみについて簡単に述べる[32,40]．若年〜中年の女性に多く，100 万人に 1 人の非常にまれな疾患とされるが，筆者はもっと多い印象をもっており，診断されずに隠れている患者がかなり多いのではと推測される[32]．頸肋ないし第 7 頸椎の長大横突起から第一肋骨に張る線維性索状物が腕神経叢の下神経幹を下方から圧迫して発症するもので，T1 成分優位の下神経幹障害を呈する．主訴は年余にわたる母指球萎縮や手指の運動障害であり，感覚障害は前腕

内側に軽度の感覚鈍麻を認める程度で，これを欠く症例もある．NCS の特異的所見の組み合わせで容易に診断でき（図5），特に内側前腕皮神経の SNAP は通常では消失する．治療としては線維性索状物を摘除する限局手術のみで通常では十分である．

神経痛性筋萎縮症（NA）

NA は，1948 年に Parsonage と Turner によって提唱された疾患概念で，肩周囲や上腕の急性の激痛に引き続いて，上肢筋萎縮・筋力低下をきたす．腕神経叢疾患と考えられてきたが，近年では多発性単ニューロパチーとする考えが有力である[7,42]．腋窩神経・肩甲上神経・長胸神経などの近位障害例が多いが，後骨間神経・前骨間神経などの遠位障害例もあるとされる[6,27,42]．しかし，筆者らの 30 例の検討では，後骨間神経・前骨間神経・前骨間神経以外の正中神経などの遠位障害例が 7 割以上を占め，NA で最も特徴的とされる長胸神経障害を呈する症例は 1 割のみであった[13]．

しばしば痛みを伴って発症し，筋萎縮・筋力低下が続発する運動優位の疾患という点では，CSA は NA に臨床像が類似しており，鑑別診断上で問題となる[16,28,34]．NA はかつて欧米での報告がほとんどであり，一方では CSA は圧倒的に日本で多く報告されている[15,16,34,41,46]．したがって，欧米で CSA が NA と，日本で NA が CSA と診断されているのではないかと以前に推測したが[28]，近年は日本でも神経内科医を中心に CSA を NA と誤診している症例が増えていると感じている．両者の最大の鑑別ポイントは，CSA は正確に髄節性分布を示すが，NA はそれに従わないことであり，PSM の脱神経が証明されれば CSA と確定診断される（陰性でも否定はできない）[34]．筆者[34]の検討では，NA は CSA の 1 割以下のまれな疾患である．

日本では，特発性の前骨間神経麻痺・後骨間神経麻痺が整形外科領域で報告され，末梢神経に砂時計様くびれがみられることが注目されていた[19]．近年，神経超音波でこの砂時計様くびれが NA とされる症例で描出されるという報告が相次いでおり[3,38]，従来の特発性前骨間神経麻痺・後骨間神経麻痺と同一概念だったと思われ，日本の NA は遠位型が多いという筆者らの報告とも繋がるものである．

文 献

1) American Association of Electrodiagnostic Medicine：Guidelines in electrodiagnostic medicine. Practice parameter for needle electromyographic evaluation of patients with suspected cervical radiculopathy. *Muscle Nerve Suppl* **8**：S209-S221, 1999
2) Aminoff MJ, Olney RK, Parry GJ, et al：Relative utility of different electrophysiological techniques in the evaluation of brachial plexopathies. *Neurology* **38**：546-550, 1988
3) Arányi Z, Csillik A, Dévay K, et al：Ultrasonographic identification of nerve pathology in neuralgic amyotrophy：Enlargement, constriction, fascicular entwinement, and torsion. *Muscle Nerve* **52**：503-511, 2015
4) Boden SD, McCowin PR, Davis DO, et al：Abnormal magnetic-resonance scans of the cervical spine in asymptomatic subjects. *J Bone Joint Surg Am* **72**：1178-1184, 1990
5) Chiba T, Konoeda F, Higashihara M, et al：C8 and T1 innervation of forearm muscles. *Clin Neurophysiol* **126**：637-642, 2015
6) Cruz-Martinez A, Barrio M, Arpa J：Neuralgic amyotrophy：variable expression in 40 patients. *J Peripher Nerv Syst* **7**：198-204, 2002
7) England JD, Sumner AJ：Neuralgic amyotrophy：an increasingly diverse entity. *Muscle Nerve* **10**：60-68, 1987
8) Ferrante MA：Brachial plexopathies：classification, causes, and consequences. *Muscle Nerve* **30**：547-568, 2004
9) Ferrante MA：The thoracic outlet syndromes. *Muscle Nerve* **45**：780-795, 2012
10) Ferrante MA, Wilbourn AJ：The utility of various sensory nerve conduction responses in assessing brachial plexopathies. *Muscle Nerve* **18**：879-889, 1995
11) Fisher MA：Electrophysiology of radiculopathies. *Clin Neurophysiol* **113**：317-335, 2002
12) 東原真奈，園生雅弘，橋田秀司，他：電気生理学的に局在診断できた胸骨正中切開術後 C8 腕神経叢障害の1例．臨床神経 **47**：160-164, 2007
13) 東原真奈，園生雅弘，今福一郎，他：神経痛性筋萎縮症─本邦における臨床像についての検討．*Peripheral Nerve* **26**：203-205, 2015
14) 井上聖啓：知覚障害からみた cervical spondylotic myelopathy．日独医報 **27**：20-27, 1982
15) 亀山 隆：頸椎症性筋萎縮の臨床特徴と病態．脊椎脊髄 **15**：513-520, 2002
16) Keegan JJ：The cause of dissociated motor loss in the

17) upper extremity with cervical spondylosis: a case report. *J Neurosurg* **23**: 528-536, 1965
17) Lederman RJ, Wilbourn AJ: Brachial plexopathy: recurrent cancer or radiation? *Neurology* **34**: 1331-1335, 1984
18) Lo YL, Mills KR: Motor root conduction in neuralgic amyotrophy: evidence of proximal conduction block. *J Neurol Neurosurg Psychiatry* **66**: 586-590, 1999
19) Nagano A, Shibata K, Tokimura H, et al: Spontaneous anterior interosseous nerve palsy with hourglass-like fascicular constriction within the main trunk of the median nerve. *J Hand Surg Am* **21**: 266-270, 1996
20) Nakai S, Sonoo M, Shimizu T: Somatosensory evoked potentials (SEPs) for the evaluation of cervical spondylotic myelopathy: utility of the onset-latency parameters. *Clin Neurophysiol* **119**: 2396-2404, 2008
21) Nakashima H, Yukawa Y, Suda K, et al: Abnormal findings on magnetic resonance images of the cervical spines in 1211 asymptomatic subjects. *Spine* **40**: 392-398, 2015
22) Nardin RA, Patel MR, Gudas TF, et al: Electromyography and magnetic resonance imaging in the evaluation of radiculopathy. *Muscle Nerve* **22**: 151-155, 1999
23) Nord KM, Kapoor P, Fisher J, et al: False positive rate of thoracic outlet syndrome diagnostic maneuvers. *Electromyogr Clin Neurophysiol* **48**: 67-74, 2008
24) Plewa MC, Delinger M: The false-positive rate of thoracic outlet syndrome shoulder maneuvers in healthy subjects. *Acad Emerg Med* **5**: 337-342, 1998
25) Restuccia D, Valeriani M, Di Lazzaro V, et al: Somatosensory evoked potentials after multisegmental upper limb stimulation in diagnosis of cervical spondylotic myelopathy. *J Neurol Neurosurg Psychiatry* **57**: 301-308, 1994
26) Robinson LR: Electromyography, magnetic resonance imaging, and radiculopathy: it's time to focus on specificity. *Muscle Nerve* **22**: 149-150, 1999
27) Schady W, Meara RJ: Brachial plexus neuropathy. *Muscle Nerve* **12**: 156-158, 1989
28) 園生雅弘：神経叢疾患と脊椎脊髄疾患の鑑別．脊椎脊髄 **18**：441-449，2005
29) 園生雅弘：神経筋の電気診断．*Brain Nerve* **59**：241-250，2007
30) 園生雅弘：頸椎症と末梢神経障害の鑑別診断―電気生理学的検査を含めて．*Brain Medical* **25**：141-147，2013
31) 園生雅弘：腕神経叢障害．in 日本臨床神経生理学会筋・末梢神経電気診断技術向上委員会・認定委員会（編）：モノグラフ神経筋電気診断を基礎から学ぶ人のために．日本臨床神経生理学会，2013，pp105-111
32) 園生雅弘：胸郭出口症候群．*Brain Nerve* **66**：1429-1439，2014
33) 園生雅弘：体性感覚系の交叉．神経内科 **84**：349-354，2016
34) 園生雅弘：頸椎症性筋萎縮症．*Brain Nerve* **68**：509-519，2016
35) 園生雅弘：手のしびれ―myelopathy/radiculopathy と neuropathy．*MB Orthop* **29**（10）：13-19，2016
36) 園生雅弘，安藤哲朗，川上 治：胸郭出口症候群の概念に関する議論と，true neurogenic TOS の臨床的・電気生理学的特徴について．脊椎脊髄 **25**：592-599，2012
37) 園生雅弘，上山 勉，三浦孝顕，他：腋窩神経鎖骨下レベルの伝導ブロックを認めた神経痛性筋萎縮症の1例．臨床脳波 **48**：254-258，2006
38) Sunagawa T, Nakashima Y, Shinomiya R, et al: Correlation between "hourglass-like fascicular constriction" and idiopathic anterior interosseous nerve palsy. *Muscle Nerve* **55**: 508-512, 2017
39) Tanaka Y, Kokubun S, Sato T, et al: Cervical roots as origin of pain in the neck or scapular regions. *Spine* **31**: E568-E573, 2006
40) Tsao BE, Ferrante MA, Wilbourn AJ, et al: Electrodiagnostic features of true neurogenic thoracic outlet syndrome. *Muscle Nerve* **49**: 724-727, 2014
41) 坪井義夫，徳丸幸夫，平山惠造：頸部脊椎症性筋萎縮症―近位型と遠位型の臨床，画像，電気生理学的比較．臨床神経 **35**：147-152，1995
42) van Alfen N, van Engelen BG: The clinical spectrum of neuralgic amyotrophy in 246 cases. *Brain* **129**: 438-450, 2006
43) Watson BV, Nicolle MW, Brown JD: Conduction block in neuralgic amyotrophy. *Muscle Nerve* **24**: 559-563, 2001
44) Waxman SG: The flexion-adduction sign in neuralgic amyotrophy. *Neurology* **29**: 1301-1304, 1979
45) Wilbourn AJ: Thoracic outlet syndrome is overdiagnosed. *Muscle Nerve* **22**: 130-136, 1999
46) 柳 務，加藤寿雄，祖父江逸郎：Cervical spondylotic amyotrophy の臨床特徴．臨床神経 **16**：520-528，1976
47) 吉山容正，得丸幸夫，服部孝道，他：偽多発神経炎型感覚障害を呈する頸椎症性脊髄症．臨床神経 **35**：141-146，1995

脊椎脊髄病変との鑑別診断

第3章 末梢神経疾患と脊椎脊髄病変との鑑別

長岡正宏

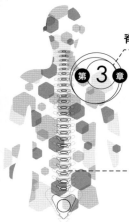

はじめに

末梢神経疾患もしびれ感や運動麻痺など，脊椎脊髄疾患と類似した症状を呈するため，鑑別が必要なものがある．注意深く診察すれば鑑別に難渋する症例ではないが，神経学的専門知識がないため，単なる知識不足で誤診される場合もある．また，これら2者がきわめて似通った症状を呈するため，詳細に診察・診断しなければならない症例もある．さらに，専門医でも診断に難渋する症例があり，特に，二重圧迫症候群（double crush syndrome）では問題は複雑である．本項では，日常診療上で頻度の高い末梢神経疾患を中心に，脊椎脊髄疾患との鑑別に限って疾患別に述べることとする．なお，鑑別を要するその他の末梢神経疾患は別表に示す（表1）．

表1　脊椎脊髄疾患との鑑別を要する末梢神経疾患

上肢
 神経痛性筋萎縮症
 　（neuralgic amyotrophy）
 胸郭出口症候群
 肘部管症候群
 橈骨管症候群
 後骨間神経麻痺
 前骨間神経麻痺
 手根管症候群
 尺骨管症候群

下肢
 梨状筋症候群
 異常感覚性大腿神経痛
 　（meralgia paresthetica）
 伏在神経麻痺
 腓骨神経麻痺
 足根管症候群
 Morton病

肘部管症候群

肘部管症候群は，上肢末梢神経障害の中では最も脊椎脊髄疾患との鑑別が必要な疾患である．本症はC8神経根症との鑑別でしばしば診断に難渋することがある．

肘部管症候群は，変形性肘関節症が原因となることが多いので，中高年に頻発する．したがって，発症年齢は，同様に中高年に多発する頚椎頚髄障害との鑑別には役立たない．

1 感覚障害

肘部管症候群の感覚障害は，末梢では環指尺側，小指に出現する．環指橈側の感覚障害が少しでも認められるときには，頚部神経根症や脊髄症が疑われる．ただし，頻度が低いが，肘部管症候群と手根管症候群が併発すると，環指橈側にもしびれ感を訴える．また，肘部管症候群における中枢掌側の感覚障害は，手関節皮線からそれほど中枢に及ぶことはない．その理由は，前腕内側の感覚は内側前腕皮神経の支配であるが，同神経は肘部管を通過しないためである．宮坂ら[7]の肘部管症候群例の検討では，前腕中枢の感覚障害は手関節皮線から6cmを超える症例はなかったと述べている．したがって，それ以上高位の前腕尺側にしびれ感がある場合には，肘部管よりさらに中枢の障害を考慮すべきである．さらに，頚椎症性神経根症は頚部痛で発症し，その後に上肢や手指のしび

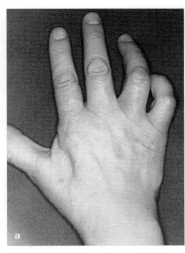
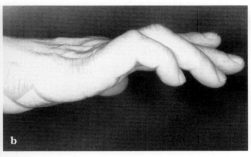

図1 手内在筋萎縮
肘部管症候群では示指・中指の鉤爪変形はない.

れ感が出現することも重要な鑑別点である.

2 運動障害

　肘部管症候群では尺骨神経支配筋が麻痺するため,手内在筋に障害が及ぶ.そのため,手の巧緻運動障害が出現するが,C8神経根症でも同様の麻痺形を呈する.ただし,C8神経根症では,上腕三頭筋の筋力低下も出現することが多いので,鑑別に役立つ.また,肘部管症候群は尺骨神経麻痺であるため,鉤爪変形が起こる部位も環小指に限られる.これは正中神経支配による橈側指虫様筋の働きが障害されるためである(図1).なお,田中ら[17]は,C8神経根症では下垂指をきたし,橈骨神経麻痺との鑑別を要することもあると述べている.

　二重圧迫症候群例では診断は容易でない.二重圧迫症候群とは1973年にUptonら[18]により提唱された仮説で,単一軸索が1カ所で絞扼されるとその末梢では障害を受けやすくなるとするものである.頸椎頸髄障害と肘部管症候群,頸椎頸髄障害と手根管症候群の重複障害による臨床報告が多い[4,6,11,14,15].しかし,2つの絞扼点がある場合には,そのどちらが主原因であるかを正確に診断する方法がない.根本ら[10]は,肘部管症候群と頸部神経障害が合併する二重圧迫症候群では,肘部管症候群単独例に比べて内在筋萎縮がより強く現れると述べている.また,環小指のしびれ感が強いが,Semmes-Weinstein test などの感覚検査で,その障害程度が軽かったり,その程度に比べて手内在筋萎縮が強かったりする場合などは,典型的な肘部管症候群でない可能性があり,詳細な検討が必要である.

3 Tinel 様徴候,肘屈曲試験

　肘部管症候群では,肘内側,肘部管におけるTinel様徴候が認められる.Tinel様徴候は,一般的に頸椎神経根症では陰性となるが,健常者でも陽性となることがあるので,注意が必要である.二重圧迫症候群があると,さらに症状は複雑となり,Tinel様徴候も陽性となる.肘屈曲試験は,肘部尺側手根屈筋二頭間にある fibrous band が肘を屈曲させることにより緊張し,尺骨神経を圧迫するため,しびれ感が増強することを利用した診断法である.したがって,肘部管症候群では肘屈曲試験は陽性率が高い.頸椎頸髄障害では基本的にはこの試験は陰性である.

4 電気生理学的検査

　絞扼神経障害の診断には神経伝導速度検査が有用である[13].障害部を挟んだ末梢と中枢に伝導性の違いがあることを証明できれば,頸椎頸髄疾患との鑑別となる.尺骨神経はC8のみならず,T1(C7)からも神経支配を受けているので,単一神経根障害では神経伝導速度の異常はみられない.

手根管症候群

　肘部管症候群ほど鑑別に難渋することはないが，頸椎頸髄障害との鑑別のため，念頭に置くべき疾患である．最近は少ないが，以前は頸椎疾患と誤診され，頸椎牽引を長年行っていた症例に遭遇することが多かった．頸椎症性神経根症の中では，最も頻度の高いC7神経根症との鑑別が必要であるとされている．

　特発性手根管症候群は，圧倒的に中高年（特に50代）の女性に多い[5]．したがって，50代の女性が手掌のみのしびれ感で来院したら，まず頸椎頸髄障害よりも手根管症候群を考えて診察すべきである．

1 感覚障害

　手根管症候群のしびれ感や感覚鈍麻は，正中神経支配領域に限定される．すなわち，母指，示指，中指と環指の橈側であるが，患者はすべての指がしびれていると思い込んでいることもある．特に夜間や朝にしびれ感が出現し，日中にしびれ感のない間欠的しびれ感を訴える場合には，外来診察時にはしびれ感は訴えないので，環指の橈側と尺側で感覚に違いがあることを確認しなければならない．C6神経根症では母指，示指に加えて手背や前腕にしびれ感があること，C7神経根症でも同様に手背にしびれ感があることで鑑別できる．

　しかし，手根管症候群でも上肢に圧迫感や痛み（疼痛）を訴えることもある．これらの症状は術後に速やかに消失するものの，術前には頸椎頸髄障害と鑑別しなければならない．

2 運動障害

　手根管症候群の運動麻痺は母指の対立障害，すなわち低位麻痺で，その他の障害は出現しない．短母指外転筋はきわめてまれな例外を除き，正中神経支配であるが，その他の母指球筋は尺骨神経支配や正中神経との二重支配などの解剖学的破格がある．したがって，短母指外転筋のみに筋萎縮がみられるときには，正中神経麻痺であると判断してよい（図2）．さらに，C6神経根症では肘屈曲，手関節伸展が，C7神経根症では肘伸展，指伸筋な

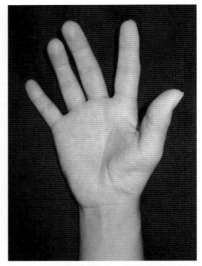

図2　手根管症候群の母指球筋萎縮
短母指外転筋に筋萎縮がみられる．

どの筋力低下が現れるので，鑑別点となる．さらに，それぞれの神経根症では上腕二頭筋腱反射，上腕三頭筋腱反射の減弱がみられる．また，背側骨間筋や小指外転筋などの筋萎縮や筋力低下が出現することはない．

3 Tinel様徴候，誘発試験

　手根管症候群の診断には種々の誘発試験（provocative test）が知られている．これらは手根管症候群の診断にはきわめて有用であるが，その陽性率は報告者により異なる．肘部管症候群と同様，Tinel様徴候の有無による診断は慎重に行わねばならない．手根管部を圧迫することによりしびれ感の増強をみるcarpal compression testは有用である．これはPhalen testと同様に手根管内圧を高める検査で，Durkan[1]によれば感度87％，特異度90％である．

4 電気生理学的検査

　肘部管症候群と同様に神経伝導速度測定は本症の診断に役立つ．感覚神経伝導速度を測定し，指-手関節間と指-手掌間の伝導速度に差があれば，手根管部に病変があることが確実となる．しかし，指-手関節間，指-手掌間ともに感覚神経電導電位が導出できない場合や，ともに正常値を下回る場

合などでは，さらなる検査を追加する．

足根管症候群

足根管症候群は，足関節内側で脛骨神経が圧迫されることにより生じる．足指・足底のしびれ感を主訴とするので，腰部神経根症のうちでも，とりわけS1神経根症との鑑別を要することがある．足根管症候群の原因には種々あるが，明らかな原因を特定できるものが多い．日本では占拠性病変としてガングリオン，距踵関節癒合による骨隆起，あるいはその合併の報告が多い[9,16]．したがって，足根管部すなわち足関節内側の触診が重要である．足根管部に腫瘤を触知し，この部にTinel様徴候が陽性であれば，本症の可能性は高い．また，画像診断も有用である．距踵骨癒合症はX線撮影やCTで，ガングリオンは超音波検査やMRIで診断できる．

1 感覚障害

脛骨神経は，足根管部で内側足底神経，外側足底神経，内側踵骨枝に分岐する．その支配領域すべてに感覚障害やしびれ感が出現するわけではない．特に多くみられる障害は内側足底神経領域である．この場合には，第4指の内側と外側に感覚の違いが出現し，腰椎病変では発生し得ない感覚障害型を呈する．また，足外側は腓腹神経支配であり，足根管は通過しない．したがって，S1神経根症でみられる足外側の感覚障害は，足根管症候群では出現しない．

2 運動麻痺

足根管症候群は，足指・足底のしびれ感が主訴となり，運動麻痺を訴える症例が少ない．たとえ生じても，腓骨神経支配筋による運動，すなわち長母指伸筋，長趾伸筋の筋力低下をきたすことがないため，S1神経根症との鑑別点となる．

腓骨神経麻痺

下肢末梢神経障害では，最も脊椎脊髄疾患との鑑別を要する機会が多いのが，腓骨神経麻痺である．膝部の障害による腓骨神経麻痺は，L5神経根症との鑑別で問題となることが多い．これは，感覚障害，運動障害ともに似通った症状を呈するからである．診断に難渋したとの報告も散見される[2,8]．明らかに膝部に神経圧迫の既往や外傷がある場合には，診断に難渋することがないが，詳しい病歴の聴取で明らかになることもある．たとえば，膝を組んで長時間座っていた既往がないか，仕事で深い膝屈曲位をすることがないかなど，細かく病歴を聴くことが重要である[3]．

1 感覚障害

腓骨神経麻痺の感覚障害は，下腿外側から足背に及ぶが，L5神経根症とほぼ同じ領域である．腓腹神経支配領域，すなわち足外側に感覚障害があれば，腓骨神経麻痺ではない．

2 運動麻痺

腓骨神経麻痺でみられる下垂足（drop foot）は，腰部神経根症と鑑別しにくいが，一般的には腰部の障害で下垂足となる場合は，高度の圧迫があることが多いため，腰痛や坐骨神経痛など，それなりの症状を呈する．また，L5神経根症と腓骨神経麻痺の鑑別点として，足内反力の低下も判断の材料となる．脛骨神経支配の後脛骨筋が麻痺に陥ると足内反力が低下するが，腓骨神経麻痺で障害されることはない．また，L4の神経支配の強い前脛骨筋の筋力低下は，長母指伸筋の筋力低下ほど顕著に現れない．

遺伝性圧脆弱性ニューロパチー：hereditary neuropathy with liability to pressure palsies（HNPP）

本症は末梢性髄鞘蛋白の遺伝子異常による末梢神経麻痺を呈する疾患である．軽微な圧迫により麻痺を生じるので，原因を特定できず，脊椎脊髄疾患との鑑別を要する．既往歴・家族歴の聴取が重要である[12]．

文献

1) Durkan JA : A new diagnostic test for carpal tunnel syndrome. *J Bone Joint Surg Am* **73** : 535-538, 1991
2) 江島晃史, 松崎昭夫, 塩田悦仁, 他：腰椎, 膝関節疾患と誤られた総腓骨神経圧迫症候群症例について. 整外と災外 **49** : 205-207, 2000
3) 舟橋　敦, 池田　聡, 和田山　憲, 他：職業性総腓骨神経麻痺―膝屈曲位作業による. 末梢神経 **11** : 63-68, 2001
4) Hurst LC, Weissberg D, Carroll RE : The relationship of the double crush to carpal tunnel syndrome (an analysis of 1,000 cases of carpal tunnel syndrome). *J Hand Surg Br* **10** : 202-204, 1985
5) 池田和夫：上肢絞扼性神経障害と脊椎脊髄疾患との鑑別診断. 脊椎脊髄 **16** : 1085-1091, 2003
6) 河井秀夫, 秋田鐘弼：手根管症候群と頸椎病変との関係について. 末梢神経 **15** : 91-94, 2004
7) 宮坂芳典, 羽鳥正仁, 信田進吾, 他：肘部管症候群の臨床像と診断上の問題点. 日手会誌 **8** : 246-250, 1991
8) 村上正純, 安宅洋美, 南　徳彦：腰椎疾患と鑑別を要した下肢絞扼性末梢神経障害. 骨・関節・靭帯 **9** : 1385-1392, 1996
9) Nagaoka M, Satou K : Tarsal tunnel syndrome caused by ganglia. *J Bone Joint Surg Br* **81** : 607-610, 1999
10) 根本孝一, 有野浩司, 川口雅久, 他：肘部管症候群を伴う重複神経障害. 末梢神経 **9** : 85-90, 1999
11) 岡田充弘, 乗上　啓, 日高典昭：圧迫性頸髄症に合併した手根管及び肘部管症候群の検討. 日手会誌 **19** : 73-77, 2002
12) 岡崎雄一, 酒井昭典, 馬場賢治, 他：橈骨神経麻痺症状を呈した遺伝性圧脆弱性ニューロパチーの1例. 整・災外 **43** : 1545-1548, 2000
13) 大田哲生：電気生理学的検査からみた鑑別診断のポイント. 脊椎脊髄 **16** : 1111-1118, 2003
14) 堺　慎, 猫塚義夫, 高畑直司, 他：頸椎病変を有する手根管症候群, 肘部管症候群の治療成績の検討. 日手会誌 **10** : 156-160, 1993
15) 朱　尚孝, 内尾祐司, 廣谷速人：肘部管症候群に対する頸椎病変の影響. 中部整災誌 **38** : 1221-1222, 1995
16) Takakura Y, Kitada C, Sugimoto K, et al : Tarsal tunnel syndrome. Cause and results of operative treatment. *J Bone Joint Surg Br* **73** : 125-128, 1991
17) 田中靖久, 国分正一　小澤浩司, 他：下垂指（drop finger）を来す頸部神経根症. 臨整外 **39** : 475-480, 2004
18) Upton AR, McComas AJ : The double crush in nerve entrapment syndromes. *Lancet* **302** : 359-362, 1973

脊椎脊髄病変との鑑別診断

第3章 筋疾患と脊椎脊髄病変との鑑別

若田宣雄

はじめに

脊椎脊髄病変では，その症候として筋力低下・筋萎縮，感覚障害（レベルのあるものを含む），痛み（疼痛），運動失調など，種々の病態の組み合わせが考えられる．しかし，筋疾患では感覚障害が通常存在せず，主として近位筋優位の筋力低下と筋萎縮が主体となるので，鑑別もこの点が中心となる．他に頻度があまり多くないが，神経筋接合部疾患，筋肉痛を伴うものも含めた．

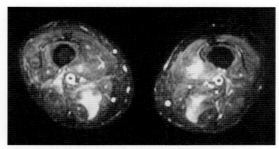

図1　多発筋炎の大腿部MRI脂肪抑制画像
半膜様筋，大腿二頭筋・短頭，内側広筋がランダムに障害され，障害筋に一致した高信号を認める．

多発筋炎，皮膚筋炎などの筋炎

1 多発筋炎，皮膚筋炎

多発筋炎（polymyositis），皮膚筋炎（dermatomyositis）の区別は，筋症状主体のものが多発筋炎，皮膚症状があるものが皮膚筋炎とされ，明確な区別がなかった．しかし，1980年代に筋の免疫組織化学的アプローチから，多発筋炎では筋線維間に浸潤するリンパ球はCD8⁺のT細胞主体であることが判明し，細胞性免疫が重視されている[1]．一方，皮膚筋炎では細胞浸潤は血管周囲が主体で，リンパ球の種類はCD4⁺細胞とB細胞が主体である．T細胞と比べB細胞の比率が高く，B細胞がCD4⁺細胞の近傍に分布し，血管を標的とする液性免疫が主な役割を演じていると考えられ，両者は異なる発現機序をもつ疾患と考えられている[6]．

［鑑別の要点］
急性または慢性の経過で発症し，階段を登りにくい，しゃがむと立ち上がりにくい，腕を挙上しにくいなどの四肢近位筋優位の筋力低下を示し，

血清CK値上昇を示す場合には，まず本症を考える．腱反射は減弱または消失し，感覚障害は認められない．一般検査では，急性発症例では，血沈亢進，CRP陽性，白血球増多を示すこともあるが，最も特徴的な所見は血清CK値上昇で，数百～数千IU/lを示す．そのアイソザイムはMM型である．その他，AST（GOT），LDH，アルドラーゼなどの上昇もみられる．慢性経過をとるものでは，血清CK値の軽度～中等度上昇以外は異常を示さない．確定診断は，筋電図所見，筋生検所見を参考にする．筋電図では，随意収縮時に低振幅，短持続などのミオパチーの所見を示す．針刺入時には，高頻度反復放電や，脱神経所見として線維性収縮（fibrillation），陽性鋭波（positive sharp wave）をしばしば認める．筋MRI，特に脂肪抑制画像では，障害筋の描出が可能である．筋萎縮性側索硬化症のような系統的筋障害ではなく，限局した筋が障害されるため，筋生検もこの障害部位から採取することとなる（図1）．筋生検では，筋線維の大小不同，壊死・再生，中心核の増加，炎症細胞

浸潤が特徴であるが，慢性例は炎症細胞浸潤が軽い．

皮膚筋炎は両側または片側の眼瞼部の紫紅色浮腫性紅斑（ヘリオトロープ疹），手指関節背面の角質増殖や皮膚萎縮を伴う紫紅色紅斑（Gottron徴候），肘・膝関節などの背面の軽度隆起性の紫紅色紅斑（四肢関節伸側の紅斑）などが単独または複合して出現する．筋力低下は軽度か，中には示さないものもある（amyopathic dermatomyositis）．本症では悪性腫瘍の合併が多いので十分に検索を行う[23]．本症の悪性腫瘍の合併は20〜40%と多く，癌発見時期は，診断前後（悪性腫瘍が先行することもある）1年以内が最も多いが，ほとんどの症例は4年以内である．腫瘍の種類はさまざまであるが，診断後の少なくとも1年間は腫瘍マーカーなどで早期発見に努める必要がある．

また，健康診断などでは血清CK値が測定されておらず，AST，LDHが上昇し，肝障害として扱われることがあり，注意を要する．

2 封入体筋炎（inclusion body myositis）

50歳以降に好発し，慢性進行性の経過を示す筋炎である．下肢近位筋，特に大腿四頭筋の障害が強く，血清CK値上昇は軽度である．病理学的には，縁取り空胞（rimmed vacuole）形成と炎症細胞浸潤（CD8$^+$細胞）が特徴的で，電顕では細胞質内・核内にフィラメント様封入体を認める．スローウイルス，アミロイド蛋白との関連が報告されているが，その機序はいまだ不明である．本症はステロイドホルモンに反応しない症例が多く，慢性多発筋炎との鑑別が難しい．

3 感染性筋炎

感冒などを契機にウイルス感染により発症し，コクサッキー，エコー，インフルエンザ，アデノ，トキソプラズマなどが考えられているが，原因となるウイルスが特定できることは少ない．筋症状は多発筋炎と同じであるが，急激に発症する．その他にコクサッキーB群ウイルスが原因と思われるBornholm病がある．筋力低下の他に発熱，下肢や上腹部にわたる発作性疼痛が特徴的である．ウイルスの直接感染か感染による自己免疫反応かはよくわかっていないが，予後は良好である．血清CK値は数千IU/lに上昇することが多い．

表1 進行性筋ジストロフィーの分類

1．伴性劣性型（X染色体型）
　1）Duchenne型筋ジストロフィー
　2）Becker型筋ジストロフィー
2．先天性筋ジストロフィー
3．病変分布から分類されている型
　1）肢体型：常染色体劣性・常染色体優性
　2）顔面肩甲上腕型：常染色体優性
　3）肩甲下腿型
　4）遠位型
　　a．三好型：常染色体劣性
　　b．遺伝性晩発性遠位型ミオパチー（myopathia distalis tarda hereditaria）：常染色体優性
　　c．縁取り空胞を伴う遠位型ミオパチー
　5）眼筋・咽頭・四肢遠位型
　6）大腿四頭筋型
4．脊椎可動域制限・関節拘縮などを伴うミオパチー
　1）強直性脊椎症候群：伴性劣性
　2）Emery-Dreifuss症候群：伴性劣性

進行性筋ジストロフィー（表1）

1 デュシェンヌ型筋ジストロフィー〔Duchenne muscular dystrophy（DMD）〕

伴性劣性遺伝をし，男児に発症するが，女性で症状が軽く発症も遅いmanifested carrier（症候性保因者）がある[24]．症候性保因者の多くはDMD罹患男児を出産する．DMDの初発症状は処女歩行の遅延である．大多数の症例では1歳3カ月程度で何とか歩行するようになるが，歩行可能となっても転倒しやすく，走れない，飛べない．いずれにしても，歩行症状の発現は5歳までに認められるとされている．歩行は腰を前方に突き出し，両足を大きく広げ，腰を振る動揺性歩行（waddling gait）を示す．四肢近位筋・体幹筋の筋力低下，筋萎縮が特徴的であるが，仮性筋肥大は腓腹筋に特徴的である．症状は徐々に進行し，身

体各所の関節拘縮も進む．7〜14歳で歩行不能となり，16〜17歳以降は心不全，呼吸障害で死亡するといわれていたが，人工呼吸器装着例では延命できる．血清CK値は高度上昇する．

2 ベッカー型筋ジストロフィー
（Becker type progressive muscular dystrophy）

伴性劣性遺伝をするが，初発年齢は5〜25歳で，歩行不能となるのはDuchenne型と比べてかなり遅い．四肢近位筋の筋力低下と筋萎縮が特徴的であるが，腓腹筋などの仮性肥大もみられる．関節の拘縮や変形も軽いが，歩行不能となれば強く現れる．心機能の低下がみられ，右心不全で死亡することも多い．

3 顔面肩甲上腕型筋ジストロフィー
（facioscapulohumeral muscular dystrophy：FSHD）

常染色体優性遺伝し，ほとんどの症例（FSHD1）は，第4染色体長腕（4q35）テロメア（染色体末端）近傍にあるゲノム反復配列（D4Z4）の短縮を伴うことが知られていた[26]．2012年，ごく少数例で，第18染色体短腕（18p11.32）遺伝子である *SMCHD1* 遺伝子（*structural maintenance of chromosomes flexible hinge domain containing 1* 遺伝子）がみつかった（FSHD2）[16]．男女差はない．通常，10代で発症する．本症の筋障害は病名が示すように，顔面，肩甲部，上腕が主体である．顔面は閉眼筋が弱く，口笛は吹けない．肩甲部，上腕では翼状肩甲（scapula alata）が特徴的で，上腕の筋萎縮も強い．腰帯部，下肢も強くはないが侵される．仮性筋肥大はみられない．血清CK値は軽度上昇を示す．

4 肢帯型筋ジストロフィー
（limb-girdle muscular dystrophy：LGMD）

常染色体優性遺伝をするLGMD1，常染色体劣性遺伝をするLGMD2に分けられ，10以上の遺伝子異常，8病型以上のLGMD1，20病型以上のLGMD2が知られている．したがって，最も診断が多様な一群である．すなわち，種々の原因によるミオパチーが含まれていることが判明している．このため，Duchenne，Becker，FSH型の筋ジストロフィーに属さない症例を本症と診断することになる．発症は7〜50歳と幅広く，平均は20歳前後である．主に四肢近位筋，特に腰帯筋を侵す．Duchenne型筋ジストロフィーと同様，階段の昇降困難，転倒しやすい，走れないなどで気づかれる．血清CK値は数百IU/*l* 程度であまり高値にならない．

[進行性筋ジストロフィーの鑑別の要点]

遺伝形式，遺伝子欠損の証明，発症時期と経過，筋力低下と筋萎縮の分布，生検筋のdystrophin染色などが参考になる．Dystrophin染色は，Duchenne型では筋線維が染色されず[13]，manifested carrierでは陽性線維と陰性線維がモザイクを成し[2]，Becker型では異常dystrophinのために染色性が弱く，一定ではなく，まだら状となる[14]．

5 遠位型ミオパチー（distal myopathy）

多くのミオパチーが近位筋優位の筋力低下や筋萎縮を示すが，遠位筋優位に障害される一群の疾患群が存在する．したがって，脊髄性筋萎縮あるいは末梢神経障害による筋萎縮と鑑別が必要となる．遅発性遠位型ミオパチー（Welander型）[25]，遠位型筋ジストロフィー（三好型）[18]，縁取り空胞型遠位型ミオパチー，眼咽頭遠位型ミオパチーなどが知られている．

[鑑別の要点]

いずれも遠位筋優位の筋障害を示すが，末梢神経障害や運動ニューロン疾患などでみられる神経原性変化がみられず，筋原性変化である．血清CK値は軽度〜中等度上昇し，末梢神経伝導速度は異常を示さず，針筋電図や筋生検は筋原性変化を示し，縁取り空胞がみられるものもある．

6 先天性筋ジストロフィー
（congenital muscular dystrophy）

本症は大きく分け，脳形成障害または知能障害を伴う群と伴わない群に分類される．前者では福

表 2　筋強直症候群の分類

1．筋強直性ジストロフィー
　　1）Steinert 病
　　　　（1 型筋強直性ジストロフィー：DM1）
　　2）近位型筋強直性ミオパチー
　　　　（2 型筋強直性ジストロフィー：DM2）
2．先天性筋強直症
　　1）Thomsen 病
　　2）劣性型筋強直症（Becker 型）
3．先天性パラミオトニア
4．周期性四肢麻痺
　　1）低カリウム血性
　　2）正あるいは高カリウム血性
5．軟骨異栄養症（Schwarz-Janpel 症候群）
6．後天性筋強直症
　　1）薬剤性
　　2）癌性

山型先天性筋ジストロフィー[9]が代表的で，第 9 染色体長腕（9q31-33）に異常があり，原因遺伝子である FKTN 遺伝子（fukutin 遺伝子）が報告されている．後者は欧米に多く，メロシン（ラミニン M）欠損例が報告され，第 6 染色体長腕（6q22.33）の異常が報告されている[20,21]．症状は緩徐で定頸・寝返り・座位保持などの遅れで気づかれる．福山型先天性筋ジストロフィーでは，顔貌が特徴的で，閉眼が弱く，口を開いていることが多く，下口唇がやや外反し，厚い．定頸・寝返り・座位保持などは遅延するが，獲得されることが多い．2～3 歳までに，這い這い・伝い歩きは可能となるが，四肢の筋力低下は 6～7 歳から目立ち始める．手指，手関節，足関節の拘縮，側弯などがみられる．血清 CK 値は中等度～高度上昇する．IQ は 30～60 が多く，半数は痙攣がある．頭部画像診断は CT では前頭葉白質に低吸収域（low density area）が認められ，この所見は MRI では髄鞘形成の遅延を示している．

［鑑別の要点］

遺伝歴，初発年齢，筋障害の分布，血清 CK 値，知能障害の有無，頭部画像診断，筋生検，遺伝子検索などが参考となる．

筋強直性ジストロフィー（myotonic dystrophy）

筋強直（ミオトニア）を示す一群の疾患は筋強直症候群として知られている（表 2）．そのうち，筋強直性ジストロフィーが最も頻度が高い．特徴的な所見は筋強直現象で，手を強く握ると容易に開けない（把握性筋強直：grip myotonia），母指球筋をハンマーで叩くと母指が内転する（叩打性筋強直：percussion myotonia），舌の上下を舌圧子で挟み，舌圧子をハンマーで叩くと，舌がクローバー状に変形する．他に知能障害，早期前頭部禿（女性は毛髪が多いために見分けにくい），白内障，四肢の近位筋および遠位筋の筋力低下・筋萎縮を示す．顔面は顎にかけて細く，斧を前方からみたような形となる（斧状顔貌）．検査では頭蓋骨の肥厚，脊柱靭帯骨化症，心伝導障害（房室ブロック，脚ブロック）を伴うことが多い．時に心電図異常をみた循環器科医から，筋肉にも異常があるようだと依頼されることもある．その他，耐糖能低下，性腺機能低下，血清 CK 値の軽度上昇をみる．針筋電図では，筋強直性放電（myotonic discharge）が特徴で，刺入時に高頻度反復発射が起こり，スピーカーで聴くと急降下爆撃音（dive bomber sound）として聞こえる．

遺伝子診断では，第 19 染色体長腕に異常があることが明らかとなり，CTG 反復配列延長が確認された．繰り返し単位は，健常者では 5～37 回であるが，患者では 50～2,000 回ほどあり[7,11]，多いほど臨床的に重症で，発症年齢は若いことが報告されている[22]．

1994 年に筋強直，白内障，若禿など Steinert 病（1 型筋強直性ジストロフィー：DM1）と同様な症状を示すが，知能障害を示さず，下肢近位筋の脱力を示す症例が報告され，近位型筋強直性ミオパチー（proximal myotonic myopathy，2 型筋強直性ジストロフィー：DM2）と呼ぶようになった．常染色体優性遺伝を示すが，第 3 染色体に異常があることが判明している．

［鑑別の要点］

本症の顔貌は特徴的で，前述したように斧状顔貌で顎に向かって細くなり，前頭部脱毛，若年発

症の白内障がみられるので，一見しただけで診断が可能なときもある．さらに筋強直現象が認められれば，診断は比較的容易である．

先天性ミオパチー

頻回に遭遇する疾患ではないので，簡単に述べる．ネマリンミオパチー，セントラルコア病，マルチコア病，筋細管ミオパチー（myotubular myopathy），先天性筋線維タイプ不均等症，minimal change myopathyなどが含まれている．いずれも出生時に筋緊張が低下したfloppy infantとして気づかれる場合が多いが，時に年齢が長じてから症状が顕著になる場合もあり，ネマリンミオパチーでは成人発症型も知られている．それ以外では，哺乳力低下，呼吸困難，歩行開始の遅れなどで気づかれる．脊髄疾患との鑑別としては，脊髄性筋萎縮症，脊髄腫瘍などが考えられるが，確定診断は筋生検が重要である．

悪性高熱・悪性症候群

いずれも高熱，頻脈，筋固縮，血清CK値上昇，ミオグロビン尿などをみるが，悪性高熱では筋拘縮をみる．悪性高熱（malignant hyperthermia）は全身麻酔時の重篤な副作用で，サクシニルコリンとハロタンの併用が最も多いが，どちらかの単独使用でも発症する．血清CK値は発症前から軽度上昇しており，発症時には1,000 IU/l以上に上昇する．常染色体優性遺伝が多いので，家族の血清CK値測定も参考となる．一方，悪性症候群（neuroleptic malignant syndrome）はParkinson病でL-Dopaをはじめ，アマンタジン，トリフェキシフェニジール，ドパミン作動薬，MAO阻害薬などの抗Parkinson病薬の使用中，急激な減量あるいは突然の中止により起こってくる場合と，精神病患者で向精神薬の使用中，投与量の変更（増減）によって起こってくる場合がある．
［鑑別の要点］

突発する高熱，筋固縮，血清CK値上昇とともに，全身麻酔，Parkinson病や精神病での薬剤使用の病歴聴取が重要である．

表3 ミトコンドリア脳筋症の分類

1. 慢性進行性外眼筋麻痺：Kearns-Sayre症候群
2. 赤色ぼろ線維・ミオクローヌスてんかん（MERRF）
3. ミトコンドリア脳筋症・乳酸アシドーシス・脳卒中様発作症候群（MELAS）
4. 亜急性壊死性脳脊髄炎：Leigh症候群
5. progressive infantile poliodystrophy：Alpers病
6. Leber's hereditary optic neuropathy：Leber病
7. Pearson病

急性横紋筋融解症

筋痙攣あるいは著明な筋肉痛，筋力低下，筋麻痺を示す．骨格筋の破壊により，尿が赤褐色となるミオグロビン尿症は種々の筋疾患で出現する．代表的な疾患は，外傷・運動負荷による行軍症候群・圧挫症候群，代謝性因子によるMcArdle病，悪性高熱・悪性症候群，感染症としてインフルエンザAおよびB型・大腸菌敗血症，多発筋炎，特発性発作性ミオグロビン尿症が挙げられる．
［鑑別の要点］

過度の運動負荷時の発症の病歴が重要である．尿の溶血がないにもかかわらず潜血反応陽性の場合には，本症を疑う．

ミトコンドリア脳筋症（表3）

本症は脳神経系・筋肉のミトコンドリア異常により，多彩な神経・筋症状を呈する疾患群である．代表的な疾患は，慢性進行性外眼筋麻痺（Kearns-Sayre症候群），ミトコンドリア脳筋症・乳酸アシドーシス・脳卒中様発作症候群（mitochondrial myopathy, encephalopathy, lactic acidosis and stroke-like episodes：MELAS）[5,10]，赤色ぼろ線維・ミオクローヌスてんかん症候群（myoclonus epilepsy associated with ragged-red fibers：MERRF）[8]である．
［鑑別の要点］

症状が多彩で，外眼筋麻痺，知能障害，小脳症

状，ミオクローヌス，痙攣発作，片頭痛様の頭痛発作，末梢神経障害，感音性難聴，心伝導障害，心筋障害などが，種々の組み合わせで出現する．MELASでは若年性で繰り返す脳血管障害，MERRFではミオクローヌス，小脳症状，末梢神経症状などが加わる．いずれも遺伝子異常で診断が確定することが多い．

周期性四肢麻痺

低カリウム血症，または正・高カリウム血症を示すチャンネル異常である．前夜に多量の炭水化物，アルコールなどを摂取し，翌朝から両下肢の異常感覚，筋満感を訴え，数時間以内に下肢筋力の低下を訴える．麻痺の程度はさまざまであるが，低カリウム血性周期性四肢麻痺のほうが強く，下肢から上肢へ上行し，時に呼吸筋も障害される．診断が確定され，血清カリウムが是正されれば，回復は早い．また，日本では低カリウム血性で甲状腺機能亢進症に伴うものがあり，この場合には甲状腺機能を正常化する必要がある．

[鑑別の要点]
病歴から本症を疑い，血清カリウムを測定する．正・高カリウム血性の場合には，運動後の休息時に起こることが多い．

内分泌性疾患

甲状腺機能低下症，甲状腺機能亢進症，副甲状腺機能低下症などがあるが，詳細は他項に譲る．

糖尿病性筋萎縮症

高齢男性に比較的多く，糖尿病に伴い起こってくる．おそらく末梢神経障害によるものであろうが，通常の末梢神経障害による筋萎縮と異なり，下肢近位筋の萎縮が特徴的である．

代謝性疾患

1 糖原病

筋肉を侵す糖原病は生化学的検討が進み，新しい疾患が発見されている．糖原病の代表として筋ホスホリラーゼ欠損によるMcArdle病[17]について述べる．運動持続により易過労性・脱力・硬直・痛みがみられるが，さらに運動を続けると，突然に痛みや拘縮が改善し，運動がスムーズに行われるようになる（second wind）のが特徴的である．ミオグロビン尿も認められるが，阻血下前腕運動試験で乳酸の増加がみられない．また，針筋電図では，安静時には異常を認めないが，筋運動時には次第に振幅が低下し，拘縮となると放電がなくなる（electrical silence）．

2 脂質代謝異常症

カルニチン欠損症，カルニチンパルミチールトランスフェラーゼ欠損症などがこれに相当する．これらは40年以上前に見出された脂肪酸の酸化異常症であるが，生化学的手法により，さらに多くの疾患が見出されている．カルニチン欠損症は小児期に発症し，全身性，特に近位筋優位の筋力低下で，血清CK値が軽度上昇する．生検筋の脂肪染色で脂肪滴の蓄積がみられる[15]．カルニチンパルミチールトランスフェラーゼ欠損症では，通常時には筋力が正常であるが，持続的運動後には有痛性筋痙攣，血清CK値上昇とミオグロビン尿を認める[3]．運動負荷試験，24〜36時間の飢餓試験で血清CK値上昇がみられる場合には，エネルギー産生系代謝異常を疑う．

神経筋接合部疾患

1 重症筋無力症（myasthenia gravis）

眼瞼下垂・複視などの眼症状，四肢近位筋，特に上肢帯の筋力低下，呼吸困難，嚥下困難などの症状が，単独または多くの場合には複合して出現する．エドロホニウム試験〔テンシロンテスト：5 mg（1/2アンプル）を20〜30秒かけて静注し，改善すれば残りをゆっくり追加〕で筋力が著明に改善すること，筋電図の末梢神経反復刺激で電位

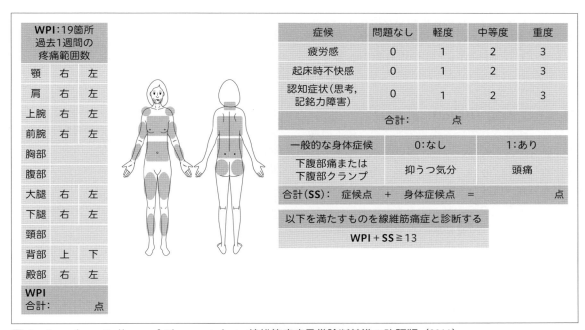

図2 American College of Rheumatology 線維筋痛症予備診断基準の改訂版（2011）
〔日本線維筋痛症学会（編）：診断基準．線維筋痛症診療ガイドライン2013．日本医事新報社，2013，p28の図3より引用〕[19]

の漸減（waning）を認めること，抗アセチルコリン受容体抗体価が上昇していることが診断の決め手になる．症状としては，易過労性を示し，筋力が1日のうちでも，あるいは日によって異なることが重要な鑑別点である．また，全身型では，胸腺摘出術が行われるが，胸腺腫を伴うものが30％前後存在し，すべて摘出しなければならないので，胸部，特に縦隔のCT・MRIによる検索が必要である[12]．

2000年以降，抗アセチルコリン受容体抗体以外に筋特異的チロシンキナーゼ（muscle-specific tyrosine kinase：MuSK）に対する自己抗体が発見された．抗MuSK抗体陽性重症筋無力症は女性に多く，症状は外眼筋麻痺，頸部筋力低下に加え，多くの症例で嚥下障害，構音障害などの球症状を主体とし，クリーゼに陥りやすい．

2 Lambert-Eaton 症候群（LEMS）

傍腫瘍症候群（paraneoplastic syndrome）の一つと考えられ，中年以降の男性に好発し，60％の症例で肺小細胞癌に伴う．症状は近位筋の筋力低下と自律神経障害が主体である．筋力低下は進行性の易過労性を示すが，時に軽い運動後，筋力増強を認めることもある．重症筋無力症では症状が上半身に強いが，LEMSでは下肢の脱力が強いのが特徴であり，眼症状や嚥下障害もみられる．自律神経症状としては，強い口渇，インポテンツ（男性），発汗の低下，腸管蠕動の低下，起立性調節障害などがみられる．腱反射はもともと低下しているが，運動負荷により数秒間だけ正常化する．筋電図末梢神経反復刺激で電位の漸増（waxing）がみられるように，繰り返し手を握ると次第に握力が増すのが特徴である．抗電位依存性カルシウムチャンネル（VGCC）抗体の測定が役立つ．

その他—筋肉痛を主体とする疾患

1 リウマチ様多発筋痛症（polymyalgia rheumatica）

高齢男性に比較的多く，四肢近位部，特に上腕・大腿の筋肉痛および把握痛が強い．そのため，患者は筋力低下を訴える．多くの場合には，倦怠感，微熱，食欲不振を伴う．関節リウマチとは関節炎所見がないことで鑑別される．また，血液検査で

血沈，CRPなどの急性期反応物質以外がすべて正常であることが診断の決め手となる．さらに，プレドニゾロン20～30 mg投与で著明な改善を示す．

2 線維筋痛症（fibromyalgia）

最近，注目されている疾患である[27]．種々の検査で異常がみられないことが多いため，今までは精神的なもの，詐病，更年期障害，関節リウマチなどとされ，明確な診断が下されずにきた疾患である．50歳代に発症のピークをもち，女性に圧倒的に多い．症状は全身に広がる深部組織の痛みとこわばりである[27]．症状は朝に強く，倦怠感，不眠，頭痛，不安感，しびれ感などを伴うというように，病巣が絞りにくい疾患である．合併症としては，うつ状態，過敏性大腸症候群などが知られている．診療科が多岐にわたり，いまだ明確な診断基準が確立されておらず，今後の検討がまたれるが，日本線維筋痛症学会の診療ガイドラインの「American College of Rheumatology 線維筋痛症予備診断基準の改訂版（2011）」（図2）[19]が参考になる．

3 好酸球性筋痛症（eosinophilia myalgia syndrome）

L-トリプトファンを健康食品として服用し，比較的亜急性に発熱，発疹，関節痛，筋肉痛，脱力，掻痒感，浮腫などを呈し，時に胸水，腹水などを伴う．検査では血沈，抗核抗体の上昇が約40％にみられ，最も特徴的な所見は好酸球増多で，最低でも1,000/μl以上を示す．血清CK値上昇はごく一部の症例にしか認められない[4]．

4 下肢静止不能症候群（restless legs syndrome），むずむず脚症候群

夕方あるいは夜間に安静にしているときに，脚を動かしたいという強い衝動に駆られ，下肢の不快な感覚異常，痛みを起こしてくる．この感覚は運動により改善する．機序は十分に解明されていないが，中枢のドパミンシグナル伝達機能の低下，脳の鉄利用障害の関与が考えられている．ドパミン作動薬やクロナゼパムが有効である．

文献

1) Arahata K, Engel AG : Monoclonal antibody analysis of mononuclear cell in myopathies. I : Quantitation of subsets according to diagnosis and sites of accumulation and demonstration and counts of muscle fibers invaded by T cells. Ann Neurol 16 : 193-208, 1984
2) Arahata K, Ishihara T, Kamakura K, et al : Mosaic expression of dystrophin in symptomatic carriers of Duchenne's muscular dystrophy. New Engl J Med 320 : 138-142, 1989
3) Bertorini T, Yeh YY, Trevisan C, et al : Carnitine palmityl transferase deficiency : myoglobinuria and respiratory failure. Neurology 30 : 263-271, 1980
4) Centers for Disease Control (CDC) : Update : eosinophilia-myalgia syndrome associated with ingestion of L-tryptophan—United States, through August 24, 1990. MMWR Morb Mortal Wkly Rep 39 : 587-589, 1990
5) Danks RA, Cummins JT, Dorevitch M, et al : Mitochondrial myopathy, encephalopathy, lactic acidosis and stroke-like episodes (MELAS). Aust N Z J Med 18 : 69-72, 1988
6) Emslie-Smith AM, Engel AG : Microvascular changes in early and advanced dermatomyositis : a quantitative study. Ann Neurol 27 : 343-356, 1990
7) Fu Y-H, Pizzuti A, Fenwick RG, et al : An unstable triplet repeat in a gene to myotonic dystrophy. Science 255 : 1253-1255, 1992
8) Fukuhara N, Tokiguchi S, Shirakawa K, et al : Myoclonus epilepsy associated with ragged-red fiber (mitochondrial abnormalities) : Disease entity or a syndrome? Light-and electroscopic studies and review of literature. J Neurol Sci 47 : 117-133, 1980
9) Fukuyama Y, Osawa M : Congenital muscular dystrophy. Cliniconosological aspects. in Ebashi S (ed) : Muscular Dystrophy. Japan Medical Research Foundation Publication No 16. Tokyo University Press, 1982, pp399-424
10) Goto Y, Nonaka I, Horai S : A mutation in the tRNA$^{LEU(UUR)}$ gene associated with the MELAS subgroup of mitochondrial encephalomyopathies. Nature 348 : 651-653, 1990
11) Harley HG, Rundle SA, Reardon W, et al : Unstable DNA sequence in myotonic dystrophy. Lancet 339 : 1125-1128, 1992
12) 服部孝道, 若田宣雄, 小西哲郎, 他：重症筋無力症（Myasthenia gravis：MG）の治療ガイドライン. in 日本神経治療学会・日本神経免疫学会合同神経免疫疾患治療ガイドライン委員会（編）：神経免疫疾患治療ガイドライン. 協和企画, 2004, pp3-78
13) Hoffman EP, Brown RH Jr, Kunkel LM : Dystrophin : the protein product of the Duchenne muscular dystrophy locus. Cell 51 : 919-928, 1987
14) Hoffman EP, Kunkel LM : Dystrophin abnormalities in Duchenne/Becker muscular dystrophy. Neuron 2 : 1019-1029, 1989
15) Karpati G, Carpenter S, Engel AG, et al : The

syndrome of systemic carnitine deficiency. Clinical, morphological, biochemical and pathophysiological features. *Neurology* **25**：16-24, 1975
16) Lemmers RJ, Tawil R, Petek LM, et al：Digenic inheritance of an SMCHD1 mutation and an FSHD-permissive D4Z4 allele causes facioscapulohumeral muscular dystrophy type 2. *Nat Genet* **44**：1370-1374, 2012
17) McArdle B：Myopathy due to a defect in muscle glycogen breakdown. *Clin Sci* **10**：13-33, 1951
18) Miyoshi K, Kawai H, Iwasa M, et al：Autosomal recessive distal muscular dystrophy. Seventeen cases in eight families including an autopsied case. *Brain* **109**：31-54, 1986
19) 日本線維筋痛症学会（編）：診断基準. 線維筋痛症診療ガイドライン 2013. 日本医事新報社, 2013
20) Osawa M, Arai Y, Ikenaka H, et al：Fukuyama type congenital muscular dystrophy. *Acta Paediatr Jpn* **33**：261-269, 1991
21) Tomé FM, Evangelista T, Leclerc A, et al：Congenital muscular dystrophy with merosin deficiency. *C R Acad Sci III* **317**：351-357, 1994
22) Tsifidis C, Mackenzie AE, Mettler G, et al：Correlation between CTG trinucleotide repeat length and frequency of severe congenital myotonic dystrophy. *Nature Genet* **1**：192-195, 1992
23) Wakata N, Kurihara T, Saito E, et al：Polymyositis/dermatomyositis associated with malignancy. A 30-year retrospective study. *Int J Dermatol* **41**：729-734, 2002
24) 若田宣雄, 内田敦子, 木下真男：晩発した Duchenne 型筋ジストロフィー症 manifested carrier の一女性例. 臨床神経 **27**：630-633, 1987
25) Welander L：Myopathia distalis tarda hereditaria. 249 examined cases in 72 pedigrees. *Acta Med Scand* **141**（suppl）：265：1-124, 1951
26) Wijmenga C, Hewitt JE, Sundkuijl LA, et al：Chromosome 4q DNA rearrangements associated with facioscapulohumeral muscular dystrophy. *Nature Genet* **2**：26-30, 1992
27) Wolfe F, Smythe HA, Yunus MB, et al：The American College of Rheumatology 1990 Criteria for the Classification of Fibromyalgia. Report of the Multicenter Criteria Committee. *Arthritis Rheum* **33**：160-172, 1990

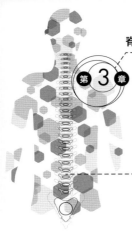

脊椎脊髄病変との鑑別診断

第3章 胸痛・腹痛を呈する内臓疾患と脊椎脊髄疾患との鑑別

亀山　隆

はじめに

　胸部や腹部の痛み（疼痛）や不快感を主訴とする場合には，通常は内臓疾患が第一に疑われる．しかし，脊椎脊髄疾患により体幹部の痛みや異常感覚が主症状となる病態があり，内臓疾患との鑑別が問題となる．その代表的なものとして，頸椎レベルの病変による前胸部痛である cervical angina（頸性狭心症）と体幹部の締め付けられるような異常感覚（帯状絞扼感）がある．本項では，これらの特殊な症候の特徴とその鑑別診断上の問題点を中心に論じる．

Cervical angina（頸性狭心症）

1 概念と歴史

　1927年，Phillips[27]が最初に頸髄神経根圧迫により，狭心症様の前胸部痛が起こることを指摘し，次いで Gunther ら[8]が脊椎の骨関節症（osteoarthritis）による前胸部痛の多数例を報告した．1934年，Nachlas[21]はこのような症例を"pseudoangina pectoris"と称し，前根障害が胸部症状の原因であろうと最初に推論した．1948年，Davis ら[4]は，このような前胸部痛を有する症例を臨床的に詳細に検討し，その原因を頸椎レベルに求め，"cervical angina"という症候群として具体化した．その後，このような症例の報告が多数されるようになったが，cervical angina の定義や診断基準は確立されておらず，狭心症同様に発作性前胸部痛のみを扱うもの[12,13,31,32,34]と，持続性前胸部痛を含めているものもある[2,3,11,14,19,26]．また，定型的な神経根症候，すなわち支配髄節に一致する皮膚の表在感覚障害や上肢筋力低下を有し，部分症状として前胸部痛を呈する症例と，定型的な神経根症候を欠き，前胸部痛のみを主徴とする症例が混在している．

　実際に狭心症との鑑別が最も問題となるのは，上肢の髄節分布の感覚障害と神経根痛（後根症候）および髄節性筋力低下（前根症候）といった定型的神経根症候を欠き，発作性前胸部痛を主徴とする場合である．また，定型的神経根症候を欠き，持続性前胸部痛を呈する場合には，胸壁疾患（乳腺の炎症や腫瘍，肋骨骨折など），心疾患（心筋梗塞，心膜炎，心筋炎など），肺疾患（胸膜炎，肺塞栓症，肺癌など），大動脈解離，食道疾患などの内臓疾患との鑑別が問題となる．

2 臨床特徴

　ここでは狭心症との鑑別が最も問題となる，定型的神経根症候を欠き，発作性前胸部痛を呈する cervical angina の臨床特徴[12,13,31,32,34]をまとめる．

1．痛みの部位と性質

　胸部正中または左前胸部の痛みで，局在性のはっきりしない深部痛の性質で，押さえ付けられるような，締め付けられるような，チクチクする，焼けつくような痛みとして表現される．

2．痛みの出現様式と経過

　狭心症同様に発作性前胸部痛が出現するのが特徴で，発作の持続時間は1分以内〜10分前後が多いが，1時間に及ぶ症例もある．発作の頻度は1日に10回以上〜月に数回程度まで，さまざまである．

3．前駆症状および随伴症状

　項部や両肩の痛み，肩甲骨間部痛が前駆または

随伴する場合が多く，腋窩から左上肢にかけての放散痛やしびれ感を伴う症例もある．頸椎の運動制限（特に伸展制限）がほとんどの症例でみられる．また，前胸部の大胸筋の圧痛を伴う場合が多い．

4．疼痛誘発因子

労作により誘発される狭心症と異なり，安静背臥位で好発しやすいとされる．頸椎運動による放散痛の誘発はあっても，胸痛発作の再現は少ない．

5．画像

単純X線撮影では，頸椎症を認め，C5/6，C6/7椎間に責任病変高位を認める症例が多い．本症に特徴的な画像所見はない．MRIでは，C6/7椎間レベルでの左外側への椎間板ヘルニアによる左C7神経根圧迫を認めた症例がある[34]．

6．治療

薬物療法（消炎鎮痛薬，筋弛緩薬など）はあまり効果がなく，頸椎カラーや牽引などの治療が有効とされている．本症はあくまでも痛みという自覚症状が中心となるため，運動麻痺などの合併がない限り，保存的治療が第一選択となる．手術は責任椎間レベル（C5/6またはC6/7）の前方除圧固定術が施行されることが多い．そして，これらの保存的治療および手術により，胸痛発作が消失したことを根拠に，本症の診断が下されてきた経緯がある．

3 病態機序

本症の病態，発症機序は十分に解明されておらず，いまだ推測の域を出ない．後根の交感神経求心性線維の刺激によるという交感神経由来説，前根，特にC7神経根に含まれる求心性線維が刺激されて生じる筋節（図1）に一致した関連痛であるとする前根刺激説，椎間板周囲に分布する洞脊椎神経（sinuvertebral nerve）を介するdiscogenicな関連痛とする説などがある．

前根刺激説の根拠として挙げられるのは，Frykholmら[5]のヒトでの実験で，C7前根刺激により前胸部痛を誘発した．この疼痛反応は後根が健常な条件下でみられ，すでに後根が圧迫などの病的状態にあると増強し，後根の切断により消失した．頸椎症や椎間板ヘルニアなどにより，頸部の侵害

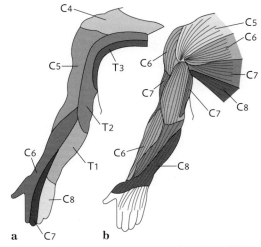

図1 上肢の皮膚分節（後根支配）と筋節（前根支配）（文献15を改変）
a：皮膚分節（デルマトーム）．
b：表在の筋の髄節支配．1つの筋は複数の髄節支配であるが，代表的髄節のみを記載．

受容器が刺激されると，α運動ニューロン，γ運動ニューロン，筋交感神経のすべての出力が反射性に促進することが知られている．その結果，当該神経の支配する筋の緊張増加，筋紡錘からの入力増加による筋の反射性収縮，筋の血管収縮による虚血が引き起こされる．これが肩こり，頸部のこり・運動制限として現れる．さらに神経根が障害されると，交感神経活動の亢進による侵害受容器の感受性が顕著に高まり[30]，これらの機序により筋・侵害受容器・筋紡錘・筋交感神経に一種の悪循環が形成される．この現象が特に左C7またはC6神経根レベルで生じると，その支配筋である左の大胸筋（図1），小胸筋をはじめ，肩甲下筋などの緊張亢進や痛みが発現する．このような病態により，cervical anginaの症候が説明できるのではないかと思われる．しかし，発作性の痛みが，頸部の動きや位置とは無関係に起こる機序は説明できない．通常，cervical anginaは頸椎症や頸椎椎間板ヘルニアなどによる神経根障害（特に左C7またはC6）に起因するが，脊髄腫瘍[11]や脊髄梗塞[14]，さらに胸郭出口症候群[29]で同様の前胸部痛を呈した症例もある．

4 鑑別と診断上の問題点

発作性前胸部痛を呈する場合には，狭心症との鑑別が問題となる．狭心症の痛みは，心臓交感神経求心線維の刺激が後根を経由して入るT1-5髄節領域の関連痛とされており，左肩や左上肢や頸部に放散痛を伴うことがしばしばある．また，発作後に前胸部の筋攣縮や圧痛を伴うことも多く[28]，痛みの部位，性質や随伴症状などはcervical anginaと共通点が多く，特に安静時発作をきたす異型狭心症との鑑別は困難である．本症の診断にはまず，心電図，負荷心電図，心エコー，冠動脈造影，心筋シンチグラフィーなどの循環器検査により，心臓の器質的異常を除外することが必須である．特に高血圧，糖尿病，脂質異常症，喫煙，肥満などの危険因子を有する場合には，積極的に冠動脈造影を行うべきである[3]．また，長期の糖尿病歴を有する症例では，自律神経障害の進行に伴い，無痛性心筋虚血（silent ischemia）の頻度が増加するので，胸部症状が軽度でも，循環器科医へ紹介するほうがよい．その後，本症の可能性を考えることになり，MRI，脊髄造影，脊髄造影後CTなどの画像診断で，C7またはC6の神経根圧迫が認められれば，可能性が高くなる．

一方，持続性疼痛の場合には，痛みが表在性で局在性のはっきりした性質で，皮膚表面の髄節分布に一致した感覚障害（感覚鈍麻や感覚過敏など）を伴っていれば，そのレベル，すなわち上位胸髄レベルの神経根病変（脊髄腫瘍，帯状疱疹，糖尿病性体幹ニューロパチー[17]など）や脊髄内病変（髄内腫瘍，脊髄出血，脊髄空洞症など）を第一に考える．鑑別は頸椎・上位胸椎レベルのMRIで行う．定型的神経根症候や脊髄症候を伴っていない場合には，前述の内臓疾患を除外した後，画像診断を加味してcervical anginaの診断に至る．本症はあくまでも自覚症状を主徴とし，前述のような特異的な客観的検査所見を欠くため，積極的診断が困難である．これまでの報告例も，頸椎カラーや牽引などの保存的治療および手術の効果をもって，診断根拠の一つにされてきた経緯がある．したがって，本症の診断は十分な除外診断のうえに，慎重にしなければならない．

体幹部帯状絞扼感

1 概 念

脊髄疾患の患者の中には，自覚的異常感覚として，胸部または腹部の帯状の締め付け感を訴える場合があり，帯状絞扼感または帯状感（girdle sensation）と呼んでいる．日本の『神経学用語集』[24]にも採用されているが，症候学的なまとまった解説はほとんどされていない[7,16]．類似語として帯状痛（girdle pain）がある．DeJongの神経診察法の教科書[9]では「神経根痛が両側性かつ対称性で体幹を侵すときに帯状痛と呼ばれる」と記載されている．帯状痛は，糖尿病性体幹ニューロパチーや帯状疱疹などの胸髄レベルの神経根病変によって生じる．通常，痛みは表在性の性質をもち，障害神経根の髄節分布に沿った表在感覚障害（痛覚過敏や触覚鈍麻など）を伴っている．一方，ここで述べる帯状絞扼感は，左右両側前後を含む全周性の帯で締め付けられたような感覚が持続するもので，表在性の痛みとは異なる．この異常感覚は時に非常に強い苦痛となり，患者はうつ状態に陥ることさえもあり，そのためにQOLが低下し，ADLに支障をきたすこともある．

2 臨床特徴

原因疾患として最も多いのは多発性硬化症（multiple sclerosis：MS）で，頸髄後索病変をきたした場合の部分症状として，しばしばみられる．また，頸椎レベルでの圧迫性ミエロパチーでも時にみられ[22,25]，特に椎間板ヘルニアや後縦靱帯骨化症（OPLL）などによる正中部での脊髄圧迫が強い症例でみられ，病態との関連で注目される．代表症例としてMSおよび頸椎椎間板ヘルニアの自験例を提示する．

【症例1】

患　者：49歳　女性．

臨床経過：6年前，脳幹病変（MLF症候群）で初発のMS．両上肢の運動・感覚障害と歩行障害が出現し，頸髄病変で再発した．神経学的には脳神経に異常がなく，両上肢で左優位に高度の深部感覚障害（振動感覚，位置感覚とも）を認め，表在感覚も両上肢で左優位に鈍麻（痛覚・触覚）を認

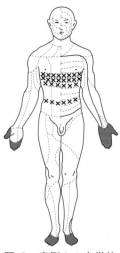

図2 症例1の自覚的異常感覚の分布
×：帯状の締め付け感
▨：自発的なビリビリ感

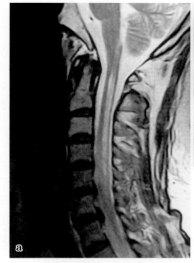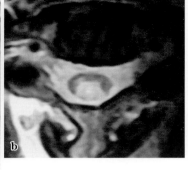

図3 症例1頸椎MRI T2強調像
a：矢状断像．C1-5レベルの髄内後方に高信号病変を認める．
b：水平断像（C3/4レベル）．後索を中心に高信号病変を認める．

めた．粗大筋力は保たれ，感覚性運動失調による手指の偽性アテトーシス（pseudoathetosis）や巧緻運動障害を認めた．両下肢は，遠位部に表在感覚鈍麻と振動感覚消失を認めるも，位置感覚が保たれ，運動失調がなく，軽度の痙性歩行のみであった．自覚的異常感覚として，両手指先端と両足にビリビリ感の他，胸部（T5-7レベル）と腹部（T10レベル）の2カ所の離れた部位に全周性の締め付け感を持続性に訴えた（図2）．体幹には痛覚および触覚の異常は認めなかった．胸椎MRIでは異常がなく，頸椎MRIではC1-5レベルの頸髄後索を中心に，脱髄によるT2高信号病変を認めた（図3）．

【症例2】

患　者：40歳　女性．

臨床経過：両下肢遠位部のしびれ感で発症した．約1カ月の経過で，しびれ感が上行し，胸部乳房下レベルの締め付け感を伴うようになった．同時に歩行も不安定となった．神経学的にはT5-7レベルに帯状絞扼感があり，そのレベル以下に温痛触覚鈍麻が両下肢の遠位部優位にみられ，振動感覚が両下肢で中等度低下し，痙性歩行を呈した．頸部伸展では何も誘発されず，頸部屈曲により両股部から大腿に放散する異常感覚が誘発された（Lhermitte徴候）．当初，胸椎レベルの病変を疑って胸椎MRIを施行したが，異常がなかった．一時的に両手尺側にしびれ感が出現したとの病歴から，頸椎MRIを施行したところ，C5/6椎間板ヘルニアによる脊髄の正中部圧迫が認められ，責任病巣と診断した．頸椎前方除圧固定術後，異常感覚レベルが徐々に下行するとともに帯状絞扼感は消失し，歩行障害も改善した．

体幹部帯状絞扼感は通常では持続性であるが，発作性に生じた多発性硬化症の報告もある[10]．また，症例1のように帯状絞扼感が胸部と腹部の離れた髄節2カ所に同時に生じる症例もある[18]．症例2のように表在感覚障害のレベルの上界に一致して帯状絞扼感を訴える場合もあるが，症例1のように帯状絞扼感の生じている髄節に一致する表在感覚障害は必ずしも伴わない．最も重要な点は，この帯状絞扼感レベルと病変レベルは一致することが少なく（偽性局在徴候：false localizing sign），レベル診断には役立たないことである．頸髄病変で胸部や腹部の締め付け感を呈する場合が多く，帯状絞扼感は髄節徴候（segmental sign）ではなく，一種の長経路徴候（long tract sign）といえる．

胸痛・腹痛を呈する内臓疾患と脊椎脊髄疾患との鑑別　105

3 病態機序

体幹部帯状絞扼感は，後索病変でみられるとされる[33]が，その機序は解明されていない．症例1のように帯状絞扼感を伴うMSの症例では，画像上で頸髄の後索病変が描出され，種々の後索症候を伴う．圧迫性頸髄症では，Nakajimaら[22]のC3/4中心性椎間板ヘルニア8例中7例に体幹部帯状絞扼感を伴っている．これらの症例は"深部感覚障害型頸椎症"の病型をとり，症候学的には後索障害を病態の主体としている．また，Ochiaiら[25]の5症例では，病変レベルがC4/5～C6/7でさまざまであるが，いずれも椎間板ヘルニアまたはOPLLによる脊髄の前方正中部からの圧迫が著明な症例で観察されている．これらの症例もNakajimaらの症例も共通した画像上の形態特徴を有し，脊髄水平断面での形態からは側索が比較的保たれ，後索，特に後索腹側部の障害が強いと推察される．このように画像や症候などからは，後索とその近傍を含む病変が，体幹部帯状絞扼感に関与していると推察されるが，詳細な機序は不明である．古くはBrown-Séquardの原著にもあるように，脊髄半側切断により，その病変レベル以下の同側に，触覚過敏などの錯感覚や異常感覚が生じることが知られている[1]．後索の限局性病変でも痛覚や温覚の過敏が生じる[23]．脊髄には下行性の疼痛抑制系をはじめ感覚伝導の修飾機能があり[1]，このような感覚伝導の修飾に関する経路の障害が，体幹部帯状絞扼感の機序の一つと考えられる．Nakajimaら[22]は体幹部帯状絞扼感の機序として，脊髄の髄節間を連絡する脊髄固有系（propriospinal system）が関与している可能性について述べている．しかし，なぜ頸髄病変で体幹部の特定の髄節レベルにのみ異常感覚が生じるのかは説明できない．

4 鑑別と診断上の問題点

体幹の髄節分布の表在性疼痛で，そのレベルに一致した表在感覚障害を伴っている場合には，そのレベルの髄節病変か神経根病変が疑われる．脊髄腫瘍，脊髄出血，脊髄空洞症[6]などを考え，胸椎MRIで検索する．神経根病変としては，糖尿病性体幹ニューロパチー[17]，帯状疱疹（特に皮疹を伴わない非発疹性帯状疱疹：zoster sine herpete）の他，サルコイドーシスによる神経根障害の報告[20]もあり，検索する．

一方，体幹部帯状絞扼感では，自覚的な締め付け感のレベルに限局する髄節性の表在感覚障害は伴わず，帯状絞扼感レベルと病変レベルが一致することは少なく，頸髄病変で胸部または腹部の締め付け感を呈する場合が多い．したがって，胸椎レベルだけでなく，頸椎レベルの検索を忘れずに行うことが重要である．特に症例2のように下位頸椎レベルの病変では，上肢症候をほとんど欠くことがあり，注意を要する．

また，帯状絞扼感のレベルには表在感覚障害などの髄節徴候を欠くため，心臓・肺および腹部内臓疾患や筋骨格病変などとの鑑別が問題となる．さらに，各種検査で内臓に異常所見がなく，訴えが執拗で抑うつ的にもなるため，心身症やヒステリーと誤診される危険もある．

おわりに

胸部や腹部の痛みや締め付け感を呈しても，内臓病変と筋骨格病変はなく，また真の責任病変は胸椎レベルでなく，頸椎レベルにあるため（偽性局在徴候），症候よりも高位のレベルを検索しなければならない．Cervical anginaと体幹部帯状絞扼感は頻度こそ多くないが，このような特殊な症候の存在や特徴などについて熟知しておくことが，診断への最初の手がかりとなる．

文献

1) Aminoff MJ：Sensory modulation and the spinal cord. *Ann Neurol* **34**：511-512, 1993
2) Booth RE, Rothman RH：Cervical angina. *Spine* **1**：28-32, 1976
3) Brodsky AE：Cervical angina. A correlative study with emphasis on the use of coronary arteriography. *Spine* **10**：699-709, 1985
4) Davis D, Ritvo M：Osteoarthritis of the cervicodorsal spine (radiculitis) simulating coronary-artery disease；clinical and roentgenologic findings. *N Engl J Med* **238**：857-866, 1948
5) Frykholm HJ, Norlen G, Skoglund CR：On pain sensations produced by stimulation of ventral roots in man. *Acta Physiol Scand* **29**（Suppl 106）：455, 1953

6) Fukutake T, Hattori T：Reversible hydromyelia in a synchronized swimmer with recurrent thoracic girdle pains. *J Neurol Neurosurg Psychiatry* **65**：606, 1998
7) 福武敏夫：体幹の帯状痛・帯状感覚. 脊椎脊髄 **13**：233-234, 2000
8) Gunther L, Sampson JJ：Radicular syndrome in hypertrophic osteoarthritis of the spine：root pain and its differentiation from heart pain. *JAMA* **93**：514-517, 1929
9) Haerer AE：*DeJong's the Neurologic Examination*, 5th ed. JB Lippincott, Philadelphia, 1992, p568
10) 浜崎真二, 古屋孝文, 本村政勝, 他：くり返す発作性の帯状絞扼感に対し, acetazolamide が著効した多発性硬化症の1例. 臨床神経 **38**：697-699, 1998
11) 原国　毅, 吉井與志彦, 金城竜也, 他：Cervical angina を呈した頸髄神経鞘腫の1例. No Shinkei Geka **29**：641-645, 2001
12) 日浅浩成, 宮崎和躬, 多田健治, 他：心疾患を疑われた頸椎症の4例. 中部整災誌 **27**：1392-1393, 1984
13) 樋笠　靖, 山岡賢児, 辻　博三, 他：いわゆる cervical angina の臨床的検討（第2報）. 中部整災誌 **31**：1347-1350, 1988
14) 市川博雄, 河村　満：Cervical angina で発症した脊髄梗塞. 脊椎脊髄 **13**：139-141, 2000
15) Inman VT, Saunders JBCM：Referred pain from skeletal structures. *J Nerv Ment Dis* **99**：660-667, 1944
16) 亀山　隆, 安藤哲朗：偽髄節性感覚症候と体幹部帯状感覚. 脊椎脊髄 **11**：911-916, 1998
17) Kikta DG, Breuer AC, Wilbourn AJ：Thoracic root pain in diabetes：the spectrum of clinical and electromyographic findings. *Ann Neurol* **11**：80-85, 1982
18) 久場博司, 荒川健次, 谷脇考恭, 他：起立性低血圧, 難治性吃逆, 嘔吐等の自律神経症候のみの再発を呈した多発性硬化症の1例. 臨床神経 **39**：930-934, 1999
19) LaBan MM, Meerchaert JR, Taylor RS：Breast pain：a symptom of cervical radiculopathy. *Arch Phys Med Rehabil* **60**：315-317, 1979
20) 三好　安, 栄　信孝, 伊藤裕昭, 他：ギラン・バレー症候群類似の運動感覚性多発根神経炎と帯状絞扼感（girdle sensation）を呈した神経サルコイドーシス. 脳神経 **52**：805-809, 2000
21) Nachlas IW：Pseudo-angina pectoris originating in the cervical spine. *JAMA* **103**：323-325, 1934
22) Nakajima M, Hirayama K：Midcervical central cord syndrome：numb and clumsy hands due to midline cervical disc protrusion at the C3-4 intervertebral level. *J Neurol Neurosurg Psychiatry* **58**：607-613, 1995
23) Nathan PW, Smith MC, Cook AW：Sensory effects in man of lesions of the posterior columns and of some other afferent pathways. *Brain* **109**：1003-1041, 1986
24) 日本神経学会用語委員会（編）：神経学用語集, 第3版, 文光堂, 2008, p56, p226
25) Ochiai H, Yamakawa Y, Minato S, et al：Clinical features of the localized girdle sensation of mid-trunk (false localizing sign) appeared in cervical compressive myelopathy patients. *J Neurol* **249**：549-553, 2002
26) Ozgur BM, Marshall LF：Atypical presentation of C-7 radiculopathy. *J Neurosurg*（*Spine 2*）**99**：169-171, 2003
27) Phillips J：The importance of examination of the spine in the presence of intrathoracic or abdominal pain. *Proc Int Postgrad M A North Am* **3**：70, 1927
28) Procacci P, Zoppi M, Maresca M：Heart and vascular pain. in Wall PD, Melzack R（eds）：*Textbook of Pain*, 3rd ed. Churchill Livingstone, Edinburgh, 1994, pp541-554
29) Reid WD：Pressure on the brachial plexus causing simulation of coronary disease. *JAMA* **110**：1724-1726, 1938
30) Sato J, Perl ER：Adrenergic excitation of cutaneous pain receptors induced by peripheral nerve injury. *Science* **251**：1608-1610, 1991
31) 田畑四郎, 木田　浩, 佐々木仁行, 他：いわゆる cervical angina の臨床的検討. 整・災外 **25**：1416-1424, 1982
32) 田中三郎, 岩瀬禎章, 木村次大, 他：頸椎椎間板ヘルニアの根症状に合併する頸性狭心症様発作性胸部痛についての考察. 中部整災誌 **19**：875-877, 1976
33) Walton J：*Brain's Diseases of the Nervous System*, 9th ed. Oxford University Press, Oxford, 1985, pp37-48
34) Wells P：Cervical angina. *Am Fam Physician* **55**：2262-2264, 1997

脊椎脊髄病変との鑑別診断

第3章 心因性疼痛—新たな視点に立った解釈と層化の実際

松平 浩，笠原 諭，竹下克志，髙橋直人，矢吹省司

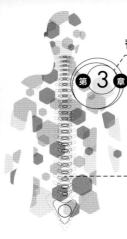

はじめに

　古典的な痛み（疼痛）の捉え方は，物理的ストレスが侵害受容器により感知された反応，つまり疼痛刺激の生物学的反応という単純な理解である．これは生物医学モデル（biomedical model）と呼ばれ，多くの脊椎脊髄外科医にとっては，生物学・解剖学をベースとする医学教育を受けた下地に圧迫物を除去する手術を行う実感が加わって，このモデルが強固な確信となっている．しかし，腰痛治療にかかわる脊椎脊髄外科医は，成果を上げてきた手術が無効などころか，時にはより状況が悪化することを知っている．こうした患者の特徴として心理的要因が大きいと判断されることがあり，こうした場合に心因性腰痛というtermが用いられてきた．

　一方，線維筋痛症などの器質的要因が同定できない疾患群の治療に携わってきた一部のリウマチ科，リハビリテーション科，ペイン科，精神科などの医師たちは，早くから心理社会的要因に着目し，生物心理社会モデル（biopsychosocial model）を提唱した．現在では，純粋な生物医学モデルは，疼痛刺激が生じたほんの一部の急性疼痛にしか適用されないと考えられている．

　さらには近年，中枢機能異常に伴う内因性鎮痛機構の破綻機序の解明が進み，心理学・精神医学との融合も相まって，もはや心因性疼痛というtermは死語となりつつある．

　たとえば，線維筋痛症では，中脳辺縁系のドパミンシステムの異常[26,27]をはじめとする多くの脳機能異常があることが明らかになり，内因性鎮痛機構の破綻による痛覚過敏やさまざまな機能異常（dysfunction）に伴う多彩な身体症状が出現することが説明可能となった．このような機能異常を主体とする症候を有するものをfunctional somatic syndrome（FSS）と包括する流れができたと思いきや，末梢の侵害受容性疼痛および神経障害性疼痛とは一線を画す中枢の神経障害性疼痛の範疇ともいえる中枢性感作を伴う痛み（centralized pain）と分類する提案もある．近年，「3年間腰痛が持続した患者では，背内側前頭前野/扁桃体/側坐核の間の神経線維が肥大し，初診時からみられる扁桃体の容積減少が危険因子であった」[21]，「慢性腰痛患者では，扁桃体と他の脳内ネットワークの結合が強く，破局的思考の患者ほど顕著」[5]などの注目すべき報告が相次ぎ，従来心因性疼痛と扱われていた患者には，大脳辺縁系を主とする中枢機能異常を伴っている可能性が高い．なお，破局的思考とは，些細なことでも大きな悲劇だと捉える非常に否定的な認知のことで，たとえば「私の腰痛は決してよくならない」，「この痛みには耐えられない」，「私は痛みに対処できない」などの思考のことを指す．この破局的思考が強い患者は，ある活動をした際に，交感神経系の亢進に伴う筋緊張や，痛みを感知すると，それを破局的状況と判断して不安や恐怖を増大させ，その状況を回避する行動をとるようになる（恐怖回避モデル：fear-avoidance model，後述）．

　一方，精神医学的な病名としては，米国精神医学会が出している精神障害の診断と統計の手引き（DSM）において，2000年から使用されていたDSM-Ⅳでは，「身体表現性障害（十分な医学的説明が見つけ出せない身体症状の一群）」や，その下位分類である「疼痛性障害」が主に用いられてい

108

た．一方，2013 年に改訂された DSM-5 では，「身体化障害・鑑別不能型身体表現性障害・疼痛性障害・心気症」などの DSM-Ⅳでなじみのあった診断名が削除され，新たに「身体症状症」と「病気不安症」の 2 つの精神障害のカテゴリーとして統合された．「身体症状症」は，今後のさらなる医学の進歩による原因解明が進む可能性を考慮し，「医学的に説明できる症状であるか否か」，腰痛でいえば「椎間板や椎間関節の変性などの器質的所見で説明できる腰痛であるか否か」を重視せず，「身体症状に関連する過剰な執着などの認知や感情，それに伴う行動」が主要な症状を形成する要因として捉えられている．

「患者の痛みは，さまざまな検査で異常がないから，生理的過程または器質的異常による身体的な障害とはいえない」という捉え方から，「患者の訴える痛みの背景にある生理的過程や身体的障害は，現段階の一般的な医学的検査では見つけ出すことがなかなか難しいだけ」という捉え方に変化しつつあるともいえる．この痛みに対する精神医学分野でのパラダイムシフトは，医療者と患者に以下の態度が望ましいことを示したともいえる．

①医療者は，患者の訴える症状に対して真摯に向き合い，腰痛などの身体症状によって生じている苦悩的な情動および疼痛行動などの負の方向への状況を弱化することが必要である．

②症状の原因となる異常は，現状の一般的に行われる画像検査や血液検査では見つけ出せないことも少なくない．したがって，患者は，症状との関連が乏しい画像診断による器質的な異常に執着することなく，腰痛などの身体症状によって生じている負の情動や行動を改善していくことが望ましい．つまり，苦悩を和らげるために否定的認知を修正しつつ，回避行動・疼痛行動を痛みの範囲内で運動するなどの「健康行動」へ変換していくほうが人生にとって建設的である．

生物心理社会モデルの解釈と層化の実際

近年，腰痛をはじめとする慢性疼痛のマネジメントをするうえで，特に重要視されている事項として，「生物心理社会モデルで捉える」，「層化（サブグループ化）してケアする」ことが挙げられる．

1 生物心理社会モデルの簡易的な捉え方

画像所見でみえる変性を主とする形態学的異常ばかりを重視するのではなく，機能異常（言い換えれば可逆的な不具合）という概念を取り入れ，生物心理社会モデルで捉えることを推奨している．具体的には，「脊椎と脳，両方の機能異常が共存した状態」と規定している[11]．すなわち，「不良姿勢などに伴う機械ストレスが，運動器（脊椎）の不具合（椎間板内や椎間関節，あるいは仙腸関節の微小な不適合とこれらに伴う軽微な炎症，背筋の筋緊張・疲労・虚血など）をもたらし，心理社会的ストレスが，中脳辺縁系でのドパミンシステムの異常[25]などの脳（中枢）機能の不具合を起こすことがある．脳機能の不具合の反応・結果として，抑うつや自律神経失調に伴う身体症状（反応性の筋攣縮や局所の虚血，腰背部痛・肩こりはその一症状）が現れやすくなる．加えて，下行性疼痛制御系の機能異常および中枢性感作（痛覚過敏）の状態に発展しうる．

2 簡易的なメカニズムに基づく層化

「姿勢・動作と痛みが誘発される関係性が明確で，痛みのない姿勢が必ずある」場合には，運動器の不具合が潜在すると判断する．一方，痛覚過敏や，背部痛や肩こりを含む広範囲な痛み，あるいは複数の機能的な身体症状がある場合には，脳（中枢）機能の不具合が関与している可能性が高いと判断する．広範囲な痛みかどうかは，人体図への pain drawing で把握しやすい．また，旧線維筋痛症の診断基準として活用された全身圧痛点を確認するなど，広範囲な筋圧痛の閾値低下（痛覚過敏）の存在を把握するとよい．背部の術後創周囲の痛覚過敏も中枢性感作の潜在を疑わせる所見と考えている．

表 1 日本語版 SSS-8（身体症状スケール）（文献 14 より引用）

最近１週間を通して，以下の体の問題について，どの程度悩まされていますか？	ぜんぜん悩まされていない	わずかに悩まされている	少し悩まされている	かなり悩まされている	とても悩まされている
1．胃腸の不調	□0	□1	□2	□3	□4
2．背中，または腰の痛み	□0	□1	□2	□3	□4
3．腕，脚，または関節の痛み	□0	□1	□2	□3	□4
4．頭痛	□0	□1	□2	□3	□4
5．胸の痛み，または息切れ	□0	□1	□2	□3	□4
6．めまい	□0	□1	□2	□3	□4
7．疲れている，または元気が出ない	□0	□1	□2	□3	□4
8．睡眠に支障がある	□0	□1	□2	□3	□4

4～7 点：low，8～11 点：medium，12～15 点：high，16～32 点：very high と判定する．

多部位の痛みを含む複数の身体症状を簡便にスクリーニングできるツールに Somatic Symptom Scale (SSS-8)[3,8,14]がある．SSS-8 は，最近 1 週間の身体の問題（①胃腸の不調，②腰背部痛，③四肢・関節の痛み，④頭痛，⑤胸痛または息切れ，⑥めまい，⑦疲労感，⑧睡眠障害）について，どの程度悩まされたかを 5 段階評価で問う質問票である（表1）[14]．「16 点以上（very high）[3]は脳機能の不具合が関与している FSS の範疇である可能性が高く centralized pain の要素あり，12～15 点（high）[3]はその可能性あり」と判断している．その場合には，疼痛閾値の上昇（下行性疼痛抑制系の賦活など）を目的とした薬物療法に加え，不安の軽減，痛みの範囲内での無理のない全身運動を主軸に治療を開始する．

3 遷延化の主犯「FA ウイルス感染」

前述した破局的思考，つまり，痛みに対する歪んだ認知（思考）は，負のスパイラルを始動し，痛みに対する不安，恐怖からの回避行動・疼痛行動（たとえば，腰を大事にする，軟性腰仙椎装具を常につける，腰に負担がかかる作業をしない，仕事を休むなど）を助長する．不活動が，抑うつ，社会生活への適応障害ももたらし，痛みは遷延化する（恐怖回避モデル：fear-avoidance model）．痛みが発症後，亜急性期に恐怖回避（fear-avoidance：FA）の意識が強まると，扁桃体の過剰な興奮をトリガーとする大脳辺縁系の脳機能の不具合が生じ，痛みはさらに遷延化する．FA は，痛みが慢性化する前の段階でのきわめて重要な予後規定因子であり，薬物療法効果にも影響を与えるエビデンスがある[23,24]．筆者らは，恐怖回避モデルに陥った状態を「あなたは，まんまと FA ウイルスに感染してしまった状態」と比喩的に表現している．解決志向アプローチの外在化という心理学的手法（自分と別の存在として向き合う姿勢を作る対処法）である．画像上の異常所見に関する説明や「無理してはいけない！」などの医療者の何気ない不適切な発言は，この FA ウイルス感染につながることを知っておく必要がある．

4 腰痛患者が恐怖回避モデルに陥っていることの簡易判別ツール

前述した恐怖回避モデルに陥っている，言い換えれば FA ウイルス感染をチェックするツールに，Keele STarT (Subgrouping for Targeted Treatment) Back スクリーニングツール（リスクアセスメントツール）[4,9,10,15,16]の領域得点（腰痛の心理的因子を簡便に拾い上げる項目の得点）がある（図1）．

腰痛遷延化の予後規定因子として重要視される破局的思考と恐怖回避行動，さらに不安，抑うつなどの心理的要因に簡潔ながら配慮されている．本ツールは，最新の英国 NICE ガイドライン

```
氏名：＿＿＿＿＿＿＿＿＿＿　　日付：＿＿＿＿＿＿＿＿＿＿
```

ここ2週の間のことを考えて，次のそれぞれの質問に対するあなたの回答に印（☑）を記入してください．

	そうではない 0	そうだ 1
1. ここ2週の間，**腰痛が足のほうにも広がる**ことがあった	☐	☐
2. ここ2週の間，**肩や首**にも痛みを感じることがあった	☐	☐
3. 腰痛のため，**短い距離**しか歩いていない	☐	☐
4. 最近2週間は，腰痛のため，いつもより**ゆっくり着がえをした**	☐	☐
5. 私のような体の状態の人が体を活発に動かすには，かなりの慎重さが必要だ	☐	☐
6. **心配事**が心に浮かぶことが多かった	☐	☐
7. **私の腰痛はひどく，決して良くならない**と思う	☐	☐
8. 以前は楽しめたことが，最近は**楽しめない**	☐	☐

9. 全般的に考えて，**ここ2週の間**に腰痛をどの程度煩わしく感じましたか？

全然	少し	中等度	とても	極めて
☐	☐	☐	☐	☐
0	0	0	1	1

総合得点（全9質問）：＿＿＿＿＿＿＿　　領域得点（質問5〜9）：＿＿＿＿＿＿＿

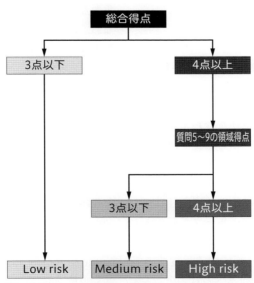

図1　日本語版 Keel STarT Back スクリーニングツールとスコアリングシステム
　　　（文献15より引用）

領域得点（腰痛の心理的因子を簡便に拾い上げる項目の得点）を算出する設問のうち，5は恐怖回避思考（行動），6は不安，7は破局的思考，8は抑うつに関するものである．なお，5は，2018年に「私のような体の状態の人は，体を動かし活動的であることは決して安全とはいえない」を上記の文章に改訂した．言語妥当性も検証済みである．

(Non-specific low back pain and sciatica：management）で，そのプライマリケアでの使用が推奨されているが，この領域得点が4点以上だと通常のアプローチのみでは改善が難しく，認知行動的アプローチが必要なハイリスク患者と判定される．ただし，4点未満であっても，慢性疼痛に認知行動療法を行ううえでキーとなる媒介要因の恐怖回避行動あるいは破局的思考の設問がYesであるか否かに留意する．Yesの場合には，回避行動あるいは破局的思考を修正する介入を念頭に置く．

恐怖回避モデルに陥っている患者に対する介入の実際としては，英国で用いられた『The Back Book』のような患者教育用ツールを用い，正しい知識を教育することや，日常の現実的な場面を想定して患者が恐怖を抱く運動や活動を実施させる段階的暴露があり[2]，慢性疼痛患者の不適切な信念を減少させることが多くの研究で確かめられている[7]．

なお，抑うつの設問がYesで，前述SSS-8の疲労感，睡眠障害の得点が3点以上であれば抑うつ状態であることが強く疑われ，それに対する対応を優先したほうがよい．

5 心理社会的アプローチの方法を決定するうえで役立つMultidimensional Pain Inventory（MPI）

慢性腰痛に対して認知行動療法を含む学際的治療を行った場合の調整要因に関する総説では，さまざまな心理尺度の中でもMPI[6]を用いて層化された3分類が重要であることが示されている．

MPIは，慢性疼痛患者に標準的な治療に対して異なる反応性を示す3つのサブグループが存在するという研究結果をもとに開発された．慢性疼痛の心理社会的要因を包括的に評価する尺度であり[6]，痛みの強度だけでなく，痛みへの対処法，活動レベル，患者にとっての重要な他者（主に家族）の痛みに対する反応を評価する．欧米の慢性疼痛管理の現場では，患者の心理社会的要因の評価法として重要視されており，数多くの研究でも採用されてきた．交通外傷による鞭打ち症の遷延化を予測する優れた指標でもあり[18]，線維筋痛症の治療結果を予測するのに有用であるとも報告されている[22]．

MPIは自記式で全61項目，3つのセクションからなる．セクション1は28項目からなり，"痛みの影響"を評価するもので，「痛みの強度」，「痛みによる障害」，「生活の制御」，「感情的な苦痛」，「社会的な支援」の5下位尺度で構成される．セクション2は14項目からなり，家族を代表とする"重要な他者からの痛みに対する反応"を評価するもので，「否定的反応」，「気遣い反応」，「気を逸らさせる反応」の3下位尺度から構成されている．セクション3は19項目からなり，"患者の活動"を評価するもので，「家事」，「屋外の仕事」，「家庭外の活動」，「社会的活動」の4下位尺度がある．

MPIの特に優れている点としては，重要な他者である家族がよかれと思い行っているであろう支援が，図らずも患者の疼痛行動を強化してしまっているかどうかを，セクション2で評価できることが挙げられる．これにより，家族に対して疼痛行動への強化因子を減じる必要性について，根拠を持って説明することができる．本項では，その重要なセクション2のみを表2として提示した．なお，現在，日本語版MPI[17]の計量心理学的妥当性を検証する研究を遂行中である．

6 MPIの3つのサブグループ

前述したようにMPIでは，慢性疼痛患者をクラスター分析によって明らかにされた3つのサブグループに層化する．患者のMPIの全61項目の回答は，専用のコンピュータ解析ソフトウェアを用いて自動判定される．強い痛みの程度や情動的な苦痛および生活面での機能障害の程度も大きい「dysfunctional：DYS」と，DYSに類似するが，家族からの援助レベルが低いことを特徴とする「interpersonally distressed：ID」，疼痛レベルが低く，情動的な苦痛や生活面での機能障害もあまり大きくない「adaptive cooper：AC」である．以下に筆者らの経験も踏まえた各サブグループの臨床的な特徴などを概説する．

1．「DYS」型

痛みを訴えると家族を代表とする重要な他者が患者に対して気遣い反応を示し，家事を免除され

表 2 日本語版 MPI のセクション 2

あなたが痛みを感じている時に，あなたに対して配偶者（大切な人）がする反応の頻度を選んでください．

1．あなたを無視する．
　　　　0　　　　1　　　　2　　　　3　　　　4　　　　5　　　　6
　　決してしない　　　　　　　　　　　　　　　　　　　　　　　　　とても頻繁

2．何かできることはないかと聞いてくれる．
　　　　0　　　　1　　　　2　　　　3　　　　4　　　　5　　　　6
　　決してしない　　　　　　　　　　　　　　　　　　　　　　　　　とても頻繁

3．本などを読んでくれる．
　　　　0　　　　1　　　　2　　　　3　　　　4　　　　5　　　　6
　　決してしない　　　　　　　　　　　　　　　　　　　　　　　　　とても頻繁

4．あなたに対してイライラする．
　　　　0　　　　1　　　　2　　　　3　　　　4　　　　5　　　　6
　　決してしない　　　　　　　　　　　　　　　　　　　　　　　　　とても頻繁

5．あなたの仕事や義務を代わってくれる．
　　　　0　　　　1　　　　2　　　　3　　　　4　　　　5　　　　6
　　決してしない　　　　　　　　　　　　　　　　　　　　　　　　　とても頻繁

6．痛みからあなたの気を紛らせるために何か他のことについて話してくれる．
　　　　0　　　　1　　　　2　　　　3　　　　4　　　　5　　　　6
　　決してしない　　　　　　　　　　　　　　　　　　　　　　　　　とても頻繁

7．あなたに対して欲求不満を感じる．
　　　　0　　　　1　　　　2　　　　3　　　　4　　　　5　　　　6
　　決してしない　　　　　　　　　　　　　　　　　　　　　　　　　とても頻繁

8．あなたを休ませようとする．
　　　　0　　　　1　　　　2　　　　3　　　　4　　　　5　　　　6
　　決してしない　　　　　　　　　　　　　　　　　　　　　　　　　とても頻繁

9．何らかの活動にあなたを参加させようとする．
　　　　0　　　　1　　　　2　　　　3　　　　4　　　　5　　　　6
　　決してしない　　　　　　　　　　　　　　　　　　　　　　　　　とても頻繁

10．あなたに対して怒る．
　　　　0　　　　1　　　　2　　　　3　　　　4　　　　5　　　　6
　　決してしない　　　　　　　　　　　　　　　　　　　　　　　　　とても頻繁

11．痛み止めを持って来てくれる．
　　　　0　　　　1　　　　2　　　　3　　　　4　　　　5　　　　6
　　決してしない　　　　　　　　　　　　　　　　　　　　　　　　　とても頻繁

12．趣味に取り組むよう励ましてくれる．
　　　　0　　　　1　　　　2　　　　3　　　　4　　　　5　　　　6
　　決してしない　　　　　　　　　　　　　　　　　　　　　　　　　とても頻繁

13．食べものや飲みものを持って来てくれる．
　　　　0　　　　1　　　　2　　　　3　　　　4　　　　5　　　　6
　　決してしない　　　　　　　　　　　　　　　　　　　　　　　　　とても頻繁

14．痛みから気を紛らわすためにテレビをつけてくれる．
　　　　0　　　　1　　　　2　　　　3　　　　4　　　　5　　　　6
　　決してしない　　　　　　　　　　　　　　　　　　　　　　　　　とても頻繁

【簡易採点法】
　(Q1＋Q4＋Q7＋Q10)÷4≦3.5：interpersonally distressed（ID）型の傾向を示す．
　(Q2＋Q5＋Q8＋Q11＋Q13＋Q14)÷6≦5：dysfunctional（DYS）型の傾向を示す．
　(Q3＋Q6＋Q9＋Q12)÷4≦4：adaptive cooper（AC）型の傾向を示す．
　正確には ID，DYS，AC のサブグループ分類は，セクション 1〜3 の回答を専用のソフトウェアを用いた解析で自動判定される．

る，仕事を休む，休業補償を受ける，朝遅くまで寝ているなどのルーズな生活が許容される傾向にある．さらに，医療者からは，さまざまな鎮痛薬・鎮痛補助薬やブロック注射，物理療法などの受動的治療が施されるなど，多くのオペラント強化因子（疾病利得）を得ている点である[1]．また，痛みに対する心理社会的要因の関与を認めたがらない傾向があり，険しい表情をして患部に手を当て，脚を引きずって歩くなどの疼痛行動が顕著な場合が多い．仕事を辞めて寝たきりの生活をしているなど，機能障害が重篤な傾向もある．この型の患者に対しては，疼痛行動への強化因子を減じ，痛みを理由に回避している健康行動（仕事や家事，運動など）に対して報酬設定をするオペラント行動療法が有効である[19]．なお，オペラント行動療法の導入に際し，「患者は疾病利得を求めて意識的に痛みを訴えている」，あるいは，「患者の痛みの原因を家族が作っている」と治療者が思っているという印象を，患者や家族に与えてしまうと信頼関係が崩れることがあり，細心の注意と配慮を必要とし，かつ高度な治療技術も要求される．

2．「ID」型

家族などの重要な他者から日常的に責められていることが多く，生活の中で非常に多くのストレスを抱えているにもかかわらず，相談する相手もなく社会的支援が乏しい傾向にある[1]．対人場面において「自分さえ我慢していれば波風を立てずに済む」と考え，自己主張を控える傾向が強い．彼らの疼痛行動は，疾病利得を得るというよりも自己を罰している要素が強い．また，痛みに対する心理社会的要因の関与を受け入れやすく，心理療法に対する抵抗感が「DYS」型よりも低い傾向がある．治療介入法としては，自己主張訓練などの対人関係技能を含む認知行動療法が有効である．対人関係の恐怖から自己主張することを回避せず，自分のニーズや本音を適切に言語で表現できるような訓練を行うため，治療には高い専門性およびある程度の時間を要する．

3．「AC」型

訴える痛みの程度はそれほど強くなく，情動的な苦痛や疼痛行動の程度も低く，高い生活管理能力も有している[1]．家族を含む対人関係も，前述した「DYS」型と「ID」型に比べて安定している傾向にあり，治療者からの提案に対して異議を唱えることも少ない．そのため，集学的・学際的治療までは必要とせず，対処スキルに関する教育やアドバイスをしっかり行うだけでも，十分に対応可能な場合が少なくない．言い換えれば，正しい知識の教育を受け入れる準備ができているので，脊椎脊髄外科医でも対応しやすい患者群とも判断できる．ただし，「AC」型は適応対処群として位置づけられているものの，それは健常者との比較でなく，あくまで「DYS」型と「ID」型の患者との比較であることを認識しておく必要がある．

おわりに

MPIの3つのサブグループは，慢性疼痛の種類によって割合が異なるとされている[1]．慢性腰痛患者では「DYS」型の割合が約2/3を占めるとする報告があり[20]，オペラント強化因子（疾病利得）による顕著な疼痛行動を示し，患者を取り巻く環境へ働きかけるオペラント行動療法が効果を示すケースが多いと想定される．

また，MPIによる層化システムを用いた心理社会的要因の解釈とアプローチは，脊椎脊髄外科医の本務であろう器質的・身体的要因の解釈とアプローチとは独立したものであるため，患者を常に生物心理社会モデルで捉え，身体的側面へのアプローチと心理社会的側面へのアプローチの双方で並行して働きかけていくことが重要である[1]．

僭越ながら，本項で述べたコンセプトについての患者の理解を深める目的で，筆者らの一般向け書籍[12,13]を読書療法として活用いただけるなら幸甚である．

文献

1) Flor H, Turk DC：Chronic Pain：An Integrated Biobehavioral Approach. IASP Press, Seattle, 2011
2) George SZ, Fritz JM, Bialosky JE, et al：The effect of a fear-avoidance-based physical therapy intervention for patients with acute low back pain：results of a randomized clinical trial. Spine **28**：2551-2560, 2003
3) Gierk B, Kohlmann S, Kroenke K, et al：The somatic

symptom scale-8 (SSS-8): a brief measure of somatic symptom burden. *JAMA Intern Med* **174**: 399-407, 2014
4) Hill JC, Dunn KM, Lewis M, et al: A primary care back pain screening tool: identifying patient subgroups for initial treatment. *Arthritis Rheum* **59**: 632-641, 2008
5) Jiang Y, Oathes D, Hush J, et al: Perturbed connectivity of the amygdala and its subregions with the central executive and default mode networks in chronic pain. *Pain* **157**: 1970-1978, 2016
6) Kerns RD, Turk DC, Rudy TE: The West Haven-Yale Multidimensional Pain Inventory (WHYMPI). *Pain* **23**: 345-356, 1985
7) Lohnberg JA: A review of outcome studies on cognitive-behavioral therapy for reducing fear-avoidance beliefs among individuals with chronic pain. *J Clin Psychol Med Settings* **14**: 113-122, 2007
8) Matsudaira K, Oka H, Kawaguchi M, et al: Development of a Japanese version of the Somatic Symptom Scale-8: Psychometric validity and internal consistency. *Gen Hosp Psychiatry* **45**: 7-11, 2017
9) Matsudaira K, Oka H, Kikuchi N, et al: Psychometric properties of the Japanese version of the STarT Back Tool in patients with low back pain. *PloS One* **11** (3): E0152019, 2016
10) Matsudaira K, Oka H, Kikuchi N, et al: The Japanese version of the STarT Back Tool predicts 6-month clinical outcomes of low back pain. *J Orthop Sci* **22**: 224-229, 2017
11) 松平　浩：新しい腰痛対策 Q & A 21―非特異的腰痛のニューコンセプトと職域での予防策．産業医学振興財団，2012
12) 松平　浩：一回3秒 これだけ体操 腰痛は「動かして」治しなさい．講談社，2016
13) 松平　浩，笠原　諭：腰痛は脳で治す！ 宝島社，2016
14) 松平　浩，川口美佳，村上正人，他：日本語版 Somatic Symptom Scale-8（SSS-8［身体症状スケール］）の開発―言語的妥当性を担保した翻訳版の作成．心身医 **56**: 931-936, 2016
15) 松平　浩，菊池徳昌，川口美佳，他：日本語版 STarT（Subgrouping for Targeted Treatment）スクリーニングツールの開発―言語的妥当性を担保した翻訳版の作成．日本運動器疼痛学会誌 **5**: 11-19, 2013
16) Oka H, Matsudaira K, Fujii T, et al: Estimated risk for chronic pain determined using the generic STarT Back 5-item screening tool. *J Pain Res* **10**: 461-467, 2017
17) 岡本憲明：顎関節症の知覚閾値と痛覚閾値に対する精神的因子と身体的因子の影響（博士論文）．大阪大学，2006
18) Olsson I, Bunketorp O, Carlsson SG, et al: Prediction of outcome in whiplash-associated disorders using West Haven-Yale Multidimensional Pain Inventory. *Clin J Pain* **18**: 238-243, 2002
19) Thieme K, Gromnica-Ihle E, Flor H: Initial effects of operant therapy in fibromyalgia. A 6-month controlled study. *Arthritis Rheum* **321**: S446, 2001
20) Turk DC, Rudy TE: The robustness of an empirically derived taxonomy of chronic pain patients. *Pain* **43**: 27-35, 1990
21) Vachon-Presseau E, Tétreault P, Petre B, et al: Corticolimbic anatomical characteristics predetermine risk for chronic pain. *Brain* **139**: 1958-1970, 2016
22) Verra ML, Angst F, Brioschi R, et al: Does classification of persons with fibromyalgia into Multidimensional Pain Inventory subgroups detect differences in outcome after a standard chronic pain management program? *Pain Res Manag* **14**: 445-453, 2009
23) Wertli MM, Rasmussen-Barr E, Held U, et al: Fear-avoidance beliefs-a moderator of treatment efficacy in patients with low back pain: a systematic review. *Spine J* **14**: 2658-2678, 2014
24) Wertli MM, Rasmussen-Barr E, Weiser S, et al: The role of fear avoidance beliefs as a prognostic factor for outcome in patients with nonspecific low back pain: a systematic review. *Spine J* **14**: 816-836, 2014
25) Wood PB: Mesolimbic dopaminergic mechanisms and pain control. *Pain* **120**: 230-234, 2006
26) Wood PB, Glabus MF, Simpson R, et al: Changes in gray matter density in fibromyalgia: correlation with dopamine metabolism. *J Pain* **10**: 609-618, 2009
27) Wood PB, Schweinhardt P, Jaeger E, et al: Fibromyalgia patients show an abnormal dopamine response to pain. *Eur J Neurosci* **25**: 3576-3582, 2007

第4章

脊椎脊髄疾患の
病理学的分類からみた
神経症候

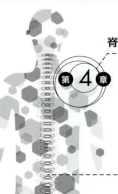

脊椎脊髄疾患の病理学的分類からみた神経症候

第4章 脊椎脊髄先天奇形

谷　諭

はじめに

　種々ある脊椎脊髄先天奇形において，神経学的な dynamic diagnosis の対象となるものは，一連の神経管閉鎖不全に伴うものとなる．したがって，本項では，主に二分脊椎およびその関連疾患について簡単に病態にふれ，その後に神経学的検査においてポイントとなる点を挙げてみたい．

二分脊椎

　脊椎の癒合不全を意味する二分脊椎（spina bifida：SB）は，一般に顕在性 aperta（SBA）と潜在性 occulta（SBO）に分類される．これはあくまで脊椎の外側の皮膚の被覆（skin covered）の有無での分類であり，脊椎より内側の髄膜の被覆や神経管の閉鎖の有無に関して言及しているものではない．

① 顕在性二分脊椎（SBA）

　SBA の代表である脊髄披裂（myeloschisis）は，胎生期4週までの一次神経管形成（primary neurulation）の障害に起因するものであり，脊髄障害は重篤になりやすい．一方，脊髄髄膜瘤，髄膜瘤などは，脊髄組織そのものを瘤内に含むわけではないので，脊髄障害は軽症の傾向はあるものの，合併する脊髄形成障害の程度により，症候の重症度は異なってくる．

1．症　状

　顕在性である以上，妊娠中に診断される機会が増えている．脊髄披裂では，エコーなどを用いても存在を同定できないことはあるが，瘤の形成が

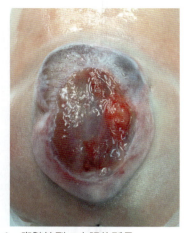

図1　脊髄披裂の肉眼的所見
未熟な皮膚におおわれているが，中央やや右側部分は露出した脊髄組織である．

ある場合には診断も容易である．出生後は，背部，腰部での皮膚欠損が主症状になる（図1）．

　神経学的には種々の程度の下肢の筋力低下，筋緊張が落ちているようで，自発的運動の欠如が観察される．尿に関しては，おむつが常に尿で濡れた状態となり，おむつにドライタイムがないことで気づかれる．

2．徴　候

　皮膚欠損部位の解剖学的観察は必須である．ポイントは，①露出しているのは閉鎖不全の状態の脊髄か神経根なのか，②髄液の漏出があるか，③あるときの部位は，④上皮の形成がどの程度かなどとなる．本論から外れるが，最初の診察時に，周囲組織から細菌培養を行っておくのが賢明である．他の身体合併症にも注意を払うのも当然である．

118

表 1　尾側脊髄障害レベルと運動障害の関係

最下位機能脊髄レベル	股関節運動機能	膝関節運動機能	足関節運動機能	足趾運動機能	歩行見通し
T_{12}	全廃	全廃	全廃	全廃	車椅子
L_1	屈曲・外旋	〃	〃	〃	車椅子
L_2	＋内旋	〃	〃	〃	車椅子
L_3	〃	伸展	〃	〃	長下肢装具・杖
L_4	〃	〃	背屈・回内	〃	短下肢装具・杖
L_5	＋外転	＋屈曲	＋回外	〃	短下肢装具
S_1	＋伸展	〃	＋底屈	背屈	自立可能
S_2	〃	〃	〃	＋底屈	自立可能

神経学的検査は新生児では限られるが，筋力に関しては，表1のとおりに捉えるのがよいように思う．当然，これらは，仰向け，うつ伏せなどの自然な位置での観察と刺激を与えたときの反応をみることから総合的に判断する．その際に，あまりに強い電気的刺激などによる運動の惹起は，脊髄前角細胞と前根の機能が残っていることを意味するが，自発的運動の有無はわからないので，機能予後を判定する際には注意を要する[5]．

L_1レベルまでの温存で股関節の屈曲が可能であるが，伸展が可能であるのはS_1レベルが保たれているときである．膝関節で考えると，伸展がみられるのがL_3レベルで，屈曲はL_5レベルの機能で温存される．足関節以下に関しては，L_3までは全廃であり，背屈はL_4から可能であり，底屈が可能であればS_1まで温存されていることになり，このS_1レベルまでで下肢の機能の多くは保たれていることになる．しかし，これ以下の障害でも，足の intrinsic muscles の萎縮により，凹足（pes cavus deformity）を起こすことになる．SBA における筋力低下は後述の脂肪腫などと異なり，左右の障害レベルが大きくずれることは少ない．

さらに，新生児期での脊髄機能評価としては，挙睾筋反射（cremasteric reflex）と肛門括約筋反射（anal sphincter reflex）も大切であろう．前者の反射弓は比較的上位の$L_1, 2$であり，小児のほうが出現しやすいといわれている．大腿の内側面を軽くこすり下げることで睾丸が挙上するが，低温環境では陰嚢が収縮してわかりにくいので注意を要する．一方，肛門括約筋反射は$S_3, 4, 5$に反射弓があるので，脊髄円錐機能のチェックとなる．下肢の運動が足関節まで保たれていて，この反射が低下や消失しているときは，脊髄レベルだけでなく，馬尾の障害も考慮に入れる必要がある．

なお，成長発達に関しては，通常は8カ月くらいで座位がとれるが，L_3以上に障害があると，遅れてしまう．

2 潜在性二分脊椎（SBO）

SBO に分類される脂肪腫，皮膚洞，類上皮腫などは primary neurulation の時期における神経管と体表外胚葉との分離，その後の中胚葉の介入のプロセスの障害である．その後の8週までの尾側脊髄形成にかかわる secondary neurulation の障害で，tight filum terminale などの脊髄終糸近傍の異常を生じることになる．つまり，SBO は skin covered lesion ではあるものの，neurulation の障害の程度は種々のものを含む広い疾患群といえる[20]．したがって，神経症候の成因は，当初からの neurulation の障害による固定したものと，その後に合併疾患（tight filum terminale，脂肪腫，割髄症など）により尾側脊髄が anchor し，成長や運動などにより，尾側脊髄の伸張による機能障害を呈する脊髄係留症候群（TCS）の2つに分けることができる．

1．症　状

神経症候や筋骨格系の異常より，むしろ皮膚症状が発見のきっかけとなることが圧倒的に多い．これに含まれるものとしては，種々の形状の皮下

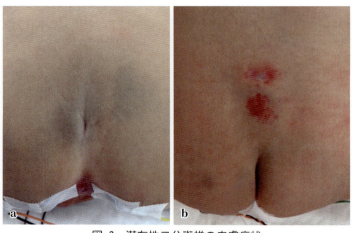

図 2 潜在性二分脊椎の皮膚症状
a：皮膚陥凹，b：血管腫．

腫瘤，皮膚小陥凹，皮膚洞，血管腫，多毛症，色素母斑などがある（図2）．欧米の報告では[8]，皮膚症状は全体の 4.8% に認められ，その中の 8% 程度に SB を認めた．皮膚症状で最も多かったのは simple dimple であり，これらの多くは SB とは相関が認められず，SBO と比較的高い相関が認められたのは，simple dimple 以外の皮膚症状および大型あるいは肛門より 2.5 cm 以上高位に存在する dimple であった．

皮下の脂肪腫に関しては，種々の大きさ，形状，位置で存在するが，偏倚している場合には，仙骨形成不全なども併発している可能性が高い[14]．個々の皮膚症状の中で特異的なものは多毛であるが，これは割髄症との関連が深い[6]．

下肢の運動障害としては，形成異常に伴う筋力低下および筋萎縮が出生時から存在するときは，SBA と同様の neurulation の障害と考えてよい．しかし，非常に軽症の場合には早期に徴候が出ることはなく，太ももの左右差や，土踏まずが深くなってくる（high arch）などで気づかれることもある．さらに成長とともに TCS により運動障害も進行してくる可能性がある．これが生じやすいのは，growth spurt の時期が一般的である．5歳から15歳あたりの期間に，徒競走が毎年遅くなっていく，走行中に転びやすくなった，あるいは，転んでから特に足の力が入りにくくなったなどのエピソードを聞くことがある．正常の脊髄終糸を欠き尾側に固定された脊髄は，腰部の屈曲の際に伸張するので，繰り返しの腰部の運動でも脊髄機能障害を生じる[15,16,18]．その結果，下肢筋力の低下が成長期が終了している成人期に生じることもある．

両側下肢の感覚障害に関しては，自覚症状として感覚鈍麻を訴えるより，下肢から足への放散痛が前面に出ることがある．さらに，幼小児で腰痛を訴える場合には注意を要する．この症状の発生機序に関しては不明な点は多いが，小児では特有なものと思われる．睡眠中の身長の伸びにより，早朝に痛みが増強するなどの報告もある[4,7]．感覚鈍麻から，靴擦れや足部に潰瘍を形成することも稀ならずあり，本症発見のきっかけとなることもある[9]．成人期になって発症する場合には，下肢の痛みのみの場合も少なくない[23]．

神経因性膀胱に関しては，小児期での発見は難しいところがあり，toilet training の時期に気がつかれることもたびたびである．少なくとも SBO があり，TCS の併発を考えているときには，おむつのドライタイムや尿漏れの頻度を両親にチェックしてもらうようにする．

2．徴 候

遅発性の神経障害として TCS により脊髄の障害が生じると，基本的には核性あるいは核上性の麻痺を生じてくる．核性の障害があると判断が苦しいが，核上性の麻痺の指標としての Babinski

反射はやはり有用である．この反射はその反射弓がL4, L5, S1であることから，この存在は脊髄円錐の機能の残存と核上性の麻痺を示すものであり，TCSの診断の重要な指標となる．なお，幼児の場合には，足底を下から上ではなく，上から下へこすり下げるときに陽性に出ることもある．また，何回も繰り返すことにより出現する場合もある．しかし，Babinski反射は2歳までは正常でも陽性となることがあり，その判断には慎重である必要がある．臨床上，SBOの経過観察中，ある時期になり本反射が陽性となれば，適応の難しい手術治療の決断材料となる．

筋力低下も成長や先の腰部の運動の繰り返しにより，徐々にあるいは急激に進行をみるが，必ずしも，下位髄節から障害されるとは限らない[22,23]．

TCSでは出生時から存在していた感覚障害は，範囲が頭側へ上行し，広がっていくことが理論的に予想されるが，実際には，ある皮膚分節の感覚が温存されているなど，不連続に分布していることがあるので注意を要する[1,17,23]．この筋力あるいは感覚障害における不連続性は，脊髄内へ迷入した脂肪腫や線維組織などの有無などにより，脊椎管の延長の際に，必ずしも脊髄の伸張が最も細く伸びやすい脊髄尾側から生じないためによるものと思われる（図3）[17]．

神経因性膀胱も主症状の一つであり，脊髄障害レベルにより種々のタイプの障害が存在する．しかし，実際には，小児期での診断は難しいところがあり，画像診断上の膀胱の大きさ，形状の観察も肝要である．

Neuro-orthopaedic problemsとしては，足の変形，筋萎縮，短脚，脊椎の変形，側弯症などが挙げられている．これらは先に述べたように，胎生期での発達異常の要素を多分に含んでいるが，脊髄障害の進行により症状の進行をみることもあり，二次的障害の要素も含まれる．臨床的に本症候群でよく知られている全脊椎弯曲[21]や高度腰仙椎前弯[10,11,13]は，神経機能障害に関連した機能的変形と考えられている．これは結果的には脊椎管長を短縮することになり，脊髄緊張を緩和する自己防御反応による機能的変形の現れの可能性もある[16,18]．

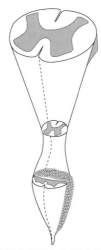

図3 脊髄係留症候群における運動感覚障害の不連続性
腰部の屈曲などにより脊椎管長が延長し，それに伴い，脊髄の伸張が起きるが，脊髄円錐尾側に脂肪腫や線維組織の混入があるときには，必ずしも尾側脊髄から伸張するとは限らないため，運動感覚障害が下肢の遠位側から上昇せず，不連続となることがある．

これらのSBA，SBOで遅発性障害もありうること，また，患児は親とともに転居もあるし，主治医のほうも変更がありうることから，患児の成長に伴った経時的な，そして，可及的に客観的評価が重要となる．その意味ではSEPや膀胱機能検査や，大井[12]が提唱する「二分脊椎神経学的スケール」なども有用と思われる．

二分脊椎に関連する疾患

1 前仙骨髄膜瘤
（anterior sacral meningocele）

本症は，胎生8週以降のsecond neurulationに伴う中胚葉の異常により生じるもので，欠損した仙骨を通しての硬膜嚢の後腹膜腔への突出した状態である．

1．症　状

新生児期に鎖肛がありCurrarino triad（sacral defect, presacral mass, anorectal anomaly）[3]として，発見されることがあり，遺伝子変異や染色体異常による遺伝性疾患である．一方では，成人になり，産婦人科的諸問題，便秘，尿路感染などの

脊椎脊髄先天奇形

トラブルを起こしやすい.

2. 徴　候

　神経徴候で発見されることはほとんどない本症であるが，MRIで観察すると，最近の報告では1/3程度に脊髄終糸の肥厚などが指摘されている[19] (図4). 実際に，TCSを呈した症例の報告もある[2].

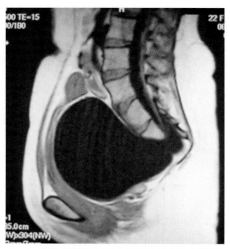

図4　前仙骨髄膜瘤のMRI T1強調矢状断像
髄液腔に連続した前仙骨髄膜瘤と肥厚した脊髄終糸が観察される.

② 胸椎髄膜瘤
　（lateral thoracic meningocele）

　前述の前仙骨髄膜瘤と同様に硬膜嚢の脊椎管外への突出がみられる疾患であるが，胸椎に好発しやすい（図5）.

1. 症　状

　本症は，神経線維腫症や側弯症を合併しやすいので，その精査中や胸部X線上で偶然発見されることが多い. しかし，今回の提示した症例（図5）は，両下肢遠位にしびれもあり，咳などに伴う背部痛も訴えていた.

2. 徴　候

　本症による神経症候は，みられることはまれと考えられる. それは，椎間孔を通しての胸腔への硬膜嚢の突出であるので，脊柱管内に対する影響が少ないためである. 提示した症例では，脊髄の変形も認め，両足下肢のしびれ感の訴えとともに，深部感覚の軽度低下を認めた. 錐体路症候は認めておらず，経過観察中である.

③ 神経腸管嚢胞
　（intraspinal neuroenteric cyst）

　本症は，内胚葉と外胚葉の分離異常により，消化器あるいは呼吸器上皮の脊柱管内への迷入性の病変である（図6）.

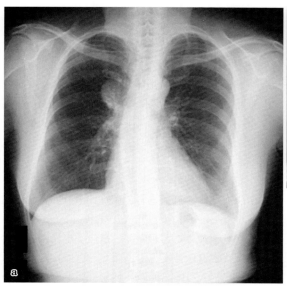
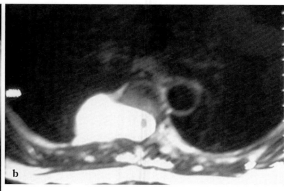

図5　胸椎髄膜瘤
a：胸部X線正面像にて，右肺野に異常陰影がみられる.
b：同部位のMRI T2強調水平断像にて，髄液腔の胸腔への突出がみられる.

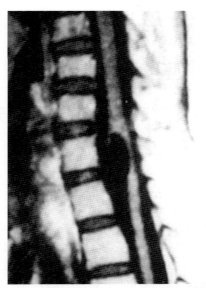

図6 神経腸管嚢胞のMRI T1強調矢状断像
胸髄前面に境界明瞭な嚢胞性髄外病変として描出されている．

1．症　状

頸椎や上位胸椎が多いため，脊髄圧迫により体幹・下肢の運動感覚障害を生じることがあるが，嚢胞内容液の破裂，漏出などにより，症状の増悪と寛解を繰り返すことがある．

2．徴　候

脊髄前方からの圧迫が多いため，下肢の運動障害が前面に出やすい．

文　献

1) Arai H, Sato K, Okuda O, et al：Surgical experience of 120 patients with lumbosacral lipomas. *Acta Neurochir*（*Wien*）**143**：857-864, 2001
2) Chamaa MT, Berney J：Anterior-sacral meningocele；value of magnetic resonance imaging and abdominal sonography. *Acta Neurochir*（*Wien*）**109**：154-157, 1991
3) Currarino G, Coln D, Votteler T：Triad of anorectal sacral and presacral anomalies. *AJR Am J Roentgenol* **137**：395-398, 1981
4) Eaton LM：Pain caused by disease involving the sensory nerve roots（root pain）. *JAMA* **117**：1435-1439, 1941
5) French BN：Midline fusion defects and defects of formation. in Youmans JR（ed）：*Neurological Surgery*. WB Saunders, Philadelphia, 1990, pp1081-1235
6) Guthkelch AN, Pratt AE：Diastematomyelia. in Austin GM（ed）：*The Spinal Cord*, 3rd ed. Igaku-Shoin, New York, 1983, pp769-789
7) Jones PH, Love JG：Tight filum terminale. *Arch Surg* **73**：556-566, 1956
8) Kriss VM, Desai NS：Occult spinal dysraphism in neonates：assessment of high risk cutaneous stigmata on sonography. *AJR Am J Roentgenol* **171**：1687-1692, 1998
9) 峰咲幸哲, 中島奈保子, 上出良一, 他：Tethered cord syndromeによる足穿孔症の1例. 臨皮 **49**：603-606, 1995
10) 森　　浩, 山本博司, 岡田勝良, 他：二分脊椎に関連した spinal traction syndrome. 中部整災誌 **19**：1182-1185, 1976
11) 中村敬彦：77症例の診療経験に基づくTethered Spinal Cord Syndrome（脊髄係留症候群）の診断および治療. 日整会誌 **58**：1237-1251, 1984
12) 大井静雄：二分脊椎. in 山浦　晶（編）：小児脳神経外科. 脳神経外科学大系第13巻. 中山書店, 2004, pp168-177
13) 大塚訓喜：潜在性二分脊椎における神経系の障害（第1報）—X線学的検討. 日整会誌 **53**：331-344, 1979
14) 白根礼造：二分脊椎の画像診断. 脊椎脊髄 **10**：342-349, 1997
15) Tani S, Yamada S, Knighton R：Extensibility of the lumbar and sacral cord. Pathophysiology of the tethered spinal cord in cats. *J Neurosurg* **66**：116-123, 1987
16) 谷　　諭, 山田昌慶, 布施隆治, 他：腰部過伸展および過屈曲による腰仙部脊椎管長の変化—脊髄係留症候群への影響—脳神経 **43**：1121-1125, 1991
17) 谷　　諭, 中原成浩, 田中英明, 他：脊髄繋留症候群の神経症状における"Skip Lesion"の成因に関する考察. 脳外 **22**：1131-1134, 1994
18) 谷　　諭：Tethered cord syndromeの病態生理. 脊椎脊髄 **15**：843-848, 2002
19) Tani S, Okuda Y, Abe T：Surgical strategy for anterior sacral meningocele—Two case reports. *Neurol Med Chir*（*Tokyo*）**43**：204-209, 2003
20) 谷　　諭：潜在性二分脊椎. 脳外速報 **13**：1275-1281, 2003
21) Yamada S, Knierim D, Yonekura M, et al：Tethered cord syndrome. *J Am Paraplegia Soc* **6**：58-61, 1983
22) Yamada S, Schreider S, Ashwal S, et al：Pathophysiologic mechanisms in the tethered spinal cord syndrome. in Holtzman RNN, Stein BM（eds）：*The Tethered Spinal Cord*. Thieme-Stratton, New York, 1985, pp29-40
23) Yamada S, Lawrence C：Tethered cord syndrome. *Contemp Neurosurg* **12**：1-6, 1990

脊椎脊髄疾患の病理学的分類からみた神経症候

第4章 脊椎脊髄腫瘍

小川祐人，千葉一裕，戸山芳昭

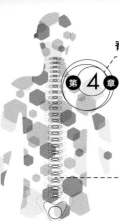

はじめに

MRIなどの画像診断技術の進歩により，無症状あるいはほとんど症状がない状態で，脊椎脊髄腫瘍が発見される症例が増加している．日常診療で軽度の痛み（疼痛）やしびれ感が持続するためにMRIを撮像したところ，腫瘍が偶然に発見されることもまれではない．腫瘍性疾患の場合には，画像所見上，脊椎または脊髄に占拠性病変が存在するという診断自体は難しくない．しかし，画像診断技術が進歩した今日においても，画像所見のみでは病変に対する質的診断およびその後の治療戦略を決定することは困難であり，詳細な病歴聴取と神経学的所見を含めた身体所見は重要である．本項では，脊椎脊髄腫瘍における病歴および症候について，診断および治療に役立つポイントを中心に概説する．

病歴および症候からの腫瘍の質的診断

画像上で脊椎脊髄腫瘍が発見された場合には，造影検査などによる詳細な画像診断および血液検査などによる全身検索が行われ，腫瘍の質的診断が進められる．しかし，検査所見のみでは腫瘍の良悪の判断は困難であり，その際，病歴および身体所見が診断の参考となる．

良性腫瘍の場合には，初発症状は軽微な痛みやしびれ感などの非特異的な症状であり，症状の進行も緩徐であることが多い．また，発症から神経症候が出現するまでの期間も比較的長い．腫瘍による痛みは，一般的に動作に関連しない痛みとされるが，変性疾患による痛みと類似する症状を呈する場合もあり，鑑別は必ずしも容易ではない．良性腫瘍の場合には，画像上で神経組織への圧迫や骨内への進展が高度であっても，神経症候や痛みはないか，あってもごく軽度なことがある．これらの点は，悪性腫瘍と比較した際の，良性腫瘍の病歴および症候の特徴である．また，良性腫瘍では，頻度は高くないが，斜頸や側弯も時として出現する症状である．

一方，悪性腫瘍では，一般的に痛みやしびれ感の程度が高度であり，初発症状が高度な神経根痛であることも多く，初発時から神経症候を合併していることもまれではない．

これらは臨床情報と各種検査所見を総合的に判断することで，腫瘍の質的診断を行い，その後の治療戦略の決定が可能となる．

脊椎脊髄腫瘍の徴候

以下に，脊椎脊髄腫瘍を脊椎腫瘍，硬膜内髄外腫瘍，髄内腫瘍に分けてそれぞれの徴候について述べる．

1 脊椎腫瘍

脊椎腫瘍の初発症状としては痛みが最も多く，80％以上の症例に認められる[8]．その痛みには，背部痛と神経根痛がある．

背部痛は一般的に進行性で動作に関連しないとされるが，動作時に増強する痛みを愁訴とする場合もあり，変性疾患と鑑別が困難なことも少なくない．腫瘍の骨内への浸潤が軽度で，骨の機械的強度が保持されている病初期においては，背部痛はないか，あっても軽微なものである．しかし，

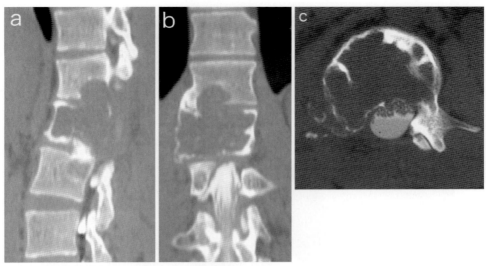

図 1 良性脊椎腫瘍・無症状例（28 歳，男性）
a～c：脊髄造影後 CT 像．矢状断像（**a**），冠状断像（**b**），水平断像（**c**）．
第 1-3 腰椎高位骨巨細胞腫の術後再発例．画像上，高度な骨破壊を認めるにもかかわらず，背部痛などの局所症状はなく，神経症候も認めなかった．このことは，腫瘍周囲に骨硬化を伴っていることにより，骨の機械的強度が保持されたためと思われた．

病期が進行し，腫瘍の進展のために骨の機械的強度の保持が不能となれば，圧迫骨折や脊椎不安定性およびそれらに伴う脊柱変形を生じ，背部痛が突然出現したり，既存の背部痛が極度に増悪したりすることがある．さらに，神経組織が障害されれば，脊髄麻痺や神経根痛が出現する．ただし，良性腫瘍では，周囲に骨硬化を伴いながら腫瘍が骨内を進展することが多く，骨の支持性が破綻することなく腫瘍が緩徐に増大するため，画像上，骨内に腫瘍が大きく進展しているにもかかわらず，背部痛などの症状がないか，あっても比較的軽度であることがまれではない（図1）．また，良性腫瘍では，脊柱不安定性や変形を認めない場合には，脊柱管内に腫瘍が進展し神経組織を圧迫しても，画像上での圧迫の程度に比較して神経障害の程度が軽度であることが多い．一方，悪性腫瘍では痛みが高度である場合が多く，早期に神経症候を呈する．痛みの出現から麻痺の出現までの期間が腫瘍の悪性度をある程度反映するといわれている．また，類骨骨腫，骨芽細胞腫では，斜頸や側弯などの脊柱変形を呈することがある[1]．

発症年齢も腫瘍の良悪を判断するうえで重要である．脊椎原発の良性腫瘍のほとんどは30歳以下で発症し，40歳以上での発症はほとんどみられない[2]．したがって，40歳以上で脊椎腫瘍を発見した場合には，まず悪性腫瘍を疑うべきである．

2 硬膜内髄外腫瘍

脊髄に発生する硬膜内髄外腫瘍の約 90％は良性腫瘍であり，そのほとんどが神経鞘腫，髄膜腫，神経線維腫，粘液乳頭状上衣腫で占められる[11]．初発症状の多くは痛みである．痛みは，神経鞘腫または神経線維腫の場合には神経根痛のことが多く，また髄膜腫や上衣腫の場合には背部痛の頻度が高い．前述のように硬膜内髄外腫瘍の多くは良性腫瘍であるため，神経組織を高度に圧排しても神経症候を呈さないことが多い（図2）．しかし，ひとたび神経症候が出現すると，麻痺の急速な進行を認めることがまれではなく，注意を要する（図3）．硬膜内髄外腫瘍は腫瘍が左右いずれかに偏在していることが多く，神経症候は Brown-Séquard 型を呈することが多い．また，まれではあるが，腫瘍に起因する脊髄空洞症の症状が前面に出ることがある[3,9]．Chiari 奇形などを伴わない脊髄空洞症の原因として，髄内腫瘍だけでなく，脊髄円錐部近傍に生じる粘液乳頭状上衣腫をはじめ

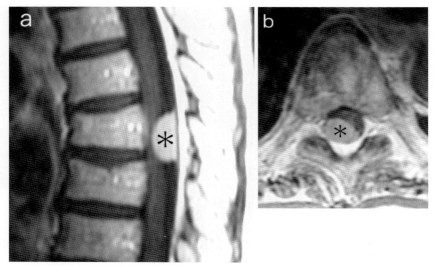

図 2 硬膜内髄外腫瘍・無症状例(71 歳,女性)
a,b:造影 MRI T1 強調像.矢状断像(a),水平断像(b).
内科にて胸部 CT を撮ったとき,偶然に発見された第 7 胸椎高位の髄膜腫.痛み,しびれ感などの症状はなく,反射の亢進などの神経学的所見も認めなかった.MRI 上,右背側に存在する腫瘍(*)により脊髄が高度に圧排されている.

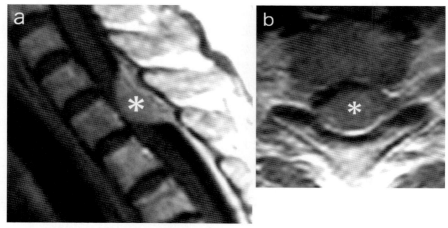

図 3 硬膜内髄外腫瘍・神経症候急速増悪例(70 歳,女性)
a,b:造影 MRI T1 強調像.矢状断像(a),水平断像(b).
第 1 胸椎高位の髄膜腫.2 年前から両下肢のしびれ感を認めていたが,他に症状は認めなかった.3 カ月前からしびれ感の増強を認めたが,歩行は可能であった.当院転院時の 1 週間前から症状が急速に進行し,転院時には Frankel B の麻痺を認めた.MRI 上,左背側に存在する腫瘍(*)により脊髄が高度に圧排されている.

とした硬膜内髄外腫瘍も念頭に置く必要がある.
硬膜内髄外腫瘍の発症年齢は,神経鞘腫,神経線維腫,上衣腫が 30〜50 代に,髄膜腫が 50〜70 代に好発する[6]. また,神経線維腫のほとんどは遺伝性疾患である神経線維腫症で生じるため,家族歴にも注意する.

3 髄内腫瘍

髄内腫瘍は多くが星細胞腫または上衣腫であり,次いで血管芽腫が多くみられる[5]. 髄内腫瘍

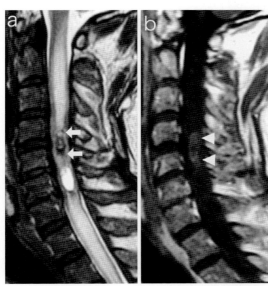

図 4 髄内腫瘍・腫瘍からの出血による症状増悪例（64歳，男性）

a, b：MRI 矢状断像．T2 強調像（a），造影 T1 強調像（b）．

第 4-5 頸椎高位の上衣腫．6 年前に左半身のしびれ感にて発症したが，他に症状を認めなかったため，他院にて経過観察をしていた．当院入院の 3 カ月前に頸部痛が増強し，その後，急速に神経症候が出現した．入院時には Frankel C の麻痺を認めた．手術時，比較的新鮮な出血によると思われる髄内病変を認めた．MRI 上，広範な脊髄の腫脹と第 4-5 頸椎高位の腫瘍（矢頭）を認めた．また，MRI T2 強調像で，いわゆる hemosiderin cap sign（矢印）を腫瘍の頭尾側に認め，髄内出血が示唆された．

の場合にも，初発症状は腫瘍の存在する高位の局所疼痛のことが多いが，時として神経根痛を呈することもある．神経症候は，良性腫瘍では緩徐に，悪性腫瘍では急速に進行する傾向にあるが，腫瘍内出血を生じた場合には，良性腫瘍であっても急速に症状が増悪することがある（図4）．上衣腫や血管芽腫では，特に脊髄空洞症を合併することが多く，宙吊り型解離性知覚障害を呈することもある．小児発症例では側弯・後弯を初発症状とする症例[10]，腹痛が初発症状の症例[12]もある．

髄内腫瘍の発症年齢は，星細胞腫が 30 代までに[4]，上衣腫は 30 代以降に発症する[7]ことが多い．また，血管芽腫は，遺伝性疾患である von Hippel-Lindau 症候群に伴い生じることがあるため，家族歴にも注意する．

まとめ

脊椎脊髄腫瘍は，転移性脊椎腫瘍を除けば良性腫瘍の頻度が高く，多くの場合には非特異的で，かつ軽微な症状で発症する．そのため，病期が進行するまで発見されないこともある．病期が進めば，良性腫瘍といえども適切な治療を施すことが困難となる．また，良性腫瘍では，発症から神経症候出現までの期間は長い傾向にあるが，ひとたび脊髄症状が出現すれば，麻痺の急速な進行を認めることがまれではなく，治療のタイミングを逸することもある．したがって，日常診療においては，常に脊椎脊髄腫瘍を念頭に置き，その診断が遅れないように注意することが大切である．

文 献

1) Boriani S, Campanna R, Donati D, et al：Osteoblastoma of the spine. *Clin Orthop* **278**：37-45, 1992
2) Camins MB, Rosenblum BR：Osseous lesions of the vertebral axis. in Lous MM（ed）：*Musculoskeletal Oncology*. Saunders, Philadelphia, 1992, pp197-226
3) Castillo M, Quencer RM, Green BA, et al：Syringomyelia as a consequence of compressive extramedullary lesion：postoperative clinical and radiographical manifestation. *AJR Am J Roentgenol* **150**：391-396, 1988
4) Epstein FJ, Farmer JP：Pediatric spinal cord tumor surgery. *Neurosurg Clin N Am* **1**：569-590, 1990
5) McCormick PC：Intramedullary tumors of the spinal cord. in Menezes AH, Sonntag VH（eds）：*Principles of Spinal Surgery*. McGraw-Hill, New York, 1996, pp1355-1370
6) McCormick PC, Post KD, Stein BM：Intradural extramedullary tumors in adults. *Neurosurg Clin N Am* **1**：591-608, 1990
7) McCormick PC, Torres R, Post KD, et al：Intramedullary ependymoma of the spinal cord. *J Neurosurg* **72**：523-533, 1990
8) McLain RF, Weinstein JN：Tumors of the spine. in Herkowitz HN, Garfin SR, Balderston RA, et al（eds）：*Rothman-Simeone The Spine*, 4th ed. Saunders, Philadelphia, 1999, pp1171-1206
9) Nagahiro S, Matsukado Y, Kuratsu J, et al：Syringomyelia and syringobulbia associated with an ependymoma of the cauda equina involving the conus medullaris：case report. *Neurosurgery* **18**：357-360, 1986
10) Rossitch ER：Clinical and pathological analysis of spinal cord astrocytomas in children. *Neurosurgery* **27**：193-196, 1990
11) Russell DS, Rubenstein LJ（eds）：*Pathology of*

Tumors of the Nervous System. Williams & Wilkins, Boltimore, 1989

12) Weichsel ME, Knickerbocker DE, Jaakubiak PJ: Cystic astrocytoma of the spinal cord presenting as an abdominal crisis. *Pediatrics* **52**：443-446, 1973

脊椎脊髄疾患の病理学的分類からみた神経症候

第4章 頸椎変性疾患

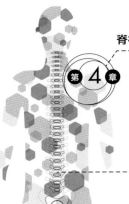

鎌田修博

はじめに

頸椎変性疾患には変形性頸椎症と椎間板ヘルニアがあるが、本項では後縦靭帯骨化症も含めることとした。これらの頸椎変性疾患による症状は、脊髄症、神経根症および両者の混在した形に分けられるので、それに沿って述べる。

頸部脊髄症

頸部脊髄症とは、頸髄に何らかの原因により障害が生じて脊髄麻痺をきたしたものである。その原因によって、圧迫性、血管性、炎症性、外傷性、放射線性などに分けられるが、圧迫性が圧倒的に多い。その原因疾患は、変形性頸椎症、椎間板ヘルニア、靭帯骨化症、脊椎腫瘍などである。脊椎腫瘍や一部の椎間板ヘルニアを除けば、麻痺は徐々に悪化するのが一般的であり、その経過には一定のパターンがある。この理解は診断上で大きな助けになる。

1 頸髄症の麻痺発生の原因

脊髄症の麻痺発生の機序はいまだ明らかでないが、前述の3疾患はともに硬膜外からの圧迫によって生じる脊髄症である。この圧迫性脊髄症の病態を人造の頸髄モデルを用いた2次元光弾性圧迫実験で分析すると、応力は脊髄中心部から始まり、圧迫の増大に伴って側索後部周辺に広がってくることがわかる[8]。この結果と症状の対比に基づき、髄内病変の病理学的な広がりから病型を3段階に分けたのが服部の分類である（図1）[2]。

2 症状

頸髄症の症状は、髄節徴候（segmental sign）と長経路徴候（long tract sign）に分けられる。髄節徴候は脊髄中心部の灰白質障害から生じる症候で、上肢のしびれ感や感覚障害、さらに進行して前角細胞まで障害されると筋力低下や筋萎縮が出現する。しびれ感は障害の責任高位によって出現する指に違いがあり、高位診断の一助となる[4,6]（自覚症状を参照）。

長経路徴候としては、錐体路などの下行性運動路および脊髄視床路や後索などの上行性感覚路の障害の結果、歩行障害や下肢、体幹の感覚障害、反射亢進、膀胱直腸障害などの症状が出現してくる。索路障害では索路の層状構造（lamination）があるので、下肢から上行性に麻痺が広がるのが特徴である。

手の巧緻運動障害は、手固有筋の痙性麻痺が原因と考えられ、初期にも出現するが、筋萎縮がなくともみられる。筋電図では神経原性変化がみられ、髄節徴候よりは長経路徴候と考えられる。特にC3/4、C4/5高位障害で高率にみられる[4]。

1．自覚症状

慶應義塾大学で手術を行った頸髄症227例の分析[5]では、初発症状は、手指のしびれ感（多くが片側）が約50％を占めて最も多く、下肢や体幹などのしびれ感も含めると64％であった。平林ら[4]によれば、しびれ感は脊髄症の責任高位によって発症の特徴があり、C3/4では全指、C4/5では母指～中指、C5/6では中指～小指にみられることが多い。歩行障害は16％、頸肩腕痛は8％にみられた。手術直前の症状は、しびれ感がほぼ全例、歩行障害が約80％、手指の巧緻運動障害が33％、頸肩腕

病型	障害領域	症状（基準）
I	脊髄中心部	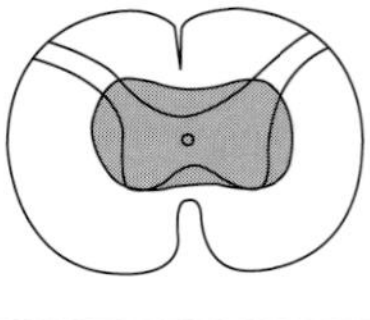 上肢筋萎縮 上肢運動障害 上肢反射（↓） 下肢反射（N） 上肢感覚障害
II	I型＋後側索	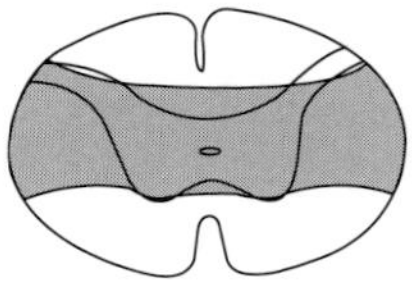 I型の症状 下肢反射（↑） 下肢，体幹の温痛覚障害（−）
III	II型＋前側索	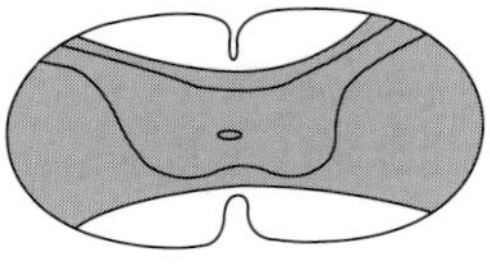 II型の症状 下肢，体幹の温痛覚障害（＋）

図1　服部の分類[2]

痛は9％にみられた．

この結果から，頸髄症の自覚症状は片側手指のしびれ感で発症し，次第に対側手指，下肢へとしびれ感が拡大しながら，歩行障害もきたし，手術を受けることになるのが一般的な経過であることがわかる．病理学的には，灰白質，後側索，前側索と障害が進行していく．その際，3人に1人は手の巧緻運動障害もきたしている．頸肩腕痛で始まる症例は10％にも満たない．しかも，頸肩腕痛の頻度は経過中にもほぼ変わらない．

また，下肢の冷感や灼熱感といった馬尾症状と類似した症状で発症した症例が7％にみられたことは，診断上で注意すべき点である．

2．他覚所見

しびれ感以外の表在感覚障害は上肢，下肢ともに約80％，深部感覚障害は下肢で55％にみられた．筋力低下は上肢64％，下肢41％にみられ，筋萎縮は32％にみられた．反射亢進は上肢63％，下肢86％にみられ，Babinski反射が44％にみられた．

3．病型分類

病型分類としてはCrandallの分類が有名である[5]．最近はほとんど用いられないが，錐体路障害，脊髄視床路障害，後索障害がほぼ同等にみられるtransverse lesion syndromeはこの分類の1型，椎間板ヘルニアや脊髄腫瘍などで時にみられる脊髄半側障害であるBrown-Séquard症候群はこの分類の4型であるが，不全型が多く，1型の亜型と考えられる．

服部の分類（図1）[2]は，病理学的障害の進行度に応じて分類されたもので，重症度の診断に有用である．I型は脊髄中心部（灰白質）の障害が主で，上肢の表在感覚障害，運動障害と上肢腱反射の減弱など，髄節障害があるが，下肢には神経学的所見を認めない．II型はI型の症状に加え，脊髄後側索（錐体路）の障害が加わり，下肢の腱反射亢進や軽度の歩行障害などがみられる．III型はII型に加え，脊髄前側索（脊髄視床路）の障害が加わり，下肢，体幹に表在感覚障害などがみられる．

手術例227例を服部の分類で分けると，I型3％，II型17％，III型71％であった．手術例のため，I型，II型が少なかったと思われる．また，約10％は分類不能で，この中には上肢にまったく症状のない対麻痺型や片側上下肢に運動・感覚障害を呈した片麻痺型が含まれる．

一方，日本整形外科学会治療成績判定基準（JOA score）と服部の分類を比較すると，平均

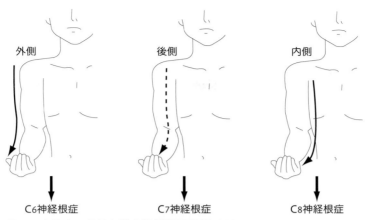

図 2　上肢痛の部位と障害神経根の関係（文献 7 を改変）

JOA score が I 型 15 点，II 型 11 点，III 型 7.5 点で，従前に頸髄症の手術適応といわれてきた JOA score 10 点は，服部の分類ではちょうど II 型から III 型に移行する段階であった．このことは，病理学的障害を重視する服部の分類と ADL を重視する JOA score がうまく関連していることを示している．

頸部神経根症

1．自覚症状

頸部から上肢への放散痛が神経根症（radiculopathy）の最も特徴的な症状で，脊髄症ではこの痛み（疼痛）は伴わない[3]．頸部脊椎症で X 線上の変形性変化を生じる頻度は C5/6，C4/5，C6/7 に多いが，神経根痛の生じる頻度はこれまでの報告では C7，C6，C8，C5 の順である．神経根症は，頭部を患側斜め後方に後屈（伸展）し，下方へ圧迫を加える Spurling テストや頭部を後屈させて軽く下方へ押さえる Jackson テストなどで痛みが誘発されれば診断できる．また，Morley テストに似ているが，鎖骨上窩ではなく患側の頸部で，椎間孔のあたりを圧迫すると，上肢への放散痛が陽性のことが多い．田中ら[7]は患肢を解剖学的基本肢位に置いた場合，上腕，肘，前腕の外側に痛みがあれば C6 神経根症，後側に痛みがあれば C7 神経根症，内側に痛みがあれば C8 神経根症のことが多いと報告している（図 2）．

神経根症とともに，脊髄症では発症頻度が低いながら頸部痛を伴うことが多く，C5-6 では肩甲上部に多く，C6-7 では肩甲間部や肩甲骨部などに多い．また，特殊な痛みとして，Booth ら[1]が報告した cervical angina（頸性狭心症）がある．これは前胸部の神経痛で，狭心症による痛みと誤認されることがある．C7 神経根痛であることが多いとされている[7]．

脊髄症では手のしびれ感に責任高位により発現する指に特定のパターンがみられたが，神経根症ではそのようなパターンが明らかでないことが多い．しかし，田中ら[7]は，C5 では指にしびれ感がなく，C6 では母指，C7 では示・中指，C8 では小指にしびれ感が多いと報告している．脊髄症では複数指に生じることが多いのに対し，神経根症では単指に強く生じることが多い．

2．他覚所見

筋力低下は，C5 では三角筋，C6 では上腕二頭筋，C7 では上腕三頭筋，C8 では手内筋にみられる．しかし，実際には重複支配が多く，2 つの筋で筋力低下がみられる場合には低下の重度な筋の支配神経の障害と判断する．

肩の挙上障害を特徴とする Keegan 型頸椎症（解離性運動麻痺）では，感覚障害をほとんど伴わず，三角筋，上腕二頭筋に筋力低下がみられる．筋力低下は三角筋に強く，麻痺が進むと筋萎縮も伴う．この場合には，C6 支配である手根伸筋は筋力低下がみられず，治療後の回復も上腕二頭筋よ

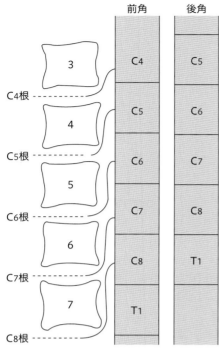

図 3　椎骨高位と脊髄高位の関係[4]

り三角筋で遅れる．痛みは少なく，肩の関節拘縮を伴うことも少ない．

　特殊な肩の運動障害として，C5/6 高位の高度の麻痺では，肩甲骨周囲筋の筋萎縮により翼状肩甲を生じることがある．実際には肩関節内転筋力が低下し，車のシートベルトがとれなくなるなどの症状を呈することがある．

　神経根症では脊髄症のように明らかな感覚障害を呈することは少なく，しびれ感の強い指に異常感覚を訴えることが多い．上肢腱反射は C5-6 では上腕二頭筋で減弱し，C7 では上腕三頭筋で減弱する．

脊髄神経根症

　脊髄症と神経根症が同時に生じることは少なく，脊髄症のデータからすれば頸腕痛を伴う 10% 弱の症例の一部が該当すると思われる．痛みが優先症状となりやすいので，脊髄症の症状を見逃さないことが大切である．

　注意すべきことは，脊髄症では椎骨高位に対して運動中枢で 1 髄節，知覚中枢で 2 髄節が上位にずれていることである（図 3）[4]．すなわち，C5/6 高位については，神経根症で障害されるのは C6 神経根であるが，脊髄症では運動は C7 髄節，感覚は C8 髄節が障害されることになる．したがって，病態は広範で複雑になるが，髄節中枢のずれを念頭において理解すれば，症状の把握，診断は確実になる．

おわりに

　頸椎変性疾患の病理学的障害に基づいた診断方法について述べた．MRI が普及し，ともすれば理学所見や神経所見などの診断より MRI 所見を優先してしまいがちになる．しかし，MRI がなかった時代に諸先輩方が行った優秀な研究成果をこの機に改めて認識し，これを自分のものにすることは，今後の診断の大いなる助けになると確信する．

文　献

1) Booth RE, Rothman RH：Cervical angina. *Spine* **1**：28-32, 1976
2) 服部　奨，小山正信，早川　宏，他：頸部脊椎症ミエロパチーの病態と病型．臨整外 **10**：990-998, 1975
3) 平林　洌：Radiculopathy の治療．in 伊丹康人，西尾篤人（編集主幹），服部　奨（編集企画）：頸椎症の臨床．整形外科 MOOK 6. 金原出版，1979, pp231-249
4) 平林　洌，里見和彦，若野紘一：単一椎間固定例からみた頸部脊椎症の神経症状―特に頸髄症の高位診断について．臨整外 **19**：409-415, 1984
5) 鎌田修博，里見和彦：頸髄症の病型分類．*MB Orthop* **10**(6)：1-6, 1997
6) 国分正一：頸椎症性脊髄症における責任椎間板高位の神経学的診断．臨整外 **19**：417-424, 1984
7) 田中靖久，国分正一：頸部神経根症における障害神経根の診断．脊椎脊髄 **12**：761-765, 1999
8) 富永積生：頸部脊椎骨軟骨症における脊髄症状の発生機序に関する実験的ならびに臨床的研究．日外宝 **42**：124-147, 1973

脊椎脊髄疾患の病理学的分類からみた神経症候

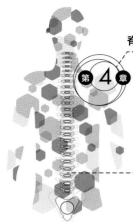

第4章 腰部脊柱管狭窄症

佐藤公昭, 永田見生

はじめに

平成28(2016)年の人口統計によれば, 日本の総人口1億2,695万人の中で, 65歳以上の老年人口は3,461万人であり, 全人口の27.3%を占めるようになった. このように超高齢社会の中で, 腰椎変性疾患, 特に腰部脊柱管狭窄症は以前にも増して日常診療で頻繁に遭遇する疾患となってきた. 本症は種々の原因によって発生し, 特徴的な症状である間欠跛行の他, 腰・下肢痛, 下肢しびれ感などをきたす症候群として認識されている. しかし, 画像上で脊柱管の狭窄を認めても, 症状を伴っていなければ本症とは診断できない. したがって, 診断には症状の正確な把握がきわめて重要である. そこで, 今回, その特徴を把握するため, 過去4年間に当院で行った手術症例の術前の症状と理学所見を調査した. また, 供覧する症例については, 同一期間中に当院を受診し, 調査対象外となった症例も含めて選択した.

対象

2001年1月～2004年12月の4年間に腰部脊柱管狭窄症の診断で209例に手術を行った. この中で, 脳梗塞などの中枢神経疾患, 頸・胸椎疾患, 下肢の血行障害, 下肢の骨関節疾患などの手術歴や治療歴があり, 術前の症状に影響があると判断した症例は除外した. また, 前立腺肥大など排尿障害の原因になりうる泌尿器科疾患の手術歴や治療歴があるものも除外した. 前記の基準に従い, 本症の初回手術症例のみを選択した.

対象は110例(男性67, 女性43), 平均年齢70歳(41～89歳)であった. 合併症は54例(49.09%)に認められた. 主な内訳は, 心疾患(高血圧, 心筋梗塞, 狭心症など)33例, 糖尿病13例, 眼疾患(白内障, 緑内障)6例, 呼吸器疾患(慢性閉塞性肺疾患, 喘息など)5例, 消化器疾患(胃潰瘍, 大腸癌術後)3例などであった. X線所見として変性すべりあるいは分離すべりを51例(変性すべり:46例, 分離すべり:4例, 変性すべりと分離すべり:1例)に認めた. すべりのレベルはL2:1例, L3:8例, L4:37例, L5:6例(重複あり)であった. 分離すべりのレベルはL4:4例, L5:1例であった. 対象となった110例の術前の日本整形外科学会腰痛疾患治療成績判定基準(以下, JOA score)[10]と理学所見について, 診療録をもとに調査した.

結果

術前のJOA scoreは11.81±4.60(2～23)点であった(表1). 項目別にみると, 腰痛がまったくないもの(3点に該当)は110例中9例(8.18%)と少なく, 程度に差はあっても腰痛を訴えるもの(0～2点に該当)が101例(91.82%)と大半であった. 下肢痛およびしびれ感に関しては, まったくないか時に軽い下肢痛, しびれ感があるもの(3点と2点に該当)は110例中10例(9.09%)と少なく, 中等度～高度(1点と0点に該当)が100例(90.91%)と多く認められた. 歩行能力は, 500m以上歩行可能なもの(3点と2点に該当)は8例(7.27%)であり, 500m以下で症状を訴える例(1点と0点に該当)が102例(92.73%)であった. SLR正常(2点に該当)は89例(80.91%), 知覚

表 1 術前の JOA score

		項目別症例数				点数（mean±SD）
I．自覚症状（9点）		3	2	1	0 （点）	2.71±1.18
	A　腰痛に関して	9	37	58	6	1.45±0.72
	B　下肢痛およびシビレに関して	1	9	76	24	0.88±0.57
	C　歩行能力について	2	6	25	77	0.39±0.68
II．他覚所見（6点）			2	1	0 （点）	3.99±1.27
	A　SLR（tight hamstring を含む）		89	19	2	1.79±0.45
	B　知覚		26	42	42	0.85±0.78
	C　筋力		51	46	13	1.35±0.68
III．日常生活動作（15点）			2	1	0 （点）	6.48±2.83
	a　寝がえり動作		54	48	8	1.42±0.63
	b　立ち上がり動作		25	68	17	1.07±0.62
	c　洗顔動作		47	47	16	1.28±0.71
	d　中腰姿勢または立位の持続		3	58	49	0.58±0.55
	e　長時間坐位（1時間位）		46	46	18	1.25±0.72
	f　重量物の挙上または保持		5	34	71	0.40±0.58
	g　歩行		2	47	61	0.47±0.54
IV．膀胱機能（-6点）			0	-3	-6 （点）	-1.36±1.66
			63	44	3	
合計（29点）						11.81±4.60

障害を認めるもの（1点と0点に該当）は84例（76.36％），筋力は正常（2点）が51例（46.36％），軽度低下（1点）が46例（41.82％）であり，明らかな低下は13例（11.82％）であった．日常生活動作では，中腰姿勢または立位の持続，重量物の挙上または保持，歩行の項目で症状を訴える症例が多かった．膀胱機能障害を認めるもの（-3点と-6点）は47例（42.73％）であった．

　その他の理学所見に関して，膝蓋腱反射は108例中4例（3.70％）は亢進，55例（50.93％）は正常，49例（45.37％）は減弱あるいは消失していた．アキレス腱反射は109例中29例（26.61％）で正常，80例（73.39％）で減弱あるいは消失していた．下垂足は110例中6例（5.45％）に認めた．足背動脈は86例中6例（6.98％）で触知不能であった（表2）．

表 2　理学所見

腱反射	
膝蓋腱反射（108例）	
亢進	4（ 3.70％）
正常	55（50.93）
減弱または消失	49（45.37）
アキレス腱反射（109例）	
亢進	0（ 0.00）
正常	29（26.61）
減弱または消失	80（73.39）
下垂足（110例）	6（ 5.45）
足背動脈拍動（86例）	
あり	80（93.02）
なし	6（ 6.98）

症例提示

【症例1】
　患　者：76歳，男性．
　臨床経過：6カ月前から腰痛と歩行障害が出現し，保存療法にて改善がないため，前医から紹介されて受診した．初診時 JOA score は 12/29 点

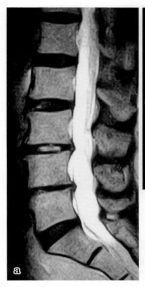
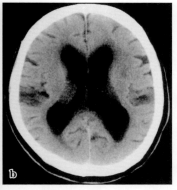

図 1　症例1（76歳，男性）
a：腰椎 MRI T2強調矢状断像．
b：頭部単純 CT 水平断像．

（Ⅰ：1-1-0，Ⅱ：2-2-2，Ⅲ：1-1-2-0-0-0-0，Ⅳ：0）であったが，腰椎 MRI で狭窄の程度は症状と比較して軽度であった（図1a）．また，歩容が小刻み歩行を呈していたため神経内科に紹介した．頭部 CT で脳室の拡大を認め（図1b），髄液タップテストで歩行状態の改善を認めた．脳神経外科に転科して脳室腹腔（V-P）シャントが施行された．最終診断は特発性正常圧水頭症であった．

【症例2】
患　者：60歳，男性．
臨床経過：6年前から下肢しびれ感が出現し，保存療法にて改善がないため，前医から紹介されて受診した．初診時 JOA score は 19/29 点（Ⅰ：3-1-0，Ⅱ：2-1-2，Ⅲ：2-1-2-2-2-1-0，Ⅳ：0）で，腰椎 MRI では L2/3〜L4/5 の椎間板レベルで硬膜管の高度圧迫を認めた（図2a）．しかし，足背動脈は触知不能であったため，術前に血管外科に紹介し，血管造影で下肢血行障害が確認された（図2b）．閉塞性動脈硬化症との合併例と判断し，腰椎椎弓切除術を施行した後，下肢血行再建術が予定された．

【症例3】
患　者：74歳，男性．
臨床経過：3年前から腰痛が出現，徐々に両下肢の痛み（疼痛）およびしびれ感，歩行障害が増強した．保存療法で改善がないため，前医から紹介されて受診した．初診時 JOA score は 7/29 点（Ⅰ：1-0-0，Ⅱ：1-1-2，Ⅲ：1-0-0-0-1-0-0，Ⅳ：0）で，Patrick テストは陰性，特記すべき既往歴もなかった．腰椎 MRI では L3/4 と L4/5 に硬膜管の圧迫を認めた（図3a）．腰椎椎弓切除術を行い症状は一時軽減したが，その後，徐々に殿部痛が増強した．精査の結果，骨盤に転移性骨腫瘍が確認された（図3b）．

考　察

本症は Verbiest[14] により提唱された疾患概念で，初期には特発性発育性狭窄とほぼ同義であった．しかし，その後，後天性疾患による脊柱管狭窄も含めて広義に解釈されるようになり，1976年，Arnoldi ら[1] により国際分類が発表された．現在では，壮年から高齢者に好発し，間欠跛行を呈す腰椎変性疾患として広く知られている．しかし，症例1のように他の疾患が原因で起きた歩行障害を本症として治療されている場合や，症例2や症例3のように類似した症状を呈す疾患との合併例など，注意が必要な症例もある．したがって，診断にあたっては症状と画像所見との総合的な判断が必要となる．以下，本症でみられる症状・徴候について JOA score の項目とその他の理学所見に分けて概説する．

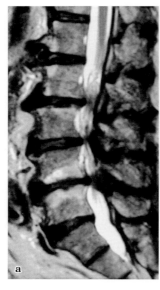
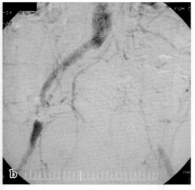

図2 症例2（60歳，男性）
a：腰椎MRI T2強調矢状断像．
b：下肢動脈造影（デジタル減算血
　　管造影：DSA）．

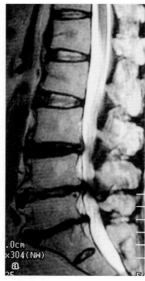
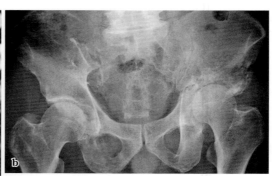

図3 症例3（74歳，男性）
a：腰椎MRI T2強調矢状断像．
b：骨盤X線前後像．

■ JOA score

1．自覚症状

　一般的に腰痛は必須の症状ではなく，重篤なものは少ないとされている．今回の結果でも下肢の痛みやしびれ感，歩行能力に比べ軽度の例が多かった．しかし，まったく腰痛のないものは9例（8.18％）であり，症状の進行した手術適応のある症例では腰痛の訴えがまったくないことのほうが少ないといえる．

　特徴的な自覚症状として姿勢による変化があり，腰椎前屈位で軽減し，後屈位で増強する．そのため腰椎前屈位歩行では歩行距離が延長する（stoop test）[3]．また，下肢血行障害では歩行により症状が出現するが，本症では立位の持続で症状が誘発され，自転車駆動では腰椎が前屈位となるため症状が誘発されない（bicycle test）[2]．さらに，歩行を続けると痛みやしびれ感など症状の部位が移動・拡大する sensory march[4] が特徴である．この点はJOA scoreでは十分反映されないため，注意が必要である．

本症でみられる馬尾性間欠跛行は，「安静時には下肢症状を認めないが，歩行により下肢の痛み・しびれ感のため歩行の継続が困難となるもの」，「安静時，下肢に軽度の感覚障害・しびれ感を認めるも，歩行により症状の範囲の拡大，または新たに症状が出現するもの」と定義されている[7,14]．症状が強い場合には常時腰椎を前屈した肢位で歩行するようになる．歩行障害を主訴に受診することが多い本症では，実際の歩容状態を確認することがきわめて重要である．歩行障害の有無と歩行距離を問診で確認するだけでは他の疾患と鑑別できないことがあるので，視診もきわめて大切な診察項目である．

2．他覚所見

過去の報告[8,12]にもあるように，SLR は正常例が 89 例（80.91%）と多数を占めた．知覚障害は 75.93% に認められ頻度の高い所見であった．しかし，安静時の症状はほとんどないか，軽度なことも多く，歩行後の状態を確認することも大切である（歩行負荷試験）[7]．また，多根性の馬尾障害の場合では，髄節に一致せず下肢全体に知覚障害をみることがある．一般的に安静時にも知覚障害があれば不可逆性変化を意味するとされており[11]，確認すべき所見の一つである．筋力は 46.36% が正常であったが，高度の筋力低下も 11.82% に認めた．また，表 2 に示すように下垂足も 5.45% 存在していた．

3．日常生活動作

本症の特徴は，症状が立位や歩行によって出現あるいは増強し，腰椎前屈位での休息により改善することである．今回の調査でも，臥位や坐位での症状はそれほど高度ではなく，立位や歩行時の症状のほうが強いといえる．また，立位ではあっても，腰椎前屈位となる洗顔動作での愁訴は比較的軽度であった．

4．膀胱機能

膀胱機能障害を認めるもの（−3 点と −6 点）は 110 例中 47 例（42.73%）と比較的高率であった．膀胱括約筋および肛門周囲の知覚は S2-4 から生じた陰部神経に支配されており，膀胱機能障害を有す症例では強い馬尾障害をきたしている可能性が高い[6]．

❷ その他の理学所見

1．腱反射

腱反射は責任病巣の違いにも左右されるが，アキレス腱反射に関しては，減弱または消失していたものが 73.39% と高率であった．膝蓋腱反射は明らかな原因はないものの，亢進と判定されたものが 4 例（3.70%）存在していた．下肢腱反射が亢進している場合は，中枢側での障害を疑い，上肢の腱反射や病的反射についても確認する必要がある．

2．足背動脈拍動

足背動脈の拍動は，正常でも 10% 程度は触知できないが，後脛骨動脈で触知できないものは 0.1〜0.2% と報告されている[9]．自験例でも記載のあった 86 例中 6 例（6.98%）で触知できなかった．足背動脈を触知できない場合には，後脛骨動脈や膝窩動脈，大腿動脈の拍動を確認する必要がある．また症例 2 のように，重篤な下肢血行障害の合併例もあるため，必要に応じ四肢の血圧を測定し，ABPI（ankle brachial pressure index：足関節収縮期圧÷上腕収縮期圧）を行うなど，十分な検索が必要である．ABPI の診断基準では，1.0 以上は正常，0.91〜1.0 は境界域，0.41〜0.90 が軽度から中等度，0.40 以下が高度の閉塞性動脈硬化症（ASO）とされている[5]．また，足部の観察も重要であり，足部の皮膚温低下や足趾の変色により血行障害の存在に気づくことがある．間欠跛行患者の大多数が整形外科を受診し，約 1/4 に血管性因子の関与が指摘されている[13]．ASO は全身動脈硬化症の一部分症として認識されており，生命予後とも深い関係を有する．したがって，診断・治療を行う医師の責務は重大であるといえる．

まとめ

①腰部脊柱管狭窄症の診断で手術を行った 110 例の術前 JOA score と理学所見を提示し，本症の症状と徴候を概説した．

②本症と類似した症状を呈する疾患の存在や合併を常に念頭に置いておくことが肝要である．

③本症は種々の病態を包括した症候群であり，診断に際しては，症状と画像所見の正確な把握が

きわめて重要である．

謝　辞：症例1（図1b）の画像を提供していただいた久留米大学医学部看護学科，綾部光芳教授に深謝します．

文　献

1) Arnoldi CC, Brodsky AE, Cauchoix J, et al：Lumbar spinal stenosis and nerve root entrapment syndromes ; definition and classification. *Clin Orthop* **115**：4-5, 1976
2) Dyck P, Doyle JB Jr："Bicycle test" of van Gelderen in diagnosis of intermittent cauda equina compression syndrome. Case report. *J Neurosurg* **46**：667-670, 1977
3) Dyck P：The stoop-test in lumbar entrapment radiculopathy. *Spine* **4**：89-92, 1979
4) Evans JG：Neurogenic intermittent claudication. *Br Med J* **2**：985-987, 1964
5) Hiatt WR：Medical treatment of peripheral arterial disease and claudication. *N Engl J Med* **344**：1608-1621, 2001
6) 川口善治，金森昌彦，木村友厚：神経因性膀胱を有する腰部脊柱管狭窄症の臨床的特徴．現代医療 **33**：1301-1305, 2001
7) 菊地臣一：いわゆる馬尾性間欠跛行．日整会誌 **62**：567-575, 1988
8) 木田　浩，田畑四郎：我々の手術法による腰部脊柱管狭窄70例の臨床的考察—臨床症状，病態，手術法，術後成績．日整会誌 **58**：1217-1235, 1984
9) Leng GC, Fowkes FGR：The Edinburgh claudication questionnaire : an improved version of the WHO/Rose Questionnaire for use in epidemiological surveys. *J Clin Epidemiol* **45**：1101-1109, 1992
10) 日本整形外科学会：腰痛治療成績判定基準．日整会誌 **60**：391-394, 1986
11) 高橋啓介：馬尾圧迫の病態．整形外科 **53**：881-887, 2002
12) 冨永積生：臨床像．in 伊丹康人，他（編集主幹），井形高明（編集企画）：腰部脊柱管狭窄症．整形外科MOOK 41．金原出版，1985, pp93-108
13) 鳥畠康充：間欠跛行の分類と鑑別診断．*MB Orthop* **17**（5）：7-14, 2004
14) Verbiest H：A radicular syndrome from developmental narrowing of the lumbar vertebral canal. *J Bone Joint Surg Br* **36**：230-237, 1954

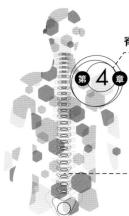

脊椎脊髄疾患の病理学的分類からみた神経症候

第4章 頸椎部 flexion myelopathy

中前稔生, 藤本吉範

頸椎部 flexion myelopathy の概念

頸椎部 flexion myelopathy（cervical flexion myelopathy：CFM）の概念は，1960年代に Reid[17]と Breig ら[1,2]の死体を用いた研究によって提唱された．その後，Penning ら[16]の有名な理論であるはさみ込み機構（pincers mechanism）の登場により，頸椎症には頸椎屈曲よりも頸椎伸展が強く関与すると考えられたため，頸椎屈曲によって生じる脊髄症の概念は長い間疑問視されてきた．しかし，CFM は若年性一側上肢筋萎縮症（平山病）に関連する病態として再び関心がもたれており，頸髄症の特殊型として留意する必要がある．

現在，CFM の病態としては，以下の説が唱えられている．

①Contact pressure mechanism：頸椎屈曲時に頸髄が椎体あるいは椎間板に圧迫される[1,2]．

②Overstretch mechanism：脊椎と脊髄の成長不均衡のため，脊髄よりも相対的に長くなった脊椎が頸椎屈曲時に脊髄を牽引する[16,21]．

③Tight dural canal in flexion：頸椎を屈曲すると硬膜後壁が前方に移動し，頸髄を圧迫する[6,7]．

この他，CFM の病因としては，コラーゲン代謝異常[8]，硬膜外静脈叢の異常[15]あるいは posterior epidural ligament[18]の欠損が指摘されている．しかし，実際に脊椎と脊髄の成長不均衡を定量的に評価することは容易でなく，頸椎屈曲時に生じる脊髄前方移動あるいは頸椎屈曲に伴う硬膜管狭小化が脊髄内圧あるいは脊髄循環に及ぼす影響に関する基礎研究は十分に行われていない．さらに，CFM が男性に好発する理由，筋萎縮と脊髄萎縮が片側に生じるメカニズムについては，種々の仮説があるが，今のところ明確な回答が存在しない．

平山病と CFM の臨床像が酷似していることが以前から指摘されているが[4,9,11,12]，それぞれの疾患概念の関連性は曖昧であった．しかし，両疾患は脊髄造影，脊髄造影後 CT および MRI などの画像検査において共通の所見を示すことが明らかになった[13]．また，剖検例の検討によると平山病は主として下位頸髄前角細胞の循環障害であることが判明した[5]．一方，CFM 報告例[3,14]の症状から推察すると，感覚障害，下肢腱反射亢進，錐体路症候を呈した症例もまれでないことから，CFM の脊髄病変は前角細胞だけでなく後索あるいは白質に拡大している．すなわち，平山病は CFM の主として脊髄前角細胞が優位に障害された病型であると考えられる．なお，胸椎部でも同様な病態が胸椎部 flexion myelopathy として報告されている[10]．

対象

過去27年間に経験した CFM 26 例を対象とした．CFM の診断基準は菊地ら[7]に従った．すなわち，臨床的に平山病に類似する症状を呈し，脊椎画像検査で頸椎屈曲時の硬膜後壁前方移動，脊髄萎縮などの異常所見を呈した症例を CFM と診断した．経過観察期間は 10 カ月～15 年（平均 6 年 2 カ月）であった．これらの症例について神経症候に関する臨床的検討を行った．加えて，CFM の診断には，頸椎 X 線撮影を含めた神経放射線学的検査および神経生理学的検査が必須と考えられるため，これらの検査所見も併せて記載した．なお，統計処理には Wilcoxon 順位和検定を用いた．

表1 CFM自験例

症例	発症時年齢	性別	罹患側	握力 (kg) 右	握力 (kg) 左	感覚障害	発汗過多	頸椎屈曲時のしびれ感あるいは痛み	下肢腱反射	手術方法
1	17	男	右	0	36				正常	MTT
2	13	男	両	17	27				亢進	
3	17	男	右	28	60	右 C_8			正常	
4	14	女	右	6	20	右 C_8	右	両上肢痛	正常	
5	19	男	右	36	56				正常	
6	17	男	右	28	53			頸部痛	亢進	MTT
7	17	男	左	58	0	左 C_{7-8}, T_1		両上肢痛・背部痛	亢進	D-plasty
8	13	男	右	17	47			両上肢痛・背部痛	亢進	
9	14	女	左	39	25				正常	
10	17	男	右	32	44		右		亢進	
11	16	男	両	17	18				正常	
12	12	男	右	39	53		両		正常	
13	11	男	両	15	15		両		亢進	
14	17	男	右	17	42				亢進	
15	12	男	左	25	1		左	両上肢痛	正常	
16	19	男	左	37	5			左上肢痛	亢進	
17	18	男	左	25	19	左 C_{7-8}		左上肢痛・右下肢痛	亢進	D-plasty
18	23	男	左	43	23				正常	
19	15	男	左	47	28				正常	
20	17	男	左	0	36			両上肢痛・背部痛	正常	D-plasty, MTT
21	17	男	右	12	35	右 C_8		両上肢痛	亢進	
22	11	女	右	14	17			両上肢痛	亢進	
23	15	男	左	39	19			背部痛, 両上肢痛	亢進	
24	18	男	左	33	20	左 C_8		左上肢痛, しびれ感	正常	D-plasty
25	17	男	左	30	14.5	左 C_8			亢進	MTT
26	16	男	左	33	11				正常	

D-plasty:硬膜形成術, MTT:腱移行術

臨床的検討 (表1)

1 性別, 年齢, 既往歴

症例は男性23例, 女性3例と, 男性に圧倒的に多く, 発症時年齢は11〜23歳(平均16歳)であった. 家族内発症例の報告もあるが, 自験例はすべて孤発例であった. 罹患側は右側11例, 左側12例, 両側3例であり, 両側罹患例には明らかな左右差を認めた. 既往として, 頭頸椎部の外傷歴を有する症例は2例であり, 26例中8例(31%)はアトピー性皮膚炎, アレルギー性鼻炎, 花粉症, 金属アレルギーを認めた.

2 発症様式, 経過

初発症状は手指の筋力低下に伴う巧緻運動障害が24例と多く, 愁訴が筋萎縮のみの症例は1例であった. 4例はgrowth spurt時に筋萎縮が出現していたが, growth spurtと発症の因果関係は不明であった. 8例は初診時すでに筋萎縮, 運動障害は停止していたが, 他の症例は2カ月〜12年(平均4年5カ月)の経過で症状が緩徐に進行した. また, 2例では症状の進行がいったん停止したが, その8年後あるいは10年後に手の巧緻運動障害が再び増悪した.

表1（続き）

筋萎縮の進行期間（カ月）	追跡期間（カ月）	重症度（術前→術後）
45	148	III→II
50	41	I
84	132	II
24	36	III
36	60	I
48	60	III→II
24, 再増悪	48	III→II
48	65	III
12	312	I
84	108	I
24	50	I
12	29	II
60	63	I
36	36	III
24	50	III
6	9	III
6	36	III→I
12	7	I
15	12	II
6, 再増悪	38	III→II
15	29	II
36	18	II
40	15	II
4	48	I
216	48	III→II
12	51	II

3 症　状

1．感覚障害，運動障害

罹患上肢の感覚障害を4例に認めたが，いずれもごく軽度であった．また，後索の刺激症状と考えられる頸椎屈曲時の背部痛，上肢しびれ感の出現を8例に認めた．1例においては，下肢痙性麻痺による歩行障害を認めた．ADL障害重症度を得丸らの分類[19]（重症度I：患側握力が健側の50％以上に保たれているか，筋萎縮が軽度で日常生活にほとんど支障がない，重症度II：患側握力が健側の30％以上50％未満に低下しているか，筋萎縮が中等度で日常生活に軽度支障をきたす，重症度III：患側握力が健側の30％未満に低下しているか，筋萎縮が中等度で日常生活にかなり支障をきたす）に従い評価すると，I度7例，II度8例，III度11例であった．

2．筋萎縮，寒冷麻痺

全例に前腕尺側の屈筋群および母指球筋，小指球筋，骨間筋などの手内在筋の筋萎縮がみられた．前腕橈側の伸筋群は，多くの症例で萎縮を免れていたが，2例で腕橈骨筋の萎縮を認めた．手の症状として，骨間筋の萎縮による鷲爪変形9例，寒冷時手指脱力などの寒冷麻痺16例，手指振戦20例，手掌発汗過多5例を認めた．

3．四肢腱反射

上肢腱反射は正常または減弱していた．すなわち，上腕二頭筋腱反射の減弱を1例，腕橈骨筋腱反射の減弱または消失を4例，上腕三頭筋腱反射の減弱または消失を6例に認めた．一方，下肢腱反射の亢進を13例に認め，うち1例は痙性歩行を呈した．Babinski反射を認めた症例はなかったが，3例は足間代が陽性であった．

CFM自験例では，筋萎縮，上肢腱反射減弱などの下位頸髄脊髄前角細胞由来の症状だけでなく，頸椎屈曲時の背部あるいは上肢のしびれ感・痛み（疼痛），下肢腱反射亢進，上肢感覚障害などの脊髄後索または白質の症状を呈していたと考えられる．

鑑別診断

CFMに類似する上肢筋萎縮を呈する疾患としては，肘部管症候群，胸郭出口症候群，頸椎椎間板ヘルニア，脊髄空洞症，脊髄性進行性筋萎縮症，慢性炎症性脱髄性多発神経炎，神経痛性筋萎縮症などを挙げることができる．肘部管症候群，胸郭出口症候群はともに尺骨神経領域の筋萎縮を生じるため，外観上はCFMの筋萎縮型とよく似ている．CFMが疑わしい場合には，頸椎屈曲負荷による上肢しびれ感の出現あるいは寒冷麻痺の有無が診断のポイントであり，さらに後述する頸椎画像検査ならびに神経生理学的検査について検討する必要がある．脊髄性進行性筋萎縮症，慢性炎症性脱髄性多発神経炎は神経内科的疾患であるが，初期には上肢筋萎縮を主訴に整形外科外来を受診することがある．特に，慢性炎症性脱髄性多発神

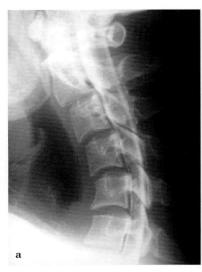
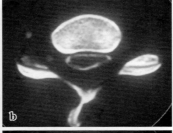
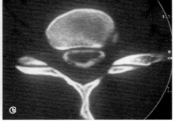

図1 脊髄造影および造影後CT（CTM）
a：屈曲位での脊髄造影．硬膜後壁が前方に移動している．
b：屈曲位CTM（C4/5レベル）．
c：屈曲位CTM（C5/6レベル）．
いずれも左優位の脊髄の扁平化を認める．

経炎は，末梢神経運動線維髄鞘の選択的な脱髄を生じる自己免疫疾患であり，若年者にも発症するため，CFMとの鑑別に注意が必要である．

神経放射線学的検討

1 頸椎単純X線撮影

側弯はなかった．中間位において前弯6例，直線化14例，後弯5例，S状化1例であった．C4/5，C5/6の局所後弯を各1例，4例に，C6/7骨棘形成を1例に認めた．脊柱管前後径は14.5〜19.0 mm（平均16.7 mm）であり，発育性脊柱管狭窄はなかった．

2 脊髄造影，脊髄造影後CT（CTM）

脊髄造影，CTMはADL障害重症度分類I群5例，II群4例，III群4例の計13例に施行した．CTMでの脊髄萎縮範囲はC3/4〜C6/7が1例，C4/5〜C6/7が7例，C5/6〜C6/7が5例であった．典型例を図1に示す．

3 MRI

C5〜T1レベルで脊髄萎縮を15例に認め，13例では症状側優位の萎縮であった．頸椎屈曲位のMRIでは，背側硬膜外腔のT1低信号領域を3例に認めた．高度筋萎縮2例と痙性歩行1例では，C5/6髄内の灰白質に限局した高信号領域を認めた（図2）．

神経生理学的検討

1 筋電図，末梢神経伝導速度

筋電図では，最大収縮時に，萎縮筋および9例の健側同名筋に脱神経型を意味する運動単位の減少を伴う高振幅で持続時間の長い活動電位を認めた．末梢神経伝導速度は全例が正常範囲内であった．

2 頸椎屈曲負荷・短潜時体性感覚誘発電位

12例に対して頸椎屈曲負荷・短潜時体性感覚誘発電位（dynamic SSEP）を行った．健常者（20代男性20例）とCFM例の正中神経刺激dynamic SSEPでは，EP-N11, N11-N13, N13-N20の頂点間潜時は有意差がなかった．しかし，CFM例の患側および健側の尺骨神経刺激dynamic SSEPでは，頸椎の伸展位に比べ屈曲位においてN11-N13頂点間潜時が有意に遅延した[20]．

3 頸椎屈曲負荷・経頭蓋磁気刺激運動誘発電位

CFM 10例に対して頸椎屈曲負荷・経頭蓋磁気刺激運動誘発電位（dynamic MEP）を行った．中枢伝導時間（CMCT）は，3例で正常であったが，6例で患肢のみが延長し，痙性歩行を伴った1例

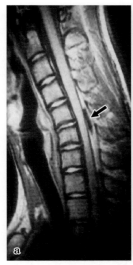
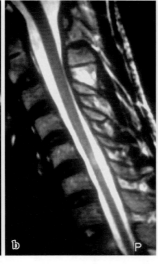
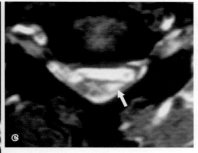

図2 屈曲位頸椎 MRI
a：T1強調矢状断像．背側硬膜外腔に低信号領域（黒矢印）を認める．
b：T2強調矢状断像．
c：T2強調水平断像．髄内高信号領域（白矢印）を認める．

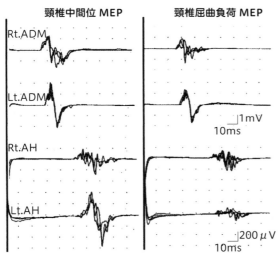

図3 経頭蓋磁気刺激運動誘発電位
頸椎屈曲負荷により患側（左側）の母趾外転筋（AH），小指外転筋（ADM）の振幅が低下した．

で四肢すべてが延長した．全例で患肢小指外転筋の MEP に低振幅化や多相化あるいは潜時延長を認めた．筋萎縮進行期の3例では頸椎屈曲負荷後9〜15分で患側小指外転筋の MEP の振幅が低下を生じたが，他の症例では変化を生じなかった（図3）．F波は患側の尺骨神経からの導出は5例で困難であり，正中神経からの導出は1例でできなかった．一方，健側は全例でF波の導出が可能であった．また，筋萎縮進行期の2例では，頸椎屈曲負荷にて患側F波の出現率が増加した．

4 術中脊髄誘発電位

錐体路症候を認めなかった2例では，上行性・下行性脊髄誘発電位は正常であったが，患側の尺骨神経刺激による分節性脊髄誘発 N2 電位の振幅は健側に比べて低下した．痙性歩行1例では，上行性・下行性脊髄誘発電位は低下・消失し，分節性脊髄誘発 N1・N2 電位は低下した．

病理所見

1 脊髄

平山病の剖検例による観察では，C7-8 レベルでの脊髄前角の選択的な壊死あるいは脱落が認められ，脊髄の循環障害が指摘されている．

2 硬膜

硬膜形成術を行った自験例の摘出硬膜の病理所見は，一部に正常な線維の走行を認めたが，広範囲に硝子様変性を生じており，膠原線維が消失し，肥大した弾性線維が無構造の変性組織内に散在していた（図4）．

3 筋肉

腱移植術を行った自験例の萎縮筋は，色調が低下し，筋鞘核の肥大および増生を伴う群集萎縮（grouped atrophy）などの神経原性変化を呈していた（図5）．

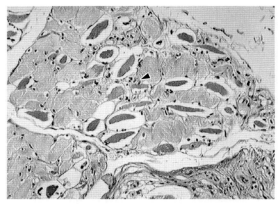

図4 摘出硬膜の病理組織学的所見（Elastica van Gieson 染色）
摘出硬膜は，一部に正常な線維走行を認めたが，広範囲に硝子様変性を認めた．変性部位では，肥大した弾性線維（矢頭）が無構造の変性組織内に散在していた．

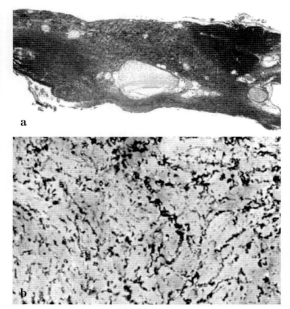

図5 萎縮筋の病理組織学的所見
a：弱拡大，b：強拡大．
筋鞘核の肥大および増生を伴う群集萎縮などの神経原性変化を認めた．

文献

1) Breig A, el-Nadi AF：Biomechanics of the cervical spinal cord. Relief of contact pressure on and overstretching of the spinal cord. Acta Radiol Diagn (Stockh) **4**：602-624, 1966
2) Breig A, Turnbull I, Hassler O：Effects of mechanical stresses on the spinal cord in cervical spondylosis：a study on fresh cadaver material. J Neurosurg **25**：45-56, 1966
3) Fujimoto Y, Oka S, Tanaka N, et al：Pathophysiology and treatment for cervical flexion myelopathy. Eur Spine J **11**：276-285, 2002
4) 平山惠造：若年性，非進行性の手・前腕に限局する筋萎縮症—38症例の観察．臨床神経 **12**：313-324, 1972
5) 平山惠造，朝長正徳，北野邦孝，他：若年性一側上肢筋萎縮症の初剖検例．神経内科 **22**：85-88, 1985
6) Iwasaki Y, Tashiro K, Kikuchi S, et al：Cervical flexion myelopathy：a "tight dural canal mechanism". Case report. J Neurosurg **66**：935-937, 1987
7) 菊地誠志，田代邦雄，北川まゆみ，他：若年性限局性手，前腕筋萎縮症（平山病）の発生機序に関する一考察—Tight dural canal in flexion を伴う flexion myelopathy．臨床神経 **27**：412-419, 1987
8) 近藤総一：頸椎部 flexion myelopathy の病態—若年発症の手術例における臨床像および頸椎部軟部組織に対する形態学的・生化学的検索．日整会誌 **69**：651-664, 1995
9) 松浦 亨，田代邦雄：Flexion myelopathy における一側上肢筋萎縮の発現機序．臨床脳波 **31**：406-412, 1989
10) Mii K, Shimizu S, Tanaka C, et al：Thoracic flexion myelopathy. Case report. J Neurosurg **82**：1059-1061, 1995
11) 向井栄一郎，祖父江逸郎，武藤多津郎，他：若年性上肢遠位部髄節性筋萎縮症のレ線学的異常所見．臨床神経 **25**：620-626, 1985
12) 向井栄一郎，松尾敏和，武藤多津郎，他：若年性上肢遠位部髄節性筋萎縮症の MRI．臨床神経 **27**：99-107, 1987
13) 中村雄作，高橋光雄，西川嘉範，他：若年性一側性上肢筋萎縮症の頸髄誘発電位．臨床脳波 **29**：291-296, 1987
14) 岡 伸一，藤本吉範，生田義和：頸椎部 flexion myelopathy．特殊な病態．in 越智隆弘，菊地臣一（編）：頸椎症．NEW MOOK 整形外科 6．金原出版，1999, pp259-268
15) Okumura R, Asato R, Fukuyama H, et al：Epidural venous system (meningorachian venous plexus) in juvenile amyotrophy of distal upper extrimity：assessment with Gd-DTPA enhanced volumetic MR study. Comput Med Imaging Graph **18**：193-202, 1944
16) Penning L, van der Zwaag P：Biomechanical aspects of spondylotic myelopathy. Acta Radiol Diagn (Stockh) **5**：1090-1103, 1966
17) Reid DJ：Effects of flexion-extension movements of the head and spine upon the spinal cord and nerve roots. J Neurol Neurosurg Psychiatry **23**：148-155, 1960
18) Shinomiya K, Sato T, Spengler DM, et al：Isolated muscle atrophy of distal upper extremity in cervical spinal cord compressive disorders. J Spinal Disord **8**：311-316, 1995
19) Tokumaru Y, Hirayama K：Anterior shift of posteri-

or lower cervical dura mater in patients with juvenile muscular atrophy of unilateral upper extremity. Rinsho Shinkeigaku **29**：1237-1243, 1989
20) 陶山千津子, 鈴木忠子, 杉本　好, 他：平山病における短潜時体性感覚誘発電位 (S-SEP) の有用性について. 医学検査 **43**：1717-1723, 1994

21) 矢田賢三, 橘　滋國, 三井公彦, 他：頸椎と頸髄の相対的不均衡による脊髄障害に関する研究. 厚生省神経疾患研究委託費, 脊椎異常に伴う神経障害の発生および予防に関する研究班：昭和58年度研究報告書. 1984, pp110-115

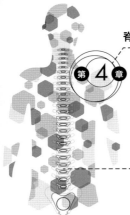

脊椎脊髄疾患の病理学的分類からみた神経症候

第4章 強直性脊椎炎と仙腸関節炎

森信暁雄

はじめに

強直性脊椎炎は脊椎と仙腸関節を障害する慢性炎症であり，仙腸関節炎とともに腰背部痛，殿部痛の原因となる疾患である．前者は頻度が低く，後者は診断が難しいために不明な点も多い．本項では主な症候について述べることにする．神経症候は必発ではないので，痛み（疼痛）などの症候についても解説する．

強直性脊椎炎

強直性脊椎炎は主に脊椎や仙腸関節などの体軸関節，および四肢の大関節を侵す慢性進行性の炎症性疾患である．ほとんどが40歳未満で発症する．初期症状は腰背部痛であり，潜行性に発症する．徐々に進行し，股関節，肩関節などに痛みが広がる．最終的に脊椎の骨性強直をきたし，痛みと運動制限をきたす疾患である．原因は不明であるが，ヒト白血球抗原（human leukocyte antigen：HLA）の中のHLA-B27との関連がある．日本ではHLA-B27の頻度が低いため，本疾患の頻度も低く，診断を難しくしている[4]．

1 症候

仙腸関節炎や脊椎炎による腰背部痛や殿部痛が初発症状となることが多い．痛みや炎症のため，脊椎の可動域制限をきたす．痛みは運動により軽快するが，安静によって軽快しないのが特徴であり，炎症性腰痛と呼ばれる．表1に炎症性腰痛の特徴を示す．就寝による安静のため，夜間や朝方に増悪する傾向がある．現在の定義では，炎症性

表1 炎症性腰痛の特徴

	炎症性腰痛	非炎症性腰痛
発症年齢	<40	全年齢
発症様式	潜行性	急性
症状の持続	>3か月	<1カ月
朝のこわばり	>60分	<30分
夜間痛	しばしば	なし
運動による変化	疼痛改善	疼痛増悪
仙腸関節痛	しばしば	なし
背部の可動性	全方向に低下	前屈障害
胸郭拡大	しばしば低下	正常
神経症候	まれ	ありうる

腰痛とは，①40歳未満の発症，②潜行性の発症，③運動での軽快，④安静での軽快なし，⑤夜間痛のうち4つを満たすものをいう[3]．

病変は全脊椎に及ぶ可能性がある．頸椎病変があれば，項部痛や頸部の可動域制限がみられる．胸椎，肋骨脊椎関節，胸肋関節が侵されれば，胸郭拡張制限や吸気時の胸痛がみられる．腰背部痛と殿部痛は症状の変動があり，急性増悪もある．進行例では，頸椎や腰椎が屈曲（前屈）位で骨性強直するため，全脊椎が後弯して運動性が消失する．上方を見上げられない，周囲を見回せない，長時間同じ姿勢を保持できないなどの体幹機能障害が生じる．

脊椎には特徴的な靭帯骨棘が起こり，X線上では竹様脊柱（bamboo spine）と呼ばれる特徴的な画像を示す．椎体自体は骨量が低下して骨強度が落ちるため，脊椎骨折やこれに伴う脊髄損傷（脊髄麻痺）などを生じうる．

強直性脊椎炎の代表的な診断基準を表2[2]に示

表 2 強直性脊椎炎の診断基準（New York 基準）[2]

1. 症状	a）腰背部痛，こわばり（3 カ月以上持続．運動での改善，安静での改善なし） b）腰椎可動域制限（Schober 試験で 5 cm 以下） c）胸郭拡張制限（第 4 肋骨レベルで最大呼気時と最大吸気時の胸囲差が 2.5 cm 以下）
2. X 線所見 （仙腸関節）	両側の 2 度以上の仙腸関節炎，あるいは一側の 3 度以上の仙腸関節炎の所見． 0 度：正常 1 度：疑い（骨縁の不鮮明化） 2 度：軽度（小さな限局性の骨びらん・硬化，関節裂隙が正常） 3 度：明らかな変化（骨びらん・硬化の進展と関節裂隙の拡大，狭小化または部分的な強直） 4 度：関節裂隙全体の強直
3. 診断基準	確実例：症状 1 項目以上＋X 線所見 疑い例：a) 症状 3 項目，b) 症状なし＋X 線所見
4. 鑑別診断	強直性脊椎炎以外の脊椎関節炎（乾癬性関節炎，反応性関節炎，腸炎性関節炎など） SAPHO 症候群・掌蹠膿疱症性骨関節炎 線維筋痛症・慢性疼痛 関節リウマチ リウマチ性多発筋痛症 強直性脊椎骨増殖症 硬化性腸骨骨炎 変形性脊椎症 変形性仙腸関節症

す．確定診断には仙腸関節炎の画像所見が必須であるが，実際には病初期には画像所見は得られないことが多い．また，本疾患は若い時期から徐々に起こるのが特徴であり，若年者の原因不明の腰痛の鑑別疾患に挙げられる．しかし，画像所見が現れるまでに時間がかかることから，早期診断は難しい．

その他の身体症状としては，アキレス腱付着部や腸骨稜などの付着部炎があり，圧痛を伴う．仙腸関節や椎間板の病変も付着部炎と考えられる．また，ぶどう膜炎（虹彩炎），炎症性腸疾患，心臓弁膜症，肺線維症などの病変を合併することがある．

2 神経症候

強直性脊椎炎に伴う神経症候は，脊椎の骨折，動揺性，圧迫，炎症により起こりうる．圧迫による神経症候には，後縦靭帯骨化，脊柱管狭窄に由来するものがある．部位別の神経症候は他項に譲る．病初期には神経症候は生じないことが一般的である[1]．

脊髄障害は健常者より 11 倍高い頻度で起こるとされる．頸椎骨折によることが多く，頸椎障害は胸腰椎障害よりも多い．特に C5-6, C6-7 の下部頸椎障害が多い．初期症状は軽く，気づかれないこともある．

環軸椎亜脱臼は関節リウマチと同様に起こりうる．初期症状は後頭部痛であり，後頭神経の圧迫によるとされる．進行すると手指のしびれ感，四肢麻痺などに進展する．椎骨動脈の圧迫によるふらつきを生じることもある．

馬尾症候群はまれであるが，重要な合併症であり，罹病期間が長く，すでに強直を起こしている患者に多い．運動障害や感覚鈍麻とともに膀胱直腸障害が徐々に進行する．画像上は圧迫所見がみられないことも多く，くも膜の炎症が関与すると考えられる．神経症候は神経根に由来するものであり，アキレス腱反射消失は S1-2, サドル状感覚消失（saddle anesthesia），排尿・排便障害，勃起不全などは S3-5 の障害である．運動障害は通常では軽微である．

```
45歳未満に発症した3カ月以上持続する背部痛があり
┌─────────────────────┐         ┌─────────────────────┐
│ 仙腸関節炎の画像所見*│         │    HLA-B27陽性      │
│         +           │ または  │         +           │
│    1つ以上の        │         │    2つ以上の        │
│ 脊椎関節炎の特徴**  │         │ 脊椎関節炎の特徴**  │
└─────────────────────┘         └─────────────────────┘
              があること
```

*：仙腸関節炎の画像所見
- MRIで脊椎関節炎による仙腸関節炎の活動性（急性）炎症所見
- 改訂New York基準での仙腸関節炎のX線所見

**：脊椎関節炎の特徴
- 炎症性背部痛
- 関節炎
- 付着部炎（踵）
- ぶどう膜炎
- 指炎
- 乾癬
- Crohn病/潰瘍性大腸炎
- NSAIDsへの良好な反応
- 脊椎関節炎の家族歴
- HLA-B27
- CRP上昇

図1 脊椎関節炎の分類基準（Assessment of SpondyloArthritis international Society）[3]

3 治療と予後

根治療法はなく，治療は，薬物療法および物理療法・運動療法などの対症療法である．症状軽減には非ステロイド性抗炎症薬（NSAIDs）が有効である．近年，生物学的製剤（TNFα阻害薬）の適応が承認されている．高度の脊柱後弯に対しては広範囲の脊椎矯正固定術，また関節の破壊・強直に対しては人工関節置換術が施行される．病状は数十年にわたって徐々に進行し，広範囲の激痛に加え，脊椎や四肢関節の運動制限により，日常生活動作は著しく制限されるようになる．約1/3の患者が全脊椎の強直（竹様脊柱）に進展する．

脊椎関節炎

強直性脊椎炎の診断基準では，X線変化が確定診断に必須となっていることから，早期診断は難しい．これは治療の遅れにつながることから，最近，強直性脊椎炎をはじめ，乾癬性関節炎，腸炎性関節炎，反応性関節炎，未分化型脊椎関節炎などを診断できるよう，新たな脊椎関節炎の分類基準が提唱されている（図1）[3]．この分類基準では，症状，画像所見，HLA-B27の組み合わせによって診断されるため，画像所見は必須ではない．これにより早期に診断できるようになった．

仙腸関節炎

前述のように強直性脊椎炎をはじめとした脊椎関節炎（乾癬性関節炎，反応性関節炎，腸炎性関節炎など）は仙腸関節障害の重要な原因である．SAPHO（synovitis, acne, pustulosis, hyperostosis, osteitis）症候群・掌蹠膿疱症性骨関節炎，線維筋痛症・慢性疼痛，関節リウマチ，リウマチ性多発筋痛症は，その他の症状から鑑別する．硬化性腸骨骨炎は妊娠を契機に起こる仙腸関節障害であるが，主に腸骨側を侵す．その他には，感染，外傷などが仙腸関節障害の原因となりうる．

症状は殿部痛と腰痛である．時に下腿，鼠径部，足などにも痛みを生じる．長時間の起立，片足の荷重，階段登り，ランニング，大股歩きなどで増悪する．診察法としては，Newtonテスト，Gaenslenテストなどの徒手テストがあり，いずれも仙腸関節に動きを加えることにより，痛みを誘発できるかどうかを調べるものである．

診断は難しく，診断基準もないため，画像所見が得られない場合には症状による．

おわりに

　背部痛，殿部痛の診断は難しい場合も多い．若年で持続する腰殿部痛では炎症性腰痛を考慮すること，殿部痛では仙腸関節による症状であることの想起が重要である．

文献

1) Khedr EM, Rashad SM, Hamed SA, et al：Neurological complications of ankylosing spondylitis：neurophysiological assessment. *Rheumatol Int* **29**：1031-1040, 2009
2) van der Linden S, Valkenburg HA, Cats A：Evaluation of diagnostic criteria for ankylosing spondylitis. A proposal for modification of the New York criteria. *Arthritis Rheum* **27**：361-368, 1984
3) Sieper J, van der Heijde D, Landewé R, et al：New criteria for inflammatory back pain in patients with chronic back pain：a real patient exercise by experts from the Assessment of SpondyloArthritis international Society（ASAS）. *Ann Rheum Dis* **68**：784-788, 2009
4) 東京女子医科大学附属膠原病リウマチ痛風センター（編）：膠原病・リウマチ診療—Evidence based medicineを活かす，第3版．メジカルビュー社，2013

脊椎脊髄疾患の病理学的分類からみた神経症候

第4章 脊髄サルコイドーシス

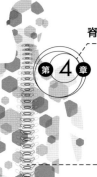

安藤哲朗

はじめに

サルコイドーシスは，全身を障害する原因不明の肉芽腫性疾患である[18]．両側肺門リンパ節，肺，皮膚，眼が障害されやすく[29]，神経系を障害するのは5％程度[25]．脊髄病変はサルコイドーシス全体の1％以下といわれている[5,14]．脊髄サルコイドーシスの約半分は肺症状が出現する前に脊髄病変で初発する[5,14]．また，脊髄病変のみしか認めなかった剖検例の報告[27]もあることから，脊髄病変で初発して最後まで他臓器の病変を認めない症例もあると考えられる．脊髄サルコイドーシスは日本では頸髄〜上部胸髄の報告が多い[15]．

脊髄サルコイドーシスの診断にはいくつかの難しい問題がある．まず本症の可能性の想起が困難な場合があること，また本症の確定診断には組織所見が必要であるが，どの部位から生検するかの問題，さらには組織学的な診断確定が困難な場合にも治療に踏み切らなくてはならない状況もあることなどが問題である．

神経サルコイドーシスの診断基準

従来，中枢神経サルコイドーシスの診断基準としては，Zajicekら[31]の診断基準がよく使用されていた．日本においてサルコイドーシス診断基準改定委員会による検討を経て[23,24]，2007年に発表されたサルコイドーシスの神経・筋病変に関する診断基準[19]の概略を表1に示す．この診断基準の特徴は，神経・筋サルコイドーシスを組織所見によって1）組織診断群（definite sarcoidosis）：神経筋組織内で組織診断されたもの，2）臨床診断群（probable sarcoidosis）：他臓器にて組織診断されたもの，3）臨床診断群（疑診群）：組織所見を得られていないものの3群に分類したことである．

脊髄サルコイドーシスでは，長期にわたるステロイド療法が必要な場合が多いので，治療の開始前にできるだけ確実性の高い診断であることが望ましい．そのためには，組織診断群または臨床診断群であること，すなわち神経組織もしくは他臓器にて組織診断がされることが望ましい．また，本症の診断は，ステロイドに対する反応性などから治療の経過中に適宜見直す必要がある[9]．

どのようなときに脊髄サルコイドーシスを疑うか

すでに全身に活動性のサルコイドーシスがあることが判明している患者に脊髄症が出現した場合には，脊髄サルコイドーシスを疑うことは容易である．それに対して脊髄障害で初発した場合には，そもそも本症を鑑別診断に挙げることができない状況も考えられる．亜急性〜慢性発症の脊髄障害では，常に本症の可能性を考えることが診断の第一歩である．

MRIで脊髄症を診断するときには，まず圧迫性脊髄症の鑑別診断から始めるのが通常である[1]．本症では脊髄が全体に腫大して相対的脊柱管狭窄の状態になるので，後で述べるように圧迫性疾患との鑑別が難しいことがある．

本症のMRIの特徴を，Jungerら[11]は4期に分けて説明を試みた．第1期は脊髄腫大がないが，ガドリニウム（Gd）造影で脊髄表面の軟膜が線上に造影される．これはくも膜下腔の炎症の表現で

表 1　サルコイドーシスの神経・筋病変に関する診断基準（概略）[9]

神経・筋 組織診断群（definite sarcoidosis）
① サルコイドーシスの神経・筋を示唆する臨床所見がある．
② 組織診断にて神経・筋組織内にサルコイドーシスに合致する所見を認め，かつサルコイドーシス基本診断基準検査所見*（1）〜（6）の 6 項目のうち 2 項目以上を満たす．
③ 上記所見を伴った他の可能性のある疾患を除外できる．
以上 3 点をすべて満たすこと．ただし，他の臨床所見を伴わない isolated neurosarcoidosis の症例があることを十分に注意して観察していくこと．

神経・筋 臨床診断群（probable sarcoidosis）
① サルコイドーシスの神経・筋を示唆する臨床所見がある．
② サルコイドーシスの他臓器病変に関する診断基準で組織診断が確定しており，かつサルコイドーシス基本診断基準検査所見*（1）〜（6）の 6 項目のうち 2 項目以上を満たす．
③ 上記所見を伴った他の可能性のある疾患を除外できる．
以上 3 点をすべて満たすこと．

神経・筋 臨床診断群（疑診群）（possible sarcoidosis）
① サルコイドーシスの神経・筋を示唆する臨床所見を有するが，いずれの臓器においてもサルコイドーシスとして確定した組織診断を有しない．
② サルコイドーシスの基本診断基準検査所見*（1）〜（6）の 6 項目のうち 2 項目以上を満たす．
③ 上記所見を伴った他の可能性のある疾患を除外できる．
以上 3 点をすべて満たすこと．

＊：サルコイドーシスの基本診断基準検査所見
（1）両側肺門リンパ節腫脹，（2）^{67}Ga 集積陽性（肺門，縦隔），（3）気管支肺胞洗浄液中の CD4 陽性リンパ球の増加（CD4/8 比の増加）（ただし評価にあたっては喫煙の有無を考慮する），（4）血清 ACE の増加，（5）ツベルクリン反応の陰性化，（6）血清 Ca 値の高値または尿中 Ca 値の増加

ある．第 2 期は髄膜から血管周囲腔を通って脊髄実質内に炎症が広がるため，脊髄が腫大する．Gd では造影されない場合からびまん性に造影される場合までさまざまである．第 3 期は脊髄が腫大する場合と正常に復する場合があり，Gd 造影では髄内に単発もしくは多発する結節性の造影を認める．第 4 期は慢性期で脊髄組織の壊死のために脊髄が萎縮して Gd では造影もされなくなるという．脊髄サルコイドーシスは常にこのように進行するとは限らず，初期から腫瘤を形成する場合もある．

脊髄症で初発して本症と診断に至るのは次の 3 つの臨床状況，MRI の場合が多い[4]．それぞれの場合において鑑別診断の要点を述べる．

■ MRI にて脊髄腫大を認める亜急性進行脊髄症

この場合には視神経脊髄炎との鑑別が問題になることがある[7]．原則として視神経脊髄炎は急性経過であり，脊髄サルコイドーシスは亜急性〜緩徐進行性の経過である[1]．比較的急性の経過で発症した症例では，視神経脊髄炎に特異的なアクアポリン 4 抗体を調べる必要がある．T2 強調像では脊髄の紡錘状腫脹と広範囲な髄内高信号を認める（図 1）．脊髄の表面に沿った造影所見や，脊髄実質内に髄膜に接して多発性の斑状の造影所見が出現すれば本症と診断しやすい[12-14]が，症例によっては造影効果がほとんどない場合もある[11]．

本症が下部胸椎レベルに出現した場合には，脊髄硬膜動静脈瘻（dural AVF）との鑑別が必要となる．脊髄硬膜動静脈瘻では，脊髄の腫大と髄内 MRI T2 高信号は本症と共通する．くも膜下腔の拡張蛇行した静脈の所見である flow void（液流無信号化）や異常血管の造影所見などに注意する必要がある．鑑別が困難な場合には，脊髄造影や脊髄血管造影が必要となる．

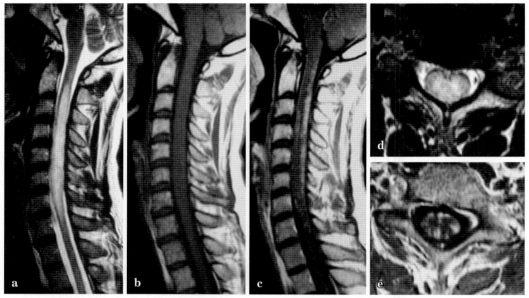

図1 頸髄が全体に腫大して典型的な造影所見のある症例（MRI所見）
a：T2強調矢状断像，b：T1強調矢状断像，c：Gd造影矢状断像，d：T2強調水平断像（C5/6椎間），e：Gd造影水平断像（C5/6椎間）．
脊髄は腫大してC2～T1の広範囲に髄内T2高信号が広がっていた．Gd造影では脊髄の表面から周辺白質に造影効果を認めた．この造影所見は本症に特徴的である．本例は脊髄生検にて脊髄サルコイドーシスの診断が確定した．

2 頸椎症による脊髄圧迫があるが，髄内T2高信号を広範囲に認める場合

　脊髄サルコイドーシスでは脊髄が紡錘状に広いレベルで腫大するため，相対的な脊柱管狭窄状態となることがしばしばある．中下位頸髄で本症が発症すると，もともと脊柱管が狭い場合や，頸椎症性変化がある場合には，頸椎症による脊髄圧迫との区別が困難な場合がある[8,20]．

　頸椎症においても髄内浮腫が起こり，脊髄が腫大して髄内T2高信号を呈し，一部に造影所見を認めることがある．そのMRIは，脊髄サルコイドーシスと似ることがあるので，慎重な鑑別診断が必要である．神経症候において，頸椎症性脊髄症では髄節症候である上肢症候が先行しやすい[2]のに対して，脊髄サルコイドーシスでは体幹・下肢の索路症候が前景に立つ傾向があること，上肢症候として痛み（疼痛）が強い傾向があることが鑑別診断の参考になる．

　頸椎症の手術前に脊髄サルコイドーシスの合併の有無が問題になる場合（図2）と，脊柱管拡大術後に脊髄が腫大して脊髄症が増悪してきて本症の可能性が考慮される場合がある（図3）．脊髄サルコイドーシスの場合には，術後の脊髄腫大では脊髄症候が進行性に増悪するが，頸椎症性脊髄浮腫では神経症候の増悪がなく，画像も1年半程度の期間で自然軽快することで鑑別できる[3,16,28]．

3 脊髄腫瘍に似た髄内結節を認める場合

　本症のMRI所見は，時に髄内に孤立性の結節を形成して髄内腫瘍との区別が困難なことがある（図4）．髄内腫瘍との術前診断で摘出術を行い，組織診断にて肉芽腫がみられて本症と判明する場合がある[17,30]．

どのように脊髄サルコイドーシスを診断するか

　脊髄サルコイドーシスを疑ったら，まず侵襲の少ない方法で，サルコイドーシスの可能性をスクリーニングする．

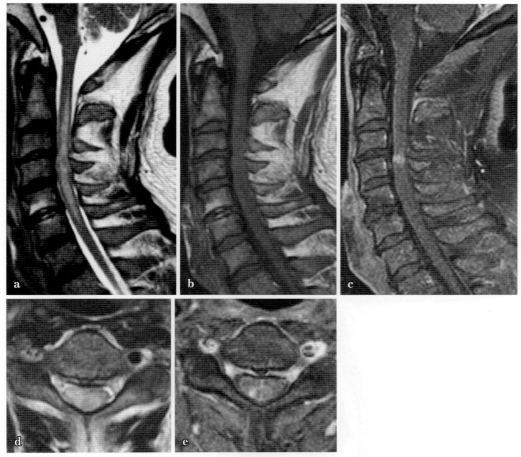

図 2　頸髄が腫大して頸椎症による圧迫にみえる症例（MRI 所見）
a：T2 強調矢状断像，b：T1 強調矢状断像，c：Gd 造影矢状断像，d：T2 強調水平断像（C3/4 椎間），
e：Gd 造影水平断像（C3/4 椎間）．
C3/4，C4/5 の頸椎症により脊髄が圧迫されているようにみえるが，頸髄の腫大が疑われ，髄内 T2 高信
号は C2-6 の広範囲に広がっていた．Gd 造影では C3/4 椎間で不規則な造影所見を認めた．

　血清 ACE の上昇，リゾチーム値の上昇，ツベルクリン反応の陰性化，髄液検査にて蛋白増加，単核球優位の軽度の細胞増加を認めることが診断の参考になる[6]．胸部 X 線像，胸部 CT にて両側肺門リンパ節腫脹（BHL）がみられることがある．BHL の検出には，[67]Ga シンチグラフィーの肺門部の集積の感度が高い．また，[67]Ga シンチグラフィーでは，合併した無症候性の筋サルコイドーシスを描出する場合がある．FDG-PET は [67]Ga シンチグラフィーよりも病変検出の感度が高く，脊髄病変も描出可能である[21,26]．FDG-PET（[18]F-fluoro-2-deoxyglucose positron emission tomography）が頸椎症による髄内 T2 高信号と脊髄サルコイドーシスの鑑別に有用との報告がある[22]．

　サルコイドーシスの可能性があると判断されたら，検出可能性が高い部位の生検を考慮する．生検部位は侵襲の程度，リスクを考慮して，十分な説明と同意のもとに施行を決定すべきである．皮膚病変を伴う場合には皮膚生検，肺病変を伴う場合には経気管支肺生検（TBLB），筋病変を伴う場合にはその部位を筋 MRI で確認して筋生検を選択する．それらがない場合には前斜角筋リンパ節生検を考慮する．他臓器で組織学的に確定診断できなかった場合には，脊髄生検を考慮する[10]．脊髄生検に伴うリスクを十分に説明して，同意が得られた場合のみに施行すべきである．

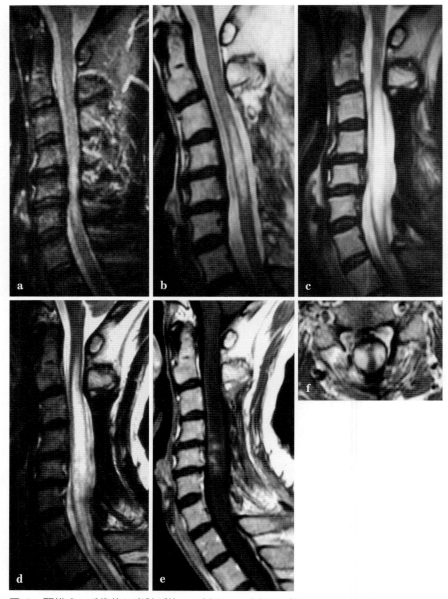

図3 頸椎症の手術後に脊髄が徐々に腫大して脊髄症が増悪した症例（MRI所見）
a：術前（T2強調矢状断像），b：術後1カ月（T2強調矢状断像），c：術後6カ月（T2強調矢状断像），d〜f：術後9カ月（d：T2強調矢状断像，e：Gd造影矢状断像，f：Gd造影 C5/6 椎間水平断像）．
術前には C4/5，C5/6 の圧迫が高度であり，髄内T2高信号を C4-6 に認めた．術後には脊髄が次第に腫大して髄内T2高信号も増大した．9カ月後のGd造影像では髄内に不規則な造影所見を認め，水平断像では両側の側索に造影効果が強かった．画像所見の増悪に伴い，脊髄症候も増悪してきた．

本症が強く疑われる状況で診断が確定せず，他疾患の可能性が除外でき，神経症候が進行性の場合には，診断的治療としてステロイド大量療法に踏み切る選択肢も考えられる．その場合には，他疾患の可能性も考慮してステロイドに対する画像と症候の反応性を慎重に見極め，診断を適宜見直

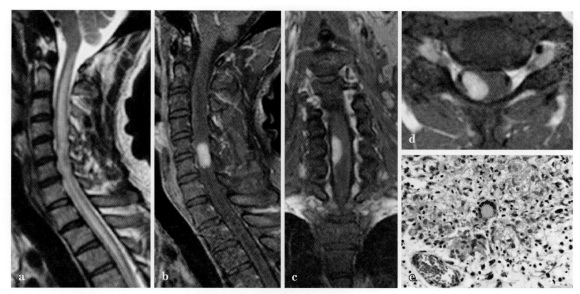

図 4 髄内腫瘍を疑い手術をして組織診断で肉芽腫が判明した症例
a：MRI T2 強調矢状断像，b〜d：Gd 造影 MRI（b：矢状断像，c：前額断像，d：水平断像），e：脊髄生検組織像（HE 染色，×140）．
T2 強調像で頸髄全域〜胸髄に広範囲な髄内高信号を認めた．Gd 造影像で腫瘤様の造影所見を認めた．腫瘤は髄内の右側に認め，前額断像では造影所見が脊髄表面の下方に続いていた．腫瘍摘出術の組織所見で非乾酪性類上皮肉芽腫を認めたため，脊髄サルコイドーシスの診断が確定した．

す必要がある．

文献

1) 安藤哲朗：脊髄障害の診断アルゴリズム―総論．脊椎脊髄 **23**：906-911，2010
2) 安藤哲朗：頸椎症の診療．臨床神経 **52**：469-479，2012
3) 安藤哲朗，稲垣智則：脊髄サルコイドーシス―頸椎症性髄内浮腫との鑑別診断．脊椎脊髄 **26**：491-495，2013
4) 安藤哲朗，亀山 隆，鈴木和広，他：脊髄サルコイドーシス―診療上の問題点と患者への情報提供．脊椎脊髄 **19**：694-701，2006
5) Bogousslavski J, Hungerbuhler JP, Regli F, et al：Subacute myelopathy as the presenting manifestation of sarcoidosis. Acta Neurochir（Wien）**65**：193-197, 1982
6) Cohen-Aubart F, Galanaud D, Grabli D, et al：Spinal cord sarcoidosis：clinical and laboratory profile and outcome of 31 patients in a case-control study. Medicine（Baltimore）**89**：133-140, 2010
7) Flanagan EP, Kaufmann TJ, Krecke KN, et al：Discriminating long myelitis of neuromyelitis optica from sarcoidosis. Ann Neurol **79**：437-447, 2016
8) 廣瀬和徳，星野 晃，福岡敬晃，他：高度の変形性頸椎変化が合併し診断的治療が奏功した頸髄サルコイドーシス．日内会誌 **93**：1436-1438，2004
9) Hoitsma E, Faber CG, Drent M, et al：Neurosarcoidosis：a clinical dilemma. Lancet Neurol **3**：397-407, 2004
10) 井上聖啓，安藤哲朗，金 彪，他：脊髄 Biopsy―その適応をめぐる提言．脊椎脊髄 **18**：749-764，2005
11) Junger SS, Stern BJ, Levine SR, et al：Intramedullary spinal sarcoidosis：clinical and magnetic resonance imaging characteristics. Neurology **43**：333-337, 1993
12) 亀山 隆：脊髄サルコイドーシス―概念と MRI 所見の特徴を中心に．脊椎脊髄 **12**：551-557，1999
13) 亀山 隆，安藤哲朗，斉藤由扶子，他：脊髄サルコイドーシスにおける Gd 造影 MRI の早期診断上の有用性．臨床神経 **32**：631-636，1992
14) 亀山 隆，安藤哲朗，祖父江 元：サルコイドーシスによる脊髄障害．神経内科 **45**：210-216，1996
15) Kobayashi S, Nakata W, Sugimoto H：Spinal magnetic resonance imaging manifestations at neurological onset in Japanese patients with spinal cord sarcoidosis. Intern Med **52**：2041-2050, 2013
16) Lee J, Koyanagi I, Hida K, et al：Spinal cord edema：unusual magnetic resonance imaging findings in cervical spondylosis. J Neurosurg **99**（1 Suppl）：8-13, 2003
17) Levivier M, Brotchi J, Baleriaux D, et al：Sarcoidosis presenting as an isolated intramedullary tumor. Neurosurgery **29**：271-276, 1991
18) Newman LS, Rose CS, Maier LA：Sarcoidosis. N Engl J Med **336**：1224-1234, 1997

19) 西山和利：サルコイドーシスの神経・筋病変に関する最近の動向―特に診断基準の見直しをめぐって．in 柳澤信夫, 篠原幸人, 岩田　誠, 他（編）：Annual Review 神経 2007. 中外医学社，2007, pp46-58
20) 大江啓介, 鷲見正敏, 下村隆敏, 他：頸椎症性脊髄症との鑑別を要した脊髄サルコイドーシスの4例．中部整災誌　**47**：1205-1206, 2004
21) Ota K, Tsunemi T, Saito K, et al：18F-FDG PET successfully detects spinal cord sarcoidosis. *J Neurol* **256**：1943-1946, 2009
22) Sakushima K, Yabe I, Shiga T, et al：FDG-PET SUV can distinguish between spinal sarcoidosis and myelopathy with canal stenosis. *J Neurol* **258**：227-230, 2011
23) 作田　学, 熊本俊秀, 飯塚高浩, 他：神経サルコイドーシスの診断基準案．臨床神経　**45**：837-840, 2005
24) 作田　学, 熊本俊秀, 飯塚高浩, 他：サルコイドーシスの神経・筋病変に関する診断基準．脳神経　**58**：471-476, 2006
25) Scott TF：Neurosarcoidosis：Progress and clinical aspects. *Neurology* **43**：8-12, 1993
26) Suga K, Matsunaga N, Yasuhiko K, et al：F-18 FDG PET/CT findings in a case of spinal cord sarcoidosis. *Clin Nucl Med* **36**：382-385, 2011
27) Terada T, Shigeno K, Hori M, et al：Isolated spinal neurosarcoidosis：an autopsy case. *Spinal Cord* **48**：776-778, 2010
28) 柳下　章：頸椎症性髄内浮腫．脊椎脊髄　**26**：517-523, 2013
29) 山本正彦：サルコイドーシスの病態・疫学・診断．神経内科　**45**：187-196, 1996
30) Yukawa Y, Kato F：Isolated spinal cord sarcoidosis mimicking an intramedullary tumor. *J Spinal Disord* **12**：530-533, 1998
31) Zajicek JP, Scolding NJ, Foster O, et al：Central nervous system sarcoidosis—diagnosis and management. *QJ Med* **92**：103-117, 1999

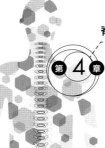

脊椎脊髄疾患の病理学的分類からみた神経症候

第4章 多発性硬化症（MS）

藤原一男

疾患の概要[1]

多発性硬化症（multiple sclerosis：MS）は，病変が時間的・空間的に多発する中枢神経の脱髄疾患である．世界では300万人程度の患者がおり，欧米に多く（有病率30～200人/10万人），日本などのアジアで有病率が低い（5人/10万人以下）といわれてきた．しかし，日本でも近年，若年女性を中心に症例数が増加しており，現在の指定難病の登録症例数は15,000例程度である．MSは南北半球のいずれでも，一般的に高緯度地方でより有病率が高い．MSは女性に多く，平均発症年齢が30歳前後だが，小児～50歳を超える成人でもみられる．

神経症候学[1]

MSの症候は急性あるいは慢性進行性に起こり，中枢神経の病変部位によりさまざまである．認知機能障害やてんかんなどの主に大脳が関与する障害の症候，また視力低下，視野障害，複視，顔面麻痺や三叉神経痛を含めた顔面の運動感覚障害，難聴，構音障害，嚥下障害などの脳神経領域の症候，脱力やふらつき，感覚障害（感覚の鈍麻，消失，過敏や異常感覚など），排尿・排便障害などの大脳，脳幹～脊髄の種々の部位で起こる症候などがある．急性増悪（発作）は，通常では数日～2週間程度のうちに症状がピークに至る．一方，慢性進行性では，病状が半年～1年以上にわたって徐々に増悪していく．

1 MSの病型[2,6]

MSの経過については，その病態はしばしば発症前から徐々に進行していると考えられている．初回発作時（たとえば初回の視神経炎など）をclinically isolated syndrome（CIS）と称する．このCIS（特に一側性視神経炎，脳幹病変と脊髄炎によるCIS）の時点で，脳MRIを施行すると，すでに脳室周囲などの白質に複数の病変がみられることもある．なお，CISのさらに前の段階，すなわち臨床的発作が一度もなくMSに矛盾しないMRI病変がみられるものをradiologically isolated syndrome（RIS）と呼ぶ（現時点では，RISはMSの病型には含められていない）．RISを5年間経過観察すると約1/3の症例がCISになるが，そのまま慢性進行していく症例もある．CISの後，多くの症例では急性増悪（再発）と寛解を繰り返す（再発寛解型MS）．再発寛解型MSは，急性増悪の後，完全にまたは後遺症を遺して不完全に治癒（寛解）する．一般的に急性増悪は，新たな神経症候あるいは既存の症候の増悪が24時間以上持続する場合を指す．感冒症状や過労が前駆することもある．多くは数日～2週間程度で完成し，その後はゆっくり改善に向かう．再発と再発の間の期間には症状の増悪はみられない．再発寛解型MSは全例の約80％を占める．

しかし，ある時点からは病状が徐々に増悪していく二次進行型MSに移行することが多い．通常，再発寛解型MSの発症後3年が経過したあたりから，二次進行型MSへの移行がみられ，最終的には多くの再発寛解型MSは二次進行型MSに移行する．また，一部の症例では発症当初から急性増悪がはっきりせず，徐々に増悪していく（一

次進行型 MS). 一次進行型 MS の診断には, 1 年以上の慢性進行がみられることが必要である. 欧米の MS では, 一次進行型 MS が全例の 10～20% を占める. 発症年齢が 50 歳程度で再発寛解型 MS に比べて高く, 男女比もほぼ 1 : 1 で女性の優位性がみられず, 痙性対麻痺を呈することが多い. 欧米に比べて日本では一次進行型 MS が少ない[5].

最近の研究では, MS は 2 段階の病状進行を呈するといわれている. すなわち, 発症から MS の機能障害の重症度である Expanded Disability Status Scale (EDSS) が 3.0 (歩行障害) が出るまでの年数は, 症例によってさまざま (数年～15 年以上) だが, その後に 6.0 (杖歩行の状態) に至る期間は, それまでの経過にかかわらず比較的一定である.

2 視神経炎

MS の視神経炎は通常では片側に生じ, 急性に視野の一部, 主に視野の中心部がぼやける (霧視). 視線を動かすと眼の奥に鈍痛を自覚することが多く, しばしば視覚異常の出現前にこの眼痛が起こる.

患側眼の瞳孔は散瞳し, 対光反射が鈍い (sluggish). また, 片側の視神経炎の診断に重要な瞳孔所見として, 相対的求心性瞳孔障害 (relative afferent pupillary defect : RAPD) があり, Marcus Gunn 瞳孔とも呼ばれる. RAPD は, 比較的軽度の視神経障害では, 健側眼に光を数秒当てた後に患側眼に光を当てると (swinging-flashlight test), わずかに収縮した後に逆に散瞳が起きる. 健側眼に光を当てると直接反応の健側眼とともに間接反応で患側眼も縮瞳する. そこで患側眼に光を移すと視神経線維の減少で対光反射が減弱しているために患側眼は散瞳する. RAPD は, 片側の視神経炎の存在を示す他覚所見である.

眼底検査では, 視神経乳頭の浮腫はないか, あっても軽度のことが多い. 慢性期には視神経萎縮がみられることがあるが, 軽度の萎縮では耳側蒼白 (temporal pallor) になる. 初回の MS の視神経炎の視力回復は比較的良好であるが, 再発を繰り返すごとに視力障害は重くなる.

3 脊髄炎

MS の脊髄炎は側索や後索などの白質に起こることが多い. 炎症性脱髄が起こる脊髄の部位により症候が異なるが, レベルのある感覚障害 (表在感覚および深部感覚の鈍麻, ビリビリ感などの異常感覚が多い), 歩行障害 (脱力は一肢や片側のことも多いが, 病変が胸髄の両側に及べば痙性不全対麻痺が起こる), 排尿障害や便秘などを訴えることが多い. MS の脊髄炎は非横断性であることが多い. 頸髄炎をきたした患者では, 頸部を屈曲 (前屈) させた際に背部～下肢にビリビリとした異常感覚や電撃痛が走る (Lhermitte 徴候) ことがある. これは, 頸髄後索の脱髄により, インパルスが神経線維間を横に伝わって非シナプス性伝達をするために起こるとされるが, 頸髄症などの他の頸髄疾患でもみられることもある. また, 膀胱直腸障害も多く, 約 30% に便秘がみられ, 進行例では尿失禁や便失禁がみられる.

4 脳幹症状・小脳症状[3]

MS では種々の眼球運動障害が起こりうるが, 特徴的なのは, 核間性眼筋麻痺 (internuclear ophthalmoplegia : INO) である. INO では, 健側への側方視時に患側眼の内転障害と外転した健側眼に水平性眼振がみられる. 輻輳は保たれ, 強い複視を生じる. これは動眼神経核と橋毛様体傍正中部を連絡する内側縦束 (medial longitudinal fasciculus : MLF) が障害され, 患側の内直筋が健側の外直筋と共同して働かず, 健側を向けないために生じる. INO は MLF 症候群とも呼ばれ, 片側性に出現した場合には橋の患側の脳血管障害で生じることも多いが, 両側性に出現した場合には MS を示唆する.

MS は顔面神経麻痺で発症し, 他の脳幹症状を示さない場合には, Bell 麻痺との鑑別は困難なこともある. MS による顔面神経麻痺は不全麻痺が多い.

MS における三叉神経痛は頻度が一般人口より高く, 突然に数秒～数分続く顔面の激痛で発症する. 50 歳以下, 両側性, その他の脳幹徴候を伴うなどの非典型的な三叉神経痛の場合には, MS も疑う必要がある. また, MS でも脳幹部の血管に

よる三叉神経の圧迫により，三叉神経痛がみられることがある．

MSの回転性めまいは急性前庭神経炎に類似することもある．三叉神経痛や顔面神経麻痺を伴うことが多く，脳幹が責任病変と考えられている．垂直性眼振または注視方向性の眼振を伴いやすい．

MSでは内耳神経あるいはその神経核が障害された場合には，後迷路性難聴が認められることがあるが，まれである．通常，耳閉塞感を伴い，他の神経徴候を合併する．

構音障害は弛緩性構音障害よりも，痙性構音障害や失調性構音障害などがみられることが多い．嚥下障害も下部脳幹病変のあるMSではしばしばみられる．

5 大脳症状[4]

MSでは，認知障害，特に情報処理速度の障害がみられ，認知機能の低下と無気力，抑うつが関連している．ただし，認知機能は，無気力あるいは抑うつによる影響以上の低下がみられる．一方，主観的疲労感と認知障害には関連がみられない．

6 温度感受性（Uhthoff徴候）

MSでは，体温上昇時に一時的に症状が増悪することがあり，これをUhthoff徴候という（Uhthoffはこの症候を記載したドイツの医師）．入浴，夏季，暖房，運動，感染症などによる発熱，熱い食べ物などにより起こる．脱髄により伝導効率が低下しているのに加え，体温が上がるとK^+チャンネルが開いて活動電位の伝導が一過性にブロックされるためと考えられている．本来は体温を下げることによりもとに戻るが，不可逆な症状を呈する症例が存在することが知られている．

文献

1) Compston A, Coles A：Multiple sclerosis. *Lancet* **372**：1502-1517, 2008
2) Lublin FD, Reingold SC, Cohen JA, et al：Defining the clinical course of multiple sclerosis：the 2013 revisions. *Neurology* **83**：278-286, 2014
3) Nakashima I, Fujihara K, Okita N, et al：A clinical and MRI study of brainstem and cerebellar involvement in Japanese multiple sclerosis patients. *J Neurol Neurosurg Psychiatry* **67**：153-157, 1999
4) Niino M, Mifune N, Kohriyama T, et al：Apathy/depression, but not subjective fatigue, is related with cognitive dysfunction in patients with multiple sclerosis. *BMC Neurol* **14**：3, 2014
5) Piccolo L, Kumar G, Nakashima I, et al：Multiple sclerosis in Japan appears to be a milder disease compared to the UK. *J Neurol* **262**：831-836, 2015
6) Polman CH, Reingold SC, Banwell B, et al：Diagnostic criteria for multiple sclerosis：2010 revisions to the McDonald criteria. *Ann Neurol* **69**：292-302, 2011

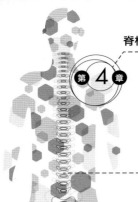

脊椎脊髄疾患の病理学的分類からみた神経症候

第4章

視神経脊髄炎（NMO）

藤原一男

疾患の概要[1]

　視神経脊髄炎（neuromyelitis optica：NMO）は，重症の視神経炎と横断性脊髄炎を特徴とする中枢神経の炎症性疾患である．日本におけるNMOの有病率は，約3.5人/10万人（4～5千例）と推定されている．2005年にNMOに特異な自己抗体であるアクアポリン4（aquaporin 4：AQP4）抗体が発見され，NMOの研究は大きく進歩した．AQP4は中枢神経，特にアストロサイトの足突起（foot process）に高密度に発現している水チャンネルである．

　2015年に発表された国際診断基準[6]では，視神経炎と3椎体以上に及ぶ長大な横断性脊髄炎を呈する典型的なNMOの他に，視神経炎あるいは長大な横断性脊髄炎のみを呈する症例，脳症候群，あるいはそれらの合併例などを含めたNMO spectrum disorders（NMOSD）を統一の疾患名とすることを提唱している．そして，NMOSDは，AQP4抗体陽性NMOSDとAQP4抗体陰性NMOSD（あるいはAQP4抗体結果が不明）の2つに分類されている．AQP4抗体陽性NMOSDの診断には，AQP4抗体陽性，1つの主症候（視神経炎，脊髄炎，脳症候群）があり，他疾患が除外されれば診断される．AQP4抗体陽性NMOSDは発症年齢が40歳程度で，多発性硬化症（MS）よりやや高い．また，60～90％の症例は女性である．さまざまな自己抗体やSjögren症候群，全身性エリテマトーデス，橋本病，重症筋無力症など，種々の自己免疫疾患を合併しやすい．

　一方，AQP4抗体陰性NMOSDの診断には，AQP4抗体陰性，2つ以上の主症候があり，さらにうち1つは視神経炎，脊髄炎，最後野症候群であること，空間的多発（たとえば，再発性視神経炎や再発性脊髄炎は空間的多発とは認められない）を満たし，また各MRI所見が要件を満たし，他疾患が除外されることが必要である．最近，AQP4抗体陰性NMOSDの一部の症例にミエリンオリゴデンドロサイト糖タンパク（myelin oligodendrocyte glycoprotein：MOG）に対する抗体を有する症例が見いだされており，AQP4抗体陽性NMOSDとは異なる特徴をもつことが知られている．

神経症候学

　AQP4抗体陽性NMOSDの視神経炎と脊髄炎は，いずれも重症であることが多い．また，種々の脳症候群もみられ，初発症候のこともある．初発症候は若年者では視神経炎，高齢者では脊髄炎のことが多い[3]．NMOSDの経過は大部分の症例が再発寛解型であり，無治療ではしばしば毎年再発を繰り返す．一方，MSでしばしばみられる慢性進行型への移行はまれである．

1 視神経炎

　AQP4抗体陽性NMOSDの視神経炎は，急性に一側の光覚弁以下の重篤な視力障害を引き起こし，再発を同側あるいは対側に繰り返す．視野障害は片眼の視野全体にみられることが多く，対光反射は減弱する．眼底検査では，急性期には視神経乳頭の浮腫，慢性期には視神経乳頭が蒼白（pale）になる乳頭萎縮がみられる．また，視交叉部病変による両眼視覚障害や水平性半盲が起こ

る．NMOSD が広く認識される前には，約 30％の症例で片眼の失明がみられた．

2 脊髄炎

脊髄炎は，急性でしばしば横断性であり，重度の運動感覚障害および膀胱直腸障害をきたす．頸髄炎では四肢麻痺，胸髄炎では対麻痺が起こり，歩行不能で臥床状態になることが多い．腱反射亢進や病的反射がみられるが，時に急性期には脊髄ショック（spinal shock）で腱反射が消失することもある．また，脊髄病変のレベル以下の全感覚障害が起こる．感覚の鈍麻・消失の他，異常感覚や痛み（疼痛）もしばしば起こり，慢性期にもこの痛みやしびれ感が大きな問題になることが多い[2]．排尿・排便障害も重症であることが多く，尿道留置カテーテルを要したり，便秘で急性腹症のような腹痛を起こすこともある．

AQP4 抗体陽性 NMOSD の脊髄炎の回復期には，しばしば有痛性強直性攣縮（painful tonic spasm：PTS）がみられる．PTS は，運動を開始したときに起こりやすく，上肢や下肢などに一定の様式で異常感覚，痛み，筋硬直が広がり，1 分以内に消失する発作である．

3 脳幹症状・小脳症状[4]

最も頻度の高い脳幹症状は，呼吸・嘔吐の中枢がある延髄の最後野の病変による難治性吃逆，嘔気，嘔吐であり，約 30％の症例にみられる．数日以上持続し，数カ月に及ぶこともある．時に呼吸不全に至ることもある．より頻度の低い（数％程度）他の脳幹症状としては，眼球運動障害（複視や眼振），難聴，顔面麻痺，三叉神経痛，めまいと運動失調などがある．

4 大脳症状

両側視床下部病変によるナルコレプシー様の過眠症，広範な大脳白質病変による意識障害など，種々の脳症候群がある．一部の症例，特に脳病変や脳萎縮のある症例では認知機能低下がみられる．

MOG 抗体陽性 NMOSD の神経症候学—AQP4 抗体陽性 NMOSD との相違点[5]

MOG 抗体陽性 NMOSD は，発症年齢が AQP4 抗体陽性 NMOSD より若く，男女比が 1：1 程度である．成人では典型的な NMO は AQP4 抗体陽性例に比べてはるかに少ない（NMOSD 全体の数％程度）が，小児では典型的な NMO は MOG 抗体陽性例のほうが AQP4 抗体陽性例より多い．

MOG 抗体陽性 NMOSD は，概して AQP4 抗体陽性例に比べて再発が少なく，予後が良好である．また，特徴としては，視神経炎は一側性のことが多いが，両眼が同時に視力低下したときには，通常では両側の視神経炎が起こっており，AQP4 抗体陽性例にみられる視交叉部病変は少ない．また，脊髄炎は AQP4 抗体陽性例では頸胸髄に多いが，MOG 抗体陽性 NMOSD では腰仙髄病変が約 40％の症例でみられることが相違点である．

文 献

1) Jacob A, McKeon A, Nakashima I, et al：Current concept of neuromyelitis optica (NMO) and NMO spectrum disorders. *J Neurol Neurosurg Psychiatry* 84：922-930, 2013
2) Kanamori Y, Nakashima I, Takai Y, et al：Pain in neuromyelitis optica and its impact on quality of life：a cross-sectional study. *Neurology* 77：652-658, 2011
3) Kitley J, Leite MI, Nakashima I, et al：Prognostic factors and disease course in 106 aquaporin-4 antibody-positive neuromyelitis optica spectrum disorder patients from the United Kingdom and Japan. *Brain* 135：1834-1849, 2012
4) Kremer L, Mealy M, Jacob A, et al：Brainstem manifestations in neuromyelitis optica：a multicenter study of 258 patients. *Mult Scler* 20：843-847, 2014
5) Sato DK, Callegaro D, Lana-Peixoto M, et al：Distinction between MOG antibody-positive and AQP4 antibody-positive NMO spectrum disorders. *Neurology* 82：474-481, 2014
6) Wingerchuk DM, Banwell B, Bennett JL, et al：International consensus diagnostic criteria for neuromyelitis optica spectrum disorders. *Neurology* 85：177-189, 2015

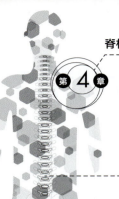

脊椎脊髄疾患の病理学的分類からみた神経症候

第4章 筋萎縮性側索硬化症

尾野精一

■概 念

　筋萎縮性側索硬化症（amyotrophic lateral sclerosis：ALS）は，上位および下位運動ニューロンが選択的に侵される原因不明の慢性進行性神経変性疾患である．症状は，上位運動ニューロン障害と下位運動ニューロン障害の症状からなり，これらがさまざまな程度，分布の組み合わせで出現する．症状は運動ニューロン障害によるものに限られ，典型例では感覚障害，膀胱直腸障害，小脳症状，錐体外路症候，自律神経症状などを合併することはない．症状は常に進行性であり，数年の経過で死亡する．原因は不明である．
　ALSは大多数が孤発性であるが，ALSの臨床分類として，①孤発性ALS（sporadic ALS），②家族性ALS（familial ALS），③Guam型ALSの3型に分類される[2]．

■孤発性筋萎縮性側索硬化症

1 病 理

　肉眼所見では，脊髄では前根が萎縮している．割面では錐体路の変性が認められ（図1），頸髄では背腹方向に扁平化していることが多い．組織所見では脊髄前角大型ニューロンの数は著明に減少しており，一般に頸髄で強く，腰・仙髄では軽度である．脳神経核では舌下神経核が最も強く侵され，顔面神経核がそれに次ぐ．Bunina小体は前角細胞にみられる直径数mmの好酸性細胞質内封入体で，数個集簇して存在することが多い（図2）．Bunina小体は古典型ALSおよび認知症を伴うALSのみに認められ，しかも他の疾患にはみら

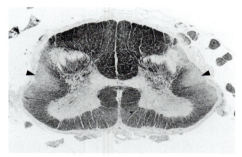

図1　孤発性ALS
錐体路の変性（矢頭）が認められる（Klüver-Barrera染色）．

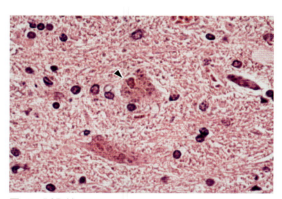

図2　孤発性ALS
Bunina小体（矢頭）が認められる（HE染色）．

れず，ALSに特異性の高い封入体と考えられている[1]．

2 症 状

　本症の症状は，錐体路症候などの上位運動ニューロン症候と脊髄前角症状および球症状などの下位運動ニューロン症候の組み合わさったものであり，いずれの症状が強いかに応じて変わって

162

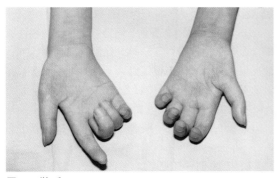

図3 猿手
母指球，小指球の萎縮が著明で猿手を示す．

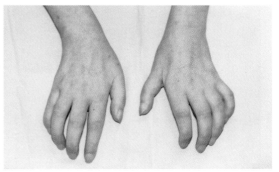

図4 鷲手
骨間筋の萎縮が著明で鷲手を示す．

くる．

1．初発症状

発病は通常緩徐である．初発症状の出現部位は上肢型50％，下肢型25％，球麻痺型25％で上肢型が最も多い．症状は対称性に出現することもあるが，通常一側から始まり，次いで両側性に進行する．初発症状は上肢型の場合，上肢遠位部すなわち母指球，小指球および骨間筋の筋萎縮と筋力低下であり，下肢型は歩行障害，球麻痺型は構音障害，嚥下障害などである．

2．脊髄前角症状

脊髄前角の障害された場合の症状として，筋萎縮，筋力低下，反射減弱，線維束性収縮（fasciculation）などがみられる．

筋萎縮，筋力低下は上肢では通常一側上肢の手から始まり，前腕，上腕，上肢帯へと進行し，やがて通常対側上肢にも及ぶ．侵されやすい筋は母指球，小指球，骨間筋で，また屈筋群よりも伸筋群が侵されやすい．このため，母指球，小指球の萎縮が著明になると猿手（ape hand）を呈したり（図3），骨間筋の萎縮が著明になると鷲手（claw hand）を呈したりする（図4）．時には肩甲部，上肢近位部より筋萎縮，筋力低下が始まり，遠位部へ進行する非定型例もみられる．下肢では前脛骨筋や腓骨筋などの伸筋群が腓腹筋などの屈筋群より侵されやすく，このために下垂足（drop foot）を呈する．下肢の場合も上肢と同様に筋萎縮，筋力低下は一側下肢遠位部より始まって近位部に及び，やがて対側下肢も侵されるようになる．下肢より病変が始まる場合，錐体路症候がはっきりせず多発神経炎に類似していることが多いので偽多発神経炎型（forme pseudopolynévritique）と呼ばれている．

一般に筋萎縮と筋力低下の程度はほぼ比例している．初発部位がどこであれ，最終的には運動障害は眼筋と外肛門括約筋を除く全筋に及ぶようになる．

線維束性収縮は筋肉の自発的な収縮で，下位運動ニューロン障害の早期に現れる症状で，筋萎縮の活発に起こっている時期に最もよくみられる．病気が進行して筋萎縮が著明になると消失する．線維束性収縮は患者を安静にし，暖かい明るい部屋で観察しやすく，ハンマーで筋肉を軽く叩打すると容易に誘発することができる．

3．錐体路症候

錐体路症候として，病的反射陽性，腱反射亢進，痙性麻痺などが挙げられる．

上肢の病的反射（Hoffmann反射，Trömner反射）は高頻度に陽性になるが，下肢の病的反射（Babinski反射，Chaddock反射）は出現頻度が低く半数以下であることに注意すべきである．皮質球路の障害による下顎反射の亢進，口とがらし反射の亢進も本症にとって重要な所見である．腱反射亢進，痙性麻痺は通常上肢より下肢にみられ，足クローヌス，膝クローヌスもしばしばみられる．しかし，末期になり筋萎縮が著明になるとみられなくなる．末期には両側性錐体路障害による偽性球麻痺の症状として強制笑い，強制泣きなどもしばしばみられる．

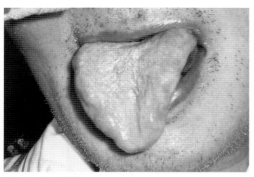

図5 舌の萎縮

4. 球症状

球症状として舌の萎縮（図5）や線維束性収縮，構音障害，嚥下障害などがみられ，これらの症状は延髄の舌下神経核，疑核，副神経核などの変性による．

構音障害はまず「ラ行」などの舌音が障害され，単調な鼻声となる．咽頭反射は通常消失する．末期になると嚥下や発声は不可能となる．

5. その他の症状

本症において他覚的感覚障害はみられないが，初期には鈍痛，しびれ感，倦怠感などの自覚的知覚障害がしばしばみられる．また，初期から著明な体重減少がみられ，これは筋萎縮によってのみからは説明困難である．また，進行したALS患者の皮膚は皮膚をつまんで離してから元の位置に戻るのに時間がかかる現象（皮膚のつまみ現象）がみられる[7,8]．

6. 陰性徴候

ALSにおいて末期に至るまで出現しない症状として，①他覚的感覚障害がない，②眼筋麻痺がない，③膀胱直腸障害がない，④褥瘡が起こらないが挙げられる．豊倉[10]はこれらの知見をALSの4大陰性徴候（negative tetrad）と命名し，ALSの重要な所見であることを強調した．このほか，錐体路症候，小脳症状も認められない．眼球運動や膀胱直腸機能が保たれるのは，ALSでは動眼神経核や脊髄の第2仙髄にあるOnuf核が傷害を免れるという病理学的事実と対応する[5]．褥瘡が起こりにくいのもALS特有の皮膚の病理変化と関係があるものと考えられる[7]．

3 鑑別診断

ALSの診断は，筋萎縮，筋力低下，線維側性収縮などの下位運動ニューロン症候，病的反射陽性，腱反射亢進などの上位運動ニューロン症候が共存する場合には，困難ではない（表1）．しかし，ALSの初期においてまだ症状が出そろわず，一部の症状しか示さない場合には，診断は困難である．

ALSと鑑別する必要のある疾患には，多発性神経炎，変形性頸椎症，脊髄空洞症，脊髄腫瘍，進行性筋ジストロフィー症，多発筋炎，筋無力症，甲状腺中毒性ミオパチー，多巣性運動性ニューロパチー，若年性一側上肢筋萎縮症（平山病）などが挙げられる．

多発性神経炎とは感覚障害がみられずに錐体路症候がみられること，変形性頸椎症，脊髄空洞症，脊髄腫瘍とは骨X線写真，脊髄MRIの所見が正常であること，進行性筋ジストロフィー症，多発筋炎とは筋電図や筋生検において筋原性変化がみられないこと，筋無力症とはネオスチグミンの投与により症状の改善がみられないこと，誘発筋電図で漸減（waning）現象がみられないこと，甲状腺中毒性ミオパチーとは甲状腺機能が正常であることにより，鑑別可能である．

多巣性運動性ニューロパチーは，筋電図で伝導ブロックがみられる．また，平山病は特徴的な病変分布と進行の停止，MRIで頸部前屈時に頸部硬膜管の前方移動がみられる．

家族性筋萎縮性側索硬化症

1 病理

家族性ALSは日本ではALSの約3.5〜3.9%を占め，その多くは常染色体優性遺伝形式をとる[4]．家族性ALSは病理学的見地により，古典的ALSと同一病理像を示す群と，運動ニューロン系病変に加えて後索中間根帯，Clark柱，脊髄小脳路の変性を示す群（後索型）の2亜型に分けられる（図6）[3]．さらに，後索型では残存している下位運動ニューロンの胞体内にしばしばLewy小体様硝子様封入体（Lewy body-like hyaline inclusion：LBHI）と称される特徴的封入体が認め

表 1　筋萎縮性側索硬化症の診断基準
（厚生省神経変性疾患に関する研究班，2001）

1．神経所見
　1）球麻痺所見：舌の麻痺，萎縮，線維束性収縮，構音障害，嚥下障害
　2）上位ニューロン徴候（錐体路徴候）：痙縮，腱反射亢進，病的反射
　3）下位ニューロン徴候（前角細胞徴候）：筋萎縮，筋力低下，線維束性収縮
2．臨床検査所見
　1）針筋電図にて（1）高振幅電位，（2）多相性電位
　2）神経伝導検査にて（1）運動・感覚神経伝導速度は原則正常，（2）複合筋活動電位の低下
3．鑑別診断
　1）下位運動ニューロン障害のみを示す変性疾患：脊髄性進行性筋萎縮症
　2）上位運動ニューロン障害のみを示す変性疾患：原発性側索硬化症
　3）脳幹病変によるもの：腫瘍，多発性硬化症など
　4）脊髄病変によるもの：頸椎症，後縦靱帯骨化症，椎間板ヘルニア，腫瘍，脊髄空洞症，脊髄炎など
　5）末梢神経病変によるもの：多巣性運動ニューロパチー（Lewis-Sumner症候群），ポリニューロパチー（遺伝性，非遺伝性）
　6）筋病変によるもの：筋ジストロフィー，多発筋炎など
　7）偽性球麻痺
［診断の判定］
次の1～5のすべてを満たすものを，筋萎縮性側索硬化症と診断する．
　1）成人発症である．
　2）経過は進行性である．
　3）神経所見で，上記1～3のいずれか2つ以上がみられる．
　4）筋電図で上記の所見がみられる．
　5）鑑別診断で，上記のいずれでもない．
4．参考事項
診断上で次の事項が参考となる．
　1）遺伝性を示す例がある．
　2）下肢から発症する場合には，早期から下肢の腱反射が減弱，消失することがある（下肢型）．
　3）まれに初期から認知症を伴うことがある．
　4）感覚障害，眼球運動障害，膀胱直腸障害，小脳症状を欠く．ただし，長期の経過では，これらの一部が認められることがある．

られる（図7)[1]．

2 症　状

症状出現様式からみて，①錐体路症候が主である家系，②錐体路症候および下位運動ニューロン症候をほぼ同様に示す家系，③錐体路症候が軽度か欠如する家系が知られている[6]．臨床経過からみると，経過の早い症例の家系についての報告が多いが，中には経過が緩徐である家系も存在する[9]．初発症状は下肢が多いが，同一家系でも上肢発症や球麻痺発症もみられる．後索型では後索中間根帯，Clark柱，脊髄小脳路の変性がみられるにもかかわらず，感覚障害や失調症状はほとんどみられない．

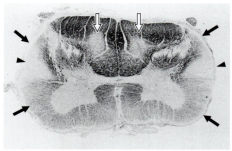

図6 家族性ALS
錐体路の変性(矢頭)の他に後索中間根帯(白矢印),脊髄小脳路(黒矢印)の変性もみられる(Klüver-Barrera染色).

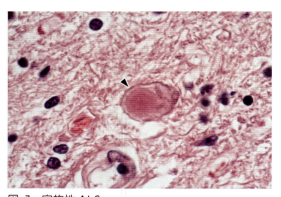

図7 家族性ALS
Lewy小体様硝子様封入体(矢頭)が認められる(HE染色).

Guam型筋萎縮性側索硬化症

西太平洋の東経135度線上に並ぶ紀伊半島,グアム島,ミクロネシアの島々にはALSの多発地域が存在する.病理学的にはALSの典型的所見に加えて,Alzheimer原線維変化が海馬のAmmon角を中心に,大脳皮質,基底核,脳幹に広範に出現する.さらにALSとParkinson病認知症複合の合併例も多く,家族性発生の頻度も高い.

文 献

1) Chou SM: Pathology of intraneuronal inclusions in ALS. in Japan Medical Research Foundation: *Amyotrophic Lateral Sclerosis*. University of Tokyo Press, Tokyo, 1979, pp135-175
2) Hirano A, Kurland LT, Sayre GP: Familial amyotrophic lateral sclerosis. A subgroup characterized by posterior and spinocerebellar tract involvement and hyaline inclusions in the anterior horn cells. *Arch Neurol* **16**: 232-243, 1967
3) Horton WA, Eldridge R, Brody JA: Familial motor neuron disease: evidence for at least three different types. *Neurology* **26**: 460-465, 1976
4) 加藤信行:家族性筋萎縮性側索硬化症.病理と臨床 **15**: 203, 1997
5) Mannen T, Iwata M, Toyokura Y: Preservation of a certain motoneuron group of the sacral cord in amyotrophic lateral sclerosis: its clinical significance. *J Neurol Neurosurg Psychiatry* **40**: 464-469, 1977
6) 太田典也:家族性筋萎縮性側索硬化症.神経内科 **2**: 33-42, 1975
7) Ono S, Toyokura Y, Mannen T, et al: Amyotrophic lateral sclerosis: histologic, histochemical and ultrastructural abnormalities of skin. *Neurology* **36**: 948-956, 1986
8) Ono S, Toyokura Y, Mannen T, et al: "Delayed return phenomenon" in amyotrophic lateral sclerosis. *Acta Neurol Scand* **77**: 102-107, 1988
9) 田代邦雄:遺伝性筋萎縮性側索硬化症.*Clin Neurosci* **4**: 1250-1251, 1986
10) 豊倉康夫:筋萎縮性側索硬化症では褥瘡が起こらない.神経内科 **2**: 215-217, 1975

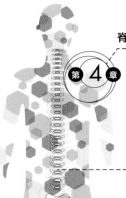

脊椎脊髄疾患の病理学的分類からみた神経症候

第4章 代謝性脊髄症

井上聖啓

はじめに

　代謝性脊髄症（metabolic myelopathy）は，内科的全身性疾患に合併して発症するものが多い．その頻度は決して多いものではないが，的確な診断をつけることは，治療方針を決めるうえで大切である．これらは一般的に脊髄白質の障害が主で，脊髄灰白質に及ぶものはきわめて少ない．このことは代謝的な要因では髄鞘化障害や脱髄をきたす機序が考えられ，軸索障害が主体となる病変は少ないのではないかと思われる．

　本項ではまず，その代表的疾患である亜急性連合性脊髄変性症（subacute combined degeneration of the spinal cord）などについて概説する．

亜急性連合性脊髄変性症

　1849年にAddissonにより悪性貧血が発見されたが，その後の1884年にはLeichtensternにより脊髄癆様の患者に貧血があることなどが注目されていた．1900年にRussellら[13]は臨床病理学の論文に本症を正確に記載し，貧血，脊髄の白質病変，舌炎（smooth tongue）の3徴を指摘した．しかし，治療法は当時なかった．1926年にMinotとMurphyにより肝臓が治療上で有効であること，1929年にCastleらにより内因子が発見された．さらに，1948年にSmith, Rickesらは，肝臓からシアノコバラミン，ビタミンB_{12}を分離し，この物質の欠乏症であることを発見し，本症の治療は確立されたという歴史がある．

1 症　状

　神経症候は，まず四肢遠位のピリピリ感のような異常感覚に始まり，やがて手にも及ぶ．さらに，深部感覚障害として振動感覚，位置感覚の低下とRomberg徴候がみられる．運動障害は感覚障害より軽いといわれているが，下肢の突っ張り，痙縮，Babinski徴候などがみられる．このため，失調性または失調に痙性が加わったような歩行障害が特徴的である．腱反射は必ずしも亢進するとは限らない．これは本症における末梢神経の障害を意味すると思われる．

　病理学的には，脊髄の上行路としての後索，下行路としての皮質脊髄路など，白質の脱髄と軸索変性の混合した障害による．病変は，頸胸髄レベルに強くみられるとされている．自律神経障害として膀胱障害がみられることもある．また，認知機能障害を呈したり，球後視神経炎，視神経萎縮をきたし，視力障害を訴えたりすることもある．消化管症状としてはHunter舌炎，舌萎縮などを呈する．

　本症に併発する貧血はよく知られているように，大球性貧血（megaloblastic anemia）である．これにより，易疲労感，心悸亢進，めまいなどを訴え，心不全に至ることもある．血中の間接型ビリルビンは高値となりlemon-yellow skinになることもある．一般的に貧血はその初発症状となることが多いが，神経症候から始まることもよく知られている．

2 原　因

　ビタミンB_{12}（コバラミン：cobalamin）欠乏による．ビタミンB_{12}は通常では体内に2～5mg貯

167

蓄されている．その半分は肝臓に存在する．1日に6μgの摂取で十分であり，腸肝循環（entero-hepatic circulation）で保全されているので，貯蓄ビタミンB_{12}が涸渇するには2〜5年かかるといわれる．ビタミンB_{12}は植物にはほとんど含まれていないので，菜食主義者には注意しなければならない．

原因不明の胃底部・体部の粘膜萎縮や，胃切除による内因子の分泌・産生の低下（悪性貧血），回腸末端部障害，さらに寄生虫などによりビタミンB_{12}の吸収は障害されるので，診断にあたってはこのような内科的背景因子を十分に考慮しておくことが大切である．

高齢者における血清ビタミンB_{12}の低下は7〜16%にみられるとの報告もあり，老人の神経障害の原因としてはビタミンB_{12}欠乏を常に念頭に置くことが大切である．

3 ビタミンB_{12}（コバラミン）の代謝[3,10]

ビタミンB_{12}は，食事によって摂取され，酸性度の高い胃で遊離し，唾液腺蛋白と結合した状態で十二指腸，空腸へと送られ，膵臓からのペプチターゼと胃壁からの内因子（intrinsic factor）により内因子-コバラミン複合体となり，回腸粘膜から吸収される．さらに，門脈系に入り，コバラミンの一部は内皮細胞から産生されるトランスコバラミン（TC）IIと結合し，ホルモン受容体内部伝達（receptor-mediated endocytosis）で肝細胞内に取り込まれる．ここでTC II-コバラミン複合体は，ライソゾームにより活性化されたビタミンとしてのメチルコバラミンとアデノシルコバラミンに変換される．

メチルコバラミンは，メチオニンシンターゼの補酵素としてホモシステインをメチオニンに，メチルテトラヒドロフォレートをテトラヒドロフォレートに代謝する．さらに，メチオニンはS-アデノシルメチオニンとなるが，これは髄鞘の脂質代謝に必須のものである．もう一つの活性コバラミンであるアデノシルコバラミンは，ミトコンドリア内でL-メチルマロニルCoAをサクシニルCoAに変換させる．

このようにビタミンB_{12}（コバラミン）の代謝経路は複雑であるが，機序を知ることでビタミンB_{12}欠乏症を診断するうえで何が重要な検査項目であるかが理解できる．

1．血清ビタミンB_{12}の定量

200 pg/ml以下は低下，300 pg/ml以上は正常である．

2．血清ホモシステインの定量

コバラミンの代謝の中で，TC II-コバラミン複合体は，活性コバラミン（メチルコバラミン，アデノシルコバラミン）産生にとって重要である．TCにはI，II，IIIの3種があり，TC IIとの結合コバラミンが少なければ，たとえ血清ビタミンB_{12}が正常でも役に立たない．この代謝経過のホモシステインシンターゼとしてのメチルコバラミンが欠乏すると，ホモシステインの代謝は阻害されて高値となる．この過程の障害は，メチオニンからS-アデノシルメチオニンの合成に障害をもたらすが，この物質はミエリンリン脂質のメチル化に必須のものであり，神経障害に大きく関与する．このような理由から，血中ホモシステインの定量は，ビタミンB_{12}の値がたとえ正常域でも，血中濃度が200〜350 pg/mlの場合には調べたほうがよい．また，同様の理由で，メチルマロニル酸の定量も診断には意義がある．

4 画像所見

亜急性連合性脊髄変性症は，脊髄MRIで異常を確認できるようになり，しかもかなり疾患特異的な画像を呈する[4,6,10,14]．障害高位としては，頸髄にT2強調像で強い高信号域がみられ，後索に特に強く楔状束（ハの字型）にみられることが多い[11]．上下の境界は，矢状断像では漸減（tapering）していることが多く，不鮮明である．前側索の異常は指摘しづらい．また，灰白質には異常がみられない．病理学的には腫れていることがあるというが[9]，画像では一般に腫脹はみられない．中には胸髄に及ぶものもあるが，T2信号は頸髄にみられるほどには強いものがないようである．造影剤による増強効果はない．

画像の異常は治療前であればほぼみられるようであるが，病期にもよると思われ，これらに関してはいまだ十分な報告がない．

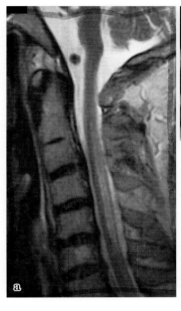
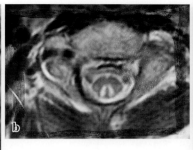
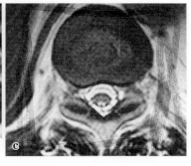

図1 67歳，男性．亜急性連合性脊髄変性症
MRI T2強調像（TR＝3,200，TE＝107）．
 a：矢状断像．C2-7まで脊髄背側に広がるT2高信号がみられる．その上下端は漸減して境界がそれほど明瞭でない．脊髄の腫脹も目立つものはない．
 b：C4水平断像．後索の楔状束に強い高信号がみられる．側索には右側に強い点状の高信号がみられるが，皮質脊髄路か否かは速断できない．
 c：T12水平断像．C8以下は異常信号がないが，再びT10付近〜L1にかけては後索の脊髄表面に接するように対称的に高信号スポットをみる．

自験例のMRIを示す（図1）．また，1900年のRussellらの論文にある脊髄の標本を引用する（図2）．ここで示されているように，後索の障害が楔状束（Burdach束）に強いことが今日のMRIでもよく示されている．

5 その他の検査

ビタミンB_{12}の吸収に関して，Schilling検査は必ずしも信頼に値するものではない．末梢神経伝導検査，視覚誘発電位（VEP），体性感覚誘発電位（SEP），運動誘発電位（MEP）などでの異常は，脱髄性，軸索変性の両者を示唆する所見を呈するが，疾患特異的なものでも，一定のものでもない[4]．むしろ，治療上の効果をみていくうえで参考となるものである．

6 治療

ビタミンB_{12} 1mg筋注を毎日1週間，その後に週1回1カ月間，続いて毎月1回を生涯続ける．経口投与は必ずしも確実な治療法ではない．
神経症候は確実に回復するが，後遺症も残る．

銅欠乏性脊髄症[7]

銅欠乏性脊髄症は亜急性連合性脊髄変性症に酷似する神経症候を呈する．13症例の報告によれば，深部感覚障害と錐体路障害による失調症，痙性歩行を呈し，末梢感覚神経障害がある．このニューロパチーは電気生理学的検査からニューロン症（neuronopathy）を呈する症例もある．MRIでも頸胸髄の後索にT2高信号域がある．血清セルロプラスミンは低値で，血清銅も低値である．一方，血清亜鉛が上昇している症例もある（亜鉛投与患者）．Kayser-Fleischer輪はなく，肝生検でも組織の銅は正常である．血清メチルマロン酸，血清ホモシステインは正常，血清ビタミンB_{12}も正常である．銅欠乏の原因としては，亜鉛の大量服薬例，胃切除例，クローン病例，小腸切除例，肝硬変例，栄養不良例などであった．これらの患者は，銅の投与で生化学的には正常化したが，神経症候の回復がさまざまであり，後遺症を残す症例もあった．

肝性脊髄症[1,8,12]

肝不全による脳症はよく知られているが，脊髄症はまれな病態である．対称性の痙性対麻痺が特

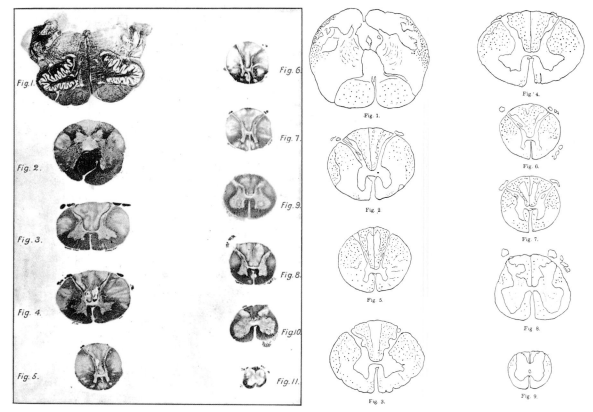

図2 亜急性連合性脊髄変性症の原著による脊髄標本　　　　　　　　　　　　　　　　　　　　　　　　　　a｜b
a：Weigert-Pal 染色．後索は楔状束に高度の変性がみられる．側索にも明らかな変化がみられるが，脊髄腹側はまぬがれている．病変の境界は不明瞭である．
b：Marchi 法．Fig. 1 のように延髄では脊髄小脳路に高度の変性がみられる．皮質脊髄路は胸髄付近で最も変性が強い．後索では頸髄の楔状束に高度の変性がみられる．薄束の変性がないことはこの論文でも特筆している．
(Russell JSR, et al：Subacute combined degeneration of the spinal cord. Brain　23：39-110, 1900 の PLATE Ⅵ, Ⅶ より引用)

徴的であるが，膀胱障害もしばしば伴う．感覚障害はそれに比べるとまれである．脊髄の皮質脊髄路が高度に侵されるが，その病理所見からは頸髄以下にみられる脱髄性の機序によるようである．特に門脈大静脈吻合術後，または自然に生じるシャントの症例に多い．発症機序については不明であるが，肝性脳症に続発する場合には，大脳運動野の Betz 細胞の脱落による2次的な溯行変性現象（dying-back phenomenon）としての皮質脊髄路の変性を考える学者もいる．

栄養障害による脊髄症[2,5]

第2次世界大戦の捕虜兵士の栄養障害については，Spillane の研究として 1947 年に『Nutritional Disorders of the Nervous System』がまとめられている．それによれば，痙性対麻痺を呈するものがあり，これは栄養障害の際に一般的によく知られているニューロパチーとは明らかに異なる病態を呈するようである．進行性でやがて四肢麻痺，さらに膀胱直腸障害に至るとされるが，感覚障害はまれのようである．

Erbslöh ら[2]は，多くの栄養障害による脊髄症について，剖検例の病理像を示しながら次のよう

に分類した．①症候学的に失調を主徴とする後索型，②痙縮を主徴とする前側索型，③失調と痙縮を呈する混合型の脊髄症である．このようなさまざまな病態は，皮膚症状，下痢，デメンチア（認知症）なども，しばしば合併するであろうから，ペラグラ（pellagra）と診断されてきたものも多かった．複雑な栄養障害では，ニコチン酸だけでなく，各種のビタミンなどの欠乏も招きやすく，病理像も多彩である．これらの中で地域的に多発する場合には，それは Jamaican (tropical) myelopathy や lathyrism などとして分類・記載されてきた歴史もある．今日の日本では，このような栄養障害をきたすことも少ないと思われるが，アルコール多飲，麻薬常習，工業化学薬品・農薬被曝などの中毒による脊髄症も数多く報告されているので，脊髄症の診察ではこれらの中毒も常に念頭に置く必要がある．

まとめ

代謝性脊髄症を概括すると，この病態はビタミン B_{12} 欠乏による亜急性連合性脊髄変性症に典型例をみることができる．栄養障害による脊髄症も，肝性脊髄症も，病理像は脊髄白質が主体であることは特筆すべきであろう．その上行路，下行路がどのように障害されるかは異なるが，少なくとも灰白質の原発的な障害はきわめてまれのようである．このとき，ニューロン体の障害，すなわち下行路であれば中心前回の Betz 細胞，上行路であれば後根神経節の大型ニューロン体がどのような病的変化を呈しているかについては研究が少ない．今後の課題である．

また，MRI からの情報は，亜急性連合性脊髄変性症の補助診断にとって重要なものであるが，その特徴としては，頸髄の高位に，後索，中でも楔状束に T2 高信号域がみられ，これは頸髄から上にも，下にもあまり出現することがない．このような脊髄における発症高位の特異性が何を意味するのか，さらに病理学的には側索にも高度の変性をみるにもかかわらず，側索より後索に T2 信号の異常が目立つことはなぜなのであろうか．代表的な脊髄代謝性疾患である亜急性連合性脊髄変性症の解説で述べたように，活性化したメチルコバラミンはホモシステインからメチオニンへの転換に関与し，さらに代謝産物 S-アデノシルメチオニンはミエリン形成に大切な物質である．これらのことからも，ビタミン B_{12} 欠乏は脱髄を主とする髄鞘病変（myelinopathy）である可能性が高い．このことは，神経学的所見からも，補助診断学的にも，対称的な脊髄白質病変をみたときには，欠乏性障害または代謝性障害も疑ってみることの大切さを示唆している．

文献

1) Bechar M, Freud M, Edna Kott I, et al：Hepatic cirrhosis with post-shunt myelopathy. *J Neurol Sci* **11**：101-107, 1970
2) Erbslöh F, Abel M：Deficiency neuropathies. in Vinken PJ, Bruyn GW (eds)：*Handbook of Clinical Neurology*, Vol 7. North-Holland, Amsterdam, 1970, pp558-663
3) Green R, Kinsella LJ：Current concepts in the diagnosis of cobalamin deficiency. *Neurology* **45**：1435-1440, 1995
4) Hemmer B, Glocker FX, Schumacher M, et al：Subacute combined degeneration：clinical, electrophysiological, and magnetic resonance imaging findings. *J Neurol Neurosurg Psychiatry* **65**：822-827, 1998
5) Hughes JT：*Pathology of the Spinal Cord*, 2nd ed. Lloyd-Luke, London, 1978, pp184-202
6) 菅　信一：実例から学ぶ！　この画像をどう読むか．脊椎脊髄　**17**：933，2004
7) Kumar N, Gross JB, Ahlskog JE：Copper deficiency myelopathy produces a clinical picture like subacute combined degeneration. *Neurology* **63**：33-39, 2004
8) Leigh AD, Card WI：Hepato-lenticular degeneration. A case associated with postero-lateral column degeneration. *J Neuropath Exp Neurol* **8**：338-346, 1949
9) 村山繁雄，齊藤祐子，仲　博満，他：亜急性連合性脊髄変性症．脊椎脊髄　**17**：1099-1102，2004
10) 永石彰子，黒田康夫：ビタミン B_{12} の吸収・代謝・利用と神経障害．神経内科　**61**：319-323，2004
11) 小野田　優，松本慎二郎，出井里佳，他：ビタミン B_{12} 欠乏における楔状束病変．神経内科　**61**：334-340，2004
12) Pant SS, Rebeiz JJ, Richardson EP：Spastic paraparesis following portacaval shunts. *Neurology* **18**：134-141, 1968
13) Russell JSR, Batten FE, Collier J：Subacute combined degeneration of the spinal cord. *Brain* **23**：39-110, 1900
14) 田口朋広，中野今治：ビタミン B_{12} 欠乏と亜急性脊髄連合変性症．神経内科　**61**：329-333，2004

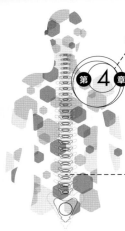

脊椎脊髄疾患の病理学的分類からみた神経症候

第4章 脊髄血管障害

高橋敏行，花北順哉，南　学，大竹安史

はじめに

　脊髄血管障害はまれな疾患であるが，疾患認知の普及に伴い，正確な診断が行えるようになってきている．特に画像診断の進歩は，髄内あるいは傍脊髄の血腫や浮腫の有無，異常血管の検出ばかりでなく，詳細な血管構築まで評価が可能となり，病態把握や治療方針の決定などに役立っている．

　発症に関与する病態は3つに大別され，①出血性病変として髄内出血（intramedullary hemorrhage），くも膜下出血（subarachnoid hemorrhage），硬膜下血腫（subdural hematoma），硬膜外血腫（epidural hematoma）があり，②血液循環不全による脊髄障害として静脈うっ血（venous congestion），静脈血栓（venous thrombosis），盗血現象（vascular steal phenomenon），脊髄梗塞（spinal cord infarction）が挙げられ，さらに③拡張した静脈瘤による圧排効果（mass effect）などが関与する．脊髄血管障害の原因疾患としては，脊髄動静脈奇形が代表的であり，脊髄の虚血性変化をきたす血管閉塞性疾患などが関与する．これらは先天奇形の有無や罹患高位，主因となる病態などにより，さまざまな発病形式や臨床的特徴があり，分類・整理して周知する必要がある．本項では脊髄血管障害をきたす種々の疾患について神経症候学を中心に論述する．

脊髄動静脈奇形

　これまで脊髄血管奇形はさまざまな分類が提唱されているが[4,7]，動静脈短絡の形態や部位により，一般的に髄内動静脈奇形（intramedullary arteriovenous malformation：intramedullary AVM），脊髄辺縁部動静脈瘻（perimedullary arteriovenous fistula：perimedullary AVF），脊髄硬膜動静脈瘻（dural AVF），傍脊椎動静脈瘻・奇形，硬膜外動静脈瘻・奇形（paraspinal AVF/AVM，extradural AVF/AVM）に分類したほうが理解しやすく実践的であり，この分類に準じて記述する．

1 髄内動静脈奇形

　髄内動静脈奇形は，脳動静脈奇形と同様に先天的な異常血管に由来し，髄内に nidus といわれる血管塊を認め，この部位で動静脈短絡を生じる．前脊髄動脈あるいは後脊髄動脈あるいはその分枝が栄養血管となり，nidus を介して脊髄静脈に導出する．流入動脈が複数であることが多く，high flow でかつ灌流圧も高く，脊髄静脈の拡張も顕著であり，しばしば静脈瘤を合併する（図1）．

　若年に多く発症し，約半数が出血発症すると報告されており，髄内出血やくも膜下出血をきたす[10,16,22]．初発症例の年間出血率は4%と報告されており，出血既往があると再出血のリスクは10%程度に高まる．出血時は激烈な頸部痛あるいは背部痛で発症し，くも膜下出血を伴う症例では髄膜刺激症候を認め，髄内出血例では高度な脊髄横断症状をきたす．重症例ではうっ血乳頭，脳神経麻痺，けいれんなどを伴う場合もある．後述する脊髄辺縁部動静脈瘻を含めると出血に伴う死亡率は20〜30%と報告されている[1,23]．しかし，出血例では発症時に重症例が多いものの，髄内出血も含めて約70%が最終的には生活が自立できるほどの改善を示したとの報告もある[23]．出血をきたしていない場合でも，神経根痛や背部痛，歩行障害や

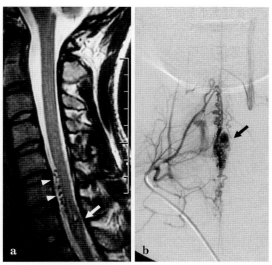

図1 髄内動静脈奇形（intramedullary AVM）
8歳，女児．MRI T2強調矢状断像（a），椎骨動脈造影（b）にてnidusを伴う頸髄内病変（矢印）と脊髄辺縁の拡張血管所見（矢頭）を認める．

感覚障害，膀胱直腸障害などの脊髄症をきたすことがあり，盗血や静脈うっ血によるものと考えられる．小児例では，さらに出血発症が高率となり，髄内出血をきたしやすく，発症が成長期と重なると側弯などの脊柱変形をきたす．

2 脊髄辺縁部動静脈瘻

脊髄辺縁部動静脈瘻は，脊髄表面で動静脈短絡を形成し，前脊髄動脈あるいは後脊髄動脈から脊髄静脈へ短絡血流が流出する．流入血管の数や動静脈短絡の数，流出静脈の状態などの血管構築と短絡血流量の程度により，いくつかの亜型分類が提唱されている．特に脊髄円錐部近傍に生じる病変は，前脊髄動脈および後脊髄動脈が吻合するcaudal anastomotic loop（vascular arcade）周辺に生じるため，複数の微細な短絡も含んで血管構築が複雑になりやすく，脊髄円錐動静脈奇形とも称される[28]．

若年者～中年に脊髄のどの部位にも生じうるが，頸髄および胸腰髄移行部から脊髄円錐部に多い．Grossら[11]の報告では，36％の症例は出血発症し，多くはくも膜下出血をきたし，髄内出血の頻度は約1/3であった．年間出血率は2.5％であり，髄内動静脈奇形と同様に出血の既往は最大の再出血のリスクであった．非出血例は静脈灌流障害に伴ううっ血性脊髄症で発症することが多く，歩行障害や運動感覚障害，排尿障害などを認める．導出静脈はしばしば大きな静脈瘤を形成し，脊髄圧迫の症状を出す場合もある．

3 脊髄硬膜動静脈瘻

脊髄硬膜動静脈瘻は，椎間孔周辺（神経根囊近傍）の硬膜内に動静脈短絡を生じ，根動脈あるいは硬膜動脈を流入血管とし，多くが硬膜内の単一導出静脈から脊髄背側のcoronary venous plexusに流出し，脊髄静脈の拡張蛇行をきたす．脊髄血管奇形の中では最も頻度が高く，外傷例や脊椎脊髄手術歴などの外的素因に由来するものもあり，後天的に発生すると考えられている．50～60歳以降の男性に多く発症し，90％以上が胸腰椎高位に発生する．その他の罹患部位として頭蓋頸椎移行部が多く，この場合には，椎骨動脈硬膜貫通部近傍の硬膜に動静脈短絡をきたす．

臨床像は発生高位により異なり，胸腰椎部の症例では動脈血が静脈灌流に流入することによりvenous hypertensionが生じ，うっ血性脊髄症（congestive myelopathy）で発症する[16,19,22]．MRIでは特徴的な所見を認め，胸腰髄の腫大や浮腫性変化を呈し，脊髄周辺に拡張蛇行した静脈を示す液流無信号化（flow void）を伴う（図2）．この静脈怒張は主に脊髄背側に認められるが，脊髄腹側まで及ぶ場合もあり，重症例に多い[31]．80％以上の症例は神経症候が緩徐に進行するか，あるいは増悪・寛解を繰り返しながらも緩徐に進行し，10％程度の症例は急速に神経症候が増悪する[1]．両下肢の軽度な異常感覚や脱力により発症し，本人の自覚が乏しく発症時期が不明瞭な場合も多い．しかし，両下肢の機能障害が進行して診断が遅れると，歩行障害や排泄障害が顕著となる．Cenzatoら[6]の報告では，初発症状として両下肢の筋力低下が44％，感覚鈍麻・異常感覚が28％であり，膀胱直腸障害や痛み（疼痛）が15％程度であった．診断までには平均12カ月を要しており，診断時の症状は両下肢の運動機能障害，感覚鈍麻・異常感覚，膀胱直腸障害が90％程度に認められ，痛みも59％に認められたとされる．また，殿部やサド

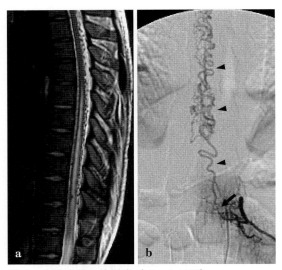

図2 脊髄硬膜動静脈瘻（dural AVF）
54歳，男性．進行性脊髄症を呈し，MRI T2 強調矢状断像（**a**）にて胸腰髄に髄内高信号，脊髄背側に有意な flow void を認める．肋間動脈造影（**b**）にて硬膜貫通部に動静脈短絡所見（矢印）を認め，短絡血流が上行し，拡張した脊髄静脈所見（矢頭）を認める．

ル状の感覚障害とともに両下肢の腱反射亢進や間代（clonus）も認められることが多いが，これらの錐体路症候が両下肢の運動機能の重症化に伴って減弱あるいは消失し，円錐上部障害あるいは馬尾障害の特徴が前面に出る[16]．入浴や栄養ドリンク摂取の後に症状が急激に増悪した自験例や飲酒により症状を呈した症例も報告されており[21]，血行動態の軽微な変化が病状に影響する可能性もある．また，血液循環不全による脊髄性間欠跛行がまれにみられる[34]．

手術による動静脈短絡閉鎖後の長期予後を検討した報告では，症状改善は78％であった[6]．神経症候の中では，運動障害（歩行障害）が最も改善が認められ，感覚障害が41％，膀胱直腸障害が37％の改善にとどまる．手術予後は，治療前の神経学的重症度が軽いほど，治療による改善が有意に認められた．一方，感覚障害，特に下肢痛に関しては，治療後に増悪する症例があり，経過が長く術後に脊髄萎縮をきたすほどの障害例で生じやすい[25,27]．

頭蓋頸椎移行部に生じる脊髄硬膜動静脈瘻は，胸腰椎レベルと同様にうっ血性脊髄症を呈するものもあるが，出血発症のリスクが高まり，くも膜下出血で発症する頻度が増加する[14]．これまでの頭蓋頸椎移行部脊髄硬膜動静脈瘻の総説では，約半数がくも膜下に出血したとされている[3,13]．脳動脈瘤破裂に比較し，くも膜下出血の重症例は少なく，後頭蓋窩優位に認められ，流出静脈が主に頭蓋内に至る症例，静脈瘤を合併している症例は出血リスクが高い[13,32]．一方，うっ血性脊髄症を呈する症例は，主に尾側の脊髄方向へ短絡血流が流れ，頸胸髄の脊髄浮腫に関連している[13,17]．

4 傍脊椎動静脈瘻・奇形，硬膜外動静脈瘻・奇形

脊柱管外で起こる動静脈瘻・奇形で，硬膜内静脈に逆流してうっ血性脊髄症を呈する場合や，脊柱管外の静脈拡張による圧排効果で神経根症状や進行性脊髄症を呈する場合がある．無症状の場合もあるが，他の症状としては，皮下の拍動性腫瘤，血管雑音，心不全，硬膜外出血，脊柱変形などが挙げられる[8,20]．硬膜外の拡張した静脈叢は，骨棘や靱帯骨化病変などと MRI 所見が類似しており，単純な圧迫性病変と間違えないように注意が必要である．

5 その他

遺伝性出血性末梢血管拡張症（オスラー病；hereditary hemorrhagic telangiectasia：HHT）は，常染色体優性遺伝し，反復する鼻出血，皮膚粘膜あるいは内臓の多発性末梢血管拡張とともに各臓器の動静脈奇形が主徴候となる．診療マニュアルによれば，脳動静脈奇形あるいは脊髄動静脈奇形を生じることもあり，脊髄では胸髄に大きな静脈瘤を伴う動静脈瘻を認め，小児例に多いとされる[15]．

脊髄梗塞

脊髄梗塞は，他の虚血性臓器疾患に比較すると，きわめて頻度の少ない疾患であり，その理由として脊髄内血管は，他部位の動脈硬化に比べて目立たないこと，限局的領域の割に側副血行路が発達

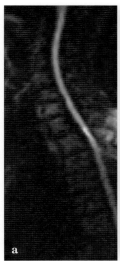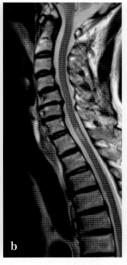

図 3 脊髄梗塞
84 歳，男性．左側優位の急性脊髄症で発症した．MRI の拡散強調矢状断像（a）および T2 強調矢状断像（b）にて第 1 胸椎高位に髄内高信号域を認める．

して吻合網が豊富であること，脳と同様に灌流血圧の自動調節能があり，脊髄の血圧限界がより低いことなどの特徴がある[12,30]．しかし，発症すると急性かつ不可逆的な神経障害を呈し，重度の後遺障害を残す症例や死亡に至る症例もある．特定の原因がない特発性脊髄梗塞も36〜44%に認められ[24,33]，高齢や喫煙，生活習慣病，脳卒中の既往，凝固機能異常，両側椎骨動脈や大動脈の動脈硬化性病変あるいは解離性病変などは危険因子として挙げられ，一般的な心血管危険因子と一致する．また，胸腹部動脈瘤の観血的手術や血管内治療の術後に生じるものなどが有名である．解離性大動脈瘤が生じると2〜8%に脊髄梗塞を発症するといわれており[35]，これに伴う脊髄梗塞は横断性障害を呈することが多く，予後が不良である[26]．大動脈手術に伴う脊髄虚血の頻度は2.3〜23%と報告されており[5]，手術に伴う Adamkiewicz 動脈（大前根動脈）の閉塞が大きく関与する．広範囲の大動脈手術，大動脈手術の既往例，術前から脊髄虚血症状を伴うもの，術中血流遮断時間の延長，急性貧血や低血圧などが危険因子とされている[2]．

脊髄虚血の原因としては，脊髄固有の血管閉塞と，脊髄外または脊椎管外の血管の血流障害で起きる灌流障害に大きく分けられ，前者では閉塞血管支配領域の，後者では脊髄分水嶺の虚血性変化が生じる[30]．診断は，臨床経過および MRI による経時的観察をする必要があり，特に急性期では MRI 拡散強調画像の信号変化所見が診断に役立つ（図3）．しかし，他の急性脊髄病変と鑑別が困難な症例もいまだ多く，慎重な判断が必要である．

これまでの報告では，平均発症年齢が50代後半であるが，全年齢層に認められる．罹患部位は胸髄下部〜腰髄上部に多く，次いで頸髄の報告が多い[33]．症状は，脊髄高位および閉塞血管支配領域により，発症時に sharp back pain を認め，発痛部位が罹患高位に近接する症例もあるために診断の一助となりうる．血管閉塞領域は，前脊髄動脈領域が多く，神経症候が急速に増悪しながら数日の経過で完成する場合が多い．血管閉塞領域と神経虚血領域は必ずしも一致せず，側副血行や血管支配領域の分布や個人差により，梗塞巣の髄節範囲や左右領域にばらつきが生じやすい．Weidauer ら[33]の報告では，94%の症例で前脊髄動脈が関与し，うち20%が前正中裂を走行して脊髄中心部を栄養する spinal sulcal artery の支配領域に限局した梗塞巣であった．25%の症例では，前脊髄動脈および後脊髄動脈に虚血範囲が及び，完全横断性脊髄障害を呈した．前脊髄動脈領域の梗塞を認める場合でも，典型的な解離性感覚障害を呈した症例は40%程度とされる．前脊髄動脈および後脊髄動脈の閉塞がなければ，完全運動麻痺を生じた症例は約10%程度であり，多くは不全麻痺を生じるとしている．膀胱直腸障害を認める頻度は高い．機能予後に関しては，約半数あまりで歩行ができる程度への回復が見込まれ，比較的良好といわれている．予後不良因子としては，高齢者や初期からの重度の症状などが挙げられており，入院加療中の致死率は10〜20%程度との報告もある[18,24]．

脊髄硬膜外血腫

脊髄硬膜外血腫は，外傷や医原性の他，抗凝固薬内服や出血性疾患による血液凝固異常，血管奇

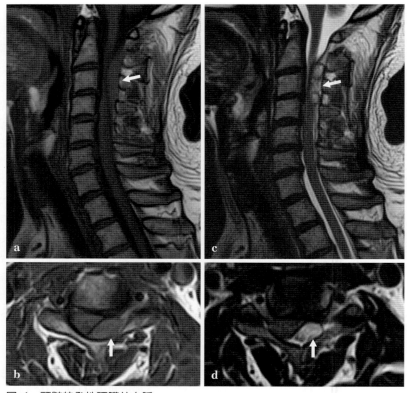

図4 頸髄特発性硬膜外血腫
56歳，男性．突発的な頸部痛後に左上下肢脱力，しびれ感を認めて来院した．T1強調像（a：矢状断像，b：水平断像）およびT2強調像（c：矢状断像，d：水平断像）にて左側に頸髄硬膜外病変（矢印）を認め，頸髄の右側偏位を認める．

形，感染，腫瘍などが原因として挙げられている．一方，約半数は原因の特定できない特発性脊髄硬膜外血腫（spontaneous spinal epidural hematoma）であり，男性が優位で，中年以降に多く発症する．血腫の発生部位は頸胸髄移行部と胸腰髄移行部の背側に多いとされている（図4）．症状は急激な背部痛，神経根痛，その後の進行性運動感覚障害，膀胱直腸障害である．出血の契機については，free epidural artery の破綻であるという動脈性出血とする説と，脊髄静脈は原始型（primitive type）で静脈弁がないため，腹圧，胸腔内圧の上昇による静脈圧上昇に伴う静脈性出血とする説がある[9]．これまでの総説では，急性脊髄障害による完全運動感覚麻痺は1/3程度であり，多くは不全麻痺を呈していた．約7%はBrown-Séquard typeの脊髄障害をきたし，そのほとんどは頸髄あるいは頸胸髄の血腫であった．また，神経根症状のみを呈した症例はわずか4.5%であった[9]．鑑別すべき疾患としては，病的脊椎骨折，脊髄炎，特発性脊髄梗塞，脊髄腫瘍などの脊髄疾患の他に，大動脈解離，脳卒中などの脊髄外疾患も挙げられる．重症例であっても早期診断・治療にて良好な予後が期待できる疾患であり，救急疾患の一つとして鑑別が重要なことを念頭におく必要がある．

近年，急性発症する脊髄硬膜外血腫とは臨床像が異なる慢性脊髄硬膜外血腫の報告も散見される．数カ月の経過で症状が出現・進行し，60歳以降の腰椎高位に多く，ヘルニアや狭窄症などの腰椎変性疾患と類似の症状経過を呈することが多い[29]．

まとめ

　脊髄血管障害はまれな疾患であるが，急性発症する脊髄障害の鑑別疾患として大変に重要である．時として他の脳血管障害や大血管病変との鑑別や重複に注意を要する．また，慢性経過をたどる特殊な脊髄血管障害もあるため，これらを周知し，適切な診察と画像評価により，正しい診断と治療に導けるようにしなければならない．

文 献

1) Aminoff MJ, Logue V：The prognosis of patients with spinal vascular malformation. *Brain* **97**：211-218, 1974
2) Augoustides JG, Stone ME, Drenger B：Novel approaches to spinal cord protection during thoracoabdominal aortic interventions. *Curr Opin Anaesthesiol* **27**：98-105, 2014
3) Aviv RI, Shad A, Tomlinson G, et al：Cervical dural arteriovenous fistulae manifesting as subarachnoid hemorrhage：report of two cases and literature review. *AJNR Am J Neuroradiol* **25**：854-858, 2004
4) Cahan LD, Higashida RT, Halbach VV, et al：Variants of radiculomeningeal vascular malformations of the spine. *J Neurosurg* **66**：333-337, 1987
5) Cambria RP, Clouse WD, Davison JK, et al：Thoracoabdominal aneurysm repair：results with 337 operations performed over a 15-year interval. *Ann Surg* **236**：471-479, 2002
6) Cenzato M, Versari P, Righi C, et al：Spinal dural arteriovenous fistulae：Analysis of outcome in relation to pretreatment indicators. *Neurosurgery* **55**：815-823, 2004
7) Djindjian M, Djindjian R, Rey A, et al：Intradural extramedullary spinal arterio-venous malformation fed by the anterior spinal artery. *Surg Neurol* **8**：85-93, 1977
8) Goyal M, Willinsky R, Montanera W, et al：Paravertebral arteriovenous malformations with epidural drainage：clinical spectrum, imaging features, and results of treatment. *AJNR Am J Neuroradiol* **20**：749-755, 1999
9) Groen RJM, van Alphen HAM：Operative treatment of spontaneous spinal epidural hematomas：A study of the factors determining postoperative outcome. *Neurosurgery* **39**：494-509, 1996
10) Gross BA, Du R：Spinal glomus (type Ⅱ) arteriovenous malformations：a pooled analysis of hemorrhage risk and results of intervention. *Neurosurgery* **72**：25-32, 2013
11) Gross BA, Du R：Spinal pial (type Ⅳ) arteriovenous fistulae：a systematic pooled analysis of demographics, hemorrhage risk and treatment results. *Neurosurgery* **73**：141-151, 2013
12) 井上聖啓：脊髄梗塞の神経症状と鑑別診断．脊椎脊髄 **21**：982-991, 2008
13) 川口　務，河野輝昭，金子好郎，他：頭蓋頸椎移行部硬膜動静脈瘻の検討．脊髄外科 **16**：261-267, 2002
14) Kinouchi H, Mizoi K, Takahashi A, et al：Dural arteriovenous shunts at the craniocervical junction. *J Neurosurg* **89**：755-761, 1998
15) 小宮山雅樹：脊髄．内臓動静脈奇形．in 塩谷隆信（編）：増補版遺伝性出血性末梢血管拡張（オスラー病；HHT）の診療マニュアル．中外医学社, 2015, pp77-80
16) Lasjaunias P, Berenstein A：*Functional Vascular Anatomy of Brain, Spinal Cord and Spine, Surgical Neuroangiography*. Springer-Verlag, Berlin, 1992, pp15-87
17) Mascalchi M, Scazzeri F, Prosetti D, et al：Dural arteriovenous fistula at craniocervical junction with perimedullary venous drainage. *AJNR Am J Neuroradiol* **17**：1137-1141, 1996
18) Masson C, Pruvo JP, Meder JF, et al：Spinal cord infarction：clinical and magnetic resonance imaging findings and short term outcome. *J Neurol Neurosurg Psychiatry* **57**：1431-1435, 2004
19) Niimi Y, Berenstein A, Setton A, et al：Embolization of spinal dural arteriovenous fistulae：results and follow-up. *Neurosurgery* **40**：675-683, 1997
20) Niizuma K, Fujimura M, Takahashi T, et al：Exclusively extradural arteriovenous malformation with neurogenic claudication. Case illustration. *J Neurosurg* **100**：397, 2004
21) 織田雅也，宇高不可思，亀山正邦：飲酒後に右上肢筋力低下の増強を認めた斜台部硬膜動静脈瘻の症例．脊椎脊髄 **16**：1033-1035, 2003
22) Oldfield EH：Spinal vascular malformations. in Wilkins RH, Rengachary SS（eds）：*Neurosurgery*, vol 2, 2nd ed. McGraw-Hill, New York, 1996, pp2541-2558
23) Rodesch G, Hurth M, Alvarez H, et al：Angio-architecture of spinal cord arteriovenous shunts at presentation. Clinical correlations in adults and children. The Bicêtre experience on 155 consecutive patients seen between 1981-1999. *Acta Neurochir (Wien)* **146**：217-227, 2004
24) Salvador de la Barrera S, Barca-Buyo A, Montoto-Marques A, et al：Spinal cord infarction：prognosis and recovery in a series of 36 patients. *Spinal Cord* **39**：520-525, 2001
25) Sasamori T, Hida K, Osanai T, et al：A survey of chronic pain due to spinal dural arteriovenous fistulae. *Neurosurgery* **77**：113-118, 2015
26) 関　俊隆，飛騨一利，秋野　実：大動脈解離に伴う脊髄梗塞．脊椎脊髄 **21**：1015-1020, 2008
27) Shinoyama M, Endo T, Takahashi T, et al：Long-term outcome of cervical and thoracolumbar dural arteriovenous fistulas with emphasis on sensory disturbance and neuropathic pain. *World Neurosurg* **73**：401-408, 2010

28) Spetzler RF, Detwiler PW, Riina HA, et al：Modified classification of spinal cord vascular lesions. *J Neurosurg*（*Spine 2*） **96**：145-156, 2002
29) 高橋敏行, 花北順哉, 武部軌良, 他：慢性脊髄硬膜外血腫. 脊椎脊髄 **27**：663-670, 2014
30) 谷 諭：脊髄梗塞―脊髄外科医でも知っておくべきこと. 脊椎脊髄 **18**：971-977, 2005
31) 冨永悌二：脊髄血管奇形（AVM, AVF）. 脊椎脊髄 **19**：598-606, 2006
32) 冨永悌二, 高橋敏行：脊髄血管障害の臨床像. 脊椎脊髄 **18**：526-529, 2005
33) Weidauer S, Nichtweiss M, Lanfermann H, et al：Spinal cord infarction：MR imaging and clinical features in 16 cases. *Neuroradiology* **44**：851-857, 2002
34) Wityk RJ：Dural arteriovenous fistula of the spinal cord：an uncommon cause of myelopathy. *Semin Neurol* **16**：27-32, 1996
35) Zull DN, Cydulka R：Acute paraplegia：a presenting manifestation of aortic dissection. *Am J Med* **84**：765-770, 1988

脊椎脊髄疾患の病理学的分類からみた神経症候

第4章 脊椎脊髄損傷の神経学的診断

村田雅明

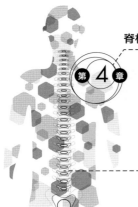

はじめに

　脊髄損傷において急性期の対応が重要であることはいうまでもない．脊髄麻痺が全身状態に与える影響はきわめて大きく，また脊髄麻痺による合併症にはさまざまなものがあり，非常に重篤なものもある[4,5]．したがって，急性期においては，まず人命を最優先するという観点から，全身状態を的確に把握し，迅速に対応することが求められる．そのうえで各種画像診断と神経学的診断により，最終的ゴールをある程度判断し治療方針を決定していかなくてはならない．

　脊髄損傷の急性期における神経学的診断を述べる際には，受傷時の状態，全身所見などと切り離して考えることはできない．したがって，本項では，脊髄損傷の急性期における診断の進め方の中で，神経学的診断を中心に述べたい．

問診

　脊髄損傷の急性期には，合併する頭部外傷によって意識障害を認めたり，一瞬の事故によって大きな麻痺が生じたために患者が精神的に興奮状態にあったりすることもあり，患者本人から正確な受傷状況を聴取できないこともある．しかし，居合わせた人や，搬送して来た救急隊員に事故の状況，事故現場でどういう処置がなされたかなども含め，詳細に聴取する．また，受傷の瞬間にどういう症状があったか，瞬間的な神経症候，あるいはLhermitte徴候がなかったかなどを聴取する．

　受傷の状況から骨傷のタイプ，外力の大きさなどがある程度把握できる．高所から転落して尻もちをついた場合には，胸腰椎移行部の破裂骨折が疑われるし，プール飛込みなどで頸椎を屈曲した状態で頭部から落ちた場合には，頸椎の脱臼骨折が疑われる．また，「受傷時はほぼ完全に四肢が動かなかったのが，搬送時には動くようになった」など，短時間で神経症候が改善していると思われる症例は，予後が良好であろう．また，救急隊が到着するまでに，適切な処置がなされていなかった場合などは，思わぬ二次損傷が起こっている可能性もある．

全身所見

　意識状態，呼吸，血圧など，バイタルサインのチェックを迅速に行う．必要に応じて補液，酸素投与などを行う[6]．

　視診では擦過傷，挫傷などの有無をチェックする．頭部では傷の位置によって骨傷のタイプが予測できる．たとえば，前額部に傷のある場合には，頸椎が過伸展され非骨傷性の中心性頸髄損傷の可能性が高い．頭頂部であれば垂直圧迫，後頭部であれば屈曲力が加わった可能性がある．胸部では胸郭の動きに注目する．胸郭の動きがまったく認められない場合には，腹式呼吸の可能性が高く，頸髄の重篤な損傷が予想される．

　頸部から胸部の上方，両肩にかけての感覚障害が認められる場合には，横隔神経も麻痺していることが予想され，酸素投与，あるいは気管挿管の準備をする．奇異性呼吸が認められれば肺損傷が疑われる．また，頸部から前胸部にかけて強い腫脹が認められる場合には，頸部神経根の引き抜き

179

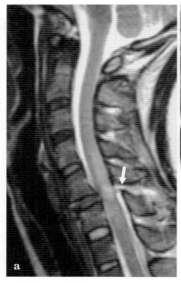
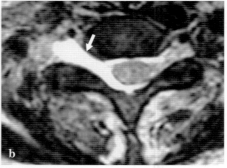

図1 神経根引き抜き損傷合併例
 a：MRI T2 強調矢状断像，b：MRI T2 強調水平断像．
19歳，女性．交通事故で受傷した．頸髄損傷にC6の右頸部神経根引き抜き損傷（矢印）を合併している．初診時にはFrankel Aと思われたが，最終的にはDに改善した．しかし，右上肢は弛緩性完全麻痺のままである．

損傷を合併している可能性がある（図1）．

腹部では腹膜刺激症状の有無をみるが，頸髄，上位胸髄の重篤な損傷では，腹筋の麻痺のために診断は困難である．腹部が膨隆している場合，腹部に擦過傷などがある場合，また自動車による交通事故でハンドルやシートベルトで腹部を損傷していると思われた場合には，CTなどの検査を追加する．四肢では異常可動性，alignment異常を評価し，脱臼，骨折の有無をチェックする．

神経学的所見

1 評価方法

脊髄損傷の評価方法としては，Frankel分類が長く用いられてきた．これはA〜Eの5段階の評価で以下のとおりである．

 A （complete）：損傷レベルより下位の運動・感覚の喪失
 B （sensory only）：損傷レベルより下位の運動は完全麻痺，感覚はある程度残存
 C （motor useless）：損傷レベルより下位に運動機能は残存するが実用性なし
 D （motor useful）：損傷レベルより下位に実用的運動機能が残存する
 E （recovery）：神経症候なし，反射異常はあっ

表1 ASIA機能障害スケール[3]

A = Complete
　 S_{4-5} 領域の運動・感覚機能の喪失
B = Incomplete
　 障害レベル以下 S_{4-5} 領域を含めて感覚機能のみ残存
C = Incomplete
　 障害レベル以下の運動機能は残存するが，key muscle の大多数の筋力は3より小さい
D = Incomplete
　 障害レベル以下の運動機能は残存し，key muscle の大多数の筋力は3かあるいはそれ以上
E = Normal
　 運動・感覚機能とも正常

ASIA：American Spinal Injury Association

てよい

しかし，この分類では，完全麻痺の定義があいまいであること，FrankelCとDの境界がはっきりしないこと，Frankel Dでも実際にはかなりの差がみられることから，定量化ができずに施設間の比較などが困難である[2]．これらの点を考慮して改良されたのがASIA機能障害スケール（ASIA impairment scale：AIS）である（表1）[3]．Frankel分類と同じA〜Eの5段階評価である

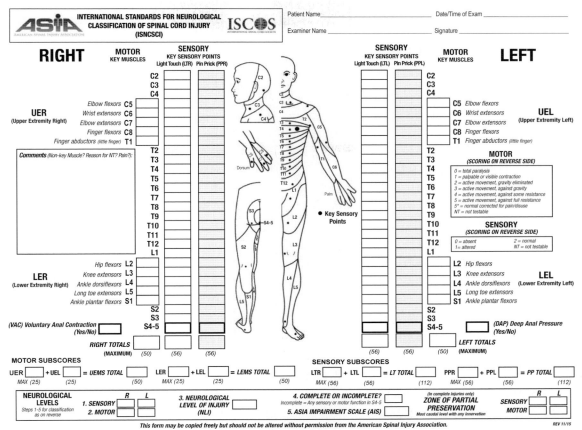

図 2 ASIA の International Standards for Neurological Classification of Spinal Cord Injury
（文献 3 より引用）

が，完全麻痺の定義は仙髄領域の機能が消失していることとし，motor useful は麻痺域の key muscle の筋力の半数以上が 3 以上であることとしている．また，植田ら[9]は Frankel 分類を独自に改良し，細分化した評価方法を使用している．それによると，sensory only の Frankel B でも仙髄領域の痛覚が温存されている B3，motor useless の Frankel C でも下肢筋力が 3 程度の C2 は，機能回復の可能性が高いと報告している．

また，定量的評価方法として ASIA 神経学評価がある（図 2）[3]．運動機能は C5～S1 のうち 10 髄節を代表する筋を key muscle（C5：肘屈筋，C6：手関節背屈筋，C7：肘伸筋，C8：中指深指屈筋，T1：小指外転筋，L2：股関節屈筋，L3：膝伸筋，L4：足関節背屈筋，L5：長母趾伸筋，S1：足関節底屈筋）とし，それぞれ筋力を 0～5 の 6 段階で評価し，その合計が運動機能スコアである．また，

感覚機能は体表を C2～S4-5 髄節が支配する 28 領域に区分し，その代表となる key sensory point の触覚と痛覚をそれぞれ 0～2 の 3 段階で評価し，その合計が感覚機能スコアである．主な髄節の key sensory point は，C4：肩鎖関節，C5：肘外側，C6：母指背側，C7：中指背側，C8：小指背側，T4：乳頭高位，T10：臍高位，T12：鼠径部，L2：大腿前面中央，L3：大腿骨内顆，L4：足関節内顆，L5：第 3 中足骨背部，S1：踵部外側，S2：膝窩部，S3：坐骨結節，S4-5：肛門付近である．

ASIA では不全麻痺を症候群として，脊髄中心症候群（central cord syndrome），Brown-Séquard 症候群，前脊髄症候群（anterior cord syndrome），脊髄円錐症候群（conus medullaris syndrome），脊髄馬尾症候群（cauda equina syndrome）の 5 型に分類している[3]．脊髄中心症候群は高齢者の頸椎の過伸展損傷でよくみられる．多

くは直腸膀胱機能は保たれ歩行も痙性歩行であるが可能となり，予後は比較的良好である．Brown-Séquard 症候群も多くは直腸膀胱障害は回復し，歩行も可能となり，予後は良好である．これに対し，前脊髄症候群は脊髄の前方 2/3 が損傷され，深部感覚だけが保たれ，予後が悪い[7]．

2 高位診断と横位診断

急性期に機能的予後をある程度予測することは，治療を進めるうえで非常に重要である．そのためには，損傷部位の的確な高位診断が必要である．特に頸髄の重度麻痺においては，1 髄節の高位の違いによって最終的なゴールがまったく違ったものになってくる．高位診断は運動機能，感覚機能，反射によって評価するが，脊髄損傷の急性期においては四肢に合併損傷があったり，頭部外傷を合併していて意識レベルが落ちていたり，意識レベルが落ちないまでも事故によって患者が精神的に興奮状態にあったりするため，評価が困難な場合が多い．また，全身状態が不安定であればその治療が優先され，神経学的診察に十分な時間が与えられない場合も多い．したがって，高位診断には ASIA の定める key muscle，key sensory point を中心に迅速に診断していくことが必要である．

筋力の評価は，ASIA の評価方法によって行う．常に臥位で行うため，従来の徒手筋力テストとは少し違うが，基本的には 0〜5 の 6 段階で評価する（表 2）[3]．感覚は触覚と痛覚を評価する．上肢では key muscle は C4 までは存在せず，感覚によって高位診断をしなくてはならない．横隔膜は C3-4 髄節によって支配されているので，その支配領域の感覚が障害されている場合には，人工呼吸器が必要となる可能性もある．C5 の key muscle は肘屈曲，C6 は手関節背屈，C7 は肘伸展，C8 は手指屈曲，T1 手指外転となっている．したがって，頸髄の重篤な麻痺の場合には，C5 機能が残存していれば最終ゴールは車椅子の駆動，C6 が残存していれば補助具をつけてスプーンなどの使用による食事動作，C7 が残存していれば車椅子への移乗動作，C8 が残存していれば日常生活はほぼ自立できる．すなわち，頸髄損傷の患者が運ば

表 2　ASIA の key muscle の徒手筋力テスト[3]

0	被検筋に筋収縮がみられない
1	被検筋に収縮がみられるかあるいは触知できる
2	重力を除いた肢位で被検筋が該当肢を少なくとも 1 回は全可動域動かすことができる
3	重力に抵抗して被検筋が該当肢を少なくとも 1 回は全可動域動かすことができる
4	被検筋は grade 3 の機能に加えて，検者がいくらか抵抗を加えてもそれに打ち勝つことができる
5	検者が抵抗を加えても完全に打ち勝つことができる

れてきたら，迅速に key muscle と key sensory point を評価することにより，最終ゴールをある程度判断できる．

不全麻痺の場合には，感覚は触覚，痛覚だけでなく温度感覚，位置感覚，振動感覚なども検査することにより，脊髄の障害範囲，すなわち横位診断をする必要がある．脊髄中心症候群，Brown-Séquard 症候群などは予後が比較的良好であるが，不全麻痺といえども前脊髄症候群は予後が悪い．しかし，これらの症候群は単独で存在するよりも，複数の症候群が組み合わさって存在することが多い．

運動機能，感覚機能を評価したら腱反射を調べる．上腕二頭筋腱反射は C5，腕橈骨筋腱反射は C6，上腕三頭筋腱反射は C7 髄節に支配されている．下肢では大腿四頭筋腱反射は L4，アキレス腱反射は S1 髄節で支配されている．しかし，高位診断において腱反射はあまり有用とはいえない．重篤な脊髄の損傷が生じると，いわゆる脊髄ショックの状態となり，障害部位以下のすべての脊髄反射が消失する[1]．そして，その状態が 3，4 日〜6 週間持続する．脊髄ショックから離脱すれば腱反射は亢進し，病的反射が出現する．したがって，急性期においては，腱反射はむしろ完全麻痺かどうかの診断，脊髄ショックから離脱したかどうかの診断に有用である．肛門反射は肛門周囲の皮膚を刺激し，肛門括約筋の収縮を評価するもので，S2-4 髄節で支配されている．球海綿体反射はペニ

スまたはクリトリスを指圧することにより，肛門括約筋の収縮を評価するもので，これもS2-4髄節で支配されている．球海綿体反射の存在は脊髄ショックの解除を意味するといわれている[8]．

3 完全麻痺か不全麻痺か

完全麻痺か不全麻痺かの診断は，回復の見込みがあるかないかということであり，非常に重要である．下肢筋力が残存する場合や障害部位以下の腱反射が認められる場合などには，不全麻痺であることが容易に判断される．しかし，受傷時に下肢筋力が0（ゼロ）で運動機能は完全麻痺と思われても，その後の筋力の回復が良好な症例もあり，完全麻痺かどうかの診断は必ずしも容易ではない．

ASIAは完全麻痺の定義をS4-5領域の運動・感覚機能の完全喪失としている[3]．すなわち，肛門周囲の感覚，あるいは肛門括約筋の随意収縮が残存していれば，不全麻痺と診断される．しかし，脊髄ショックの時期には完全麻痺か不全麻痺かの診断は困難である．球海綿体反射の出現が脊髄ショックの解除を意味するので，その時点で完全麻痺か不全麻痺かを判断すべきであるとされてきた[8]．しかし，植田ら[9]は，球海綿体反射出現時の評価は不確実であり，受傷後72時間での評価が最も予後を反映していると述べている．したがって，少なくともこの時期までは，肛門周囲の運動機能，感覚機能を頻回に評価する必要がある．

■ まとめ

①脊髄損傷においては，まず問診と全身所見により受傷状況と全身状態を把握する．その後，神経学的診察，画像診断へと診断を進めていく．
②神経学的診察はASIAの定めるkey muscle，key sensory pointを中心に迅速に診断し，麻痺の高位診断と横位診断を行う．
③仙髄領域の感覚機能と運動機能を診断することにより，完全麻痺か不全麻痺かを判断しなくてはいけない．脊髄ショックの影響もあり，受傷から最低72時間は正確に判断することはできない．したがって，この時期までは頻回に診察することが必要となる．

文献

1) Frankel HL：The contribution of tetraplegic persons to our understanding human physiology. 日パラ医会誌 **13**：20-23，2000
2) 加藤真介，井形高明：外傷性脊髄損傷の急性期の神経学的評価法．日脊会誌 **10**：445-451，1999
3) American Spinal Injury Association：International Standards for Neurological Classification of SCI (ISNCSCI) 〈http://asia-spinalinjury.org/wp-content/uploads/2016/02/International_Stds_Diagram_Worksheet.pdf〉（2017年2月11日アクセス）
4) 村田雅明，新宮彦助，木村 功，他：高齢者の頸椎・頸髄損傷について．西日本脊椎研究会誌 **27**：12-14，2001
5) 村田雅明，新宮彦助，木村 功，他：頸椎外傷に伴う椎骨動脈損傷．整形外科 **51**：621-627，2000
6) 村田雅明：脊髄損傷（リハビリテーションを含む）．in 山口 徹，北原光夫（編）：今日の治療指針．医学書院，2003，p702
7) McGuire RA：Physical examination in spinal trauma. in Levine AM, Eismont FJ, Garfin SR, et al (eds)：*Spine Trauma.* WB Saunders, Philadelphia, 1998, pp16-27
8) Stauffer ES：Diagnosis and prognosis of acute cervical spinal cord injury. *Clin Orthop* **112**：9-15，1975
9) 植田尊善，芝 啓一郎：頸髄損傷—急性期の対応と予後．日脊会誌 **12**：389-417，2001

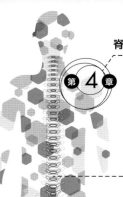

脊椎脊髄疾患の病理学的分類からみた神経症候

第4章 特発性脊髄ヘルニア

相澤俊峰

はじめに

脊髄の一部が硬膜から脱出・嵌頓する脊髄ヘルニアは，1974年のWortzmanら[40]の報告が嚆矢とされる．特発性，術後性，外傷性に大別され，特発性の報告例が圧倒的に多い．2009年にGroenら[14]がまとめた126例にその後の英文報告例を加えた209例[1,4,5,7,9,11-13,15-17,19,22-25,29-34,36,37,39,41,43]を検討すると，腕神経損傷後に生じた4例[8,18,38,42]，脊髄術後[10,44]と脊椎巨細胞腫術後[21]に生じた症例を除く，97％が特発性に分類される．1970年代と1980年代は各1例[26,40]のみだった報告が，MRIの普及に伴って1990年代以降に増加した．本項ではこれらの症例に自験例を加えた205例を検討し，神経徴候を中心に特発性脊髄ヘルニアについて概説する．

病態と成因

特発性脊髄ヘルニアは胸椎部，特に中位胸椎に好発する．検討した205例ではT4/5～T7/8に134例（65％）が発生していた（図1）．T4/5とT6/7に同時に発生した症例もある[1]．脊髄が腹側硬膜から前方あるいは前外側に突出する症例がほ

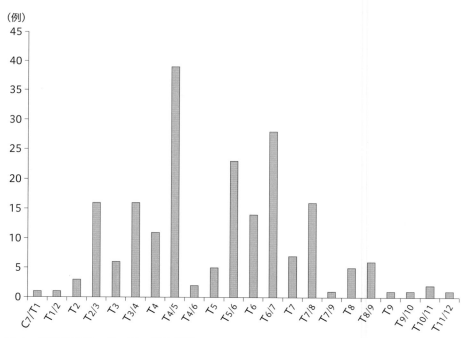

図1 特発性脊髄ヘルニアの発生高位
全胸椎高位にみられるが，T4/5～T7/8に2/3が発生している．

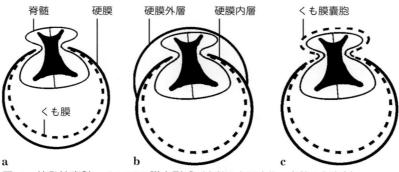

図2 特発性脊髄ヘルニアの脱出形式（文献2を図式化，文献3を改変）
a：直接脱出型．脊髄が硬膜欠損孔から硬膜外腔に直接脱出している．
b：二重硬膜型．硬膜の内層と外層の間に脊髄が脱出・嵌頓している．
c：硬膜外嚢胞型．硬膜外嚢胞がみられ，その中に脊髄が脱出している．

とんどであるが，背側硬膜から突出する症例もある[23,29]．硬膜欠損孔から脱出した脊髄の一部が嵌頓し，硬膜と癒着する．

成因については，いまだ推測の域を出ない．硬膜欠損の形成には，微小外傷説，炎症説，先天説など，諸説ある．Brus-Ramerら[6]は，脊髄ヘルニアの2/3以上が椎間板高位に発生していることから，胸椎の前後屈により硬膜が椎間板ヘルニアや後方骨棘にあたり，傷つく可能性を示唆している．ただし，小児例[13]や背側突出例[22,29]には，この理論はあてはまらない．

硬膜欠損孔が形成されると，脊髄は胸椎の後弯により相対的に硬膜内の前寄りを走行しているため，前方硬膜外腔の陰圧，心臓の拍動に伴う髄液の後方からの圧迫などにより硬膜欠損孔に接近・嵌頓し，硬膜欠損孔と癒着する[14]．

分類

筆者らは画像所見および術中所見を参考に，脊髄ヘルニアの脱出形態を3型に分類した[2]．すなわち，脊髄の一部が硬膜外腔に直接脱出する直接脱出型，二重硬膜の内層の欠損孔から脊髄が脱出し，内層と外層の間にとどまる二重硬膜型，脊髄が硬膜前方に形成された硬膜外嚢胞内に脱出する硬膜外嚢胞型である（図2）．検討可能だった197例中149例（75％）が直接脱出型，43例（22％）が二重硬膜型，5例（3％）が硬膜外嚢胞型にあたる．しかし，二重硬膜の間に貯まった髄液が嚢胞を形成しているようにみえたり，薄い二重硬膜の外層を見逃して直接脱出型に分類している可能性もある．

Imagamaら[19]は矢状断での脊髄の形態（kink＝K，discontinuous＝D，protrusion＝P），水平断での硬膜欠損孔の位置（正中＝C，外側＝L），硬膜欠損孔と脱出した脊髄の関係（同側＝S，反対側＝O），脊柱管前方椎体の骨欠損（あり＝＋，なし＝－）を組み合わせて，脊髄ヘルニアの画像所見を網羅的に（たとえばKCS＋，DLO－など）分類している．

症状と神経徴候

特発性脊髄ヘルニア205例の男女比は81：124，確定診断時の平均年齢は52歳（2〜78歳）であった．40代47例，50代66例，60代40例であり，82％は40歳以上の中高齢者だが，12例は20代以下であった．

初発症状は一側下肢のしびれ感や感覚鈍麻，特に温痛覚障害が多い．下肢痛や腰痛で発症する症例[27,35]，姿勢性の頭痛がみられた症例[20]も報告されている．症状は緩徐に進行し，下肢脱力，歩行障害をきたして受診する．しかし，腰椎疾患と類似の症状のため，確定診断に至るまでに時間を要する症例が多い．記載のある189例では，平均4.9年（3カ月〜36年）で，40％以上が診断までに

5年以上かかっていた（図3）.

脊髄が嵌頓・絞扼されるとやがて脊髄症を呈する．脊髄は硬膜の前側方に嵌頓し，回旋して萎縮することが多い．不均一に変形するためか，検討できた195例中114例（58％）がBrown-Séquard症候群を呈していた．自験例もすべてBrown-Séquard症候群であった．横断麻痺が63例（32％），単下肢麻痺が16例（8％），頸部痛・胸痛のみが2例（1％）であった．症状の重篤さは症例によりさまざまで，重篤な歩行障害や膀胱直腸障害をきたす症例もある．

診断と治療

診断にはMRIと脊髄造影，脊髄造影後CT（CTM）が有用である．MRI矢状断像（図4）と脊髄造影側面像では，多くは前方へ鋭角に屈曲した脊髄が明瞭に捉えられる．Imagamaら[19]の分類のdiscontinuous型やprotrusion型では，MRIで脊髄の途絶や脊髄前方の髄液の不連続性が認められる．MRI水平断像，CTM水平断像（図4）では，萎縮・変形した脊髄が硬膜の前方または前外側にへばりつき，その前方に髄液が描出されない．脊髄の一部が硬膜外囊胞内や二重硬膜の内層と外層の間などに突出したようにみえる場合もある．血液検査，髄液検査は異常がない．

自然整復の報告もあるが[34]，硬膜欠損孔に嵌頓した脊髄の整復は手術で行う．脊髄を硬膜欠損孔から愛護的に剝離・整復し，再嵌頓を防ぐために硬膜欠損孔を①拡大，②縫合，③人工硬膜などで閉鎖する．確認できた190例では，①が58例，②が16例，③が116例であった．自験例はすべて①の処置のみで再脱出を認めない．

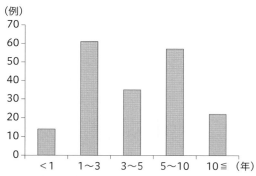

図3　特発性脊髄ヘルニアの病悩期間
発症から1年未満で診断がついたのは7％で，40％以上が確定診断までに5年以上を要している．

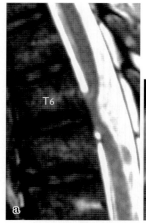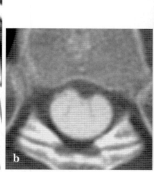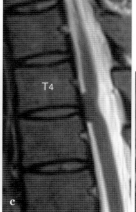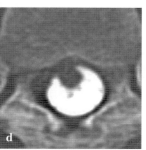

図4　特発性脊髄ヘルニアの画像所見
a，b：60歳，女性．MRI T2強調矢状断像（a）では，T6/7高位で脊髄は前方へ鋭角に屈曲し，Imagamaら[19]のkink型にあたる．脊髄造影後CT（CTM）水平断像（b）では，脊髄は高度に萎縮し，硬膜外腔と連続している．
c，d：39歳，男性．MRI T2強調矢状断像（c）では，脊髄は屈曲がそれほど強くなく，一部が"へそ状"に硬膜に接しており，Imagamaら[19]のprotrusion型にあたる．CTM水平断像（d）では，脊髄は硬膜右側から脱出している．

術後，筋力は良好に改善するが，感覚障害や痙性は改善が劣る[28]．術前の筋力，感覚，痛み（疼痛）のうち，術後に何か一つでもよくなれば"改善"，いずれも術前と変わらなければ"不変"，筋力，感覚ともに悪くなっていれば"増悪"とすると，検討できた194例では"改善"が73％，"不変"が8％，"増悪"が19％であった．筋力では70％の症例で術後の改善が認められたのに対し，感覚では59％にとどまっていた．感覚障害は残存しやすい傾向にある．特に罹病期間が長い症例では術後成績が悪い[28]．

おわりに

緩徐に進行する胸髄症で，特にBrown-Séquard症候群に遭遇した場合には，特発性脊髄ヘルニアも念頭に置いて診断にあたらなければならない．MRIや脊髄造影で，上中位胸髄の走行異常に着目することにより，確定診断に至ることが多い．

文献

1) Aydin AL, Sasani M, Erhan B, et al：Idiopathic spinal cord herniation at two separate zones of the thoracic spine：the first reported case and literature review. *Spine J* **11**：E9-E14, 2011
2) Aizawa T, Sato T, Tanaka Y, et al：Idiopathic herniation of the thoracic spinal cord. *Spine* **26**：E488-E491, 2001
3) 相澤俊峰, 佐藤哲朗, 田中靖久, 他：特発性脊髄ヘルニア．整・災外 **46**：533-536, 2003
4) Batzdorf U, Holly LT：Idiopathic thoracic spinal cord herniation. *J Spinal Disord Tech* **25**：157-162, 2012
5) Boncoraglio GB, Ballabio E, Erbetta A, et al：Superficial siderosis due to dural defect with thoracic spinal cord herniation. *J Neurol Sci* **312**：170-172, 2012
6) Brus-Ramer M, Dillon WP：Idiopathic thoracic spinal cord herniation：retrospective analysis supporting a mechanism of diskogenic dural injury and subsequent tamponade. *Am J Neuroradiol* **33**：52-56, 2012
7) Chaichana KL, Sciubba DM, Li KW, et al：Surgical management of thoracic spinal cord herniation. *J Spinal Disord Tech* **22**：67-72, 2009
8) Dasilva VR, Al-Gahtany M, Midha R, et al：Upper thoracic spinal cord herniation after traumatic nerve root avulsion. *J Neurosurg Spine* **99**：306-309, 2003
9) De Souza RB, De Aguiar GB, Veiga JCE：The pathophysiology, classification, treatment, and prognosis of a spontaneous thoracic spinal cord herniation：a case study with literature review. *Surg Neurol Int* **5**（Suppl 15）：S564-S566, 2014
10) Elwahab SMA, O'Sullivan MJ：Spinal cord herniation after resection of cervical spinal neurofibroma with a unique presentation. *Spine J* **15**：E1-E3, 2015
11) Fallah A, Fehlings MG：Congenital ventral thoracic spinal cord herniation. *Can J Neurol Sci* **37**：271-272, 2010
12) Ghostine S, Baron EM, Perri B, et al：Thoracic cord herniation through a dural defect：description of a case and review of the literature. *Surg Neurol* **71**：362-367, 2009
13) Goetti R, Wille D, Kretzschmar U, et al：Idiopathic spinal cord herniation：first reported case in a child. *JAMA Neurol* **70**：125-126, 2013
14) Groen RJM, Middel B, Meilof J, et al：Operative treatment of anterior thoracic spinal cord herniation：three new cases and an individual patient data meta-analysis of 126 case reports. *Neurosurgery* **64**（ONS Suppl 1）：ons145-ons160, 2009
15) Haque A, Morgan H：Thoracic transdural spinal cord herniation at a level to prior discectomy. *Acta Neurochir* **152**：1985-1989, 2010
16) Hassler W, Al-Kahlout E, Schick U：Spontaneous herniation of the spinal cord：operative technique and follow-up in 10 cases. *J Neurosurg Spine* **9**：438-443, 2008
17) Hawasli AH, Ray WZ, Wright NM：Symptomatic thoracic spinal cord herniation：case series and technical report. *Neurosurgery* **10**：E498-E504, 2014
18) Ijiri K, Hida K, Komiya S, et al：Traumatic spinal-cord herniation associated with pseudomeningocele after lower-thoracic nerve-root avulsion. *Spinal Cord* **47**：829-831, 2009
19) Imagama S, Matsuyama Y, Sakai Y, et al：Image classification of idiopathic spinal cord herniation based on symptom severity and surgical outcome：a multicenter study. *J Neurosurg Spine* **11**：310-319, 2009
20) Inoue T, Cohen-Gadol AA, Krauss WE：Low-pressure headaches and spinal cord herniation：Case report. *J Neurosurg Spine* **98**：93-95, 2003
21) Kawsar KA, Bhatia R, Casey ACTH：Spinal cord herniation as a complication of en bloc, multilevel, anterior thoracic vertebrectomy for a giant cell tumor：success of posterior cord reduction and dural repair. *J Neurosurg Spine* **21**：909-912, 2014
22) Kumar A, Dacosta L：Thoracic cord herniation and associated intra-operative nuances：a report. *Eur Spine J* **24**：S522-S524, 2015
23) Le TC, Grunch BH, Karikari IO, et al：Dorsal thoracic spinal cord herniation：report of an unusual case and review of the literature. *Spine J* **12**：E9-E13, 2012
24) Liu Z, Wang W, Sun C, et al：Thoracic spinal cord herniation in a patient with long-standing ankylosing spondylitis. *Eur Spine J* **20**（Suppl 2）：S222-S226,

25) Martinez-del-Campo E, Moon K, Kalb S, et al：Surgical management of a patient with thoracic spinal cord herniation：case report. *Neurosurgery* **77**：E492-E499, 2015
26) Masuzawa H, Nakayama H, Shitara N, et al：Spinal cord herniation into a congenital extradural arachnoid cyst causing Brown-Séquard syndrome. *J Neurosurg* **55**：983-986, 1981
27) 丸一勝彦，飛騨一利，関　俊隆，他：硬膜欠損部より上下方向に著明に脱出した特発性脊髄ヘルニアの1例. *No Shinkei Geka* **32**：509-512, 2004
28) Najjar MW, Baeesa SS, Lingawi SS：Idiopathic spinal cord herniation：a new theory of pathogenesis. *Surg Neurol* **62**：161-171, 2004
29) Nejat F, Cigarchi Z, Kazmi SS：Posterior spinal cord herniation into an extradural thoracic arachnoid cyst：surgical treatment. Case report and review of the literature. *J Neurosurg Pediatrics* **104**：210-211, 2006
30) Novak K, Widhalm G, de Camargo AB, et al：The value of intraoperative motor evoked potential monitoring during surgical intervention for thoracic idiopathic spinal cord herniation. *J Neurosurg Spine* **16**：114-126, 2012
31) Payer M, Zumsteg D, De Tribolet N, et al：Surgical management of thoracic idiopathic spinal cord herniation. Technical case report and review. *Acta Neurochir*（Wien）**158**：1579-1582, 2016
32) Porrino J, Scherer KF, Gellhorn A, et al：Dural herniation of the spinal cord：a rare cause of myelopathy with unique imaging features. *Am Acad Physic Med Rehab* **6**：1063-1065, 2014
33) Selviaridis P, Balogiannis I, Foroglou N, et al：Spontaneous spinal cord herniation：recurrence after 10 years. *Spine J* **9**：E17-E19, 2009
34) Samuel N, Goldstein CL, Santaguida C, et al：Spontaneous resolution of idiopathic thoracic spinal cord herniation：case report. *J Neurosurg Spine* **23**：306-308, 2015
35) Sasaoka R, Nakamura H, Yamano Y：Idiopathic spinal cord herniation in the thoracic spine as a cause of intractable leg pain：case report and review of the literature. *J Spinal Disord Tech* **16**：288-294, 2003
36) Senturk S, Guzel A, Guzel E：Atypical clinical presentation of idiopathic thoracic spinal cord herniation. *Spine* **33**：E474-E477, 2008
37) Shin JH, Krishnaney AA：Idiopathic ventral spinal cord herniation：a rare presentation of tethered cord. *Neurosurg Focus* **29**：E10, 2010
38) Tanaka M, Ikuma H, Nakanishi K, et al：Spinal cord herniation into pseudomeningocele after traumatic nerve root avulsion：case report and review of the literature. *Eur Spine J* **17**：S263-S266, 2008
39) Ulivieri S, Oliveri G, Petrini C, et al：Thoracic spinal cord herniation：case report and technical note. *Neurol Neurochir Pol* **43**：86-89, 2009
40) Wortzman G, Tasker RR, Rewcastle NB, et al：Spontaneous incarcerated herniation of the spinal cord into a vertebral body：a unique cause of paraplegia. *J Neurosurg* **41**：631-635, 1974
41) Yamamoto N, Katoh S, Higashino K, et al：Idiopathic spinal cord herniation with duplicated dura mater and dorsal subarachnoid septum. Report of a case and review of the literature. *Int J Spine Surg* **8**, 2014 Dec, Article 29, doi：10.14444/1029
42) Yokota H, Yokoyama K, Noguchi H, et al：Spinal cord herniation into associated pseudomeningocele after brachial plexus avulsion injury：case report. *Neurosurgery* **60**：E205, 2007
43) Zairi F, Thines L, Bourgeois P, et al：Spinal cord herniation：a misdiagnosed and treatable cause of thoracic myelopathy. *Acta Neurochir* **152**：1991-1996, 2010
44) Zakaria R, Ellenbogen JR, Grewal IS, et al：Posterior spinal cord herniation：a novel occurrence following surgery for an intramedullary cyst at the thoracolumbar junction. *Eur Spine J* **22**：S399-S403, 2013

脊椎脊髄疾患の病理学的分類からみた神経症候

第4章 脊髄空洞症

久保田基夫，山浦　晶

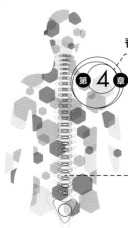

はじめに

　脊髄空洞症は，種々の原因により脊髄に空洞（syrinx）を形成する慢性進行性の疾患である．運動麻痺，感覚鈍麻，自律神経症状などの多彩な神経症候を呈し，非典型的な経過をとる症例も多いため，かつては確定診断の難しい疾患であった．上肢の痛み（疼痛）あるいは筋萎縮のために頸椎症や肘部管症候群と診断され頸椎前方固定術や尺骨神経移行術が行われていたり，筋萎縮性側索硬化症と診断されたために治療の時期を逸してしまったりした患者もまれではなかった．脊髄空洞症の発生頻度は低く，この疾患を治療した経験をもつ臨床医がきわめて少ないことも一因であろう．しかし，これらの患者の臨床経過を詳細に振り返ってみると，明瞭な脊髄空洞症の神経学的特徴を有していることが多い．神経症候が正確にとられていたならば誤診は防げていたかもしれない．
　空洞症に対する手術は，神経症候の進行予防を目的としており，いったん出現してしまった神経症候を改善させることは困難である．著明な筋萎縮を伴う運動麻痺を呈する症例では，術後空洞が縮小しても何らかの神経脱落症状を残すことになる．空洞症小児例では空洞が自然消失することも少なくないため，全例に大後頭孔拡大術が行われるわけではないが，神経症候が軽微なうちに空洞が発見されれば，余裕をもって経過を診ることができ，自然縮小が期待できないと判断されたならば，神経症候が軽いうちに手術を行うことができる．MRIの出現により空洞症の診断はきわめて容易となった．軽微な初発症状を捉えてMRIを行い，早期に診断をつけることが空洞症治療の重要なポイントの一つである．本項では，日常診療で遭遇することの多いChiari奇形に合併する脊髄空洞症の臨床的特徴を中心に解説し，脊髄外傷後脊髄空洞症や脳底部くも膜炎に伴う脊髄空洞症など，比較的まれな基礎疾患に伴う空洞症に関しても簡単に解説を加える．なお，脊髄髄膜瘤にChiari II型奇形は合併し，Chiari I型奇形は合併しない．

発生頻度，年齢，性差，自然歴

　日常診療では神経症候のみならず，発生頻度，好発年齢，自然歴など，その疾患の疫学特徴を理解することは重要である．脊髄空洞症が外来患者に占める割合は0.3～0.4％といわれているが，MRIの普及により，症例は増加傾向にある．基礎疾患別にはChiari奇形（I，II型）に伴うものが約半数を占め，脊髄損傷・脊髄腫瘍に伴う空洞がそれぞれ約10％で，脊髄くも膜炎が6％を占める[15]．家族歴をもつ脊髄空洞症は，まれであるとされてきたが，Tubbsら[16]によれば自験例500例のChiari I型奇形のうち3％に認めたと報告されている．自験例では133例のうち姉妹例が1組あるだけである．
　日本における男女比はほぼ同数といわれている[15]．発症時年齢の平均は28歳，受診時年齢の平均は36歳であった．Chiari I型奇形に伴う脊髄空洞症の自験例では女性が多く，6～15歳で発症する小児例と，30～40代で発症する成人例の二相性の分布を成していた[17]（図1）．小児例は側弯症で発症することが多く，初診時の神経症候は一般

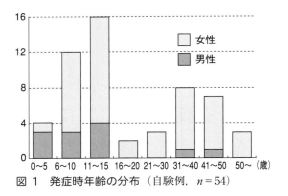

図 1 発症時年齢の分布（自験例，$n=54$）

表 1 脊髄空洞症の臨床像

初発症状：			
	脳神経障害	34 例	(2.7%)
	疼痛	296	(23.8)
	運動障害	504	(40.5)
	感覚障害	522	(40.2)
	側弯	129	(10.4)
	その他	50	(4.0)
神経徴候：			
	脳神経障害	216	(17.4)
	運動障害	763	(60.4)
	深部腱反射異常	836	(67.3)
	病的反射陽性	383	(30.1)
	感覚障害	942	(75.8)
	解離性知覚	559	(45.0)
	自律神経障害	196	(15.8)
側弯合併：		307	(24.7)

（田代邦雄，他：脊髄空洞症全国二次調査．脊髄空洞症及び二分脊椎症に伴う脊髄病態及び治療に関する研究班：平成4年度研究報告書．1993, pp9-12 より引用）[15]

的に軽微である．側弯症以外の神経症候を認めないこともまれではない．これに対し，成人例は上肢のしびれ感や痛み，運動麻痺などの脊髄症候で発症することが多く，初診時すでに何らかの神経症候を認めるのが普通である．時に著明な筋萎縮を伴う上肢の運動麻痺や宙吊り型の温痛覚脱失に加えて，高度な側弯を合併する成人例の紹介を受けることがある．上肢はやせ細り，指は鷲手様に変形し，温痛覚脱失のため，外傷や火傷の跡を認めることが多い．高度な側弯の存在は小児期から空洞が存在していたことを物語っており，適切な時期に治療が行われていれば，神経症候の進行は予防できていたかもしれない．

持続性または間欠進行性を呈する症例が66.9%，進行停止例または改善例がおのおの15.3%および2.6%であり，必ずしも全例が症状の増悪を示すものではないと報告されている[15]．不幸にして治療の機会を逸してしまった症例の経過を振り返ってみると，短期的には進行が停止しているようにみえる時期もあるが，Chiari I 型奇形などの基礎疾患が取り除かれないかぎり，緩徐に進行する脊髄中心症候群がこの疾患の本質ではないかと思う．罹病期間と神経症候の重症度はよく相関するといわれている[2]．

Chiari I 型奇形に伴う脊髄空洞症
（表 1〜3）[8〜10,18]

■ 初発症状

上肢のしびれ感，痛み，重苦しさなどの不快感で発症することが多い．感覚症候は，後根からの入力系に対する障害と考えられ，上肢〜上半身に認められることが多い．自験例では，小児例・成人例とも約1/3が上肢の痛み・不快感にて発症していた[17]．筋力低下などの運動症候で発症することもある．特徴的な筋萎縮は筋力低下の出現後，数年以上を経て出現することが多い．その他，顔面のしびれ感，頭痛，めまいなどで発症することもある．このうち，めまいについては Chiari I 型奇形，延髄空洞症の影響が重要であるが，後索障害による脊髄性失調の関与も考えられる．頭痛は Chiari I 型奇形に特徴的である．咳またはくしゃみをしたとき，トイレでいきんだとき，カラオケで大声を出したときなど，胸腔内圧が上昇するような状況下で頭痛を訴える．大後頭孔の髄液通過障害のため，頭蓋内圧が一過性に急激な上昇を示すためと考えている．膀胱直腸障害や性機能障害などで発症することはまれである．小児例では脊椎側弯症の合併が高率で，しばしば側弯症精査中に空洞が発見される[17]．成人発症例であっても，高度な側弯の存在は空洞が小児期から存在していたことを物語っている．

表 2 脊髄空洞症の初発症状（%）

	Total ($n=45$)	≦15 years ($n=26$)	≧16 years ($n=19$)
Scoliosis	25 (55.5%)	24 (92.3%)**	3 (15.7%)
Pain	16 (35.5)	9 (34.6)	7 (36.8)
Weakness	12 (26.7)	3 (11.5)	9 (47.4)**
Ataxia	7 (15.6)	3 (11.5)	4 (21.1)
Sensory loss	14 (31.1)	6 (23.0)	8 (42.1)
Anhidrosis	2 (4.4)	1 (3.8)	1 (5.3)

**：$P<0.01$

（山浦　晶，他：Chiari I 型奇形を伴う脊髄空洞症小児例の検討．小児の脳神経　21：307-313，1996 より引用）[17]

表 3 脊髄空洞症の初診時神経症候（%）

	Total ($n=45$)	≦15 years ($n=26$)	≧16 years ($n=19$)
Symptoms			
Sensory changes	29 (64.4%)	18 (69.2%)	11 (57.9%)
Pain	24 (53.3)	12 (46.2)	12 (63.2)
Weakness	20 (44.4)	8 (30.7)	12 (63.2)
Unsteady gate	6 (13.3)	3 (11.5)	3 (15.8)
Hoarse voice	2 (4.4)	0 (0)	2 (10.5)
Clumsiness	3 (6.7)	0 (0)	3 (15.8)
Dysphagia	1 (2.2)	0 (0)	1 (5.3)
Signs			
Sensory loss	29 (64.4)	18 (69.2)	11 (57.9)
Weakness	20 (44.4)	8 (30.7)	12 (63.2)
Hyporeflexia：U/E	10 (22.2)	4 (15.4)	6 (31.8)
L/E	3 (6.7)	2 (7.7)	1 (5.3)
Hyperreflexia：U/E	3 (6.7)	3 (11.5)	0 (0)
L/E	21 (46.7)	12 (46.2)	9 (47.4)
Babinski	5 (11.1)	2 (7.7)	3 (15.8)
Muscle atrophy	7 (15.6)	2 (7.7)	5 (26.3)
Ataxia	6 (13.3)	3 (11.5)	3 (15.8)

U/E：上肢，L/E：下肢．
（山浦　晶，他：Chiari I 型奇形を伴う脊髄空洞症小児例の検討．小児の脳神経　21：307-313，1996 より引用）[17]

2 神経症候
1．脳神経症状

　顔面感覚障害，胸鎖乳突筋萎縮，眼振，瞳孔不同，舌の筋線維束攣縮，嚥下困難，嗄声などが知られている．中でも眼振はしばしば認められる．大後頭孔の異常では下向眼振（downbeat nystagmus）が特徴とされ，患者はめまいというよりも動揺視を訴える．若い女性などでいびきを主訴に来院することもある．このような患者では睡眠時無呼吸を合併することも多く，睡眠不足のため日中の眠気を訴えることもある．しかし，これらの症状は，脊髄空洞症に合併する延髄空洞症またはChiari 奇形，大後頭孔奇形に起因するものであり，脊髄空洞症の症状とは区別して考えるべきである．頸髄の空洞症で説明できる症状は，顔面感覚障害（三叉神経脊髄路障害による），瞳孔不同（不全型 Horner 徴候：T1 側角に下降する交感神経路障害）などである．

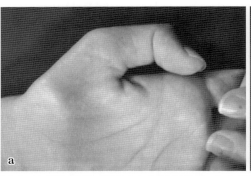
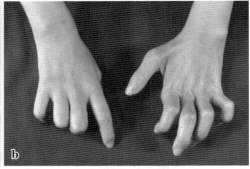

図2 空洞症患者に認められた母指球（a）と骨間筋（b）の萎縮（24歳，女性）

2．感覚障害

後根から入力し交差する線維が髄節性に侵され，経過中に前・外側脊髄視床路の障害が加わる．古典的には両側宙吊り型（suspended sensory type）感覚障害が特徴とされてきたが，初期には一側性のことが多く，経過中に対側の髄節障害や索性障害が加わってくる．表在感覚障害はほとんどの症例にみられ，かつ触覚の保存されるもの（感覚解離）が多い．さらに進行すると触覚も障害されるが，これは空洞による障害が後角や後索にも及んだためと考えられる．しばしば咳，怒責，いきみなどにより自発痛が誘発される．これは脊髄空洞症に特徴的な現象の一つである．脊髄空洞症に伴う痛みの頻度は高く，時に治療により空洞が縮小したにもかかわらず痛みが持続し，長期にわたって患者を苦しめることがある．反射性交感神経性ジストロフィー（reflex sympathetic dystrophy），脊髄後角におけるシナプス異常に起因する求心路遮断痛（deafferentation pain）などが機序として想定されている．

3．運動症候

上肢の遠位筋優位の脱力・筋萎縮（図2）が特徴的である．筋緊張は上肢で運動障害側優位に低下する．下肢に運動症候があるとすれば側索障害のため痙性を呈する．腱反射は上肢では空洞の偏在する側で低下ないしは消失し，下肢でははじめ亢進，さらに進行すると低下する．腹壁反射は空洞の偏在する側で低下，側弯症合併例では側弯の凸側で低下する．

4．その他の症状

自律神経症状として，Horner徴候，発汗障害，起立性低血圧が認められることがある．一般的に，比較的初期例では発汗亢進，脊髄髄内病変の進行した長期経過例では発汗低下をきたすとされている．発汗亢進の機序としては胸髄側角の交感神経細胞への刺激が想定されている[6]．排尿障害は進行例で認められる（図3）．Charcot関節（神経原性関節症）は肩・肘・手関節に出現する関節の無痛性腫脹である（図4）．血管運動神経の障害が原因とされている．脊髄空洞症では時に手足巨大（chéiromégalie, podomégalie）と呼ばれる手足の肥大がみられることがある．これは自律神経機能亢進に伴う亢進性栄養障害が関与していると考えられている[7]．

3 脊椎側弯症

脊柱側弯も脊髄空洞症の重要な症状である．脊髄空洞症の20〜85％に側弯が合併するといわれている（図3, 5）．自験例では小児例の92.3％，成人例の15.7％に側弯症を合併しており，側弯症の合併率は小児例で有意に高率であった．逆に，側弯症患者全体の中で空洞症が原因と推定されるのはどのくらいであろうか？ Araiら[3]は20度以上の側弯症1,059例のうち，4.0％（43例）に脊髄空洞症が認められたと報告している．前述したように，側弯症にて発症した小児空洞症例の神経症候は一般に軽微であり，神経学的検査も患者の協力が得られないことがある．このような患者に対して，腹壁反射（abdominal reflex）の左右差は重要な徴候である．Zadehら[19]の報告では側弯例の

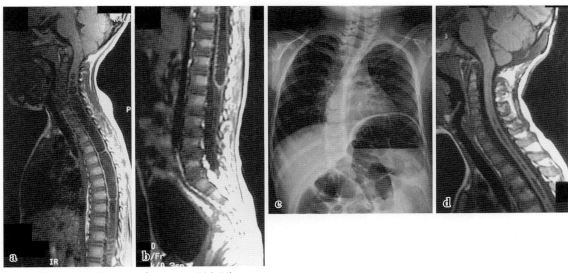

図3 症例1：4歳，女児（Chiari I 型奇形）
生後10カ月頃に背骨が曲がっているのを母親が気づき，近医整形外科にて経過をみていた．幼稚園入園（3歳）頃からよく転倒するようになり，トイレに行っても尿が出なくなってきた．MRIにて脊髄空洞症と診断され，当科に外来受診となった．神経学的には不安定歩行，右上肢および体幹の痛覚低下，排尿・排便障害を認めた．初診時MRIでは小脳扁桃はC1レベルまで下垂し，holo-cord typeの脊髄空洞を認めた（a，b）．膀胱は拡張しており，神経因性膀胱が疑われる（b）．右に凸の側弯を認め，Cobb角は44度であった（c）．術後2年目のMRIでは小脳扁桃は挙上し，空洞は縮小している（d）．歩行障害は術後早期に改善し，神経因性膀胱も消失した．Cobb角は11度まで改善した．

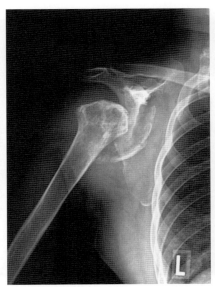

図4 症例2：53歳，女性（Charcot関節）
4年前から右肩が上がりにくくなった．この頃から右手のしびれ感を自覚し，巧緻運動が徐々に低下した．近医整形外科を受診し，X線写真にてCharcot（神経因性）関節を指摘された．MRIにてChiari I 型奇形に伴う脊髄空洞症と診断された．

うち，腹壁反射が消失していた12例にMRIを行ったところ，10例に空洞が認められた．腹壁反射の消失は側弯の凸側（convexity side）に認め，側弯症の診断時の年齢は平均4.3歳，空洞症診断時の年齢は平均6.6歳であった．非定型的カーブが45％にみられ，通常と逆のカーブのパターンを呈することは鑑別点として有用である．

二分脊椎に伴う脊髄空洞症

二分脊椎に脊髄空洞症が合併する頻度は3〜45％と報告されている．腰仙部脂肪腫での頻度は3〜25％であり，脊髄髄膜瘤（Chiari II 型奇形）での頻度は27〜33％であった[1]．多くは裂隙状ないしは小型で，拡大した空洞を示す症例は少なく，空洞症に伴う神経症候もChiari I 型奇形に比較して軽微である（図6）．水頭症を高率に合併する．二分脊椎に伴う空洞症の治療と進行防止には，先天要因の解明とともに，大後頭孔減圧・係留解除を含む個々の病態に応じた対応が必要である[12]．

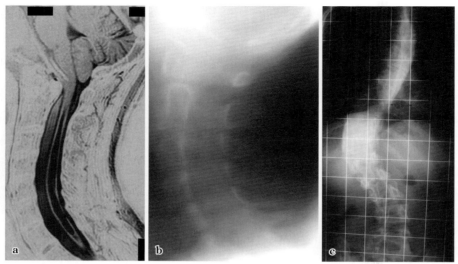

図5 症例3：21歳，男性（Chiari I 型奇形）
3歳から側弯があり，中学卒業時までコルセットにて矯正していた．側弯の原因検索は行われていなかった．運動は不得意であった．高校卒業頃から上肢・背部のしびれ感を感じていたが，20歳頃から上肢痛が耐え難くなり，当院の整形外科を受診した．MRIにて脊髄空洞症と診断され，当科を紹介された．全身は痩せており，両上肢は筋萎縮を伴う筋力低下・巧緻運動障害を認め，温痛覚が脱失していた．両上肢および背部には強い異常感覚を認めた．MRIではholo-cord typeの空洞を認めたが，空洞のサイズはさほど大きくなかった（a）．脊柱管前後径は著明に拡大していた（b：tomography）．拡大した空洞が空洞壁の破裂などによりいったん縮小し，最近再び拡大してきたものと考えている．高度な側弯の存在（c）は小児期から空洞が存在していたことを物語っている．

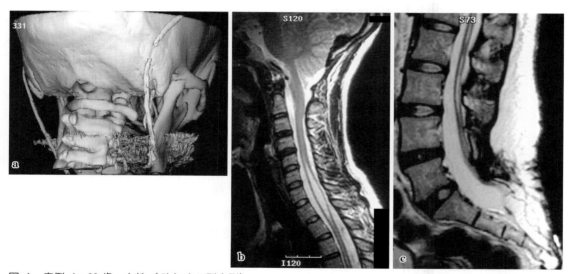

図6 症例4：33歳，女性（Chiari II 型奇形）
出生直後に脊髄髄膜瘤の閉鎖術を行った．対麻痺のため，車椅子生活，自己導尿を行っていたが，車椅子マラソンやダイビングを行うなど，ADLは完全に自立していた．合併する水頭症のため，合計3回の脳室心房シャント（V-A shunt）および脳室腹腔シャント（V-P shunt）を受けていた（a）．MRIにてslit状の空洞を指摘されていたが，空洞に伴う神経症候を認めなかったため，経過観察されていた．31歳頃から上肢痛が出現した．32歳から痛みのために仕事を休職している．この頃から頭痛および動揺視が出現し，また軽度の巧緻運動障害も認めるようになった．MRIにて頸髄レベルの空洞の拡大が認められたため，当科に紹介受診となった（b，c）．治療法に関して小児神経外科医と検討を行ったが，今回の出現した症状はChiari奇形および脊髄空洞の症状であり，大後頭孔拡大術を行った．術後，動揺視および上肢痛は消失した．

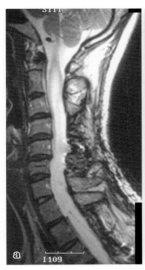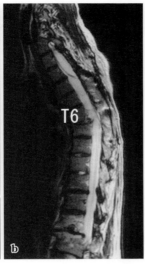

図7 症例5:39歳,女性(脊髄外傷後脊髄空洞症)
17歳時にバイクの後部座席に乗っていて交通事故に遭った.T6の圧迫骨折があり,対麻痺にて車椅子生活となっていた.同レベル以下の感覚障害を認め,自己導尿を行っていた.25歳頃から右上肢の巧緻運動障害が進行し,外傷後脊髄空洞症の診断にて空洞くも膜下腔シャント(S-S shunt)が2回,空洞腹腔シャント(S-P shunt)が1回行われていた.S-P shunt後に空洞が縮小していたが,再び空洞が拡大し(a,b),上肢の巧緻運動障害も進行し,当科に紹介受診となった.受診時にT6レベル以下の横断性脊髄障害に加え,右に凸の側弯,右上肢から胸背部の温痛覚低下,筋萎縮を伴う右上肢の運動麻痺を認めた.すでに3回のシャントが行われており,チューブを留置する有効なくも膜下腔が存在しないことから,呼吸器外科の協力を得て空洞胸腔シャントを行った.術後に空洞は縮小し,神経症候の進行は停止している.外傷後脊髄空洞症に対する空洞シャントは再発率も高く,慎重に経過観察をしている.

脊髄外傷後脊髄空洞症

脊髄外傷後脊髄空洞症は以前はまれであると考えられていたが,MRIの普及により比較的多くみられることが明らかとなった[4,13].発生率はCT時代には1.1~4.5%と報告されていたが,MRIによる検討では12~22%に合併すると報告されている.交通事故や転落事故,落馬,ダイビングなどによる脊髄損傷患者が受傷後6週~数年を経て,進行性の感覚解離,感覚脱失レベルの上昇,上下肢・体幹の痛みやしびれ感などが徐々に進行する(図7).外傷時のFrankel分類ではADLの低下がある重症例が多く,外傷後の残存症状も重篤であるものが多い.空洞は外傷後3~33年で形成され,3~12椎体に及んでいた.外傷部より頭側では空洞は左右どちらかに偏在することが多く,上肢症状にも左右差を認めることが多い.約半数に延髄空洞を合併する.

脳底部および脊髄のくも膜炎に伴う脊髄空洞症

玉木ら[14]の報告では,脳底部くも膜炎の原因は出生時外傷・出血・細菌感染などで,発症年齢は18~72歳(平均42歳),くも膜炎から空洞発生までの期間は1年6カ月~45年(平均14年10カ月)であった.空洞診断時の神経症候は,感覚障害(100%),運動障害(80%),筋萎縮(70%),痛み(50%),脊椎変形(30%)であった.空洞発生機序として大後頭孔の髄液循環の関与が考えられるため,まず大後頭孔減圧術が行われるが,それでは効果が不十分なため,髄液短絡術が施行されることが多い.

脊髄くも膜炎の原因は,細菌感染,手術,化学性などで,原因が明らかでないこともある[14].結核をはじめとする感染症に伴うものが多いとされるが,原因菌が明らかでないことも多い.化学性くも膜炎の原因の一つとして,かつて使用された油性造影剤によるものが考えられるが,最近の水溶性造影剤によるものは報告されていない.発症年齢は26~77歳(平均48歳),くも膜炎から空洞発生までの期間は2年6カ月~56年(平均20年6カ月)であった.神経症候は,感覚障害(96%),運動障害(93%)が多く,次いで膀胱直腸障害(62%),筋萎縮(54%),脊椎変形(32%),痛み(21%),脳神経症状(14%)であった.

後天性Chiari I型奇形(小脳扁桃下垂)に伴う脊髄空洞症

後天性に小脳扁桃下垂が形成され,それに伴い空洞が形成された症例の報告が増加している.Chumasら[5]の報告によれば,腰部くも膜下腔腹腔シャント(L-P shunt)の術後70%に画像診断

上で小脳扁桃下垂が認められるという．その大部分は無症状であったが，4.2％の症例で脊髄空洞症に対する治療が必要であったと報告している．頭蓋内占拠性病変に伴う脊髄空洞症例も報告されている．後頭蓋窩腫瘍に伴うものが多い．後天性Chiari奇形に伴う脊髄空洞症の症例で興味深いのは，L-P shunt例ではシャントチューブ除去により，頭蓋内病変では腫瘍摘出や穿頭術による原疾患治療により，Chiari奇形が消失し，それに伴って空洞も消失していることである．

延髄空洞症

延髄空洞症には，後頭蓋窩の発達異常に合併して延髄内に単独に空洞が形成されるものと，脊髄空洞症が slosh mechanism により延髄方向に伸展して形成されるものに分けられる．Chiari奇形では大後頭孔で空洞の上方伸展が障害されるため，延髄内の空洞形成が少なく，むしろ脊髄外傷後脊髄空洞症で高率に認められる．Morgan & Williams[11]は54例の延髄空洞症の症状を分析している．彼らによれば，頭痛（65％），回転性めまい（50％），構音障害（39％），三叉神経障害（50％），嚥下障害（44％），複視（30％）などが主症状であった．田代らは延髄空洞の存在を示唆する神経症候として，舌の萎縮（舌下神経核），顔面の温痛覚障害（三叉神経脊髄路核），軟口蓋麻痺・声帯麻痺に伴う構音障害・嚥下障害（疑核，孤束核），眼振などを挙げている．延髄空洞症は呼吸障害や嚥下障害を合併しやすく突然死の原因になりうるが，後頭下減圧術により45例（83％）で症状の改善がみられたと報告している．

文献

1) 阿部　弘, 小柳　泉, 岩崎喜信, 他：二分脊椎症に伴った脊髄空洞症の病態と治療．難治性の脊髄空洞症と二分脊椎症に伴う脊髄機能障害の治療と予防に関する研究班：平成10年度研究報告書．1999, pp101-106
2) 阿部俊昭, 谷　諭, 奥田芳士, 他：難治性脊髄空洞症の要因についての研究—術前の重症度と術後長期予後との関連について．脊髄空洞症及び二分脊椎症に伴う脊髄病態及び治療に関する研究班：平成6年度研究報告書．1995, pp91-95
3) Arai S, Ohtsuka Y, Moriyama H, et al：Scoliosis associated with syringomyelia. Spine 18：1591-1592, 1993
4) Biyani A, El Masry WS：Posttraumatic syringomyelia：a review of the literature. Paraplegia 32：723-731, 1994
5) Chumas PD, Armstrong DC, Drake JM, et al：Tonsillar herniation—the rule rather than the exception after lumboperitoneal shunting in pediatric population. J Neurosurg 6：593-598, 1993
6) Döring von G：Zur Klinik vegetativer Störungen bei syringomyelia und über trophischen Störungen. Deutch Med Wochenscher 74：754-759, 1949
7) 平山惠造, 北　耕平, 得丸幸夫, 他：脊髄空洞症にみられる chéiromégalie．脊髄空洞症及び二分脊椎症に伴う脊髄病態及び治療に関する研究班：平成5年度研究報告書．1994, pp57-59
8) 久保田基夫, 山浦　晶：Syringomyelia の治療．in 後藤文男, 高倉公朋, 木下真男（編）：Annual Review 神経1997. 中外医学社, 1997, pp221-226
9) 久保田基夫, 山浦　晶：Chiari I型奇形に合併する脊髄空洞症の手術—大後頭孔拡大術．脊椎脊髄 13：331-337, 2000
10) 久保田基夫, 山浦　晶：Chiari奇形．in 佐藤　潔（担当編集）：小児脳神経外科手術．図説脳神経外科 New Approach 10．メジカルビュー社, 2001, pp94-101
11) Morgan D, Williams B：Syringobulbia：a surgical appraisal. J Neurol Neurosurg Psychiatry 55：1132-1141, 1992
12) 佐藤博美, 佐藤倫子：小児期における脊髄空洞症と二分脊椎の初期病態と早期治療の意義．脊髄空洞症及び二分脊椎症に伴う脊髄病態及び治療に関する研究班：平成5年度研究報告書．1994, pp85-90
13) Squier M, Lehr RP：Post-traumatic syringomyelia. J Neurol Neurosurg Psychiatry 57：1095-1098, 1994
14) 玉木紀彦, 阿部俊昭, 阿部　弘, 他：他施設共同調査（1）脊髄外傷, 脳底部くも膜炎, 脊髄くも膜炎, 脊髄腫瘍に伴う脊髄空洞症．脊髄空洞症及び二分脊椎症に伴う脊髄病態及び治療に関する研究班：平成7年度研究報告書．1996, pp165-175
15) 田代邦雄, 森若文雄, 須藤昌和：脊髄空洞症全国二次調査．脊髄空洞症及び二分脊椎症に伴う脊髄病態及び治療に関する研究班：平成4年度研究報告書．1993, pp9-12
16) Tubbs RS, Beckman J, Naftel RP, et al：Institutional experience with 500 cases of surgically treated pediatric Chiari malformation Type I. J Neurosurg Pediatr 7：248-256, 2011
17) 山浦　晶, 久保田基夫, 中崎　将, 他：Chiari I型奇形を伴う脊髄空洞症小児例の検討．小児の脳神経 21：307-313, 1996
18) 山浦　晶, 久保田基夫：脊髄空洞症の手術．in 白馬　明, 山浦　晶（編）：脊髄・脊椎の外科—Standard and Modified Techniques. 医学書院, 1998, pp170-179
19) Zadeh HG, Sakka SA, Powell MP, et al：Absent superficial abdominal reflexes in children with scoliosis. An early indication of syringomyelia. J Bone Joint Surg Br 77：762-767, 1995

第5章

脊椎脊髄疾患における
注目すべき症状

脊椎脊髄疾患における注目すべき症状

第5章 脊髄・末梢神経由来の慢性疼痛

谷口　真

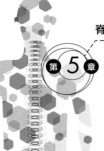

はじめに

あらゆる動物は，身体に有害な外的刺激に対して自己防御行動をとる．これには，①刺激源からの逃避行動，②刺激によって受けたダメージコントロール行動，③刺激への再曝露予防のための記憶と事前回避行動の3つが含まれる．1906年，英国のSherringtonは，このような刺激を侵害刺激（nociceptive stimuli），またこれが引き起こす個体の反応を侵害受容反応（nociceptive response）と定義した[4]．ヒトに「痛み（疼痛）」をもたらす刺激とそれによって惹起される反応はまさにこれにあたるが，動物界全体を見渡せば，個体の主観の産物である「痛み」のあるなしにかかわらず，このような反応はすべての動物に備わっている．「痛み」は，しばしば侵害受容反応と混同されるが，必ずしも同義語ではない．確かに侵害刺激は「痛み」を引き起こすが，「痛み」はヒトの脳にそれによって引き起こされた事象（情動とも経験とも表現される）を意味し，侵害刺激が存在しなくても「痛み」は起こり得る．国際疼痛学会（IASP：International Association for the Study of Pain）[2]は，1994年に「痛み」を"An unpleasant sensory and emotional experience associated with actual or potential tissue damage, or described in terms of such damage"と定義しているが，これはまさにヒトの「痛み」の複雑さを端的に表現している．

侵害受容反応は，主に神経ネットワーク，侵害受容系（nociceptive system）を介して発現する．侵害受容系は動物の進化の歴史の中でも，とりわけ古くから存在する神経系である．したがって，その後の動物の進化の過程，とりわけ，個体の周

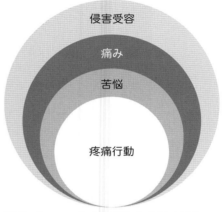

図1　Loeserによる痛みの多層モデル
（文献3を改変）
痛みは，原因となる侵害刺激が侵害受容器によって感知され，すぐに逃避行動を誘発するが（侵害受容：nociception），ヒトでいう「痛み」として認識されるのは，中枢に届いた時点である（pain）．痛みは，中枢で苦悩（suffering）に変換され，患者の行動に影響を与える（pain behavior）．

辺環境の変化，動物の運動の高速化と多様化，個体の巨大化，情動の形成，複数の個体による集団の形成などのさまざまな進化史上の出来事を反映しながら，しだいに複雑化していった（図1）．現在のヒトの「痛み」が多彩な意味を包含するようになったのは，まさにこの進化の過程を反映しているためである．

侵害刺激のほとんどは物理的刺激であり，これが感覚神経末端にある侵害受容器（nociceptor）で感知され，電気活動に変換されることで，侵害受容反応が開始する．つまり，最も個体の表面に近く，外的刺激にさらされる確率の高い最前線に

位置する侵害受容器には，中枢神経の判断を待つまでもなく，個体にとって有害な外的刺激をその場で判断し，回避行動のスイッチを入れる能力が備わっていることになる．侵害受容器がどのような機序で有害な物理的刺激を感知し，侵害受容反応を起動するかについて，分子レベルでの証拠が初めて得られたのは，比較的最近のことである．中でも 2001 年のカプサイシン受容体 TRPV1 のクローニングは，その後の侵害受容系の研究を飛躍的に進歩させた[1]．これを皮切りに末梢神経終末にあるさまざまな侵害刺激に対する受容体が同定され，熱・冷・酸などのさまざまな有害刺激にそれぞれ独自の受容体が存在することがわかってきた．つまり，われわれ個々の遺伝子には，動物の進化の歴史の記憶として個体に有害な刺激のライブラリーが包埋されており，それに曝露されたときには，中枢神経の判断を待つことなく，遅滞なく回避行動をとる仕組みがある．ただし，冒頭に述べたように侵害受容反応には，このような単純な刺激回避行動のみならず，その後のダメージコントロールや，記憶，記憶に従った予測事前回避行動など，中枢神経の関与が必須と思われるより複雑な行動も含まれており，そのことが侵害受容反応，さらにはヒトの「痛み」という現象を難解にしている（図 1）．

「痛み」の分類

よく「人の痛みはわからない」といわれるが，われわれは他人が抱えている「痛み」の程度を他覚的に定量化できない．このことが，痛みの理解・研究・治療の進歩を阻害しているのは明らかである．臨床現場で患者は「痛み」を訴えて医療者の前に現れるが，患者は自分の「痛み」を自分が感じている「苦痛」の程度で表現し，しかもその程度がある閾値を超えたので，受診行動を起こしている．一方，医療者は，患者の「痛み」が侵害受容反応であるという暗黙の前提で，その訴えの程度と局在に見合う内因性あるいは外因性の侵害刺激の有無を検索する．「痛み」の治療や理解などを難しくするのは，臨床現場で，この双方異なる視点からみた「痛み」の程度がしばしば食い違うからである．つまり，「痛み」の診断と治療に従事する医療者は，疼痛の発生機序の面からと，患者の表現の面からの 2 つの分類を頭に入れて対処する必要がある．

■1 侵害受容性疼痛と神経障害性疼痛

機序の面から「痛み」は，侵害受容性疼痛（nociceptive pain）と神経障害性疼痛（neuropathic pain）に分類できる．このうち前者はこれまで述べてきた侵害受容器の活性化に始まる「痛み」のいわば正規処理プロセスである．一方，神経障害性疼痛は，侵害受容器の活性化を伴わない，侵害受容系のどこかで発生あるいは増強する，いわば幻の「痛み」情報の総称である．異所性疼痛の信号の発生（ectopic pulse generation）や，侵害受容系の各所での感受性亢進〔感作（sensitization）〕や疼痛抑制系の破綻などのいくつかの機序が関与して発生する．図 2 にこれらの痛みのあらましを示した．

■2 急性疼痛と慢性疼痛

「急性疼痛」の多くは侵害受容性疼痛である．外傷や術後の激痛などがこれにあたる．この場合には，痛みの原因とそれに対する反応は，個体差がなく，おおむね刺激と反応の関係が一定の自然科学現象と同様であり，患者の訴えと他覚所見が大きく食い違うことは少ない．急性疼痛には，痛みの発生部位により，皮膚・粘膜などの体表面にある痛覚線維がかかわる痛み（表在痛），筋肉・関節・筋膜・骨膜などの深部の痛覚線維がかかわる痛み（深部痛），さらに心臓・消化管などの内臓の痛覚線維がかかわる痛み（内臓痛）がある．また，表在痛と深部痛は内臓痛に対して体性痛とも総称される．体性感覚神経は，デルマトームに代表されるように，体節ごとにそれぞれ皮膚・筋・骨膜や関節包に固有の支配領域をもっている．筋の場合には筋節（myotome），骨膜や関節包の場合には硬節（sclerotome）と呼ばれる．それぞれの体性神経の支配領域を熟知しておくことは，痛みの発生源を診断する有力な手がかりとなる．内臓痛の場合には，通常の体性感覚神経の支配がまばらであること，副交感・交感神経経由の疼痛情報があ

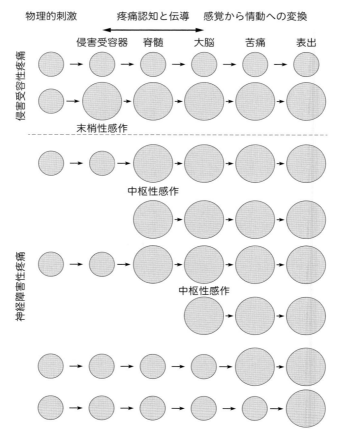

図 2 疼痛伝導路と病的な痛みの発生源

最上段：侵害受容反応．通常の痛覚刺激と，それに見合う個体の反応の強さを円で示す．刺激の強さと反応の程度の間には，個体差によらないほぼ一定の関係がある自然科学現象である．
2段目：末梢性感作．侵害受容器の感度が高く通常より強い求心性の信号が発生する状況．痛覚過敏を起こす機序の一つである．侵害受容器には，感受性を調節する中枢からの神経支配はないので，末梢性感作は主として液性因子によって行われる．
3段目以下は神経障害性疼痛に分類される．
3, 4段目：脊髄に原因をもつ中枢性神経障害性疼痛．
3段目：痛覚信号は，脊髄，脳幹，視床，大脳と順次伝搬されていくが，各段階で主に抑制を主とする信号強度の調節を受けている．これには，セロトニン，ノルアドレナリンなどのモノアミン系が大きな役割を果たしている．このような調節系が破綻した場合には，通常では痛みを引き起こさないはずの外的刺激で痛みが惹起されるようになる（脊髄レベルの中枢性感作）．一部の抗うつ薬が神経障害性疼痛に効果を示す理由の一つはここにある．アロディニアは，通常では痛みを引き起こさない種類の感覚刺激で痛みが惹起される感覚の質的変化を示す．脊髄の中でも後索で伝導されるはずの触覚情報が，前側索で伝導されるはずの痛覚を惹起する touch allodynia がみられる場合には，同じアロディニアでも，ともに前側索で伝導される冷覚が痛覚に変化する cold allodynia がみられる場合とは，脊髄の障害部位が異なることが推定される．
4段目：脊髄後角の痛覚伝導ニューロンが理由もないのに自発興奮を起こせば，非ステロイド性抗炎症薬（NSAIDs）などの通常の鎮痛薬がまったく効かない痛みが出現する．腕神経叢引き抜き損傷後の上肢痛などがこれにあたる．
5, 6段目：脊髄より上位に原因をもつ神経障害性疼痛．
5段目：中枢レベルの中枢性感作．概念上は存在するが，実際に存在するのか，またどのような機序が考えられるのかははっきりしない．
6段目：代表例は，視床痛を含む脳卒中後疼痛．
7段目：痛覚信号を苦痛に変換する過程での病的疼痛．代表格は，抑うつに伴う痛覚過敏であるが，Parkinson 病患者も同様の痛覚過敏を示すことが知られている．現象面からこのような痛みが存在することは確かだが，脳内の痛覚情報処理の定量化ができないかぎり，他覚的検査でそれを証明することは難しい．
8段目：ヒトの痛み特有の要素の加わった痛み．医療機関を受診する患者は，「痛み」を治してほしくて来院するが，この場合の「痛み」は，あくまで患者の定義による．唯一，ヒトだけが自分の「痛み」を他人に伝える．痛みの増強はこの段階でも発生しうる．しかも，経済的動機から，ことさら痛みを強く訴える詐病だけがこれに含まれるわけではない．
本人が実際に苦しんで来院しているが，その動機が「痛み」や「痛みによる苦痛」であるこの群に属する代表格は，身体表現性障害（かつての疼痛性障害）である．

表 1 ICD-11 の定義した慢性疼痛の 7 つのサブカテゴリー

1. chronic primary pain
2. chronic cancer pain
3. chronic posttraumatic and postsurgical pain
4. chronic neuropathic pain
5. chronic headache and orofacial pain
6. chronic visceral pain
7. chronic musculoskeletal pain

すべての慢性疼痛は上記のカテゴリーの一つに主として割り付けられるが，同時に他のカテゴリーの要素をもつことを容認し，従たるカテゴリーにも併属することが容認される．

ることなどから局在診断が困難になることが多い．いずれの場合にも「急性疼痛」は，原因疾患に対する治療を行うことで，ほとんど軽快する．
「慢性疼痛」は，これまで「創傷の治癒に適当な時間を超えて存在する痛み」という曖昧な定義がされてきたが，2018 年に確定予定の世界保健機関（WHO：World Health Organization）の最新の疾病及び関連保健問題の国際統計分類第 11 版（ICD-11：International Statistical Classification of Diseases and Related Health Problems 11th Revision）では，これを IASP の協力のもとで "pain that persists or recurs for longer than 3 months" と明確に定義し，さらに発生機序による可及的分類を試みて，表 1 に挙げた 7 つのカテゴリーを提唱した[6]．慢性疼痛の多くは，難治であり，前述の神経障害性疼痛の要素をもつものが多いが，同時に他の複数の要素を含んでおり，その全貌は甚だ複雑で，診断も理解も困難である．そこで，新しい ICD-11 では，複数のカテゴリーに同時に属する「痛み」があることを容認し，将来，痛みの理解がさらに進んだときにも統計上の混乱をきたさないで済むように配慮が加えられている．ICD はすでに 100 年以上の運用歴のある疾病分類であり，特に保健行政や疫学などに多く用いられてきた指標である．「慢性疼痛」をもつ患者の母集団は膨大で，痛みによる経済損失効果や医療費などの算定には正確な判断指標が必須である．10 年スケールでみた疾患の有病率の推移，原因分類，治療法の投資対効果判断など，ICD には重要な役割があるため，今回の改訂にあたっても IASP と WHO が密接に協力したわけである．そのすべてを本項で取り上げることは困難だが，このうち，脊椎脊髄疾患を扱う際に理解しておく必要のあるものについては，説明を加えておく．

1．Chronic neuropathic pain

前述の神経障害性疼痛の大部分がこれに含まれる．神経障害があることが何らかの他覚的診断手段で証明されており，しかもその障害部位の局在で説明可能な感覚障害や異常感覚が存在していることが診断の必須条件である[5]．自発痛以外に，誘発痛の場合もある．誘発痛は，通常では「痛み」を惹起しない程度の弱い痛覚刺激で「痛み」が起こる痛覚過敏（hyperalgesia）や，本来は痛みを起こさない種類の感覚刺激で「痛み」が惹起されるアロディニア（allodynia）などの現象がみられる場合がある．また，同じアロディニアにも，触覚などの本来は脊髄内で別の伝導路を通過していると思われる感覚刺激が「痛み」を起こす touch allodynia と，基本的に脊髄内で伝導路を共有すると思われる冷刺激が「痛み」を起こす cold allodynia があり，これらがみられる場合には，痛みの発生源を示唆する有意義な情報になる．

基本的に，神経障害性疼痛は，障害神経の支配領域に一致して存在するが，その局在は原因が，ヘルペス後神経痛のような末梢神経にある場合，腕神経叢引き抜き損傷のように脊髄後角を含む髄節にある場合，脳卒中後疼痛のように視床または，それより上位にある場合によってそれぞれ異なる．たとえば，手の掌側と背側の一方のみに痛みがあれば，それは腕神経叢以下の末梢神経の支配パターンを反映しており，責任病巣が末梢であることが推測できる．しかし，同じ手の痛みでも母・示指の掌・背側両方に分布していれば，それは腕神経叢より中枢側である第 6 頸髄神経根，もしくは第 6 頸髄髄節が痛みの起源であることを示唆する．さらに，痛みが手全体，あるいは前腕と手のようにおぼろげな体部位に広く分布する場合には，おおむね大脳皮質の支配パターンを反映し，中枢に原因をもつ痛みを示唆する．

2．Chronic musculoskeletal pain

　定義のうえでは，骨・関節・筋とそれを取り巻く軟部組織から発生する侵害受容性疼痛のみを意味する．既知のように現在の症候学や検査法のみでは，個々の症例で侵害受容性疼痛と神経障害性疼痛の成分の関与割合を完全に分類することはできない．また，神経障害性疼痛の一部も神経の筋節や硬節の支配を介して，筋痛や骨関節痛を発生させる．ICD-11では，このような痛みについては，診断の併記を容認している．また，非特異性腰痛や背部痛などのようにいくら原因を検索しても，はっきりした病理学的異常を認めない症例もあるので，これらは次項にある chronic primary pain に分類する．

3．Chronic primary pain

　今回の改訂から初めて導入された概念である．はっきりした病因を特定できない身体の1カ所もしくは複数部位の3カ月以上持続する痛みで，それにより ADL や社会生活が著しく阻害されるか，抑うつをきたしている状態をこのように定義する．侵害受容性でも神経障害性でもない腰痛，原因不明の全身痛，線維筋痛症などがこのカテゴリーに含まれる．同じく今回の ICD-11 からは，従来，精神科領域の病名分類である精神障害の診断と統計の手引き（DSM：Diagnostic and Statistical Manual of Mental Disorders）では，身体表現性障害あるいは身体症状症と呼ばれていた病態に対応するものとして，身体苦痛障害（bodily distress disorder）と呼ばれる病態が含まれたが，chronic primary pain はまさにこれに属するものである．

まとめ

　1990年代半ばからの神経科学の進歩とともに「痛み」の機序に関する理解は長足の進歩を遂げ，これに伴い「痛み」を主訴とする疾患が整理されつつある．しかし，今日でもなお，ヒトの「痛み」を他覚的に定量することはできないので，診断・治療にあたっては，本項に挙げたような知識を念頭におきつつ個々の症例について適切なアプローチを考える必要がある．幸い，脳に比べると脊髄と末梢神経は比較的原始的な構造であり，この部位に病変をもつ患者の「痛み」は中枢のそれに比べるとまだ整理しやすい．脊髄・末梢神経由来の慢性疼痛を訴える患者の母集団は膨大であり，その適切な治療は大きな経済効果をもたらす．したがって，われわれは「痛み」について常に最新の知見を取り入れ，対処するように心がけなければならない．

文 献

1) Caterina MJ, Julius D：The vanilloid receptor：a molecular gateway to the pain pathway. *Annu Rev Neurosci* 24：487-517, 2001
2) IASP Task Force on Taxonomy：Part Ⅲ：pain terms：a current list with definitions and notes on usage. in Merskey H, Bogduk N（eds）：*Classification of Chronic Pain*, 2nd ed. IASP Press, Seattle, 1994, pp209-214
3) Loeser JD, Ford WE：Chronic pain. in：Carr JE, Dengerink HA（eds）：*Behavioral Science in the Practice of Medicine*. Elsevier, New York, 1983, pp331-345
4) Sherrington CS：*The Integrative Action of the Nervous System*. Yale University Press, New Haven, 1906
5) Treede RD, Jensen TS, Campbell JN, et al：Neuropathic pain redefinition and a grading system for clinical and research purposes. *Neurology* 70：1630-1635, 2008
6) Treede RD, Rief W, Barke A, et al：A classification of chronic pain for ICD-11. *Pain* 156：1003-1007, 2015

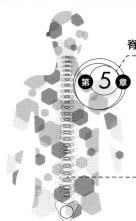

脊椎脊髄疾患における注目すべき症状

第5章 脊椎脊髄疾患とめまい

山田和雄, 大蔵篤彦, 西尾 実

はじめに

めまいは外来診療の中で最もよく遭遇する症状の一つであるが, その原因を明らかにするのは容易ではない. 身体の平衡保持機構を図1に示す. 身体の平衡保持は, 視覚器, 前庭器, 四肢の表在・深部受容器からの入力信号を, 脳幹, 小脳, 大脳の統合系で判断し, 眼筋や四肢・体幹筋群, 自律神経系に出力して制御している. この制御系のいずれかに破綻が生じたときに人はめまいを感じる. 脊椎脊髄疾患でこの制御系に破綻をきたす要因としては, ①頸椎症が原因となり脳幹の血流障害をきたしめまいを感じる場合, ②頭蓋頸椎移行部の圧迫性病変によりめまいを感じる場合, ③脊髄障害のため四肢の深部感覚が正しく脳に伝達されずめまいを感じる場合, ④脊髄神経根周囲で髄液が漏出し間接的に前庭神経が牽引されめまいを感じる場合（髄液漏出症候群, 低髄液圧症候群）などが存在する.

一方, 脊椎脊髄疾患を中心に考えると, めまいが脊椎脊髄疾患の主症状となることは比較的少なく, むしろ随伴症状の一つとしてめまいが存在することが多い. また, めまいを主訴として来院した患者を精査して脊椎脊髄疾患が存在した場合には, 手術すべきか, 手術してめまいが改善するかの判断はたいへん難しいことが多い. あるいは, MRIの精査で脊椎脊髄疾患があり, めまいが唯一の症状である場合には, 手術してめまいが改善するかの判断が難しい. これら判断の難しい症例を提示しながら, 脊椎脊髄疾患とめまいの関連を概説する.

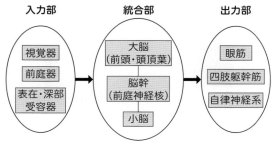

図1 身体の平衡保持機構

頸椎症, 特にlateral osteophyteとめまい

鉤突起にできたlateral osteophyte（頸椎側方骨棘）は, 椎骨動脈を外側に圧排変形して, 椎骨動脈に乱流を生じさせ, めまいの原因となる（図2）. この場合には, 頸椎の回旋に伴い, 椎骨動脈孔を上行する椎骨動脈に間欠的な圧迫が起こる. もちろん, lateral osteophyteがある場合には, すでにその椎間は変性が進み, ある程度固定されているので, 回旋によって椎骨動脈に高度の狭窄や閉塞が起こることは少ない. しかし, 圧迫が軽度であっても, 間欠的に圧迫と解除が起こると, 左右の椎骨動脈合流部に乱流が生じ, この近くから分枝する前下小脳動脈やその分枝である内耳動脈に乱流が生じ, 脳幹前庭神経核や内耳の虚血のため, めまいを感じると考えられている. 以前, めまいを主訴として椎骨・脳底動脈系の虚血を有する患者で, 内科的治療だけではコントロールできない69例に各種の血行再建術を行ったが, このうちlateral osteophyte削除術を施行したのは11例（16％）であった（表1）[1,2].

203

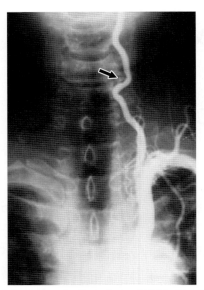

図2 Lateral osteophyte（矢印）による椎骨動脈の圧排変形

表1 めまいを主訴として内科的治療で完治しない患者への血行再建術[1,2]

頭蓋外アプローチ	
頸部での静脈グラフトを用いた血行再建術	22例
腋窩動脈間人工血管グラフト	2例
椎骨動脈内膜剝離術	4例
頸動脈内膜剝離術	5例
動脈転移術	2例
側方骨棘切除術	11例（16%）
椎骨動脈起始部屈曲矯正術	8例
血管内手術（鎖骨下動脈血管形成術）	4例
頭蓋外-頭蓋内血行再建術	
後頭動脈-後下小脳動脈吻合術	5例
外頸動脈-後大脳動脈間静脈グラフト	2例
浅側頭動脈-中大脳動脈吻合術	4例
合計	69例

C1/2の回旋による椎骨動脈の解離

C1/2の回旋に起因する椎骨・脳底動脈系の虚血発作としてbow-hunter's strokeは有名であるが，実際にはそれほど遭遇する病態ではない．むしろ，以下に例示する椎骨動脈の解離性閉塞や出血のほうが頻度が高く，重要である．椎骨動脈はC2からC1，さらには頭蓋内入口部にかけて複雑な走行を示す．頸部の回旋運動に伴い，常に引き延ばし，圧縮，ねじれなどの動的ストレスを受けている．このようなことが引き金になって，頭蓋内に入った直後の場所で動脈解離が起こると考えられている．日本人では頭蓋内動脈の中で，この部位が最も解離が起こりやすい．この部位で椎骨動脈に解離が起こると，Wallenberg症候群に代表される延髄外側の梗塞が起こったり，小脳の梗塞が起こったりし，めまいが大きな症状の一つとなる．代表例を図3に示す．本例は突然のめまい発作で発症した右椎骨動脈の解離で，MRAでは左椎骨動脈は造影されているが（矢印），右は描出されていない（図3a）．また，MRIではT1強調像で延髄前側方の右椎骨動脈がメトヘモグロビンによる高信号血栓を示し（図3b），T2強調像では同

メモ　回転性めまい（vertigo）と浮遊性めまい（dizziness）

めまいの鑑別診断として日常診療上で有用なものに，回転性めまいと浮遊性めまいがある．回転性めまいは内耳障害が原因であることが多い．しかし，時には脳幹虚血が原因となることもある．脳幹虚血の場合には，発症初期には回転性めまいで，その後に浮遊性めまいに変化することも多い．Lateral osteophyte（頸椎側方骨棘）が原因でめまいを起こす場合には，浮遊性が多いが，虚血の程度が強ければ回転性のめまいをきたすこともある．一方，浮遊性のめまいは，脳幹障害，頭蓋頸椎移行部障害，脊髄入力系障害などでみられるが，程度はさまざまである．また，脊椎脊髄障害がめまいの原因であると考えていると，実は聴神経腫瘍や脳血管の狭窄，閉塞が原因であったということも少なくないので，脊椎脊髄障害が原因であると断定せずに，必ず脳のMRIとMRAを撮影することを忘れてはならない．

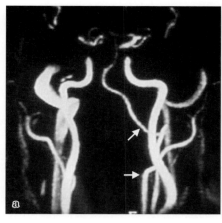
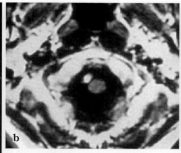
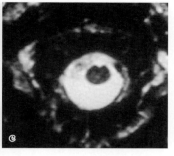

図3 椎骨動脈の解離閉塞によるめまい
a：MRA 冠状断像，b：MRI T1 強調水平断像，c：MRI T2 強調水平断像．矢印：左椎骨動脈．

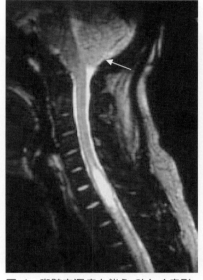

図4 脊髄空洞症を伴う Chiari 奇形
矢印の大後頭孔後縁から小脳扁桃が脊柱管内に嵌入し，延髄を圧迫している．Chiari 奇形から少し離れた C7 を中心に空洞症がみられる．

部位に血流信号を確認できず（図3c），急性期の解離閉塞が確認されたものである．

頭蓋頸椎移行部病変とめまい

頭蓋頸椎移行部病変として，Chiari 奇形，頭蓋底陥入症（basilar impression），環軸脱臼（atlantoaxial dislocation）など，いくつかの特徴的な疾患がある．しかし，これらの主症状がめまいであることは少ない．むしろ随伴症状の一つとして存在することが多い．

Chiari 奇形は，小脳扁桃の下垂と大後頭孔への嵌入により延髄圧迫と髄液循環障害をきたし，このために脊髄空洞症がしばしば共存する疾患である．MRI で診断が容易になったこともあり時々経験するが，めまいが主訴となることは比較的少ない．自験例では Chiari 奇形そのものの症状として，上を向いたときのめまい，ふらつき，水平眼振による視野のゆがみとめまいを訴えた症例を経験している（図4）．しかし，随伴する脊髄空洞症の症状である解離性感覚障害や運動麻痺，筋萎縮が主訴となっている場合には，めまいを訴えることはむしろ少ない．

脊髄腫瘍とめまい

めまいが脊髄腫瘍の主症状となることはありうるが，実際にはそのような例は少ない．むしろ運動障害や感覚障害が主訴になることがほとんどである．しかし，随伴症状としてめまいを訴えることは時にみられる．

頸髄腫瘍の代表的なものに上衣腫（ependymoma）がある．多くの上衣腫は空洞症を伴い，このための解離性感覚障害や運動障害などが主訴となるが，空洞が延髄あるいは上位頸髄まで及ぶ場合には，めまい，ふらつきが随伴症状となることもある（図5a）．

上位頸椎の代表的な髄外腫瘍に C1/2 の神経鞘腫（neurinoma）がある．この神経鞘腫は硬膜内

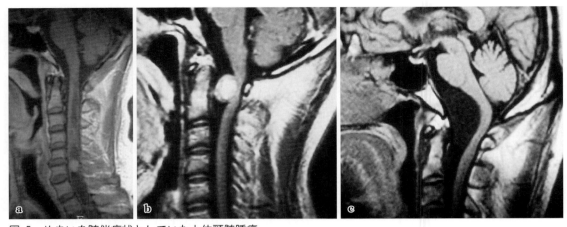

図5 めまいを随伴症状としていた上位頸髄腫瘍
a：空洞を伴う上衣腫，b：C1/2の神経鞘腫，c：頭蓋頸椎移行部の神経腸囊胞.

髄外型となったり，大部分が硬膜外でダンベル型になったり，いろいろな形をとる．このうち，脊柱管内の成分が多く上位頸髄の圧迫が著しいと，めまいを随伴することがある（図5b）．

頭蓋頸椎移行部の腫瘍としては髄膜腫（meningioma）が有名だが，時にまれな腫瘍も起こりうる．神経腸囊胞（neurenteric cyst）は腹側に多く，脊柱管内では頸部に多いが，時に頭蓋頸椎移行部に起こることがある．圧迫は比較的軽度で徐々に増大するため，運動麻痺は起こりにくく，むしろ頸椎の屈曲（前屈）時のめまいを訴えることがある（図5c）．

低髄液圧症候群とめまい

脊椎外傷後に脊髄神経根近傍から髄液が硬膜外に漏出し，低髄液圧による多彩な症状をきたす疾患群を低髄液圧症候群あるいは髄液漏出症候群といい，最近注目されている病態である．低髄液圧のため，脳が下方にシフトし，脳神経が牽引され，頭痛，めまい，耳鳴，ふらつきなど，多彩な症状をきたす．特に第8神経が牽引されると，めまい，耳鳴，ふらつきなどの症状をきたす．診断には放射性同位元素脳槽シンチグラフィー（RI cisternography）が必須となる．代表例を図6に示す．本例では腰椎穿刺をしてRIを注入後1時間で，すでに膀胱にRIが移動しており，上位脊髄への

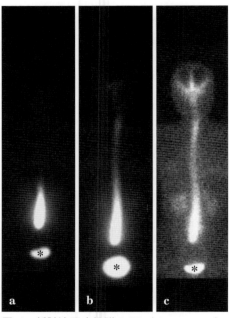

図6 低髄液圧症候群のRI cisternography
a：1時間後，b：2時間後，c：6時間後．
＊：膀胱．

RIの移動が少ない．膀胱にRIが集積するのは，硬膜外に漏れ出した髄液が静脈叢から吸収された結果と判断できる．2時間後でもこの傾向が変わらず，6時間後には腰椎近傍で神経根からRIが漏れ出し，局所に集積している．自己血の硬膜外注入である血液パッチ（blood patch）で，漏出部位が炎症性に修復され，症状が改善することが知られている．

その他の脊椎脊髄疾患とめまい

前記の疾患以外にも，①脊髄動静脈瘻などの血管奇形，②多発性硬化症や筋萎縮性側索硬化症などの脱髄疾患や変性疾患，③脊髄炎などの炎症性疾患，④椎間板ヘルニアや頸椎症，さらに後縦靱帯骨化症などの脊椎変性性疾患などでもめまいが報告され，読者諸氏も経験しておられることと思う．

最初にも書いたとおり，めまいは遭遇する機会が多く，また原因を同定するのが容易ではない．さらに，脊椎脊髄疾患に原因するめまいと考えていたら，実は頭蓋内疾患であったということもありうる．整形外科医，脳神経外科医，神経内科医，神経放射線科医の連携と，チーム医療が必要な領域と考えられる．

文 献

1) 山田和雄, 早川 徹, 最上平太郎：血行再建術の展望—椎骨・脳底動脈系. *The Mt. Fuji Workshop on CVD* **6**：77-81, 1988
2) 山田和雄：橋延髄虚血性疾患の外科. in 板倉 徹, 前田敏博（編）：脳幹—神経科学の基礎と臨床. ブレーン出版, 1993, pp111-127

脊椎脊髄疾患における注目すべき症状

第5章 Dropped head syndrome（首下がり症候群）

齋藤豊和

はじめに

首が前に垂れる現象（dropped head），いわゆる首下がり（図1）は，dropped head syndrome（首下がり症候群）[25]，bent spine syndrome[24]，disproportionate antecollis[2]，isolated neck extensor myopathy（INEM）[16]，dropped head plus syndrome[23]など，多くの名称で報告されている．この首下がりは，淡蒼球性姿勢，Parkinson病の部分徴候としての頸部前屈などの中枢神経疾患から，頸椎異常，筋疾患と多岐にわたって報告されており，きわめて特異な徴候を呈するものである．

首下がりは，日本では約120年前の1888年に中野により首下がり病経験として報告されている．高橋[27]の総説では，その後，三浦謹之助[19]により首下がり病研究報告が行われ，「首下がり」が適当な名称であるとしている．スイスで流行した首下がりの症例は，vertige paralysant（痙性めまい）としてGerlier[4]により報告され，後にGerlier病とされたが，日本の首下がり病と同一であると三浦により報告された．日本では，その後，井上[9]により，首下がり病（Gerlier病）の研究が詳細に報告されたが，1925年以降は城市[12]の報告まで63年間近くほとんど注目されなかった．この首下がりは実に長い歴史を有してきたことに改めて驚くものである．しかし，最近報告されている首下がりとGerlier病は，同一のものであるかが不明であり，多くの疾患に伴ってみられる症候として捉えられているのが現状であり，その独立性について言及したものがほとんどない．

本項では，頸椎症，脊柱筋由来に限定した首下がりについて記述する．

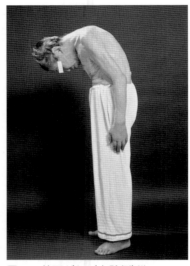

図1　首下がり（自験例）[21]

頸部の解剖

頸部は前部と後部の主要な筋群から成り立つ．声門の周囲に存在する前頸筋群，声門と食道の間隙にある横紋披裂筋などの前部の諸筋群と，頸椎骨の周辺を中心とする後部の諸筋群からなる．特に頸部の後屈と支持に関与する筋群は頭半棘筋，頸半棘筋と頭板状筋，多裂筋，頸長筋などの頸部背筋群である（図2）．頸部も下方になるに従い，多裂筋，肩甲挙筋の占める割合が大となる．頸半棘筋，頭半棘筋は頸髄（C5-6）支配である．主に頸部背筋群が強く障害されると頸部は前傾し，最終的に首の垂れ下がり現象が出現してくるが，頸椎骨，頸部周囲の筋とともに靱帯などを含め，これらの組織の単独，いくつかの組み合わせによる障害で頸部の異常は出現する．

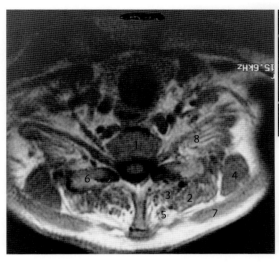
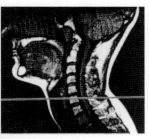

図2 頸部CT
1：第6頸椎体，2：頭半棘筋，3：頸半棘筋，4：肩甲挙筋，5：頭板状筋，6：頸棘筋，多裂筋，7：僧帽筋，8：長頸筋，斜角筋

筋疾患による首下がり―変遷と現況

　欧米諸国における首下がりに関しての報告としては，1980年のKatzら[15]の症例が挙げられる．67歳の女性で頭部が前方に下垂し，floppy head syndromeとして報告された．この症例は，頸部の筋生検でミオパチーの所見があり，甲状腺機能低下症の治療後に頸部下垂が完全に消失しており，甲状腺機能低下症との関連を示唆したが，臨床的に甲状腺機能低下症の特徴ある所見を欠如し，唯一の所見が首下がりであった．同年，粘液水腫例で同様の報告が行われている．1986年にLangeら[18]により，頸部筋がより強く障害された神経筋症候群12例がfloppy head syndromeとして報告された．4例は頸部限局性の筋力低下のみであり，他の8例は全身性の神経筋症状を伴っており，数名は頸椎カラーで軽度の改善がみられている．高頻度に肩甲帯，胸椎部の傍脊柱筋の強い筋萎縮を呈していた．確定診断は9例のみ（重症筋無力症4例，運動ニューロン疾患3例，多発筋炎，強皮症，顔面肩甲上腕型筋ジストロフィー各1例）であり，1例の剖検例では頸髄の前角細胞障害のみの所見であった．首下がりの徴候は重症な神経筋疾患の証明となるものであると報告している．

　日本における首下がりを主徴とする症例は，1985年の金城ら[13]，1988年の城市ら[12]により報告されている．金城らの52歳の女性，70歳の男性の2例はいずれも頸部の突っ張り感で発症し，首下がりと球麻痺を呈し，ともに球麻痺型筋萎縮性側索硬化症であった．女性例の剖検所見は，舌下神経核，頸髄前角細胞の消失のみであった．城市らの症例は76歳の女性で，頸部異常に加えて，瞳孔不同，外斜視，錐体路徴候，脳波異常，下肢末梢神経障害を伴っていた．項筋群のみでミオパチーの筋電図所見があり，僧帽筋，上腕二頭筋，大腿四頭筋の生検で共通した所見は，軽度の分葉状筋線維（lobulated muscle fibers）の存在であり，虫食い筋線維（moth-eaten muscle fibers），type I fiber predominanceもあり，筋線維の大小不同，間質の増加など，ミオパチーの所見であった．しかし，この所見は既知の筋疾患いずれにも該当するものではなく，非特異的と思われた．

　日本を含めて1990年代に入ってから首下がり症状を主徴とする症例がしばしば報告されるようになった．1992年，Suarezら[25]は頸部傍脊柱筋群に限局し，頸部の伸筋が強く障害されることにより首下がりを呈した4例をdropped head syndromeとして報告した．3例に三角筋，1例に上腕二頭筋，棘上，棘下筋の障害もみられ，針筋電図では頸部傍脊柱筋に線維性収縮が全例にみられ，3例に短く小さい運動単位の活動電位が観察されている．下部頸部〜胸上部にかけての傍脊柱筋（C7-8〜T1）に限局性変化が，1例のみに胸中

部から胸下部に異常がみられた．2例に頸部傍脊柱筋，三角筋，1例に上腕二頭筋に対して筋生検が行われたが，病理像は2例に共通のtype Ⅱ atrophyがみられ，その他の所見は非特異的なミオパチーであった．

1996年にKatzら[16]は，Suarezら[25]と同様な4例をisolated neck extensor myopathy（INEM）として報告した．年齢層は64，65歳例は男性，84，85歳例は女性であり，このうちの3例は頸部伸筋に限局し，1例は肩外転筋も障害されていた．血液検査は正常で，針筋電図は3例がC5〜T1に限局し，肩外転筋障害のある85歳例ではC5〜T5と他例に比較して障害部位が広範囲であった．頸部傍脊柱筋生検では，中心核の増加，結合組織の増加，筋線維径の不同などがあるものの，炎症所見，空胞変性はなかった．発症後の経過では，各症例とも6，20，54，48カ月までの進行はみられていない．

同年，市川ら[8]は首の垂れ下がりを生じた顔面肩甲上腕型筋ジストロフィー（FSH）3例を報告している．その1例である73歳の女性は，右上肢挙上困難で発症し，41歳時に翼状肩甲固定術を受け，61歳頃に頸部筋萎縮，首の垂れ下がりが出現し，73歳で精査を受けている．頸部背筋群，特に頭板状筋および頸板状筋，半棘筋の障害が高度であった．本例を含めた3例は首を前に垂れた容貌が特異的であり，FSHでの頸部の垂れ下がりは晩期に出現することがあるとされているが，歩行可能な時期からの出現は過去に報告がなく，FSHの首下がりは臨床的多様性によるものとしている．

1996年の報告を契機に，日本では同様な症例報告が増加してきた．石口ら[10]はINEMの2例の頸部伸展筋生検を施行し，1例には筋線維壊死と単核細胞浸潤，他の1例には結合組織増加と単核細胞浸潤がみられ，障害筋の限局した慢性炎症の関与を推測している．しかし，必ずしもINEMのみでなく，神経変性疾患，多系統萎縮症，進行性核上性麻痺に出現した報告などもみられている．

1996年，Serratriceら[24]は立位では脊柱が曲がるが，正常な姿勢をとる8例を報告し，bent spineと称した．CTでは傍脊柱筋は全例で低吸収域を示し，筋生検では非特異的で，5例はミオパチーの所見であった．2例は家族性であったが，晩発性の傍脊柱筋ジストロフィーによるもので，このような症例は"bent spine syndrome"として分類しえるものとした．

Oerlemansら[20]は，3例のdropped head syndromeと1例のbent spine syndromeを検討し，両者は別々の疾患か，または軸性ミオパチー（axial myopathy）の異なった臨床像をとるものかを検討している．その結果，両者間には共通点が多く，軸性全体（傍脊柱筋）の筋構築が優位に障害される原発性遅発性ミオパチーによるものとし，同一疾患の可能性を示唆した．

Roseら[23]は，頸部伸筋障害により首下がりを呈し，次いで四肢の筋脱力をきたし，副腎皮質ステロイド薬の投与で効果がなく，免疫抑制薬のアザチオプリンとの併用で改善した44歳の男性例を報告している．

Parkinson症候群に伴ったINEM（自験例）

患者：84歳，男性．

臨床経過：元設計士．74歳から円背となり，80歳から首下がりが出現し（図1），伸展が不可能となった．83歳時に上肢の振戦が出現，小刻み歩行が出現したが，L-dopa療法が無効で，頭部MRIでも異常所見がなかった．Parkinson症候群の原因は不明であった．首下がりに関しては，頸部筋のCT，MRIでC6〜T3の傍脊柱筋，僧帽筋の筋萎縮があり，針筋電図で筋原性変化を，傍脊柱筋，上腕二頭筋生検で非特異的，非炎症性ミオパチーの所見が認められた．甲状腺疾患，筋ジストロフィー，重症筋無力症などがすべて否定され，4年間にわたり非進行性であり，非特異的ミオパチーによるINEMと診断した[21]．

Parkinson病（PD）とINEM

その後，自験例と類似の症例がAskmarkら[1]により報告された．PDでみられる首下がりは，ジストニアや筋固縮によるバランスの不均一で出

現してくるのが一般的である．Askmarkら[1]は，459例のPD患者のうちで7例に頸部伸展障害による首下がりを呈した患者を抽出した．針筋電図では全例に筋原性変化がみられ，5例に施行した筋生検でも筋原性変化がみられ，2例に電顕像ではミトコンドリア異常がみられている．同時に3例に頸部筋の強剛がみられ，首下がりに影響を与えた可能性がある．全例に自律神経症状があり，6例はL-dopaに反応が不十分であったために多系統萎縮症の可能性を指摘している．PDに伴う首下がりが新しい症候群として存在しうるか，偶発したものかの結論は出ていない．

頸椎症による首下がり

首下がりの原因としての頸椎症の報告は，薄ら[26]の報告があるのみである．薄らは，後頸部痛と首下がりを主徴とした68歳の女性例を報告した．頸部の前屈可動域の増大，後屈可動域の制限があり，頸部MRIでC4-7に頸髄圧迫を認めている．頸椎カラーの装用により首下がりが軽快したことから，変形性頸椎症による可能性を指摘している．頸部後屈に関与する重要な筋に頭・頸半棘筋があり，C5-6の脊髄神経根により支配されている．C5-6の障害によりこれらの筋に筋力低下が起こると，頸部の支持が困難となり，首下がりが出現してくる可能性がある．さらに，頸部の前傾で後頸筋の廃用が増強することにより，症状が進行する可能性もある．

鑑別診断としての頸部筋障害による首下がり

原因不明のINEMと部分症状としての首下がりを鑑別する必要がある．神経筋疾患では，筋脱力は中心となる症状であるが，後頸筋が強く障害されることはまれである．首下がりを主徴とする神経筋疾患での鑑別診断について表1にまとめた．

◼ 重症筋無力症

本症1,036例の自然経過を検討した報告[5]で

表1 首下がり（dropped head）を呈する神経筋疾患

A．原発性
　　限局性頸部伸展性ミオパチー
B．二次性
　　重症筋無力症
　　封入体筋炎，（多発筋炎）
　　顔面肩甲上腕筋ジストロフィー
　　特殊なミオパチー（カルニチン欠乏症，先天性ミオパチーなど）
　　運動ニューロン疾患
　　頸椎症性神経根症
　　慢性炎症性脱髄性多発ニューロパチー

は，頸部筋の脱力を初発症状とするものは3％との報告があるが，首下がりを主徴とするよりも，眼症状などとの組み合わせが一般的である．

◼ 多発筋炎，封入体筋炎

多発筋炎では，頸部は伸筋群よりも屈筋群の筋力低下が一般的である．四肢遠位部などの選択的な筋力低下はあるが，選択的な後頸部の伸展は障害された報告がない．首下がり例で，頸部の傍脊柱筋生検で細胞浸潤などの所見がある場合には，慎重なfocal polymyositisの鑑別は必要となる．封入体筋炎では，傍脊柱筋（たとえ障害されても軽度），呼吸筋，眼球運動に関与する筋の障害は通常出現せず，首下がりもきわめてまれである．Hundら[7]は脊柱起立筋（erector muscle）の選択的障害により，前屈位45度以上に戻らない症例を報告し，同部の筋生検で封入体筋炎の確定診断が得られた．

◼ 顔面肩甲上腕型筋ジストロフィー（FSH）

筋疾患による首下がりでも記載したが，FSHでは顔面，肩甲帯，上腕のミオパチーによる上肢挙上困難が主症状となる．進行過程で障害筋の分布にも個々の症例で相違が出現してくるが，頸部伸筋が強く障害されることは少なく，病期前半での出現はきわめてまれである．FSHでは頸部伸筋の脱力が同一家系内に出現するとの報告がある[17]．さらに，FSHでは脊柱起立筋障害は晩期に

出現の可能性があり，臥床などにより覆い隠されてしまう可能性もある．

4 他のミオパチー

四肢近位筋とともに頸部の伸筋，屈筋の筋力低下をきたしたカルニチン欠乏症の男児例[14]，先天性ミオパチー例で頸部，体幹の伸展が障害された症例[22]，低カリウム性ミオパチーによる首下がり例[16]，酸性マルターゼ欠損症（acid maltase deficiency）で傍脊柱筋の筋力低下をきたした症例[28]など，少数例が報告されている．

5 運動ニューロン疾患

頸部筋の筋力低下が著明に出現する代表的なもので，筋萎縮性側索硬化症では2％に初発症状として頸部，体幹筋の筋力低下が出現するが[11]，大多数は病期後半，特に晩期にみられる．

6 ニューロパチー

慢性炎症性脱髄性多発ニューロパチー（CIDP）で首下がり徴候を呈した症例報告がある[6]．CIDPの再燃時に強い頸部伸筋障害が出現し，血液浄化療法，副腎皮質ステロイド療法，免疫抑制剤の治療で，四肢筋の脱力は改善されたものの，首下がりは不変であった．Dyckら[3]は，CIDP 53例中4例に頸部筋の脱力がみられたと報告しているが，首下がりに進展したものはないとしている．

健常高齢者では頸部の屈筋群，伸筋群に異常は起こらないか

首下がりは，そのほとんどは高齢者での報告であり，基礎疾患と関連性を有さないと思われる症例では，罹患部位の筋生検像は，非炎症性，非特異的なものであり，筋生検で確定診断がなされたものがない．この得られた筋組織所見と首下がりに関連性があるであろうか．Katzら[16]は，2死亡例（cadavers）の頸部傍脊柱筋組織を検討し，ルーチーン検査では，筋線維径の中等度の不同以外に異常を認めなかったとしている．健常高齢者の頸部伸筋の組織所見に，通常とは異なる変化がみられるかは，今後の検討課題となる．

おわりに

首下がりをきたす疾患は神経筋疾患のみならず，多系統萎縮症などの中枢神経系疾患でもみられ，多岐にわたっている．大多数は基礎疾患の進行に従い出現してくるが，首下がりが初発症状の場合には，基礎疾患の存在の有無を検討すべきである．

文 献

1) Askmark H, Eeg-Olofsson KE : Parkinsonism and neck extensor myopathy. A new syndrome or coincidental findings? Arch Neurol 58 : 232-237, 2001
2) Cuinn N : Disproportinate antecollis in multiple system atrophy. Lancet 1 : 844, 1989
3) Dyck PJ, Lais AC, Ohta M, et al : Chronic inflammatory demyelinating polyradiculopathy. Mayo Clin Proc 50 : 621-637, 1975
4) Gerlier : Une epidemie de vertige paralysant. Rev Med Suisse Romande 7 : 5-29, 1887
5) Grob D, Brunner NG, Namba T : The natural course of myasthenia gravis and effect of therapeutic measure. Ann NY Acad Sci 377 : 652-669, 1981
6) Hoffman D, Gutmann L : The dropped head syndrome with chronic inflammatory demyelinating polyneuropathy. Muscle Nerve 17 : 808-810, 1994
7) Hund E, Heckl R, Goebel HH, et al : Inclusion body myositis presenting with isolated erector spinae paresis. Neurology 45 : 993-994, 1995
8) 市川弥生子，山田弘樹，本吉慶史，他：首の垂れ下がりを生じた顔面肩甲上腕型筋ジストロフィーの3症例．臨床神経 36 : 503-506, 1996
9) 井上三郎：首下り病（ジェルリェー氏病）ノ研究．病理学紀要 2 : 25-203, 1925
10) 石口 宏，松永 薫，山本辰紀，他：Isolated neck extensor myopathy（INEM）2症例の頸部伸筋MRIおよび組織学的所見の検討（抄）．臨床神経 39 : 295, 1999
11) Jokelainen M : Amyotrophic lateral sclerosis in Finland. II : Clinical characteristics. Acta Neurol Scand 56 : 194-204, 1977
12) 城市貴史，野田 豊，大橋正洋，他：首下がりを主徴とし，多彩な神経筋症状を示した一例．神奈川リハ紀要 15 : 71-73, 1988
13) 金城邦彦，池田拓也，杉江 開，他：いわゆる"首下り病"の2例（抄）．日内会誌 74 : 382, 1985
14) Karpati G, Carpenter S, Engel AG, et al : The syndrome of systemic carnitine deficiency : clinical, morphologic, biochemical, and pathophysiologic features. Neurology 25 : 154-159, 1975
15) Katz AL, Pate O : Floppy head syndrome. Arthritis Rheum 23 : 131-132, 1980

16) Katz JS, Wolfe GI, Burns DK, et al : Isolated neck extensor myopathy : a common cause of dropped head syndrome. *Neurology* **46** : 917-921, 1996
17) Kawai M : Variance of muscle damage distribution and the mode of inheritance in hereditary myopathies (Abstr). *Muscle Nerve* **17** (*Suppl 1*) : S67, 1994
18) Lange DF, Fetell MR, Lovelace RE, et al : The floppy head syndrome (Abstr.). *Ann Neurol* **20** : 133, 1986
19) 三浦謹之助：首下リ病研究第二回報告. 東京医事新誌 **932** : 549-552, 1896
20) Oerlemans WGH, de Visser M : Dropped head syndrome and bent spine syndrome : two separate clinical entities or different manifestations of axial myopathy? *J Neurol Neurosurg Psychiatry* **65** : 248-259, 1998
21) 岡宮 聡, 伊藤博明, 斎藤豊和, 他：パーキンソニズムを伴った isolated neck extensor myopathy の1例. 臨床神経 **37** : 393-396, 1997
22) Riggs JE, Bodensteiner JB, Schochet SS : The dropped head sign : an unusual presentation of congenital myopathy. *J Child Neurol* **9** : 330-331, 1994
23) Rose MR, Levin KH, Griggs RC : The dropped head plus syndrome : quantitation of response to corticosteroids. *Muscle Nerve* **22** : 115-118, 1999
24) Serratrice G, Pouget J, Pellissier JF : Bent spine syndrome. *J Neurol Neurosurg Psychiatry* **60** : 51-54, 1996
25) Suarez GA, Kelly JJ : The dropped head syndrome. *Neurology* **42** : 1625-1627, 1992
26) 薄 敬一郎, 山口滋紀, 河内葉子, 他：首下がりを呈した頸椎症. 神経内科 **44** : 471-473, 1996
27) 髙橋 昭：首下がり-Gerlier 病, kubisagari, dropped head syndrome. 神経内科 **51** : 1-12, 1999
28) Trend PJ, Wiles CM, Spencer GT, et al : Acid maltase deficiency in adults. Diagnosis and management in five cases. *Brain* **108** : 845-860, 1985

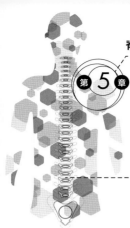

脊椎脊髄疾患における注目すべき症状

第5章

下垂腕徴候

中嶋秀明，髙橋　藍，竹浦直人，馬場久敏

はじめに

　下垂腕徴候とは，主に三角筋の筋力低下によって肩関節の挙上不能，外転不能となった状態であり，臨床的には肩外転障害が突然に出現する場合に多く用いられる呼称である．臨床像からみると，肩腱板損傷などの関節疾患，神経内科的疾患（神経・筋疾患）の一徴候，腋窩神経損傷などを含む外傷によるものも，この徴候を呈するが，一般的には，変性疾患としての脊髄症，運動ニューロン疾患，末梢神経障害が原因で生じる運動麻痺，筋力低下を示すものと考える．本項では，髄節障害，神経根障害（特にC5麻痺）によって発症する下垂腕徴候について，その病態と疾患群について論述する．

下垂腕徴候の発症機序
　—C5神経根の解剖学的特徴から

　一般的に肩甲帯の筋肉は，C5およびC6の神経根の二重支配を受けていると考えられている．その中で腕神経叢上神経幹から分枝した肩甲上神経は棘上筋，棘下筋へ，後側神経束から分枝した腋窩神経は三角筋，小円筋に分布する．この脊髄から作動筋までの障害によって下垂腕徴候が発生すると考えられる（図1）．肩の外転作動筋を主に司る三角筋は，運動麻痺，筋萎縮をきたしやすいことが経験的に知られている．その背景としては，三角筋が最も単独髄節に依存しており，他の筋のような多神経支配を受けていないこと，神経運動単位が大きい（筋線維数が多い）ことなどが考えられている．

　C5神経根の解剖学的特徴としては，Tanakaら[12]はC5-8の神経根と椎間板の位置関係を4形態に分け，C5では神経根の前方に接するようにC4-5椎間板が位置していることが多いと述べている．また，脊髄から神経根が下行していく角度はC5で最も鈍角であり，脊髄から椎間孔へ至るまでの神経根の長さは相対的に短いことを示した（図2）．神経根の長さはShinomiyaら[9]およびAlleyneら[1]も計測を行っており，これらの報告ではC3-8のうちC5神経根は脊柱管内での長さが最短とされている．頸髄症患者群で頸椎可動域を検討した研究では，C4-5椎間が最も大きな可動域をもつため，C5神経根の移動が最も大きいと報告されている[4]．金子ら[5]は，術中の神経根刺激による筋電図（EMG）の観察で，三角筋の神経支配はC5優位の症例が40％，C5とC6が均等に支配している症例が50％であることを確認し，三角筋，上腕二頭筋の神経支配がC5優位の場合には，C5神経根障害が生じたときには著明な筋力低下が起こる可能性が高いと述べている．すなわち，筋肉の支配に個体差があることが麻痺発生に大きく関与することが推察される．このような解剖学的，解剖生理学的特徴からも，他の神経根に比べてC5神経根は易損性を有していることが考えられる．

下垂腕徴候をきたしうる疾患

1 頸椎症性筋萎縮症（CSA）
1．頸椎症性筋萎縮症の病態
　本症は，1965年にKeeganら[6]が提唱した前根障害優位な頸椎症性神経根症の特殊例（Keegan

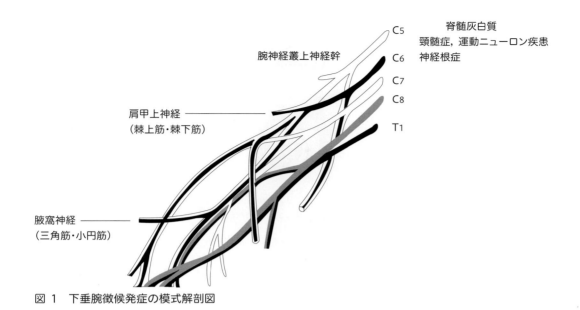

図1　下垂腕徴候発症の模式解剖図

型頸椎症）と考えられる症例，1975年に祖父江ら[10]が提唱した上肢筋萎縮を主徴とし，感覚障害が軽度ではあるが，下肢腱反射亢進を伴うことも比較的多い頸椎症性脊髄症の特殊例と考えられる症例，両者（前根障害＋灰白質障害）の病態が合併した症例[2]など，さまざまな病態が報告されており，いまだ十分にその病態が認識されているとは言い難い．

頸椎症性筋萎縮症は時に独立した疾患概念であるかのように扱われてしまう場合があるが，頸椎症には上肢の筋萎縮と運動麻痺を主徴とし，感覚障害が軽度である特殊な病態を呈する群が存在し，基本的にその病態は頸椎症性神経根・脊髄症（radiculo-myelopathy）である[8,13]．つまり，この頸椎症に伴う麻痺の発生機序は，前方のLuschka関節突起に生じた退行性変化により，頸椎椎間孔で脊髄神経が前根優位に障害を受けた結果と考えられるものの，骨性圧迫が脊柱管内にまで及んだ場合には，前角細胞や前庭脊髄路の圧迫による索路症候が出現するものと考えられる．椎間孔入口部では，前根が椎体後側方骨棘に接していることや，後根に比べて前根が細いなどが，解剖学的発現要素と考えられる．索路症候を呈さないことを頸椎症性筋萎縮症の定義の一つに挙げる場合もあるが，索路症候の有無は診断や治療成績に影響を与える可能性があるが，定義（診断基準）に属するものではないと考える．日本ではcervical spondylotic amyotrophy（CSA）と表現されることが多いが，諸外国に対してはprogressive amyotrophy associated with cervical spondylosisと表現したほうが，理解されやすいようである．頸椎症性筋萎縮症と表現すると，その原因は頸椎症に限られてしまう．しかし，その病態を考えると，"上肢の筋萎縮と運動麻痺を主徴とし，感覚障害が軽度である特殊な病態"は，頸椎椎間板ヘルニアや後縦靱帯骨化症でも発現しうる[7]．

2．頸椎症性筋萎縮症の経過と治療

発症早期の症例や，神経根障害による筋萎縮症と考えられる症例では，保存的治療が奏効することが多い．発症時の徒手筋力テスト（MMT）は，治療成績と必ずしも相関しないと考えられるため，MMT 2以下の症例については特に注意深く経過観察を行うが，手術適応を判断する材料として積極的には用いていない．しかし，MMT 2以下の筋萎縮が広範囲（たとえば三角筋～回外筋の麻痺）にみられる場合には，その後の経過が進行性である場合が多く，手術を主として考える．罹病期間が大きく治療成績にかかわるため，保存的治療を選択した場合でも，常に手術加療に移行できる体制を整えておく必要がある．通常，保存的

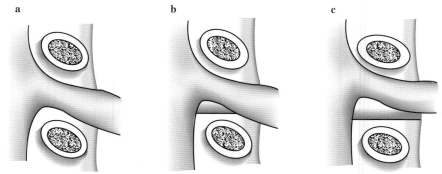

図2 神経根と椎間板の高位の位置関係（Tanaka N, et al：The anatomic relation among the nerve roots, intervertebral foramina, and intervertebral discs of the cervical spine. Spine 25：286-291, 2000 より抜粋引用）[12]

a：椎間孔入口部において神経根の前方に椎間板が位置している．C5神経根に多くみられる．
b：椎間孔入口部において神経根の腋窩に椎間板が位置している．C6-7神経根に多くみられる．
c：椎間孔入口部において神経根と椎間板が接していない．C8神経根に多くみられる．

表1 頸椎症性筋萎縮症―近位型と遠位型の相違（文献13より引用）

	近位型	遠位型	P
症例数	37	14	―
平均年齢（歳）	60.7	58.5	ns*
罹病期間（月）	10.9	18.0	<0.05*
頸椎 alignment			
正常	25 (67.6%)	8 (57.1%)	<0.05†
後弯変形+	6	2	―
不安定性+	4	2	―
脊柱管狭窄（≤13 mm）+	5	4	―
髄内輝度変化（T2）	14 (37.8%)	9 (64.3%)	<0.01†
脊髄圧迫範囲（椎体）	1.5	2.2	<0.05*

ns：not significant, ＊：対応のないt検定, †：χ^2検定, ＋：重複例あり

治療では，1〜2カ月の経過で改善傾向がみられる場合が多く，経過をみることができるのは約3カ月までと考える．

当院で経験した頸椎症性筋萎縮症手術51例の検討[13]では，筋萎縮が棘上筋，棘下筋，三角筋，上腕二頭筋，腕橈骨筋などにみられる近位型が37例，前腕尺側筋，手内在筋にみられる遠位型が14例であった．遠位型は近位型に比べ，罹病期間が長い，頸椎 malalignment（不安定性，脊柱管狭窄など），MRI髄内輝度変化，脊髄圧迫範囲が広いという特徴がみられた（表1）[13]．髄内輝度変化と脊髄圧迫部位には関連性がみられたが，その髄内輝度変化が責任高位に必ずしも一致しているとはいえなかった．近位型の62％はMMTが改善したが，遠位型の64.3％は改善がみられなかった．MMT改善（治療成績）に影響を及ぼす因子の検討では，いずれの型においても，罹病期間，術前の筋誘発電位（muscle evoked potential：MsEP）の振幅は影響を及ぼしたが，手術時年齢，術前MMT，髄内輝度変化の有無，術式は影響がみられなかった．これまでの報告どおり，遠位型は近位型に比べて治療成績が全体として劣っていた

表 2 頸椎症と筋萎縮性側索硬化症（ALS）の鑑別

①感覚障害	ALS では他覚的感覚障害はみられない．しかし，一枚皮が張った感じなどの自覚症状を呈することは多く，所見としては捉えにくい．
②線維束性収縮	ALS では顔面や四肢で約 90％の頻度でみられるが，頸椎症ではみられない．
③解離性小手筋萎縮	ALS の初期では短母指外転筋と第一背側骨間筋の萎縮が認められるが，小指球筋が保たれる．
④上位運動ニューロン症候（錐体路徴候）	下顎反射亢進や頭後屈反射陽性は頸椎上部より中枢の錐体路病変を示しており，ALS をより疑う．
⑤頸部筋力低下・びまん性筋萎縮	頸部筋は，頸椎症では保たれるが，ALS では筋力低下が生じうる．上肢筋萎縮は，ALS ではびまん性に生じる．
⑥体重減少	短期間で急速な体重減少がみられる場合には ALS を疑う．

が，近位型であっても，罹病期間が長い症例や，脊髄症候を呈している症例は治療成績が必ずしも良好といえないと考えられた．注意すべき点は，理学所見上は腱反射亢進などの脊髄症候がみられたとしても，最大圧迫部位や髄内輝度変化がみられる高位と，障害筋高位が必ずしも一致しているとは限らず，理学所見上の myelopathy sign ＝前角障害とはいえず，神経根障害の可能性も十分にあるということである．また，遠位型の場合には，遠位筋のみが萎縮していることはむしろ少なく，われわれの遠位型 14 例中 10 例（71.4％）は，近位筋にも軽度の筋萎縮，MMT 低下がみられた．このことは，遠位型では多椎間罹患例が多いことが一つの要因とも考えられる．一方，保存的治療が比較的奏効すると考えられる神経根症型であったとしても，罹病期間により治療成績に差がみられたことは，特に前根あるいは脊髄前角の障害に起因する症例では，早期の除圧が有用であることを示唆しており，タイミングを逸することなく，早期診断，早期治療を行うことが重要と考えられる．

2 筋萎縮性側索硬化症（amyotrophic lateral sclerosis：ALS）

ALS の初期では，頸椎症性脊髄症の症候と鑑別しにくいだけでなく，両者とも高齢者発生が多いために合併することさえある．手術によって ALS の進行が増強する可能性があることが知られており，頸椎手術には慎重にならざるを得ない．

頸部筋力低下と陰性徴候（他覚的感覚障害，膀胱直腸障害，褥瘡，眼球運動障害，錐体外路徴候）が重要である．発症時には，体重減少や腱反射亢進，舌萎縮，線維束攣縮などが所見上で重要である．また，下顎反射は橋の三叉神経核に中枢が存在するため，下顎反射亢進は頸椎上部より中枢の錐体路病変を示しており，頸椎症では通常みられない．頭後屈反射（頭部を少し前かがみにして口を閉じさせ，左の母指を鼻の下におき，その上から母指の背側をハンマーで叩く．頸髄上部より中枢の錐体路病変がある場合には，頭部が後屈する頭部の伸展反射）も頸椎上部より中枢の錐体路病変を示唆する病的反射である．さらに，ALS の初期では，短母指外転筋と第一背側骨間筋の萎縮が認められるが，小指球筋が保たれる解離性小手筋萎縮（split hand）が認められる．進行すると小指球筋も萎縮する．画像上は単椎間障害であるにもかかわらず，多髄節障害を呈するような症例や，感覚障害や排尿障害がない症例では，ALS の鑑別を第一に考えるべきである．頸椎症性筋萎縮症と ALS の鑑別点を表 2 に示す．

3 多発性硬化症（multiple sclerosis：MS）

症状として視神経炎，時間的・空間的多発（寛解増悪を繰り返しながら徐々に増悪）が有名な脱髄疾患であるが，急性麻痺を呈し，整形外科を受診することがある．運動感覚障害だけでなく，眼症状（視野欠損，視力低下，複視，眼振，眼球運動障害），小脳症状，精神症状など，多彩な症状を

呈しうるため，脳脊髄などの中枢神経系の多発病巣の検索を行う．頸髄症の MRI で，脊髄圧迫の所見に広範囲の髄内信号変化を伴った場合には，鑑別が困難なことが多い．

4 脊髄サルコイドーシス

眼症状（ぶどう膜炎），呼吸器症状（両側肺門リンパ節腫脹）での初発が多いが，サルコイドーシスによって脊髄腫大をきたした場合には，頸椎症性脊髄症による髄内輝度変化と見誤る可能性がある．脊髄サルコイドーシスは，サルコイド病変が脊髄表面から内側に進むため，白質が最初に障害されやすいと考えられ，上肢の髄節症候より下肢の索路症候が主徴になることが多い．

5 亜急性連合性脊髄変性症

ビタミン B_{12} 欠乏症による脊髄の脱髄病巣によって脊髄症候を呈する．髄内に snake eyes 状の輝度変化がみられることがある[11]．圧迫病巣が存在するとさらに鑑別が困難になるが，原因不明の脊髄症候では，胃切除などの既往や栄養状態に注意を払う必要がある．

6 神経痛性筋萎縮症（neuralgic amyotrophy）

一側上肢の神経痛様疼痛で始まり，痛み（疼痛）の消退とともに同側上肢の筋力低下，筋萎縮を示すという特徴的な臨床像をもつ．腕神経叢炎と考えられており，予後良好なのも特徴の一つである．まれに遠位筋も障害されるが，通常は下垂腕徴候などの近位筋優位の障害であるのが一般的である．

7 進行性筋ジストロフィー

Duchenne 型やその良性型の Becker 型，肢体型の進行性筋ジストロフィーでは，近位筋優位の筋萎縮を示す．

8 多発筋炎

中高年の女性に多く，主訴は両上肢挙上困難，歩行困難が一般的である．手指や下肢の遠位筋筋力は保たれることが多い．ヘリオトロープ疹（眼瞼部の浮腫状の紫紅色皮疹）など，特徴的な皮膚症状を合併することがある．

9 急性散在性脳脊髄炎

中枢神経白質が急性単相性に侵される脱髄疾患で，発熱，運動感覚障害，膀胱直腸障害，痙攣，意識障害などを呈しうる．

10 肩甲上神経麻痺

肩甲切痕，肩甲棘基部における絞扼性ニューロパチーである．テニス，バレーボールなどの肩を使うスポーツ選手，肩挙上位での作業に従事するもの（整備士，塗装工など）に多くみられる．

11 腋窩神経麻痺

通常は上腕骨頭の骨折・脱臼，肩甲骨骨折，上肢の牽引・圧迫によって生じる．

12 大脳皮質小梗塞

大脳半球の中心前回にある手の領域（precentral knob）の正中寄りの小梗塞にて，肩の挙上困難が生じることがある[3]．

まとめ

下垂腕徴候は，頸椎症による脊髄症，運動ニューロン疾患，末梢神経障害などで生じうる．特に頸椎症性筋萎縮症と ALS 初期の鑑別は困難である場合が多い．頸椎症性筋萎縮症の場合には自然経過による改善例があるが，ALS は原則的に進行性疾患である．頸椎症性筋萎縮症の手術成績は罹病期間に影響を受けるため，漫然と経過観察してはならないが，鑑別に迷った場合には，脊椎脊髄外科医と神経内科医の連携をとりつつ，1～2 カ月の経過をみて判断するのがよい．

文献

1) Alleyne CH Jr, Cawley CM, Barrow DL, et al : Microsurgical anatomy of the dorsal cervical nerve roots and the cervical dorsal root ganglion/ventral root complexes. *Surg Neurol* **50** : 213-218, 1998
2) Dorsen M, Ehni G : Cervical spondylotic radiculopathy producing motor manifestations mimicking

primary muscular atrophy. *Neurosurgery* **5**：427-431, 1979
3) 福武敏夫：神経症状の診かた・考えかた—General Neurology のすすめ，第2版．医学書院，2017, pp328-329
4) Holmes A, Wang C, Han ZH, et al：The range and nature of flexion-extension motion in the cervical spine. *Spine* **19**：2505-2510, 1994
5) 金子和生，田口敏彦，河合伸也：三角筋，上腕二頭筋の神経支配と頸髄症の責任高位からみた頸椎後方術後 C5 麻痺発生に対する検討．臨整外 **38**：383-387, 2003
6) Keegan JJ：The cause of dissociated motor loss in the upper extremity with cervical spondylosis. *J Neurosurg* **23**：528-536, 1965
7) Mizuno J, Nakagawa H, Hashizume Y：Cervical amyotrophy caused by hypertrophy of the posterior longitudinal ligament. *Spinal Cord* **40**：484-488, 2002
8) 中嶋秀明，内田研造，馬場久敏：頸椎症性筋萎縮症の外科的治療—近位型および遠位型の病態と手術成績．脊椎脊髄 **22**：1133-1138, 2009
9) Shinomiya K, Ogawa A, Nakao K, et al：Morphology of C5 ventral nerve rootlets as part of dissociated motor loss of deltoid muscle. *Spine* **19**：2501-2504, 1994
10) 祖父江逸郎，加藤寿雄，柳　務：頸部脊椎症性ミエロパチーの臨床像と病型—頸部脊髄症性筋萎縮症 Cervical Spondylotic Amyotrophy の提唱と Crandall & Batzdorf の病型分類の問題点を中心として．臨整外 **10**：1124-1132, 1975
11) Sun HY, Lee JW, Park KS, et al：Spine MR imaging features of subacute combined degeneration patients. *Eur Spine J* **23**：1052-1058, 2014
12) Tanaka N, Fujimoto Y, An HS, et al：The anatomic relation among the nerve roots, intervertebral foramina, and intervertebral discs of the cervical spine. *Spine* **25**：286-291, 2000
13) Uchida K, Nakajima H, Yayama T, et al：Anterior and posterior decompressive surgery for progressive amyotrophy associated with cervical spondylosis：A retrospective study of 51 patients. *J Neurosurg Spine* **11**：330-337, 2009

脊椎脊髄疾患における注目すべき症状

第5章 Myelopathy hand

和田英路, 米延策雄

はじめに

頸部脊髄症（頸髄症）の症状は四肢痙性麻痺と表現されるが，その手の特徴的な症状については記載が少ない．1962年に鶴海[7]は，「頸部脊椎骨軟骨症の脊髄症状の指の伸展は緩徐でぎこちなく，完全にできないものもある」と述べている．また，1966年にCrandall[1]は，頸髄症にみられる手の運動障害について，「握り拳を開いたり閉じたりする動作がゆっくりでぎこちない」と記述している．1982年に小野ら[4]は，頸髄症患者の手の系統的観察を通じて頸髄症の手には共通した特徴がみられることを見出し，それを"myelopathy hand"という名称で報告した．Myelopathy handの第1の特徴は，尺側の指がいうことをきかない手であり，それを指離れ徴候の意味でfinger escape sign（FES）と名づけた．第2の特徴は，手指の素早い握り・開きが困難な手である．さらに，10秒間に"グー"，"パー"をできるだけ早く遂行させて回数を数え，その回数が頸髄症の重症度の指標となりうることを示し，これを"10秒テスト"として提唱した．10秒テストは，①特殊な器具を必要としない簡便な神経学的診察法であること，②頸髄症の重症度を連続変数として表現できることなどの利点があり，多くの施設で利用されるようになった．

本項では，myelopathy handについて解説するとともに，われわれが行っている研究についても言及する．

Myelopathy handとは

"myelopathy hand"という用語を小野らが初めて使用したのは，1982年に発表した論文『Myelopathy handと頸髄症の可逆性』[4]においてである．頸髄症では手の異常を訴える頻度は高いが，過去には，手の異常が脊髄の索路症候なのか髄節症候なのか，あるいは合併する根症候なのかについての明確な概念は存在しなかった．小野らは頸髄症患者の手の系統的研究を行い，①いろいろな原因による頸髄症において特徴的な変形と機能脱落を伴う痙性の手が認められること，②この痙性の手は尺側に優位に現れる指離れ徴候（finger escape sign）と緩徐な手指の握り・開きを特徴とし，頸髄症の進展につれて陽性率が増し，かつ特徴があらわになること，③尺側から始まる指離れ徴候，10秒間の手指握り・開き回数（10秒テスト）ともに頸髄症の重症度とよく相関すること，④以上の結果から，この痙性の手を頸髄症に特有の手という意味でmyelopathy handと呼ぶのが妥当であり，その本態は手における錐体路症候であることを報告した．

また，1986年に発表した論文『圧迫性脊髄症の臨床と病理』[5]の中でも，myelopathy handの特徴とは，①尺側の指がいうことをきかない手，②開きづらい手，③手袋状あるいは長手袋状の感覚障害を示す手，④手指のジンジンする痛み（dysesthesia）と不器用さを訴える手であるとしている．

当初，FESや10秒テストはmyelopathy hand自体の重症度を評価する目的で使用されていた．その後，頸髄症においては，下肢機能と上肢機能がほぼ平行するという経験的事実から，myelop-

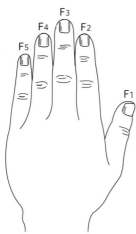

図1 Finger escape sign (FES) の grade 分類
Grade
0：FES negative
1：F_5, unable to keep adduction
2：F_5 or F_5 and F_4, unable to assume adduction
3：F_5 and F_4, unable to assume extension and adduction
4：$F_{5,4}$ and F_3 unable to assume extension and adduction

athy hand により頸髄症の重症度を評価できる可能性が考えられるようになった．FES や 10 秒テストにより，頸髄症の索路症候の重症度を評価するようになり，中でも 10 秒テストは重症度を連続変数として表現できる利便性から，ベッドサイドでの神経学的診察法として普及している．

指離れ徴候 (finger escape sign：FES)
（図1）

頸髄症の手指の神経脱落症状は，まず小指の内転位保持困難に始まり，症状が進むにつれて環指から中指へと内転や伸展の保持が困難となり，最も重症な場合には，母指と示指だけが機能する手になる．この現象は小野らによって次のように分類された．
Grade 0：FES 陰性
Grade 1：小指の内転位保持ができない
Grade 2：小指，または小指と環指の内転ができない
Grade 3：小指と環指の伸展と内転ができない
Grade 4：小指，環指，中指の伸展と内転ができない
Grade 0 は正常の手であり，Grade 4 は最も重症

な頸髄症の手である．FES の重症度は，日本整形外科学会頸髄症治療成績判定基準（JOA score）の上肢機能だけでなく，下肢機能や感覚・膀胱機能を含めた合計点数とも相関するとされる．

10 秒テスト (grip and release test)

手指の素早い握り・開きの困難さは，脳・脊髄障害に広く認められ，痙性の手の特徴とされてきた．10 秒テストは，この"手指の素早い握り・開きの困難さ"を半定量的に評価する神経学的診察法である．10 秒テストの手技について，1986 年の論文[5]では「両手を前につき出し，手掌を下に，"グー" "パー" をできるだけ早く遂行させ回数を数える」と記載されている．手掌を下にして行うのは，"ごまかし運動（trick motion）"とわれわれが呼んでいる手指屈伸と手関節掌背屈の奇妙な連動も myelopathy hand の重要な徴候と考えるからである．すなわち，手指屈曲時には手関節が過度に背屈し，手指伸展時には手関節が過度に掌屈するようになり，この連動は頸髄症の進行に併せて顕著となる（図2）．健常者の 25〜30 回/10 秒に対して 20 回に達しない場合には，myelopathy hand を疑うことができる．また，10 秒テストは JOA score ともよく相関することが示されており，10 秒テストで頸髄症の索路症候の重症度を評価することが可能である．

一方，頸髄症の存在を 10 秒テストのみで診断することは困難であり，Hoffmann 反射の陽性が両側性にみられるなど，痙性麻痺の存在を前提としての神経学的診察法である．

手指の素早い握り・開きの困難さの機序としては，屈筋の緊張亢進，あるいは拮抗筋間の切り替え運動が素早くできないことなどが考えられている．伊達[2]は，1980 年に，頸髄症にみられる"手指伸展遷延現象"の発生機序を，手指関節の動作解析，動作筋電図，誘発筋電図などを通じて詳細に解析している．その結論としては，手指の伸展相で深指・浅指屈筋の同時放電，持続放電を認めることが多く，尺骨神経ブロックで一過性に伸展遷延現象が消失することから，脊髄レベルでの misconnection や相反神経支配の障害によるもの

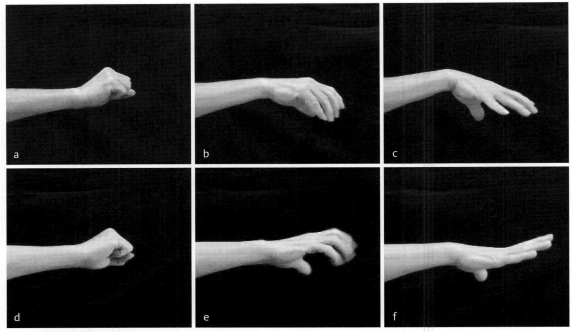

図2 頚髄症患者に特有のごまかし運動
頚髄症の手指屈曲時には手関節が過度に背屈し，手指伸展時には手関節が過度に掌屈する．
a：頚髄症の手指屈曲相，b：頚髄症の屈曲〜伸展相，c：頚髄症の手指伸展相．
d：健常者の手指屈曲相，e：健常者の屈曲〜伸展相，f：健常者の手指伸展相．

と推測している．

最近の研究[9)]

従来，10秒テストが20回に達しない場合にmyelopathy handを疑うとされてきたが，その妥当性についての統計学的検討は行われていなかった．われわれは，日本脊椎脊髄病学会の診断評価等基準委員会が中心となって行った日本整形外科学会治療成績判定基準改訂を目的とする第1次調査のデータを使用し，10秒テストの年代ごとの正常値，また頚髄症との閾値などを統計学的手法により検討した．

解析に使用したのは，健常者216名，頚髄症患者250名の10秒テストの値および頚髄症患者のJOA scoreである．10秒テストに左右差がある場合には，少ないほうの回数を代表値として採用した．

■ 健常者の10秒テスト値（表1）

まず，健常者を対象として行われた調査から，各年代の10秒テストの平均値と標準偏差値を求めた．健常者全体の平均値は26.0±6.7回であった．年代別では，20代では平均27.4回，30代では28.4回，40代では27.2回，50代では27.7回，60代では22.0回，70代では21.0回，80代では19.2回であった．頚髄症を合併しなくても，60歳を超えると年齢とともに10秒テストの回数が低下する傾向がみられた．

■ 頚髄症患者の10秒テスト値（表2）

頚髄症患者全体の平均値は17.4±7.0回であった．年代別では，30代では平均22.1回，40代では20.4回，50代では18.1回，60代では17.9回，70代では15.1回，80代では12.9回であった．

■ 10秒テストの閾値

判別分析法を用いて頚髄症患者群と健常者群の10秒テスト値の閾値を求めたところ，両者間の閾

表 1　健常者における各年代の 10 秒テストの平均値

年齢（歳）	平均値（cycles）	症例数（n）
20〜29	27.4±5.0	48
30〜39	28.4±6.3	40
40〜49	27.2±6.5	36
50〜59	27.7±6.8	36
60〜69	22.0±4.9	27
70〜79	21.0±7.2	24
80〜	19.2±6.5	5

表 2　頸髄症患者における各年代の 10 秒テストの平均値

年齢（歳）	平均値（cycles）	症例数（n）
30〜39	22.1±7.6	9
40〜49	20.4±7.5	29
50〜59	18.1±6.3	58
60〜69	17.9±7.4	75
70〜79	15.1±6.0	58
80〜	12.9±5.1	18

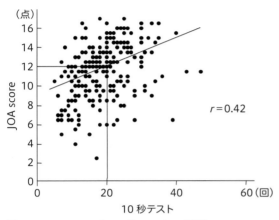

図 3　JOA score と 10 秒テストの相関
頸髄症の重症度として，10 秒テスト 20 回は，JOA score 12 点に相当する．

表 3　JOA score の各項目と 10 秒テストの相関

JOA 項目	Pearson の相関係数
運動機能	
手指	：0.41
肩・肘	：0.15
下肢	：0.45
感覚機能	
上肢	：0.12
体幹	：0.12
下肢	：0.23
膀胱機能	：0.07

値は 21〜22 回であった．

4　JOA score と 10 秒テスト

　JOA score と 10 秒テストの相関について検討したところ，Pearson の相関係数は $r=0.42$（$P=0.00$）であり，JOA score と 10 秒テストの間に正の相関関係を認めた（図 3）．JOA score と 10 秒テストの相関図から，重症度として 10 秒テスト 20 回は JOA score 12 点に相当するものであった．JOA score の各項目との相関を検討したところ，下肢運動機能（$r=0.45$），手指運動機能（$r=0.41$）との相関が高く，感覚機能（上肢：$r=0.12$，下肢：$r=0.23$，体幹：$r=0.12$）や膀胱機能（$r=0.07$）などとの相関は低かった（表 3）．

考　察

　多施設で行われた約 500 名を対象とした研究においても，10 秒テストの頸髄症患者と健常者の間の閾値は，21〜22 回/10 秒であることが示された．これは小野らが報告した myelopathy hand の特徴（10 秒テストが 20 回以下）を統計学的に裏づける結果であった．また，10 秒テストと JOA score の間に有意な相関があり，頸髄症の重症度として 10 秒テスト 20 回が JOA score 12 点に相当するという結果も，小野らの報告と同様であった．

　健常者の 10 秒テストの平均値が 26 回であり，10 秒テスト 20 回が JOA score 12 点に相当するということは，頸髄症の存在を診断する際の重要な指標となる．また，10 秒テストと JOA score の間に有意な相関があることから，頸髄症の改善や増悪などを判断する際に 10 秒テストを併用する

ことは有用であると考える．

過去の研究では，10秒テストは脊髄面積との関連が強いことから，主に錐体路（白質）の機能を評価しているものと推測している[6,8]．多施設研究でも，10秒テストはJOA scoreの細目のうち，下肢運動機能，手指運動機能との相関が強いことが示されており，このことも10秒テストが主に錐体路（白質）の機能を評価していることの一つの証拠と思われる．

Evidence-based medicineが重要視されるにつれて，治療成績評価法の標準化が求められている．中でも，治療成績を治療者が評価するのではなく，患者の主観的な評価（患者立脚型アウトカム）こそが重要であるとの認識が広まりつつある．一方，頸髄症の治療目的は，"四肢の不自由さ"を改善させることであり，"四肢の不自由さ"の評価法の標準化も必要である．10秒テストは，特殊な検査器具を必要とせず，"手の不自由さ"を連続変数として表現できるなどの利点があり，頸髄症の神経学的診察法として欠かせないものと考える[3]．

文献

1) Crandall PH, Batzdorf U：Cervical spondylotic myelopathy. *J Neurosurg* **25**：57-66, 1966
2) 伊達洋次郎：頸椎・頸髄疾患にみられる手指伸展遷延現象の筋動作学的研究—特に頸椎骨軟骨症性脊髄症について．日整会誌 **54**：767-790, 1980
3) 中村耕三，竹下克志，田中太郎，他：頸髄症の運動機能評価．リハ医学 **41**：625-627, 2004
4) 小野啓郎，富士武史，岡田孝三，他：Myelopathy handと頸髄症の可逆性．頸椎外科の進歩．別冊整形外科 （2）：10-17, 1982
5) 小野啓郎：圧迫性脊髄症の臨床と病理．日整会誌 **60**：103-118, 1986
6) Ono K, Ebara S, Fuji T, et al：New clinical signs of cervical cord damage. *J Bone Joint Surg Br* **69**：215-219, 1987
7) 鶴海寛治：頸部脊椎骨軟骨症の脊髄症状と診断．整形外科 **13**：898-905, 1962
8) 和田英路，松岡孝志，河井秀夫，他：頸椎症性脊髄症の重症度評価方法としての10秒テストの有用性について．日整会誌 **77**：S495, 2003
9) Wada E, Yonenobu K, Fukui M, et al：Grip and release test（10 seconds test）in healthy volunteers and cervical myelopathy patients. *31th Annual Meeting of the Cervical Spine Research Society*, Scottsdale, 2003, pp112-113

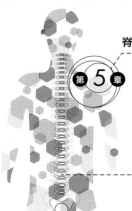

脊椎脊髄疾患における注目すべき症状

第5章 頸部神経根症による下垂指（drop fingers）

田中靖久

はじめに

頸部神経根症で特徴的な手の症候として，手指のしびれ感と筋力低下が挙げられる．これらのうち，しびれ感については，別書[10]で他疾患との鑑別や高位診断に役立つ諸事項を記述した．本項では，神経根症でもたらされる手の筋力低下，特に下垂指（drop fingers）について述べる．下垂指は，神経根症で生じる障害の中で，最も程度の強いものとみなされる（図1）．手の巧緻運動性が損なわれて，就労のみならず日常生活動作に重大な支障が生じるためである[12]．しかし，その症候の特徴がこれまで専門医においてすら十分に理解されているとは言い難い．筆者が経験した神経根症による下垂指の30例に基づき，日常診療において他の疾患との鑑別に役立つ知見を述べる．

下垂指を診断するための重要点

自験例の分析にあたっては，指伸筋の筋力が徒手筋力テスト（MMT）の評価法で，2（poor）以下の場合に下垂指と定義した．すなわち，手関節を背屈位，そして近位ならびに遠位の指節間関節（IP関節）を屈曲位に保持した状態で，中手指関節（MP関節）を0度まで伸展できない（図2）．

下垂指の診断，すなわち指伸筋のMMTによる評価には，手関節の肢位が重要である．手関節が背屈（伸展）位にあれば，指伸筋が弛み，十分な筋力がなければMP関節を0度まで伸展できない．手関節が掌屈（屈曲）位にあれば，指伸筋が張り，筋力の強弱にかかわらず，MP関節が伸展されやすい．下垂指であっても，患者自ら，指が

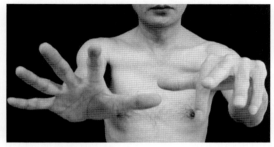

図1　下垂指（左手）

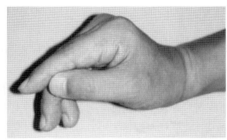

図2　下垂指
手関節の背屈位でMP関節を伸展できない．

伸展できないと訴えることはまれである．下垂指は，不用意なMMTで容易に見過ごされる．

神経根症の下垂指例における症候の特徴

1 肩甲間部あるいは肩甲骨部の痛みで発症する

頸部神経根症による下垂指例は，他の一般的な神経根症[11]と同じく，項肩甲部痛で発症する症例がほとんどである．自験例を調べた結果，初発症状が記憶されていた全例において，項肩甲部痛が

225

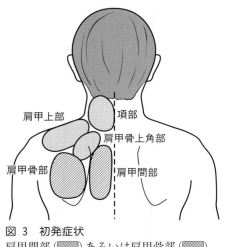

図 3 初発症状
肩甲間部（▨）あるいは肩甲骨部（▨）の痛みで発症し，その後に下垂指が生じる．

初発症状であり，その後に下垂指が生じていた．項肩甲部を項部，肩甲上部，肩甲骨上角部，肩甲間部，肩甲骨部の5つの領域に区分すると[8]，いずれの症例も肩甲間部あるいは肩甲骨部の痛み（疼痛）であった（図3）．

2 手指に痛み（しびれ感）を欠く症例がまれでない

頸部神経根症の典型的な自覚症状は，項肩甲部痛，上肢痛，そして手指痛（しびれ感）である．これらの3大症状が揃っていれば，神経根症は診断に窮することが少ないと思われる．しかし，揃わない場合がしばしば経験される．

自験の下垂指をきたした神経根症例において，初診時に手指痛があった症例では，いずれも環指および小指に痛みがあった．一方，23%の症例で手指痛がなかった．すなわち，神経根症で下垂指をきたすほどの筋力低下があっても，手指に痛みを欠く症例がまれでない．

3 Spurling テストが診断に有用である

筆者らは独自に頸部神経根症治療成績判定基準（正常20点）を作成し，診療に役立てている[13]．自覚症状，就労および家事能力，手の機能，他覚所見の4項目からなる．他覚所見の一つにSpurlingテストの項目を設け，テストの結果を「陰性」（3点）から，「項肩甲帯部の痛みが生じるが頸椎運動制限がない」（2点），「上肢，手指痛が生じるが頸椎運動制限がない，あるいは項肩甲帯部の痛みが生じ頸椎運動制限がある」（1点），「上肢，手指痛が生じ頸椎運動制限がある」（0点）まで，4段階に評価する．頸椎の患側への側屈かつ後屈（伸展）の可動域が健側と比較して小さければ，その程度にかかわらずに運動制限があるとする．

自験の神経根症による下垂指例で，初診時におけるSpurlingテストの結果は，3点（陰性）の症例がなかった．下垂指例においても，一般の神経根症と同じく，Spurlingテストが診断に有用である．

4 神経学的所見

1．手内在筋の強い筋力低下を伴う

自験例では，上腕三頭筋の筋力が全例で低下していた．MMTではほとんどが4（good）であり，1例のみが3（fair）であった．手内在筋の第1背側骨間筋と小指外転筋の筋力も，全例で低下していた．その程度は，ほとんどが3以下であり，1例のみが4であった．上腕三頭筋と手内在筋の筋力低下の程度を比較すると，手内在筋の低下が上腕三頭筋に比べて強いものがほとんどであり，同等のものが1例であった．他の主要な筋肉では，長母指伸筋と母指内転筋の筋力が全例で低下していた．

2．上腕三頭筋の腱反射減弱がみられる

上腕三頭筋の腱反射がほぼ全例で減弱していた．

3．感覚障害のない症例がある

ピン痛覚検査（pin-prick test）で痛覚過敏がある，あるいは痛覚が健側と比較して50%以下の強さであるなどの明白な感覚障害の症例が多く，これらの障害が中・環・小の3指あるいは環・小の2指にみられた．逆に感覚障害がない，あるいは軽い症例があり，いずれも手指に痛みやしびれ感の自覚症状を欠いた症例であった．

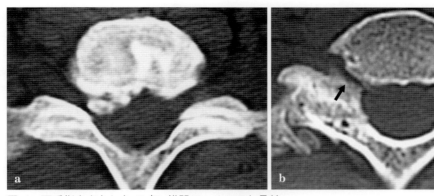

図4 下垂指をきたしたC7/T1椎間のヘルニアと骨棘
a：椎間板ヘルニアの椎間板造影後CT，b：椎間関節骨棘（矢印）の単純CT．

障害神経根は大多数がC8神経根である

　分析した自験例は，いずれも下垂指が片側にあり，後方からの椎間孔拡大術で神経根のみが除圧された症例である．いずれの症例も術後1週間以内に，自覚症状（項肩甲部痛，上肢痛，あるいは手指痛）あるいは他覚所見（感覚障害あるいは筋力低下）で改善がみられ，神経根症の診断に誤りがないことが確認されている．除圧された神経根，すなわち障害神経根は，90％でC8神経根であった．残りの症例では，C7とC8の神経根の両根が除圧され，いずれが障害根であるかが不明であった．

　神経根症における障害神経根の高位診断では，指伸筋の筋力低下がいずれの神経根症の指標になるかの結論が出ていない．すなわち，これまでの診断指標に関する代表的な報告をひもとけば，指伸筋の筋力低下は，C7神経根症の指標であるとするもの[3]，C8神経根症で頻度が高いとするもの[16]，あるいはC7とC8のいずれとも関連が述べられていないもの[6]があって，見解の一致をみない．しかし，筆者が経験した下垂指では，障害神経根を特定することができた全例がC8神経根症であった．したがって，指伸筋の筋力低下が，下垂指を呈するほどに重度であれば，C8神経根症の指標になると結論される．

　一方，上腕三頭筋，手内在筋の筋力低下は，これまでの診断指標に関する代表的な報告で，それぞれC7，C8の神経根症の指標になるとの一致した結論が述べられている[3,6,16]．したがって，上腕三頭筋と手内在筋の双方に筋力低下があれば，障害神経根が不明になりかねない．しかし，Yossら[16]は，その際には，より筋力低下の強い筋が障害神経根の指標になるとの重要な知見を述べている．自験例では1例を除く全例に共通する特徴的な所見がみられた．上腕三頭筋と手内在筋の双方に筋力低下がある場合には，その程度が手内在筋で強かったことである．これらの所見は，自験例の大多数がC8神経根症であったことを裏づけるものである．

椎間板ヘルニアあるいは骨棘が圧迫因子となる

　頸部神経根症における神経根の代表的な圧迫因子としては，椎間板ヘルニア，Luschka関節もしくは椎間関節の骨棘が挙げられる．自験の下垂指例では，画像ならびに手術の所見から診断された圧迫因子は，椎間板ヘルニアと骨棘がほぼ同数であった（図4）．ヘルニア例はいずれもC8神経根が障害神経根と特定されたもので，手術時にヘルニア腫瘤の湧出がみられた．

鑑別疾患

1 後骨間神経麻痺

　後骨間神経，すなわち橈骨神経深枝の麻痺では，指伸筋および長母指伸筋が麻痺に陥る一方，手関

節の背屈動作が保たれ，しびれ感や感覚障害が生じない．したがって，神経根症による下垂指例では，上肢～手指に痛み，しびれ感ならびに感覚障害を欠く症例があれば鑑別を要する．実際，自験例では，そのような症例がまれならずみられた．しかし，次の①～⑤の症候は，後骨間神経麻痺にはみられないものであり，これらがあれば神経根症と診断できる．

①肩甲間部あるいは肩甲骨部の痛みで発症し，その後に下垂指をきたす．
②Spurlingテストで，項肩甲帯部の痛み，あるいは頸椎運動制限がみられる．
③上腕三頭筋の筋力低下がみられる．
④手の内在筋，すなわち第1背側骨間筋，小指外転筋，さらには母指内転筋の筋力低下がみられる．
⑤上腕三頭筋の腱反射減弱がみられる．

2 頸部脊髄症

C6/7椎間板を責任高位とする脊髄症で下垂指をきたしうる．これはC8の運動髄節が障害されて生じるものと解釈される．一方，これより上位，すなわちC5/6，C4/5，あるいはC3/4椎間板高位の脊髄症で，下垂指を呈するものがまれながらみられる．神経根症の下垂指例では，自験例のように症状が片側のみにある．しかし，脊髄症では脊髄障害が灰白質にとどまっている段階のCrandallら[1]の脊髄中心症候群（central cord syndrome），あるいは服部[2]の分類のⅠ型ですら，下垂指をきたすほどの障害が脊髄片側にあれば，その対側にも何らかの障害があって症状をきたすのが普通である．すなわち，下垂指が片手にあり，対側が無症状であれば神経根症と診断できる．Crandallらのtransverse lesion syndromeあるいは服部のⅡ・Ⅲ型となれば，神経根症との鑑別は容易である．

3 肘部管症候群

肘部管症候群では，神経根症の下垂指例と同じく，片側で環・小指のしびれ感を訴え，手内在筋の筋力低下や萎縮をきたし得る．したがって，下垂指があっても，その存在に着目されなければ，あるいは的確に診断されなければ，神経根症を肘部管症候群と誤りかねない[5]．下垂指に加え，次の①～⑥の症候は，肘部管症候群にみられないものであり，これらがあれば神経根症と診断できる．

①肩甲間部あるいは肩甲骨部の痛みで発症する．
②Spurlingテストで，項肩甲帯部の痛み，あるいは頸椎運動制限がみられる．
③上腕三頭筋の筋力低下がみられる．
④長母指伸筋の筋力低下がみられる．
⑤上腕三頭筋の腱反射減弱がみられる．
⑥環指でしびれ感・感覚障害の範囲が尺側のみならず橈側に及ぶ[14]．

4 頸椎症性筋萎縮症

頸椎変性疾患で，上肢の遠位部に筋萎縮がみられ，感覚障害がないか あっても軽微なものの，原因がこれまで論議されてきた．祖父江ら[7]と坪井ら[15]は，C5/6あるいはC6/7の椎間での脊髄前角の障害であると推測した．しかし，彼らの報告では，筋萎縮をきたす原因の一つとしてC8神経根症が挙げられていない．下垂指例で，指伸筋や手内在筋の麻痺が長期にわたるものでは，前腕～手に強い筋萎縮がみられる（図5）．一方，頸部神経根症では，病期あるいは前・後根の障害領域に応じて，自覚症状や運動麻痺・感覚麻痺の程度・範囲に差がみられることがまれでない[9]．自験の下垂指例でも，手指に痛みやしびれ感を欠く症例があり，それらは感覚障害がない，あるいは軽い症例であった．片側の遠位型筋萎縮症では，手指のしびれ感や感覚障害の有無にかかわらず，原因としてC8神経根症を念頭に置くべきである．

5 T1神経根症

筆者はこれまで椎間板ヘルニアによるT1神経根症の1例を経験した[4]．T1神経根症では手内在筋の筋力低下がみられ，手の巧緻運動性が損なわれる．したがって，C8神経根症による下垂指例との鑑別が要求される．注目すべきは，短母指外転筋と手指屈筋の筋力低下である．C8神経根症では，短母指外転筋の筋力低下も高頻度にみられるものの，その低下の程度は母指内転筋を下回る．すなわち，自験のC8神経根症例では，これまで

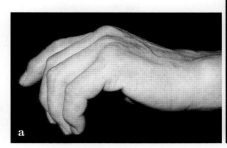
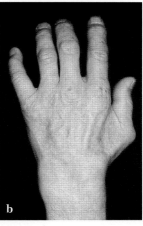

図5 神経根症による下垂指例での手内在筋の萎縮
a：左側面，b：上面．

MMTで，短母指外転筋の筋力が母指内転筋より弱かった症例を経験していない．逆に，弱ければT1神経根症を強く疑ってよい．加えて，C8神経根症では手指屈筋の筋力低下が少ない．逆にT1神経根症では手指屈筋の筋力低下が生じて，握力もさらに弱まる．

文献

1) Crandall PH, Batzdorf U：Cervical spondylotic myelopathy. *J Neurosurg* **25**：57-66, 1966
2) 服部 奨, 小山正信, 早川 宏, 他：頸部脊椎症性ミエロパチーの病態と病型. 臨整外 **10**：990-998, 1975
3) Hoppenfeld S：*Physical Examination of the Spine and Extremities*. Prentice Hall, Upper Saddle River, 1976, pp118-125
4) Kanno H, Aizawa T, Tanaka Y, et al：T1 radiculopathy caused by intervertebral disc herniation：symptomatic and neurological features. *J Orthop Sci* **14**：103-106, 2009
5) 古田島聡, 田中靖久, 阿部博男, 他：はじめに肘部管症候群が考えられたC8神経根症の1例. 東北整災紀要 **45**：164-167, 2001
6) Murphey F, Simmons JCH, Brunson B：Surgical treatment of laterally ruptured cervical disc. Review of 648 cases, 1939 to 1972. *J Neurosurg* **38**：679-683, 1973
7) 祖父江逸郎, 加藤寿雄, 柳 務：頸部脊椎症性ミエロパチーの臨床像と病型—頸部脊椎症性筋萎縮 cervical spondylotic amyotrophy の提唱とCrandall & Batzdorfの病型分類の問題点を中心として. 臨整外 **10**：999-1006, 1975
8) Tanaka Y, Kokubun S, Sato T, et al：Cervical roots as origin of pain in the neck or scapular regions. *Spine* **31**：E568-E573, 2006
9) 田中靖久：変性頸椎由来の頸部痛—神経根性頸部痛と既成概念への疑問. 整・災外 **53**：13-18, 2010
10) 田中靖久：頸椎疾患の手指のしびれ—他疾患との鑑別点. 脊椎脊髄 **24**：447-451, 2011
11) 田中靖久, 国分正一：頸部神経根症と頸部脊髄症の症候による診断. in 越智隆弘, 菊地臣一（編）：頸椎症. NEW MOOK 整形外科 6. 金原出版, 1999, pp30-38
12) 田中靖久, 国分正一, 小澤浩司, 他：下垂指（drop finger）を来す頸部神経根症. 臨整外 **39**：475-480, 2004
13) 田中靖久, 国分正一, 佐藤哲朗, 他：頸部神経根症に対する保存的治療の成績とその予測. 整・災外 **40**：167-174, 1997
14) 田中靖久, 国分正一, 佐藤哲朗, 他：C8神経根症の治療. 臨整外 **32**：435-439, 1997
15) 坪井義夫, 得丸幸夫, 平山惠造：頸部脊椎症性筋萎縮症—近位型と遠位型の臨床, 画像, 電気生理学的比較. 臨床神経 **35**：147-152, 1995
16) Yoss RE, Corbin KB, MacCarty CS, et al：Significance of symptoms and signs in localization of involved root in cervical disk protrusion. *Neurology* **7**：673-683, 1957

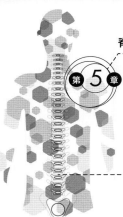

脊椎脊髄疾患における注目すべき症状

第5章 Surfer's myelopathy

小栁貴裕

はじめに

若年者や小児では，今一つ病態が明確でないが，背屈をベースとしたおそらく動的因子の関与する梗塞など，血行障害であろうとされる非外傷性脊髄障害が希有ながら報告されている．バック転，倒立，チアリーディングでの背屈を契機とした対麻痺などである[9,10,18]．本項で述べる Surfer's myelopathy は，サーフィン初心者に起こる非外傷性脊髄損傷として 2004 年に Thompson ら[17]により，希有な型の前脊髄動脈症候群として報告された．以来，ハワイでの発症を中心に報告が散見される稀な疾患であり，日本ではいまだ認知度が低い．2016 年に Freedman ら[3]によって 2014 年までの PubMed 検索による 64 例の総説が publish された．全例の詳細な神経症候の把握はできなかったが，自験例に英語，日本語で渉猟し得た別の 4 症例を加えて俯瞰的検討を行った[5,8,11,14]．

発症の背景と症状の時間的推移と長期予後

多少の差や時間的前後はあるものの，大方の報告例の推移をまとめると，以下のようである．サーフィン初心者が背臥位でパドリングを長時間行った後，まず腰背部痛を自覚する．本症の存在を認識していないため，疲れや不調などと認識し，場合によってサーフィンを継続する．しかし，その後に異変と認識し，陸に戻って休むが，症状は進行し，ほぼ 1 時間以内（記載のある 38 例中 31 例）に下肢の脱力，異常感覚を自覚する．腰背部痛と下肢のしびれ感や脱力などの自覚は，同時であったり，逆になったりすることもある．感覚障害は微妙な差があるようだが，同時に膀胱直腸障害を自覚する．この腰背部痛から始まる一連の症状型は，パドリング中だけでなく，pop up position（立ち上がった姿勢）になったとき，サーフィンを終えて陸に上がった後に始まる報告[8]もあるが，ほぼ一貫した流れである．その神経障害は少なくとも数時間以内に症状のピーク（nadir）を迎え，大部分の患者は救急医療機関に搬送されている．運動麻痺の程度はさまざまであるが，68 例中 36 例が nadir においてほぼ完全運動麻痺（American Spinal Injury Association impairment scale：ASIA impairment scale；A または B）をきたしていた[3,16]．問題はその後の回復パターンである．そのうち 34 例は詳細に追跡され，nadir で 3 段階の回復が 3 例，2 段階が 4 例，1 段階の回復が 2 例の計 9 例に回復が認められた．C 以上であれば，さらに回復する確率が上がる．

したがって，nadir で不全麻痺であれば，実用的な回復が期待できる．感覚障害は 33 例の記載のうち 10 例が解離性感覚障害で，残りが感覚消失であるが，S4-5 付近の記載がされていないものが多く，ASIA impairment scale A か B かは不明である．下肢の反射に関しては記載のないものが多いが，消失している症例から膝蓋腱反射も亢進している症例[2,5,11]まであり，診断時期の関係からも，診断的意義は大きくないように思われる．膀胱機能の障害は 1 例を除き全例で発症しているが，ASIA impairment scale A，B では，下肢機能の回復に連動し，回復がないか，部分的回復にとどまっている．腰背部痛から一連の麻痺に至る症状の変化や程度についてはさまざまであり，予後

は予測できない．腰背部痛と下肢の強い症状で陸に上がって休息するが，その間も症状は増悪の一途をたどる報告が多い．

成因と病態

サーフィン初心者はpop up positionになるタイミングをうまくつかめず，hyperextended prone positionが長くなりがちになるのはやむを得ないが，他の類似した病態を鑑みるに一定時間の背部過伸展が誘因になっていることはほぼ否定できないと考える．

MRI所見からは前脊髄動脈障害，おそらくは脊髄虚血説が一般的であるが，詳細な病態についてはいまだに確証が得られていない．

Freedmanら[3]は自身の症例において，発症4.5カ月後に他施設の脳血管系専門医により選択的血管造影がなされ，T12根動脈の塞栓とAdamkiewicz動脈の造影欠損がみつかったことを報告している．動作による素因から，腹圧上昇と大静脈圧の上昇，脊髄静脈還流障害，さらには椎間板線維軟骨組織の塞栓の説[17]もあるが，いずれも推測の域を出ない．

予防と対策

ほぼ短時間のうちに重篤な転帰をたどることが多く，腰背部痛を発症した時点で，その後の運命が決まってしまうといっても過言でない．また，入門レベルのパドリングのレッスン中の発症が多い本症の予防の決定的手段を見いだすことは，難題といわざるを得ない．

Surfer's Myelopathy Foundationなど[1,4,15]では，次のような点を初心者の心得として注意を促している．

① 海に入る前に必ずストレッチをする．
② パドリングでは，顔を上げ，前をみるだけで十分であり，無理に背部反張位をとらない．
③ 10分間に1度はパドリングを休止する．陸に上がらないにしても，降りてボードを抱えて休む．
④ 波待ちはできるだけボードの上に座って待つ．
⑤ 腰に少しでも痛みを感じたら，陸に上がり，インストラクターに伝える．
⑥ ボードの上に立つときには，焦らず，スムーズに行う．
⑦ 自分の限界を認識し，能力をふまえる．

画像診断

MRIを迅速に撮像できる時代であり，発症早期のMRIが必須である．超早期の拡散強調画像（DWI）が有用であろうとする報告[12]があるが，サーフィン専用ビーチから数時間以内にMRIを撮像することは困難も予想され，今後の課題であろう．虚血性の病態であるためか，放射線科領域からは「造影は必要ない」との意見が主流である．発症早期からMRIの詳細な追跡がなされた報告では，胸髄分水嶺領域～脊髄円錐の脊髄腫脹とT2強調像における輝度変化が認められた症例（図1）[5]が多いが，時間とともにその領域が頭尾側に拡大していくのが確認できた症例もみられた．自験例のような下肢機能の軽症例（図2）[11]でなくとも，明らかな所見が認められない症例も存在する[6,7,11]．予後不良例では，長期的にMRIで脊髄萎縮がみられる[3]．

治療

Freedmanら[3]の集計では，記載のあった22例（ASIA impairment scale B～Dの22例）において過半数の12例でステロイドが効果的であったようだとしているが，自らも効果の確証はないとしている．自験例でも当初，内科によりステロイドパルス療法がなされたが，特に本人が効果的と自覚するほどの変化はなかった．また，脳梗塞に準じた選択的血管造影時の静脈内組織プラスミノゲン活性化因子（tissue plasminogen activator：t-PA）投与[3]も考えられているが，まだエビデンスはない．

症例提示[11]

長期転帰，予後は報告によりさまざまであるが，サーフィン中から症状のピーク（nadir）までの発

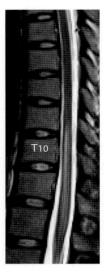

図1 胸椎MRI T2強調矢状断像（発症1日後）
22歳，女性．髄内輝度変化を認める．
（名古屋大学医学部神経内科の稲垣智則先生，他のご厚意により転載）5)

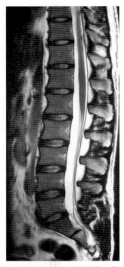

図2 腰椎MRI T2強調矢状断像（初診時）
30歳，男性．自験例．ヘルニア，髄内輝度変化などを認めない．
（森重雄太郎，他：診断に時間を要したSurfer's Myelopathyの1例．臨床整形外科 50：814, 2015の図1bより引用）11)

症，進展の時間的経緯は類似した点が非常に多い．一方，自験例は下肢症状が比較的軽症であるものの，詳細な経緯を聴取できたために紹介する．

症　例：30歳，男性．サーフィン初心者．

主　訴：排尿障害・排便障害，走行時の両足底のしびれ感と痛み（疼痛），肛門周囲，陰嚢の感覚鈍麻．

既往歴：特記すべきことはない．

現病歴：サーフィン歴4年で，年に1度行う程度の初心者であった．2012年9月，関東近郊の実家付近の海でサーフィン開始約2時間後に，腰背部痛と両下肢のしびれ感を自覚した．開始から大半の時間をパドリングに費やし，陸に戻ることは一度もなかった．ボード上でうまく立ち上がれずに異変を自覚し，直ちに岸に戻ったが，上陸後にふらつき，改めてはっきりとした両下肢の脱力を認識した．上陸時には強い腰痛があった．その後，バーベキューに参加したが，腰痛のために食欲はまったくなかった．約2時間後，腰背部痛の軽減とともに心窩部やや下の激しい腹痛と排尿障害・排便障害が出現したため，海岸を離れ，タクシーで近医の救急外来を受診した．腹圧をかけることにより排尿が可能であったが，残尿感が著しかった．導尿後もしばらく腹痛が持続し，腹痛の原因が尿閉ではないと認識したという．その施設で尿管結石の疑いで入院となり，ブチルスコポラミンを計3回投与されたが，排尿障害・排便障害が改善しないため，翌日に原因がはっきりしないまま退院した．その3日後，さらに別病院の泌尿器科を受診した．そこでは，ブチルスコポラミンによる抗コリン作用が疑われ，導尿指導が行われた．しかし，副主訴ともいえる両下肢後面のしびれ感と歩行時の脱力もあったため，発症13日後，神経因性膀胱と診断され，カテーテル留置のまま精査目的で，現在の自宅付近の当院神経内科に紹介入院となった．多発性硬化症疑いとして，ステロイドパルス療法が開始されたが，症状の改善が認められず，ヘルニアなどの精査目的で，整形外科コンサルトとなった．また，入院時に行われた血液検査は異常なく，翌日の髄液検査も蛋白細胞解離などの異常がなかった．さらに，神経内科でなされた筋電図も，下肢の神経伝導速度遅延などの異常所見がなかった．

初診時現症：腸腰筋以下の筋力は徒手筋力テスト（MMT）でほぼ5であった．肛門周囲約5cm径の中心に強い感覚鈍麻と，走行時次第に増強し，

休むと軽快する両足底の間欠性しびれ感と痛みを認めた．下肢伸展挙上テスト（straight-leg-raising test：SLR test）は陰性であった．膝蓋腱反射とアキレス腱反射はともに亢進し，両偽性足間代（clonus）も陽性であった．Babinski 反射は両側陰性であった．肛門筋反射減弱，肛門括約筋の収縮不全，挙睾筋反射減弱を認めた．排尿障害に対しては，排尿困難のために尿道カテーテルが留置されていた．排便は 3～4 日に 1 回（発症前は 1 日に 1 回）で排便障害が存在した．発症 13 日後の胸腰椎 MRI 上では異常がみられなかった（図2）[11]．

臨床経過：神経因性膀胱の管理は泌尿器科に依頼し，短距離の歩行にはまったく問題がなかったため，当科は外来で経過観察とした．その後，症状は徐々に軽減し，発症 8 カ月後に導尿から離脱した．発症 1 年 4 カ月後には，疾走も可能であり，肛門周囲の感覚鈍麻は消失し，走行時に生じた足底のしびれ感と痛みも趾尖の違和感のみの程度まで改善していた．ただし，腱反射は膝蓋腱反射，アキレス腱反射ともに両側で亢進したままであった．排尿障害は，1 回尿量減少と頻尿，時に生じる切迫性尿失禁を認めるものの，その前兆を経験的に把握できるようになり，導尿を行わずに自己管理が可能となった．排便障害に関しても，軽度の便秘があるものの，日常生活に支障ない程度に改善した．

考 察

これまでの報告例をもう一度整理すると，下記が挙げられる．
① ハワイでの報告が多い．
② サーフィン初心者，特に初回のレッスン中の発症が多い．
③ 長いパドリングの途中あるいはその直後に強い腰背部痛を自覚する．
④ その腰痛の増悪に伴って下肢症状，膀胱直腸症状が発症する．
⑤ 下肢症状は数十分～数時間に進行してピーク（nadir）に至り，その後の予後はさまざまである．
⑥ いったん ASIA impairment scale A となったものは，運動機能，膀胱直腸機能が改善する可能性が低い．
⑦ 自験例のように nadir においても，下肢運動機能が ASIA impairment scale C，D の場合には，十分に改善する可能性がある．
⑧ 多くは早期 MRI T2 強調像で，時に中位胸髄に及ぶ腰仙髄の高輝度変化がみられるが，所見がないこともある．
⑨ 明らかに有効な治療法のエビデンスがいまだない．

自験例は下肢症状が比較的軽症で，膀胱直腸障害が ADL 上の主たる障害であったため，整形外科の受診まで 2 週間弱を要し，MRI などでの診断が遅れた．しかし，初心者でパドリングが長引いたことなどの背景や誘因，症状の時間的推移は，典型的であった．

発症の病態に関しては，長時間の背部過伸展がどのように血行障害と結び付くのかに関して種々の説があるが，バタフライスイマーには報告がないことから，Valsalva maneuver との関連は考えにくいと Freedman ら[3]は仮説を立てている．現状では，すべて憶測の域を出ていない印象である．大多数は旅行者で長時間の空路で現地に到着していたため，長時間の空路移動による脱水や血栓の関与も言及されているが，自験例は直近にそのような経緯がない．自験例も発症時における両下肢のしびれ感，腰痛後の上腹部激痛，両下肢の脱力，両下肢の腱反射の亢進，および走行時の両足底のしびれ感と痛みなど，多様な症状を認めており，正確な病態の把握は困難といわざるを得ない．ただし，発症 2 週間弱でまだ膀胱直腸障害が頑固に残存し，また走行時に足底の強いしびれ感をきたし，休むと軽快するいわば腰仙髄性の間欠跛行ともいえる症状が残存していたことから，やはり腰仙髄，脊髄円錐（conus medullaris）付近の血流障害が病態の一因であることが推測される．

しかし，ASIA impairment scale A のレベルでは回復がほとんど期待できないことから，現在エビデンスがなくとも，十分なインフォームド・コンセントを得たうえで，なるべく超早期に少なくとも経静脈的ステロイド投与や t-PA などの抗血栓療法を行うのも一法であろうと Freedman ら[3]

は述べている．サーフィンにおいて，本症は致死的リスクとしてある程度一般的に認識されているサメの危害や雷直撃より多いはずであるとFreedmanら[3]は警鐘を鳴らしている．また，サーフィン人口の増加に伴い，一過性の軽症例を含めた潜在的な患者が少なからず存在している可能性がある．詳細な病態が明らかでないうえ，治療の有効性を示すエビデンスがまだ存在しない現在，サーフィン初心者が過度のパドリングのリスクを認識しないまま罹患する可能性のある本症について，医療従事者のみならず，サーフィン初心者や指導者などに広く教育を徹底し，背部反張位の不要な持続を避ける指導が現実的に重要であろう．

おわりに

筆者が本症を認識したのは瀬上の報告[13]を拝聴してからである．1983年，MRIが実用的でない時代，サーフィン中，特に外傷の既往がなく下肢麻痺となったという車椅子生活での若年男性の外来患者に対し，この病態があることをゆめ知らず，前脊髄動脈症候群（当時は動静脈奇形，大動脈解離の関連疾患と認識）とも転換ヒステリー（身体表現性障害）とも背景が合わず，診断に難渋していた記憶が蘇った．しかし，その後に本症を認識していたため，診断だけはつけられた症例を経験した．整形外科，脳神経外科，神経内科はもとより，救急部，総合診療科にも本症の周知が改めて必要である．

文 献

1) Ala Moana Beach Surf Lessons：Ala Moana Beach Surf Lessons．〈https://www.alamoanabeachsurflessons.com/アラモアナビーチサーフレッスン/〉（2017年1月12日アクセス）
2) Avilés-Hernández I, García-Zozaya I, DeVillasante JM：Nontraumatic myelopathy associated with surfing. *J Spinal Cord Med* **30**：288-293, 2007
3) Freedman BA, Malone DG, Rasmussen PA, et al：Surfer's myelopathy：A rare form of spinal cord infarction in novice surfers：A systematic review. *Neurosurgery* **78**：602-611, 2016
4) Hawaiian Fire：Surfer's Myelopathy. 〈http://www.lealeaweb.com/pdf/SurfersMyelopathy.pdf〉（2017年1月11日アクセス）
5) 稲垣智則，安藤哲朗：著明な回復をみたsurfer's myelopathyの1例．脊椎脊髄 **29**：777-781，2016
6) Karabegovic A, Strachan-Jackman S, Carr D, et al：Surfer's myelopathy：case report and review. *CJEM* **13**：357-360, 2011
7) Kelly M, Wright K：A case of surfers' myelopathy. *Am J Clin Med* **7**：74-75, 2010
8) Klontzas ME, Hatzidakis A, Karantanas AH：Imaging findings in a case of stand up paddle surfer's myelopathy. *BJR Case Rep* **1**：20150004, 2015
9) 古賀沙織，塩浜 直，藤井克則，他：倒立を契機に脊髄梗塞を発症した11歳女子例．脳と発達 **48**：S340，2016
10) 三宅未紗，石原尚子，鱸成 隆：体幹の背屈を契機に脊髄損傷を呈した1男児例．臨床放射線 **60**：1625-1629，2015
11) 森重雄太郎，小柳貴裕，飯田 剛，他：診断に時間を要したSurfer's Myelopathyの1例．臨整外 **50**：813-816，2015
12) Nakamoto BK, Siu AM, Hashiba KA, et al：Surfer's myelopathy：a radiologic study of 23 cases. *AJNR Am J Neuroradiol* **34**：2393-2398, 2013
13) 瀬上和之，杉崎慶三，川原昭久，他：Surfer's myelopathyの1例．神奈川整形災害外科研究会雑誌 **23**：12，2010
14) 杉山延喜，横山淳一，池上真理子，他：Surfer's myelopathyの小児例．脳と発達 **48**：41-44，2016
15) Surfer's Myelopathy Foundation：Surfing Tips. 〈http://www.smawareness.org/what-is-sm/surfing-tips/〉（2016年9月30日アクセス）
16) 高倉朋和，横山 修，高内裕史，他：Surfer's myelopathyにより完全対麻痺を呈した3例．日脊障医誌 **24**：128-129，2011
17) Thompson TP, Pearce J, Chong G, et al：Surfer's myelopathy. *Spine* **29**：E353-E356, 2004
18) Wadia S, Padmanabhan P, Moeller A, et al：Pediatric surfer's myelopathy. *J Emerg Med* **49**：E143-E145, 2015

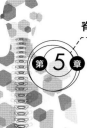

脊椎脊髄疾患における注目すべき症状

第5章 腰痛，下肢痛

紺野愼一

腰痛の疫学

2013年の国民生活基礎調査[12]によると，日本での腰痛の有訴者数（人口千対）は105.7であり，最も訴えの多い症状である．また，腰痛症の通院者率（人口千対）は50.6で，高血圧症に続いて通院者の多い疾患である．欧米の既存の研究では，population-basedな疫学研究が行われ報告されている[6,14,18]．また，心理社会的要因と腰痛の発症との関連性も検討されており，うつ，不安，職場での低い社会支援，低い仕事満足度，収入，学歴などが腰痛の発症に関連することが報告されている[1〜5,7〜9,13,15,18,20,21]．日本においては，腰痛に関するpopulation-basedな疫学研究が日本整形外科学会プロジェクト委員会〔委員長：中村孝志教授（京都大学整形外科）〕の依頼で福原らにより2002年に行われた．対象者は，腰痛の有無にかかわらず，日本国民から無作為抽出された成人集団約4,500人である．調査方法は，層化二段無作為抽出法で行われ，その結果によると，以下の事実が判明している．

1 腰痛の有病割合

治療（針やマッサージなどを含む）を必要とするほどの腰痛を，男性57.1%，女性51.1%が経験している．治療を必要とするほどの腰痛がどの年代において起きているかをみてみると，男性では30〜50代が女性よりも高い発症割合となっている．女性では年齢とともに増加し，60，70代の発症では男性よりも高くなっている．すなわち，男性では勤労年齢，女性では高齢者において，治療を要するほどの腰痛をより経験している．

過去1カ月間の腰痛の有病割合は，男性29.2%，女性31.8%，全体では30.6%である．男性では，年齢の上昇とともに有病割合は増加傾向を示さずにおよそ30%で推移している．一方，女性では20代の有病割合は，他の年代と比べて低く，30〜60代では30%前後で推移し，70代では42.7%となり，他の年代と比べ増加している．この増加は，骨粗鬆症に由来すると考えられる．

2 Roland-Morris Disability Questionnaire（RDQ）日本語版[11,17]

RDQとは，腰痛特異的尺度である．得点が高いほど腰痛による生活への影響を受けていることを示している．全回答者のRDQ平均値は，男性1.54，女性1.75，全体1.65であり，年齢とともに得点が上昇する．腰痛有訴者のRDQ平均値は男性3.67，女性4.22，全体3.97であり，女性のほうが高い傾向にある．性・年齢別のRDQ平均値では，男女ともに年齢が上昇するにつれRDQ得点が高くなり，20代と70代のRDQ平均値を比較すると，70代は20代の約3倍である．すなわち，高齢者ほど腰痛によるQOLの低下が顕著になる．

3 腰痛が個人の生活や社会に与えるインパクト

「腰痛あり」群と「腰痛なし」群とを比較すると，SF-36のすべてのドメインで「腰痛あり」群のQOLが低下している．性・年齢別にみても同じ傾向が認められる．治療を必要とするほどの腰痛後，仕事や家事を再開できるまでには平均11.3日を要する．また，9.5%が腰痛のために仕事を辞めた

り職場を変わったりしている．治療を必要とするほどの腰痛で，1年間に外来平均19.7日，入院平均7.0日を必要としている．調査時点における「腰痛あり」群のうち，33.9％が腰痛のために外来を受診し，1.7％が腰痛のために入院しており，13.0％が腰痛のために仕事や家事を休んでいる．腰痛による外来受診は，男性では年齢が上昇するにつれて外来受診も増加し，70代ではおよそ半数が外来を受診している．女性においても，年齢とともに増加している．腰痛による入院は，男性は40〜70代にみられ，女性は70代に集中している．腰痛による仕事や家事の休みは，男性では，年齢が上昇するにつれて増加し，60代が最も多く仕事や家事を休んでいる．一方，女性は，70代が最も多く仕事や家事を休んでいる．

4 「腰痛の発症」と「腰痛危険因子」との関連性

腰痛を引き起こす危険因子として，心理社会的要因，性，年齢，家族歴，喫煙，肥満，運動，職業などが，欧米の調査により示されている．これらが日本人にも当てはまるか否かの検討である．腰痛発症オッズ比の検討では，年齢が10歳上昇するにつれて1.18倍，家族歴あり1.65倍，喫煙本数増加ごとに1.10倍，運動あり1.21倍，職業あり1.24倍，自覚ストレスが高まると1.07倍，うつ度が低くなるにつれて0.98倍増加する．また，職業関連身体負荷が3つ増加するごとに腰痛発症オッズ比が1.35倍増加する．これに対し，欧米の報告とは異なり，職業性ストレス，仕事の満足度，職種，および肥満との明らかな関連は認められていない．

腰痛診療に対する認識の変化

日常診療で行われている治療法が，果たして費用に見合うだけの価値があるか否かの検討が，政策上で最も重要な課題の一つとなっている．多額の医療費を費やしても，必ずしも健康が改善するとは限らない．限られた治療費をより有効に利用するためには，高額な治療にお金をかけすぎて，より広く用いられている安価な治療に費用を回せないという事態を避ける必要がある．しかし，どのような治療法が最小の医療資源で最大の治療成績をもたらすのかは，現時点では不明である．

腰痛の患者側からの評価，すなわち症状の程度やQOLを測定する質問方式は，少なくとも医療側の評価による病態生理学的指標や病理解剖学的指標と同じくらい再現性があり，客観性，保存性，および尺度化の条件をすべて満たしている．逆に，医療側の腰痛評価では，バイアスが入り込む余地が多分にある．すなわち，腰痛に関しては，医師が評価するよりも，患者自身に直接問いかけたほうが科学的根拠は高い．

治療成績評価は，医療費の支払者や行政にとって必須な情報である．治療成績は費用のみならず，治療の効果や妥当性を計る最も重要な目安となるからである．医療従事者のみならず，第三者も理解・納得できる治療成績評価は，患者の視点を重視した主観的内容を含み，かつ客観性のある内容構成にする必要がある．このような治療成績評価の作成は，最も妥当な治療は何かを明らかにしてくれるのみでなく，医療制度や技術の改善に役立つことが期待される．治療成績評価をただ作成するのではなく，実際に，医療制度や技術の改善へどの程度貢献したかの検証を行えるシステムを構築することも重要な課題である．

腰痛の診断上の問題点

最も問題なのは，診断基準が完成していないことである．病歴と理学所見の疾患別の感度（sensitibity）と特異度（specificity）は表1のように報告されている．今後はさらに各疾患ごとの感度と特異度に関する研究が望まれる．

第2に問題なのが，患者の精神的問題，社会経済的問題をどのように腰痛診断に組み入れるかである．患者の精神的問題，社会経済的問題をスクリーニングできるゴールドスタンダードといえる方法が現時点ではない．日本語版SF-36では患者の精神的問題を評価できるが，スクリーニングとしては質問項目が多く，また，年代と性別により標準値が異なるために適さない．

われわれが開発したBS-POP[16]（整形外科患者

表 1 病歴と理学所見の疾患別の感度と特異度

症状/徴候	感度	特異度
悪性腫瘍		
年齢＞50 歳	0.77	0.71
癌の既往	0.31	0.98
説明不能な体重減少	0.15	0.94
安静で軽快しない痛み	0.90	0.46
痛みの持続＞1 カ月	0.50	0.81
保存療法（1 カ月）に反応しない	0.31	0.90
赤血球沈降速度（ESR）＞20 mm	0.78	0.67
脊椎感染症		
静注薬の常用，尿路感染，皮膚感染	0.4	
発熱	0.27〜0.83	0.98
脊椎の圧痛	高い	低い
年齢＞50 歳	0.84	0.61
圧迫骨折		
年齢＞70 歳	0.22	0.96
ステロイドの使用	0.66	0.99
椎間板ヘルニア		
坐骨神経痛	0.95	0.88

における精神医学的問題に対する簡易質問票：brief scale for evaluation of psychiatric problems in orthopaedic patients）は，精神医学的問題のスクリーニングを行ううえで有用である．いわゆる非定型的下肢痛を訴える症例では，精神医学的問題を有する症例が少なくない．BS-POP は医師用と患者用からなり，質問項目は医師用が 8 項目で最低 8 点〜最高 24 点であり，患者用は 10 項目からなり，最低 10 点〜最高 30 点である．MMPI（Minnesota Multiphasic Personality Inventry）と BS-POP の関連性の検討では，BS-POP 医師用総得点は，ヒステリー尺度（$r=0.49$）と心気症尺度（$r=0.43$）と関連性が高い．これに対し，BS-POP 患者用総得点はヒステリー尺度（$r=0.49$），心気症尺度（$r=0.43$），抑うつ尺度（$r=0.4$）と関連性が高い[19]．医師用と患者用 BS-POP は，両者とも，年齢，性，および痛み（疼痛）の程度には影響されない．BS-POP のカットオフ値を検討すると，医師用を 11 点以上とすると，感度 64.3%，特異度 76.3% である．患者用は 15 点以上とすると，感度 90.3%，特異度 40% である[19]．以上の結果から，医師用で 11 点以上かつ患者用で 15 点以上の症例では，精神医学的問題を有する可能性が高いと考えられる．慢性腰痛を有する症例に対し，術前に心理面からの患者評価を行い，医師の予測した治療成績との関連性を検討してみると，医師用 BS-POP 総得点が高い症例ほど術後の患者の満足度は低く，有意な逆相関が認められる．術前に BS-POP で精神医学的問題の有無のスクリーニングを行い，精神医学的問題がある可能性が高い症例では，手術は可能な限り避ける必要があると考えられる．

　腰痛の社会的背景としては，文化，家族と社会の支援，社会階級（地位），教育，仕事の満足度と社会心理的側面，雇用管理と労働関係，失業，早期引退，労災補償，訴訟などが挙げられる．社会経済的問題に関しては，スクリーニング可能な方法がまったくない．今後，患者の精神的問題，社会経済的問題のスクリーニング方法の開発が必要である．

間欠跛行の鑑別

　間欠跛行を呈する場合には，腰部脊柱管狭窄や下肢閉塞性動脈硬化症（ASO）などが考えられる．画像所見と一致した症状型は認めない．腰部脊柱管狭窄の診断で最も重要なのは，自覚症状と他覚所見である．ただし，安静時の他覚所見は診断上あてにならないので，歩行不可試験を行い，歩行不可能時に立位姿勢の状態で他覚所見を調べると責任高位の推定に有用である．ASOとの鑑別には，足関節上腕血圧比（ankle brachial pressure index：ABPI）が必要である．ABPI＜0.9 の場合には，ASO を疑う．ただし，糖尿病と透析の患者は ASO が存在していても ABPI＞1 となるので，注意を要する．

表 2　自記式腰部脊柱管狭窄診断ツール

足のしびれや痛みの原因の一つに腰部脊柱管狭窄（ようぶせきちゅうかんきょうさく）という病気があります．以下の1～10の項目は，腰部脊柱管狭窄を診断するための項目です．項目を読みながら，あなたの症状を考えてみて下さい．あなたの症状にあてはまる場合には『はい』に，あてはまらない場合には『いいえ』に○をつけて下さい．

1. 太ももからふくらはぎやすねにかけて，しびれや痛みがある
2. しびれや痛みはしばらく歩くと強くなり，休むと楽になる
3. しばらく立っているだけで太ももからふくらはぎやすねにかけてしびれたり痛くなる
4. 前かがみになると，しびれや痛みは楽になる
5. しびれはあるが痛みはない
6. しびれや痛みは足の両側にある
7. 両足の裏側にしびれがある
8. おしりのまわりにしびれがでる
9. おしりのまわりにほてりがでる
10. 歩くと尿が出そうになる

表 3　判定基準

表2の1～4すべてが「はい」であれば，腰部脊柱管狭窄である．
表2の1～4のうち，1つ以上「はい」でなおかつ5～10のうち2つ以上「はい」であれば，腰部脊柱管狭窄である．

自記式腰部脊柱管狭窄診断ツールの開発

　腰部脊柱管狭窄に特徴的な神経性間欠跛行は，神経根型，馬尾型および混合型の3型に分類される．さらに，姿勢の変化によって症状が軽快する姿勢性要素（postural factor）が認められる．瀕尿，残尿感，便秘，歩行中の殿部周囲のほてりや催尿感などの膀胱直腸障害は，馬尾障害を示唆する症状である．馬尾障害を疑わせる膀胱直腸障害の有無は，医師側からの積極的な問診によって初めて確認可能なことが多い．必要最低限の問診事項により，腰部脊柱管狭窄をスクリーニングする目的で，筆者らは自記式の腰部脊柱管狭窄診断ツールを作成した[10]（表2）.

　表2の問診1～4の感度は，おのおの95.5％，92.9％，86.6％，72.3％である．問診票5～10は，馬尾障害の有無をチェックするための質問である．判定基準を表3のように設定した．

　下肢症状を有する250例に対するvalidation studyによると，感度は84％，特異度は78％，test-retest reliabilityは87％である．現時点では，腰部脊柱管狭窄の診断基準がないため，診断が不明確なまま漫然と保存的治療が行われていたり，不必要な手術が行われ，failed back surgery syndromeとなったりしている患者が少なくない．診断ツールを利用することにより，より有効な治療が行えるようになると考えられる．筆者らが開発した診断ツールは，感度と特異度が比較的高く，今後，プライマリケア・レベルでのスクリーニングに有用であると考える．

文献

1) Badly EM, Ibanez D : Socioeconomic risk factors and musculoskeletal disability. J Rheumatol 21 : 515-522, 1994
2) Boos N, Rieder R, Shade V, et al : The diagnostic accuracy of magnetic resonance imaging, work perception, and psychosocial factors in identifying

symptomatic disc herniations. *Spine* **20**：2613-2625, 1995
3) Croft PR, Papageorgiou AC, Ferry S, et al：Psychologic distress and low back pain-evidence from a prospective study in the general population. *Spine* **20**：2731-2737, 1995
4) Croft PR, Rigby AS：Socioeconomic influences on back problems in the community in Britain. *J Epidemiol Community Health* **48**：166-170, 1994
5) Deyo RA, Tsui-Wu YJ：Functional disability due to back pain—a population-based study indicating the importance of socioeconomic factors. *Arthritis and Rheumatism* **30**：1247-1253, 1987
6) Deyo RA, Tsui-Wu YJ：Descriptive epidemiology of low-back pain and its related medical care in the United States. *Spine* **12**：264-268, 1987
7) Dionne CE, Von Korff M, Koepsell TD, et al：Formal education and back pain：a review. *J Epidemiol Community Health* **55**：455-468, 2001
8) Hagen KB, Holte HH, Tambs K, et al：Socioeconomic factors and disability retirement from back pain：a 1983-1993 population-based prospective study in Norway. *Spine* **25**：2480-2487, 2000
9) Heistaro S, Vartiainen E, Heliovaara M, et al：Trends of back pain in eastern Finland, 1972-1992, in relation to socioeconomic status and behavioral risk factors. *Am J Epidemiol* **148**：671-682, 1998
10) Konno S, Kikuchi S, Tanaka Y, et al：A diagnostic support tool for lumbar spinal stenosis：a self-administered, self-reported history questionnaire. *BMC Musculoskelet Disord* **8**：102, 2007
11) 紺野慎一，鈴鴨よしみ，福原俊一，他：Roland-Morris Disability Questionnaire（RDQ）日本語版の作成と文化的適合．整形外科 **54**：958-963，2003
12) 厚生労働省大臣官房統計情報部：平成 25 年国民生活基礎調査，第 4 巻：都道府県編（健康）．厚生労働統計協会，2015
13) Linton SJ：A review of psychological risk factors in back and neck pain. *Spine* **25**：1148-1156, 2000
14) Papageorgiou AC, Croft PR, Ferry S, et al：Estimating the prevalence of low back pain in the general population. Evidence from the South Manchester Back Pain Survey. *Spine* **20**：1889-1894, 1995
15) Papageorgiou AC, Macfarlane GJ, Thomas E, et al：Psychosocial factors in the workplace—do they predict new episodes of low back pain? Evidence from the South Manchester Back Pain Study. *Spine* **22**：1137-1142, 1997
16) 佐藤勝彦：脊椎・脊髄疾患に対するリエゾン精神医学的アプローチ（第 2 報）―整形外科患者に対するリエゾン精神医学的問題評価のための簡易質問表（BS-POP）の作成．臨整外 **35**：843-852，2000
17) Suzukamo Y, Fukuhara S, Kikuchi S, et al：Validation of the Japanese Version of the Roland-Morris Disability Questionnaire. *J Orthop Sci* **8**：543-548, 2003
18) Walsh K, Cruddas M, Coggon D：Low back pain in eight areas of Britain. *J Epidemiol Community Health* **46**：227-230, 1992
19) 渡辺和之，菊地臣一，紺野慎一，他：整形外科患者に対する精神医学的評価のための簡易質問表（BS-POP）の妥当性についての検討―MMPI との比較．臨整外 **47**：745-751，2005
20) Wilhelmina EH, Mireille NM, Paulien MB, et al：Systematic review of psychosocial factors at work and private life as risk factors for back pain. *Spine* **25**：2114-2125, 2000
21) Yip YB, Ho SC, Chan SG：Socio-psychological stressors as risk factors for low back pain in Chinese middle-aged women. *J Adv Nurs* **36**：409-416, 2001

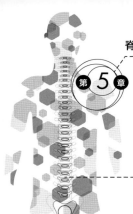

脊椎脊髄疾患における注目すべき症状

第5章 脊椎脊髄疾患における歩行障害

市川博雄

はじめに

歩行障害は，神経内科，整形外科の領域において頻度の高い主訴の一つである．その要因は痛み（疼痛），関節可動域制限，筋障害や下位運動ニューロン障害による筋力低下，上位運動ニューロン障害に起因する痙性麻痺，錐体外路障害に関連する不随意運動や固縮，運動失調など，多岐にわたるが，歩行障害をきたす疾患群として脊椎脊髄疾患は重要な位置を占める．

歩行障害については運動力学的分析など，客観的歩行分析の手法が用いられ，歩行障害のメカニズム解明が発展してきているが，日常診療に常時応用するのは容易でない．本項では，診察室において観察できる歩行障害の症候学的特徴を中心に概説するが，脊椎脊髄疾患における特徴的な症候の一つである間欠跛行については他項で解説されるので，これを除く歩行障害について述べる．

脊椎脊髄疾患における歩行障害と障害部位（間欠跛行を除く）

脊椎脊髄疾患により脊髄あるいは神経根が障害された場合には，障害部位（障害高位，横断面での障害部位，範囲）によって神経症候や歩行障害の特徴が異なってくる．現在，MRIの進歩により病巣診断および病巣と臨床像の対比が容易となっている．皮質脊髄路が障害されれば，錐体路徴候として，痙性麻痺，腱反射亢進，病的反射出現がみられ，痙性歩行を呈する．脊椎脊髄疾患では，両側性障害が起こりやすく，痙性対麻痺歩行をみることが多い．脊髄後索が障害されれば，深部感覚障害に起因する脊髄後索型運動失調，深部感覚障害性運動失調あるいは脊髄癆性歩行（tabetic gait）と称される歩行障害がみられる[1,2]．脊髄の前角，前根が腰仙髄レベルで障害されれば，下肢に弛緩性の筋力低下が出現し，弛緩性麻痺歩行の要因となる．また，神経根痛も歩行障害の要因となり，これにより疼痛性跛行（逃避性跛行）を呈する[3]．図1に歩行障害と障害部位の関連を示す．

1 痙性歩行

痙性対麻痺では，膝が曲がらず，歩幅が小さく，足先を引きずり，つまずきやすく，ぎこちない歩行となる．足は内反尖足を呈し，患者は足底の前半分および足指の底面を地面につけて歩く（尖足歩行：equinus gait, démarche digitigrade）[1,2]．また，両足は地面から離れず，地面の上を滑るように，床をこすりながら歩幅を狭くして歩く（すり足歩行：shuffling gait）[4,6]．足の尖端および外側縁が支点となり，踵および足の内側縁は地面からある程度離れている．このため，患者の履物は爪先部分だけが擦り減ることが多い[1]．痙性麻痺が片側の場合には，足は半円弧を描くような歩行を呈する（分回し歩行：circumduction gait, 草刈り歩行：marche en fauchant）[1~3]．痙縮が両側性で，著しい場合には，下肢の伸筋と内転筋の筋緊張が高まるため，下肢全体を突っ張り，下肢を交差して爪先で歩くようになる（はさみ脚歩行：scissor gait, démarche en ciseaux）[1~3]．また，歩行中，下肢の各関節の屈曲が起こらないため，患者は出そうと思う足の反対側に上体を傾けるとともに，その側へ回転することにより下肢を前進させる．このため，上体は側方に振り子のように動揺する（鶏

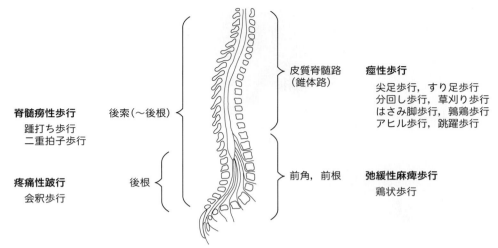

図1 歩行障害と障害部位

鶏歩行：démarche des gallinacées，アヒル歩行：duck gait, goose gait, marche en dandinant)[1~3]．また，軽度の痙性対麻痺では，下肢全体を伸展したまま足を床からほとんど挙げずに歩くが，一足ごとに間代が誘発されて，足が地面につく瞬間に下肢が急速に硬くなり，ピョコピョコとつまずくような歩行障害を示すことがある（跳躍歩行：démarche sautillante)[1,2]．

痙性麻痺歩行を呈する疾患としては，脊椎症性脊髄症，脊髄の外傷，血管障害，腫瘍，感染性・炎症性疾患，HTLV-I associated myelopathy (HAM)，多発性硬化症などの脱髄性疾患，家族性痙性対麻痺，筋萎縮性側索硬化症（amyotrophic lateral sclerosis：ALS）などがある．

【症例1】

患　者：49歳，男性．

経　過：8月中旬，左足がつまずきやすいことに気づいた．翌年には右足もつまずきやすくなり，他院を受診したが，確定診断には至らず，同年10月に当科を受診した．神経学的所見では，はさみ脚歩行がみられ，両下肢は高度の痙縮を呈し，内反尖足を認めた．下肢近位筋にはごく軽度の筋萎縮と筋力低下がみられ，両大腿後面には筋線維束性収縮を認めた．四肢腱反射が亢進し，足間代がみられ，Babinski徴候が両側陽性であった．感覚障害，膀胱直腸障害はなかった．電気生理学的検査では，末梢神経伝導検査に異常がなく，筋電図において広範に神経原性変化を認め，ALSと診断した．頸髄MRIでは両側の脊髄側索に高信号域を認めた（図2）．患者は他院に転院後，呼吸筋麻痺により全経過約3年で死亡した．

コメント：本例のようにALSでは，原発性側索硬化症をはじめ上位運動ニューロン症候が優位で，痙性対麻痺のみが前景に立つ症例がある．頸椎症性変化を伴うALS患者も少なくなく，頸椎症性脊髄症との鑑別には注意が必要である．自験例のようにALSにおいては，脊髄側索に異常信号が確認される症例の報告がみられる[7]．

2 脊髄後索型運動失調，深部感覚障害性運動失調，脊髄瘠性歩行

脊髄後索病変による下肢の深部感覚障害において顕著にみられるもので，歩幅が広く不安定な歩行である．患者はこわごわと常に足下をみつめながら，時に下肢を急に放り出すように歩き（jerky step)[4]，また，下肢を大きく踏み出してバタンバタン（二重拍子歩行：double tap gait)[4]と足底を踵から床に叩きつけるような特徴的な歩行（踵打ち歩行：marche talonnante，踵歩行：calcaneal gait)[1,3]がみられる．視覚による補正が困難な条件下での歩行，すなわち，暗所で歩いたりする場合には，高度の平衡障害が出現し，転倒してしまうことが多い．洗面時に倒れてしまうなどの病歴（洗面現象：basin phenomenon）も重要であり，

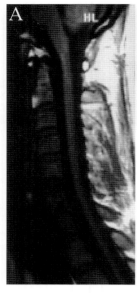
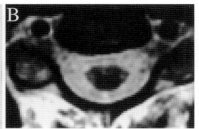

図2 症例1のMRI
A：頸髄 MRI T1 強調矢状断像．頸髄の萎縮がみられる．
B：第2頸髄の MRI T2 強調水平断像．両側の脊髄側索に高信号域を認める．

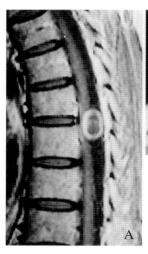
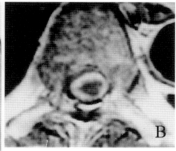
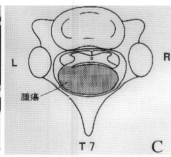

図3 症例2のMRI
A：胸髄ガドリニウム造影 MRI T1 強調矢状断像．T6/7 椎体レベルの脊髄後方に造影増強効果を示す円形の腫瘍陰影を認める．
B：T7 レベルのガドリニウム造影 MRI T1 強調水平断像．脊柱管内を占拠する腫瘍陰影がみられる．
C：Bを図示したものであるが，脊髄は腫瘍により前方に圧排されている．

診察場面では，閉眼での立位保持困難（Romberg 徴候）として認められる．また，脊髄癆性歩行を呈する患者では，起立時に突然下肢が屈曲してすとんと倒れてしまうことがあり，この現象は脚くずれ（giving way of the legs, dérobement des jambs）[2]と呼ばれている．

脊髄癆性歩行は脊髄癆でみられるほか，亜急性連合性脊髄変性症，脊髄後索病変をきたすような脊椎脊髄疾患（多発性硬化症，脊髄炎，脊髄腫瘍など）でみられる．

【症例2】
患　者：73歳，男性．
経　過：暗所での歩行時ふらつき，洗面時のふらつき（洗面現象）を訴えて受診した．歩行は歩幅が広く，踵打ち歩行を呈した．両下肢の筋力低下がなく，筋緊張が正常で，腱反射に異常がなかった．感覚系では左 T6 レベルに神経根痛があり，T7 レベル以下に全感覚鈍麻を認め，Romberg 徴候が陽性であった．膀胱直腸障害はなかった．胸髄 MRI（図3）では T6/7 椎体レベルの脊髄後方に

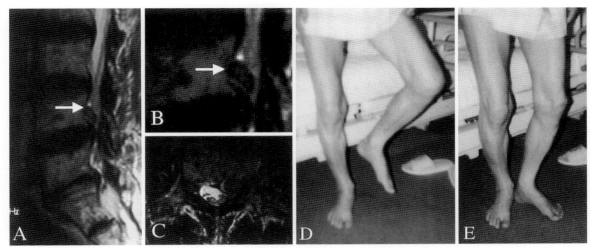

図 4　症例 3 の MRI および片足立ち
A：腰髄 MRI T2 強調矢状断像．L4 椎体レベルの後方に楕円形の低信号域（矢印）を認める．
B：A の拡大像．
C：腰髄 MRI T2 強調水平断像．ヘルニアが左前方から椎間孔を圧迫している．
D，E：片足立ち．右下肢の片足立ちには問題がなく，左下肢の挙上も容易であるが（D），左下肢の片足立ちでは，左下肢に体重を乗せると下肢の伸展が保てずに膝が折れてしまい，左下肢での片足立ちが困難である（E）．

円形の腫瘤陰影を認め，外科的切除により神経線維腫と診断された[5]．

コメント：本例は神経線維腫により脊髄後索が障害され，脊髄癆性歩行を呈したものと考えられる．

3 弛緩性麻痺歩行

弛緩性麻痺をきたす疾患でみられるが，下肢を支配する髄節レベル（脊髄前角），前根〜馬尾の障害においてみられる．最も一般的なのは鶏歩（steppage gait）である．これは下肢遠位部を中心とした障害，特に前脛骨筋や長・短腓骨筋の麻痺では，麻痺足が背屈できず，下垂してしまう（下垂足：drop foot）ため，患側の大腿を高く挙上して歩くので，麻痺のある足は特有な鶏歩といわれる歩行を呈する．鶏歩は視覚的特徴に基づく用語であるが，Charcot は足が床に着地し，次いで踵が着地するため，パタ・コンと 2 つの着地音が馬のだく足（steppage）を思わせるところから steppage と呼んだとされる[2]．一方，下肢近位部の障害では，麻痺側の下肢が十分に挙上できない，あるいは加重できないことにより歩行障害を呈する．

弛緩性麻痺歩行の原因としては，腰仙髄レベルの脊髄前角，前根〜馬尾の障害をきたす椎間板ヘルニアをはじめ，腫瘍，感染性・炎症性疾患（急性脊髄前角炎など）がある．また，ALS の初期に下垂足で発症する病型があることに留意しておく必要がある．

【症例 3】

患　者：73 歳，男性．

経　過：突然の左大腿前面の痛み，異常感覚に引き続き，左下肢の脱力および歩行障害が出現した．歩行は左下肢に体重をかけないように，左足を引きずるようにして歩き，左下肢の立脚期には膝が屈曲してしまい，尻もちをつきそうになり，いわゆる脚くずれの様相を呈した．神経学的所見では，左大腿四頭筋の筋力低下（徒手筋力検査で 4 程度）が明らかであり，左膝蓋腱反射が消失していた．腰椎 MRI では L4/5 にヘルニア所見を認めた（図 4）．

4 疼痛性跛行

歩行に際して痛みを伴う場合，これを回避しようとするためにみられる歩行異常である．痛みが一側性の場合には，患肢に衝撃をかけないように

時間をかけて静かに着地し，しかも荷重時間を短縮するように歩行する[3]．このような歩行は，腰椎椎間板ヘルニアなどでみられ，坐骨神経障害における歩行障害（sciatic gait）[2]が代表である．坐骨神経痛があると，痛む側を支え脚にしなくてはならないときに，膝関節を軽度屈曲させ，体幹をやや前屈させてほんの少し床につけると，直ちに健常側を支え脚にしてこれに十分に体重をかけ，痛む側の脚をゆっくり，そっと前に進める．その様は会釈しながら歩くようなので，会釈歩行（démarche salutante）[2]と呼ばれる．

おわりに

以上，脊椎脊髄疾患における歩行障害について概説した．歩行障害の原因疾患は多様であり，歩行障害以外の神経学的所見を併せて診断を行っていくことはいうまでもないが，歩行障害を注意深く観察することは，病巣診断，鑑別診断の過程において重要である．

文 献

1) 平山惠造：神経症候学，第Ⅱ巻，第2版．文光堂，2010
2) 岩田　誠：神経症候学を学ぶ人のために．医学書院，2001
3) 窪田俊夫，大橋正洋（監），臨床歩行分析研究会（編）：歩行障害の診断・評価入門．医歯薬出版，2000
4) 室根郁男：神経疾患の診療—ハンマーからゲノムまで．金原出版，2002
5) 野中晶子，市川博雄，河村　満：Romberg徴候を主徴とした脊髄腫瘍．脊椎脊髄 **12**：1095-1097，1999
6) 立花久大：歩行障害．*Clin Neurosci* **21**：412-416，2003
7) Waragai M：MRI and clinical feature in amyotrophic lateral sclerosis. *Neuroradiology* **39**：847-851，1997

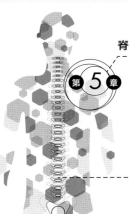

脊椎脊髄疾患における注目すべき症状

第5章 歩行障害と間欠跛行

里見和彦

はじめに

昨今，日本では平均余命の延長とともに腰部脊柱管狭窄症が増加し，その主症状である間欠跛行を訴える患者が増えている．本項では，間欠跛行の歩行障害における位置づけとその神経徴候について述べる．

歩行障害

歩行障害の原因には，神経性と非神経性がある．非神経性には，下肢長差や関節拘縮などによる疾患群がある．神経性には，中枢性と末梢性がある．中枢性には，脳血管障害，Parkinson病などの脳疾患と痙性麻痺を示す脊髄性がある．末梢性には，馬尾性，神経根性，末梢神経性などがある．

また，跛行の形態には，愛護跛行，硬性墜下跛行（下肢長差2cm以上），軟性墜下跛行（中殿筋機能障害），麻痺性（弛緩性）跛行，痙性跛行，間欠跛行などがある．このうち"間欠跛行"は，「下肢の疼痛，しびれ感，感覚異常，脱力などが歩行や起立により発生，増悪し，体位変換や前屈位での休息により緩解する症状」と定義される[15]．

間欠跛行の歴史的背景

間欠跛行（intermittent claudication）の語源は，claudicationがラテン語のclaudicatioに起源する用語で，片足が悪くて"下肢を引きずる"ことを意味している[15]．しかし，臨床例では下肢を引きずる症状はみられないので，claudicationという用語はふさわしくないとの考えもある．

1972年のJellinger & Neumayer[6]の間欠跛行に関する総説によると，この間欠跛行は馬車の馬にみられた症状で，下肢の閉塞性血管障害が原因であった．1858年，Charcotは下肢の血管障害で間欠跛行を呈した症例を報告した．1900年，Dejerineはヒトの間欠跛行が脊髄動脈の閉塞や馬尾や神経根の圧迫によっても発生することを報告した．また，その原因疾患として腰椎の変性疾患や発育性狭窄を挙げている．この神経性間欠跛行は，1961年，Blau & Logue[2]により"intermittent claudication of the cauda equina"として報告された．その後，種々の呼称での報告が続いたが，現在は神経性間欠跛行（neurogenic intermittent claudication）と総称される．また，その病態についてはVerbiest[13,14]の一連の報告がある．以下，神経性間欠跛行について解説する．

神経性間欠跛行の徴候と診断

神経性間欠跛行は中枢神経性と末梢神経性に分けられ，前者は脊髄性，後者は馬尾性と神経根性に分類される．下部胸髄疾患で起こる脊髄性間欠跛行はごくまれで，下肢腱反射の亢進などの脊髄麻痺を呈し，下肢痛がないことがほとんどである．

最も多い腰部脊柱管狭窄症による間欠跛行は，馬尾性，神経根性および両者の合併した混合性である[4,8]．馬尾性と神経根性の鑑別点は，前者が硬膜内での多神経根障害のために下肢のしびれ感や感覚障害を示すのに対し，後者は硬膜外での単一神経根障害のために神経根痛を呈することである．混合性は，しびれ感と痛み（疼痛）を示すことで診断できる（表1）．自験手術例82例では，馬

表 1 神経性間欠跛行の診断

	末梢神経性		脊髄性
	馬尾性	神経根性	
下肢痛	なし	片側・両側性	なし
下肢しびれ感	両側性	片側・両側性	両側性
会陰部症状	間欠性陰茎勃起 しびれ感，異常感覚 排尿障害	進行例にあり	排尿障害
腱反射	正常または減弱	正常または減弱	亢進
感覚障害	両側性	片側・両側性	両側性

尾性51例（62.2%），神経根性25例（30.5%），混合性6例（7.3%）と，手術例のために馬尾性が多かった．跛行形態別の休息までの距離は，順に平均97 m，122 m，213 mと馬尾性が短かった[16]．

間欠跛行の原因となる下肢のしびれ感，痛みは，腰部脊柱管狭窄症の初期には安静時に症状がなく歩行時のみに出現するが，病状の進行に伴って立位の持続で下肢症状が出現し，進行期には安静臥床時にも下肢症状が出現するようになる．この時期には，下肢の感覚障害，筋力低下，排尿障害などもみられるようになる．

神経学的高位診断は，明らかな筋力低下や感覚障害があれば，ある程度可能であるが，一般的には痛みやしびれ感の範囲で推定することが多い．神経根性では，神経根ブロックの効果により障害神経根の診断ができるが[9]，馬尾型では自覚症状と画像所見を加味して診断する．

原因疾患と鑑別疾患 (表2)

間欠跛行がみられたとき，まず鑑別すべきは神経性か血管性かである[11]．神経性間欠跛行をきたす疾患には，変形性脊椎症，変性すべり症，分離すべり症などがあり，高齢者に多い変形性脊椎症が最も多い．間欠跛行を呈しやすいのは前2者で，分離すべり症はすべりがあっても脊柱管狭窄を起こしにくく，経年的変形が加わると跛行を示すようになる[10]．脊髄性間欠跛行をきたす疾患には，胸椎の後縦靱帯骨化症，黄色靱帯骨化症などがある[5]．

血管性間欠跛行をきたす代表的疾患は，閉塞性動脈硬化症（ASO）とBuerger病で，前者は壮年以降に，後者は若年から高齢者まで発症する．

両間欠跛行の鑑別の要点は問診にある．既往歴と治療中の疾患のチェックに始まり，跛行の形態と休息の姿勢などを聞き出す．歩行困難になる症状は，神経性では下肢痛よりしびれ感や脱力によることが多いのに対し，血管性では痙攣性の痛みによることが多い．神経性のしびれ感は，異常感覚（ピリピリ感，ビリビリ感，引きつけ感，重圧感，灼熱感など）であり，歩行を続けると痛みやしびれ感の部位が移動する（sensory march）のが特徴である[3]．

また，神経性では歩行時に会陰部症状（陰茎勃起，失禁，排尿遅延，頻尿，会陰部のしびれ感）がみられる例があるが[1,7]，血管性ではこのような症状はみられない．

一方，跛行が出現したときの休息については，神経性ではしゃがむこと（蹲踞）で症状が早く回復するのに対し，血管性では立ち止まるだけで下肢筋の血行が回復し，症状が改善する．神経性では，腰椎を前屈すると脊柱管が拡大し，馬尾の圧迫が改善するからである．このことは，神経性の患者では歩行が困難でも，自転車に乗れば長距離の移動が可能となることでも観察される．

臨床的には，まず足背動脈の拍動の有無を確認し，触知しないときには後脛骨動脈，膝窩動脈，大腿動脈の順に拍動をチェックする．動脈の拍動を触知しないときは血管性が疑われるが，腰部脊柱管狭窄症は高齢者にみられることが多く，血管性でないのに足背動脈の拍動が弱い例があるために即断は危険である．

表 2 間欠跛行の鑑別点

		神経性	血管性
原因疾患		変形性腰椎症	閉塞性動脈硬化症
		腰椎変性すべり症	Buerger 病
		軟骨無形成症	腹部大動脈瘤
間欠跛行	歩行中	下肢痛・しびれ感・脱力	下肢痛（痙攣性）
		下肢異常感覚	下肢冷感
	休息による回復	座る，しゃがむ	姿勢に関係なし
立位持続による下肢痛		中等症にあり	なし
安静時下肢痛		進行例にあり	なし
会陰部症状		進行例にあり	なし
脊柱可動域制限		後屈制限	加齢的制限
下肢動脈拍動		触れる例がほとんど	触れない
下肢皮膚温		やや低下	著明低下
臨床所見	下肢腱反射	減弱または消失	正常
	下肢筋力低下	進行例にあり	なし
	下肢異常感覚	あり	なし
	SLR test, FNST	正常	正常
腰椎 X 線像		加齢性変化	加齢性変化
		椎間関節肥厚，すべりなど	大動脈石灰化像
脊髄造影像		脊柱管狭窄像	加齢性変化
動脈造影像		正常	閉塞像，副血行路像
足趾脈波		加齢性変化	波高低下，消失

SLR test：下肢伸展挙上テスト，FNST：大腿神経伸展テスト

神経性の患者では，腰椎を後屈すると下肢の痛みやしびれ感が再現する（Kemp 徴候）．また，病状が進行すると，下肢の感覚障害，筋力低下や腱反射の減弱または消失がみられるようになるが，血管性では，年齢相応の変化がみられるのみである．

より定量的な鑑別法に足関節上腕血圧比（ankle brachial pressure index：ABPI）の測定がある．これは，上肢血圧と下肢血圧の比を求める方法で，1.0 以上のときには正常で，0.9 未満のときには高率に ASO であるとされている．今後は，間欠跛行のある患者にはすべて ABPI を測定すべきである[12]．

神経性間欠跛行，血管性間欠跛行とも高齢者に多い病態なので，腰椎の単純 X 線像や MRI などの変化は鑑別の決め手とはならない．足趾の脈波検査は外来で容易にできるが，鑑別の確証とはならない．下肢の血管造影での動脈閉塞所見は血管性であることの証となるが，最近は MR angiography（MRA）で，その所見が得られるようになっている．

おわりに

歩行障害の一型としての間欠跛行は，脳血管障害の片麻痺による歩行障害とともに高齢社会の中で，多くみられる症状である．間欠跛行は ADL 障害の原因となるが，変形性脊椎症などによる神経性間欠跛行は，手術によりある程度の症状の改善が期待できる．そのためにも，本項では血管性間欠跛行との鑑別をしっかり行うことの重要性を強調した．

文 献

1) 馬場久敏, 富田勝郎, 梅田真一郎, 他：馬尾性間歇陰茎勃起症状の臨床的検討. 整・災外 **31**：507-515, 1988
2) Blau JN, Logue V：Intermittent claudication of the

cauda equina：An unusual syndrome resulting from central protrusion of a lumbar intervertebral disc. *Lancet* **277**（7186）：1081-1086, 1961
3) Evans JG：Neurogenic intermittent claudication. *Br Med J* **2**：985-987, 1964
4) 蓮江光男：腰部脊柱管狭窄の分類と臨床像. *MB Orthop*（4）：1-4, 1988
5) 伊部茂晴, 中川智之, 里見和彦：脊髄髄節性と思われる間欠跛行を呈した下部胸椎後縦靭帯骨化症の1手術例. 関東整災誌 **21**：143-146, 1990
6) Jellinger K, Neumayer E：Claudication of the spinal cord and cauda equina. in Vinken PJ, Bruyn GW（eds）：*Handbook of Clinical Neurology*, vol 12. North-Holland, Amsterdam, 1972, pp507-547
7) 木田　浩, 田畑四郎：我々の手術法による腰部脊柱管狭窄症70例の臨床的考察—臨床症状, 病態, 手術法, 術後成績. 日整会誌 **58**：1217-1235, 1984
8) 菊地臣一：いわゆる馬尾性間欠跛行. 日整会誌 **62**：567-575, 1988
9) 菊地臣一, 蓮江光男：神経根ブロックからみた腰部脊柱管狭窄の病態. 整形外科 **39**：407-413, 1988
10) 里見和彦, 高畑武司, 猪飼俊隆, 他：変性ならびに分離すべり症による間欠性跛行の臨床的検討. 臨整外 **27**：373-379, 1992
11) 田中　守, 若野紘一：間欠跛行の種類とその鑑別—阻血性間欠跛行と馬尾神経性間欠跛行の検討. 整形外科 **32**：727-734, 1981
12) 鳥畠康充：間欠跛行の分類と鑑別診断. *MB Orthop* **17**（5）：7-14, 2004
13) Verbiest H：A radicular syndrome from developmental narrowing of the lumbar vertebral canal. *J Bone Joint Surg Br* **36**：230-237, 1954
14) Verbiest H：Pathomorphologic aspects of developmental lumbar stenosis. *Orthop Clin North America* **6**：177-196, 1975
15) 若野紘一, 平林　洌, 田中　守：間欠性跛行. in 伊丹康人, 他（編集主幹）, 井形高明（編集企画）：腰部脊柱管狭窄症. 整形外科MOOK 41. 金原出版, 1985, pp109-119
16) 山本靖紀, 他：腰部脊柱管狭窄症の手術成績と予後因子（抄）. 東日本整災誌 **16**：367, 2004

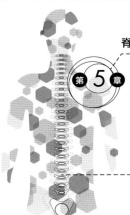

脊椎脊髄疾患における注目すべき症状

第5章 下垂足

橋爪 洋，吉田宗人

はじめに

下垂足（drop foot または foot drop）は足背屈力および足関節背屈力の低下により，歩行時に足尖が下垂する状態の呼称であり，狭義には拘縮のない弛緩性麻痺を指す．患者は歩行時に足を前方に踏み出す際，地面に足が引っかからないよう，通常よりも足を高く持ち上げる鶏歩（steppage gait）を示す．足と足関節の背屈筋群は，前脛骨筋，長母趾伸筋，長趾伸筋を含んでおり，これらの筋群の筋力低下が回復せずに拘縮すると，内反尖足変形をきたす．下垂足は足部背屈筋群の損傷，絞扼性神経障害，脊椎脊髄疾患，脳病変，代謝性疾患など，さまざまな原因で起こりうる．本項では，まず下垂足の原因と病態について概略を述べた後，脊椎脊髄疾患からみた下垂足の診断と鑑別点，臨床的意義について文献的考察を踏まえ解説する．

下垂足の原因と病態（表1）

下垂足の原因は筋性と神経性に大別される．

筋性の原因には，下腿開放創に伴う足関節背屈筋群の直接損傷，前脛骨筋の変性皮下断裂[17]が挙げられる．皮下断裂の患者は，足部を底屈するときに軽微な外傷を受けた高齢者であることが多い．前脛骨筋以外に腓骨神経の深枝および浅枝によって支配される筋肉の麻痺を伴わないことが，末梢神経障害との鑑別点となる．下腿の前コンパートメント症候群[5]も下垂足の原因となりうる．コンパートメント症候群は，下腿の骨折や外傷の後に急激に発症する（急性型）のみでなく，

表1　下垂足の原因

1. 筋性の原因によるもの
   前脛骨筋損傷（皮下断裂を含む）
   前コンパートメント症候群（筋性，運動性）
2. 神経性の原因によるもの
   <u>腓骨神経障害</u>
   坐骨神経障害
   腰仙部神経叢障害
   <u>腰椎変性疾患（L_5 神経根症）</u>
   <u>上円錐症候群</u>
   脊髄症
   脳病変（parasagittal tumor など）
   運動神経疾患
3. 全身性疾患に合併するもの
   糖尿病
   甲状腺機能低下症
   全身性エリテマトーデス
   神経性食欲不振症
   Hansen 病

全身性疾患に合併する下垂足についても，局所的な要因は筋性もしくは神経性に分けることが可能である．下線は頻度が高く，鑑別診断上で重要なもの．

行軍やスポーツ活動において，足関節背屈筋群を過度に使用することによっても起こりうる（運動性型）．

神経性の原因には，深腓骨神経，総腓骨神経，あるいは坐骨神経の単ニューロパチーの他，腰仙神経叢障害，腰部神経根症，脊髄病変，運動神経疾患，脳病変などがある．

腓骨頭部の圧迫によって引き起こされる腓骨神経麻痺は，下肢で最も一般的な圧迫性ニューロパチーである．腓骨神経麻痺は短期間に自然発生す

ることが多く，腰下肢痛や腓骨神経支配筋以外の麻痺を伴わない．電気生理学的検査で腓骨頭部を挟んで運動神経伝導速度が低下している所見が得られれば確定診断される．

骨盤腔内や股関節付近の病変による坐骨神経の障害[9]も下垂足の原因となることがある．人工股関節置換術を施行された患者は，70％までが筋電図学的に坐骨神経損傷後の所見を示すとの報告がある[34]．それらは，ほとんどの場合には症状を呈さないが，術後に下垂足となった患者を調査したところ，腰部脊柱管狭窄を合併する患者に下垂足となるリスクが高かったと報告されている[22]．これは神経の軸索流が近位の神経根であらかじめ障害されているところに，股関節手術による坐骨神経の損傷が加わった二重圧迫症候群（double crush syndrome）によるものであると推察される．

脳病変による下垂足はしばしば，片麻痺を伴い，腱反射が亢進し，Babinski 反射が陽性となる．しかし，傍矢状静脈洞付近に発生する腫瘍（parasagittal meningioma など）[6]では，痙性を伴わず，下垂足が初発症状となることもあるので，注意を要する．

その他にも，神経性食欲不振症（anorexia nervosa）[12]，甲状腺機能低下症[4]，全身性エリテマトーデス[14]，糖尿病[24]，Hansen 病[11]などに伴う下垂足の発生が報告されている．

脊椎脊髄疾患における下垂足の診断と臨床的意義

脊椎脊髄疾患の中で，下垂足の原因として最も多いのは腰椎変性疾患であり，腰椎椎間板ヘルニア，腰部脊柱管狭窄症に伴う下垂足の発症機序や予後などについては多くの報告がある．前脛骨筋力が徒手筋力テスト（MMT）3 に満たないものを下垂足とすると，術前に下垂足を呈するものの割合は，腰椎変性疾患手術例の中で 2.4〜5.8％[10,16,18,37]であり，疾患別の検討では，腰椎椎間板ヘルニア手術例の中で 0.9〜5.5％[10,18,23,36]，腰部脊柱管狭窄症手術例の中で 4.9〜5.7％[10,18]と報告されている．

腰椎疾患に起因する下垂足の発生機序に関して，Garrido ら[7]，有村ら[3]は L5 神経根障害を，中村ら[19]，山路ら[35]は L4-5 神経根の障害を，山本ら[36]は L5 神経根障害と馬尾障害の合併を，谷ら[28]は L5 神経根の障害と馬尾障害あるいは複数根の障害の合併を挙げている．McCulloch ら[15]は椎間板ヘルニア症例における腰部神経根の電気刺激結果から，L5 神経根は前脛骨筋，長母指伸筋，長趾伸筋を支配するが，足関節の背屈は L4 神経根，母趾の背屈は S1 神経根の支配も受けると報告している．すなわち，下垂足の発生要因としては L5 神経根障害が最も重要であるが，その神経支配の割合には個体差がある．L5 を含む複数の神経根が障害された場合のほうが下垂足を呈する確率が高くなると思われる．

腰部神経根障害による下垂足は腰痛もしくは下肢痛を伴っていることが多く，神経根支配領域に一致した感覚障害を認めるので，画像所見との整合性が得られた場合の診断は比較的容易である．しかし，痛み（疼痛）を伴わない症例もあるので，末梢神経障害や後述する円錐上症候群[30,31]との鑑別を常に念頭に置かなければならない．

筋電図や末梢神経伝導速度などの電気生理学的検査は補助診断法として有用である．運動神経に単一電気刺激を与えることによって，筋から誘発される合成活動電位を M 波というが，同じ末梢神経上の A 点と B 点の間の伝導速度は，A 点刺激により支配筋から得られた M 波の潜時から B 点刺激時の M 波の潜時を差し引くことで算出される．進藤[26]は障害部位の遠位刺激および近位刺激による M 波の異常を次の 3 型に分類している．

①伝導遅延型：遠位刺激の M 波の振幅が正常で，近位刺激の M 波の振幅も正常であるが，潜時延長を認めるもの．

②伝導遮断型：遠位刺激の M 波の振幅が正常であるが，近位刺激の M 波の振幅低下を認めるもの．

③低振幅型：遠位刺激および近位刺激の M 波の振幅が低下または消失しているもの．

伝導遅延型，伝導遮断型は主に脱髄が，低振幅型は軸索障害が原因とされている．大藤ら[21]は，運動神経刺激による M 波の異常型と各種電気生

理学的検査の組み合わせが下垂足の診断に有用なことを報告した．下垂足の電気生理学的検査にあたっては，まず末梢神経伝導速度の測定を行う．神経伝導速度の測定により腓骨頭部での伝導遅延，伝導遮断を認めれば，総腓骨神経麻痺と診断できる．低振幅型の場合には，腓骨頭より中枢の伝導性を検索するため，総腓骨神経刺激-腰椎部体表面記録による体性感覚誘発電位（somatosensory evoked potential：SEP）を測定する．また，浅腓骨神経刺激による感覚神経活動電位（sensory nerve action potential：SNAP）を測定することにより，障害部位が後根神経節の中枢側であるか末梢であるかの診断が可能である[2]．患側のSNAPが健側に比較して優位（50％以下）に低下している場合には，障害部位が後根神経節よりも末梢であると考えられる．坐骨神経麻痺などの中枢側での末梢神経障害においては，殿部や大腿後面筋などの針筋電図所見が参考となる．

腰椎変性疾患手術例における下垂足の予後に影響する因子としては，術前の前脛骨筋力と発症から手術までの期間が重要とされている．術前の前脛骨筋力については，MMT 0または1の症例では改善不良で，MMT 2～3⁻の症例では良好であったとする報告が多い[1,16,20,33,36]．発症から手術までの期間が下垂足の回復に及ぼす影響について，中村ら[18]は手術までの期間が2カ月未満か以上かで回復に差があったと報告した．安部ら[1]は下垂足出現から手術までの期間が2週間以内の群が，滝野ら[27]は3週間以内の群が予後良好であったとしている．その他の回復に影響する因子としては，年齢[37]，膀胱直腸障害の有無[13,29,32]，複数神経根の障害[23]などが報告されている．

一方，Girardiら[8]は下垂足を呈した腰椎変性疾患55例（椎間板ヘルニア40例，腰部脊柱管狭窄症15例）について検討し，下垂足を呈する腰椎変性疾患に対する手術の予後はきわめて良好（1例を除く全症例で下垂足が改善）であり，回復の程度と年齢，診断（椎間板ヘルニアか脊柱管狭窄症かということ），罹病期間，術前筋力低下の間には統計学的に有意な相関を認めなかったとしている．しかし，彼らの手術例は術前の足関節背屈筋力がMMT 3以上のものがほとんど（MMT 2：1例，MMT 3：37例，MMT 4：17例）であり，術前にMMT 2で糖尿病を合併していた1例は改善していなかった．

以上により，腰椎変性疾患における下垂足の出現は，L5神経根もしくは隣接する複数の神経根が高度に障害されていることを示唆するものと理解できる．罹病期間が長期に及ぶと，手術を施行しても回復を期待できないことがある．そのような場合でも，神経根痛や間欠跛行に対して手術が有効である[29]が，麻痺の回復を目的とする場合には，発症後可及的早期に手術することが望ましい．

L4～S2髄節レベルの障害である円錐上部症候群（epiconus syndrome）においても，下垂足を呈することがある．Tokuhashiら[30]は，胸腰椎移行部（T10/11～L2/3）に発生した椎間板ヘルニア26例の症候を分析し，その神経症候が多彩なことを報告している．胸腰椎移行部では円錐上部と脊髄円錐部が近接し，そこに馬尾が混在するため，病変高位のわずかな違いにより，痙性麻痺，弛緩性麻痺，両者の混在，さらに硬膜内神経根障害も織り交ぜた複雑な神経症候を示す．その中でも円錐上部での脊髄病変は，前角障害であるため，下位運動ニューロン症候である下肢の筋萎縮，筋力低下，腱反射減弱を主体とし，感覚障害についても靴下型，根性分布型などのさまざまな型を呈しうる．膀胱直腸障害，深部感覚障害を高率に認め，神経根痛の既往のないことが，神経根症を含む末梢性神経障害との鑑別点となるが，円錐上部症候群の概念が念頭にないと，腓骨神経麻痺や腰椎神経根障害と誤診する可能性があるので，注意を要する．鳥畠ら[31]によると，神経症候を有した胸腰椎移行部の76手術例中11例（14.5％）が根性分布型の感覚障害を呈する円錐上部症候群であったが，そのうち10例は以前に別の診断で治療を受けていた．

また，円錐上部症候群は通常，胸腰椎移行部における椎間板ヘルニアや黄色靱帯骨化症などの圧迫病変によって生じるが，脊髄末端高位は個人差があるため，病変の椎体高位が同じでも，障害される脊髄髄節は症例によって異なることを理解する必要がある．画像診断にはMRIが有用であり，鳥畠ら[31]は根性分布型の感覚障害を示す円錐上部

症候群の主病巣が脊髄末端部の上方1.5±0.3椎体の高位に局在していたと報告している．

　胸腰椎移行部よりもさらに中枢の圧迫性脊髄症により弛緩性下垂足を呈した症例も報告されている．下ら[25]は頚椎において，椎間板ヘルニアが一側に極端に偏位して急性発症する場合には，同側の弛緩性下垂足を呈する可能性があることを指摘している．いずれの症例も，障害髄節レベル以下の感覚障害と同側の上肢握力低下を伴っており，手術によって下垂足を含めた症状の改善が得られた．下垂足を主訴とする患者を診察する際には，全身の神経学的所見を観察することを銘記されたい．

まとめ

　脊椎脊髄疾患における下垂足は，主としてL5神経根症を中心とする腰椎変性疾患においてみられる．しかし，胸腰椎移行部病変による円錐上部症候群においても，下垂足と根性分布型の感覚障害を呈するものがあり，鑑別診断として重要である．絞扼性神経障害や筋性のものも含めて，複数の疾患を念頭に置き，精査を進める必要がある．現在までのところ，下垂足を呈する脊椎脊髄疾患に対する手術成績については，エビデンスレベルの高い報告がなされていない．しかし，術前筋力がMMT 0～1で，罹病期間が長期に及ぶ症例については，下垂足に関する回復は期待できない可能性がある．したがって，下垂足の改善を目的とする場合には，発症後可及的早期に確定診断をつけ，手術することが望ましい．

文献

1) 安部理寛, 山浦伊裟吉, 中井　修, 他：腰椎変性疾患による下垂足の予後. 関東整災外誌 **24**：274-277, 1993
2) 安藤正明, 山本博司, 谷　俊一, 他：腰部脊柱管狭窄症に伴い下垂足を呈した症例の術後長期経過. 西日脊椎研誌 **17**：82-85, 1991
3) 有村　一, 高良　健, 福山　紘：下垂足を呈した腰椎椎間板ヘルニア―腰部脊柱管狭窄症12例の検討. 整外と災外 **32**：1014-1019, 1984
4) Bhansali A, Chandran V, Ramesh J, et al：Acute myoedema：an unusual presenting manifestation of hypothyroid myopathy. *Postgrad Med J* **76**：99-100, 2000
5) Bourne RB, Rorabeck CH：Compartment syndromes of the lower leg. *Clin Orthop* **240**：97-104, 1989
6) Eskandary H, Hamzei A, Yasamy MT：Foot drop following brain lesion. *Surg Neurol* **43**：89-90, 1995
7) Garrido E, Rosenwasser RH：Painless footdrop secondary to lumbar disc herniation：report of two cases. *Neurosurgery* **8**：484-486, 1981
8) Girardi FP, Cammisa FP Jr, Huang RC, et al：Improvement of preoperative foot drop after lumbar surgery. *J Spinal Disord Tech* **15**：490-494, 2002
9) Hassan FO, Shannak A：Primary pelvic hydatid cyst：an unusual cause of sciatica and foot drop. *Spine* **26**：230-232, 2001
10) 東　直哉, 今江道宣, 村上　剛, 他：下垂足を伴う腰椎疾患について. 中部整災誌 **37**：1249-1250, 1994
11) 平野真子, 原田正孝：当園（ハンセン病施設）における入所者の足部疾患の現状. 整外と災外 **52**：781-782, 2003
12) Kershenbaum A, Jaffa T, Zeman A, et al：Bilateral foot-drop in a patient with anorexia nervosa. *Int J Eat Disord* **22**：335-337, 1997
13) 真宗信弘, 伊勢紀久, 武田久雄, 他：下垂足を呈した腰椎疾患. 中部整災誌 **36**：1025-1026, 1993
14) Matsuki Y, Hidaka T, Matsumoto M, et al：Systemic lupus erythematosus demonstrating serum anti-GM1 antibody, with sudden onset of drop foot as the initial presentation. *Intern Med* **38**：729-732, 1999
15) McCulloch JA, Waddell G：Variation of the lumbosacral myotomes with bony segmental anomalies. *J Bone Joint Surg Br* **62**：475-480, 1980
16) 森尾泰夫, 上平　用, 大月健二, 他：下垂足を主徴とした腰部脊柱管狭窄症. 中部整災誌 **29**：1977-1980, 1986
17) Moskowitz E：Rupture of the tibialis anterior tendon simulating peroneal nerve palsy. *Arch Phys Med Rehabil* **52**：431-433, 1971
18) 中村　修, 今井　健, 小西　明, 他：下垂足を呈した腰椎変性疾患の手術成績. 整外と災外 **53**：13-15, 2004
19) 中村　堯, 浅井　浩, 柏木政哉, 他：下垂足を主症状とした腰椎椎間板ヘルニアについて. 中部整災誌 **26**：348-350, 1983
20) 浪花紳悟, 上平　用, 大月健二, 他：下垂足をきたした腰椎疾患. 西日本脊椎誌 **14**：73-78, 1989
21) 大藤　晃, 河合伸也, 淵上泰敬, 他：下垂足における電気生理学的検討. 整外と災外 **44**：1474-1476, 1995
22) Pritchett JW：Lumbar decompression to treat foot drop after hip arthroplasty. *Clin Orthop* **303**：173-177, 1994
23) 酒井義人, 井上喜久男, 甲山　篤, 他：腰椎椎間板ヘルニアによる長母趾伸筋麻痺の術後筋力回復. 臨外 **37**：703-707, 2002
24) Shahani B, Spalding JM：Diabetes mellitus presenting with bilateral foot-drop. *Lancet* **2**（7627）：930-931, 1969

25) 下　裕司, 宮地芳樹, 岩井宏次, 他：一側に下垂足を呈した頸髄症についての検討. 中部整災誌 **34**：173-175, 1991
26) 進藤重雄：電気生理学的検査法を用いた腰部神経根障害による drop foot の病態の検討. 日脊会誌 **4**：57-58, 1993
27) 滝野哲也, 仲　克巳, 岡本壮太, 他：下垂足をきたした腰部疾患の検討. 整形外科 **51**：386-391, 2000
28) 谷　俊一, 山本博司, 貞広哲郎, 他：腓骨神経麻痺に類似の症状を呈した腰椎部疾患の検討. 中部整災誌 **27**：63-65, 1984
29) 寺井祐司, 今井　健, 越宗陽平, 他：下垂足をきたした腰椎椎間板ヘルニア―腰部脊柱管狭窄症の手術成績. 整外と災外 **42**：24-26, 1993
30) Tokuhashi Y, Matsuzaki H, Uematsu Y, et al：Symptoms of thoracolumbar junction disc herniation. *Spine* **26**：E512-518, 2001
31) 鳥畠康充, 富田勝郎, 川原範夫, 他：根性分布型の知覚障害を持つ円錐上部症候群の検討―診断上の問題点及び病巣高位の解析. 神経内科 **45**：11-19, 1996
32) 上田　淳, 渡辺英夫, 斎鹿　稔, 他：下垂足を伴う腰椎疾患の臨床的検討. 整外と災外 **39**：467-470, 1990
33) 渡辺敏文, 佐藤浩一, 吉田裕俊, 他：下垂足を呈した腰椎椎間板ヘルニアの検討. 日パラ医会誌 **13**：92-93, 2000
34) Weber ER, Daube JR, Coventry MB：Peripheral neuropathies associated with total hip arthroplasty. *J Bone Joint Surg Am* **58**：66-69, 1976
35) 山路哲生, 吉沢英造, 大岩俊久, 他：特異な麻痺症状を呈した腰部椎間板ヘルニア. 整・災外 **28**：1573-1575, 1985
36) 山本利美雄, 原田憲正, 太田信彦, 他：腰部椎間板ヘルニアによる下垂足. 臨整外 **22**：445-452, 1987
37) 米倉暁彦, 瀬良敬祐, 宮原健次, 他：腰部疾患に伴う下垂足の予後調査. 整外と災外 **43**：526-528, 1994

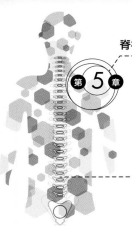

脊椎脊髄疾患における注目すべき症状

第5章 皮膚自律神経症状

朝比奈正人，鈴木淳也，福武敏夫，服部孝道

はじめに

　脊椎脊髄疾患でしばしば伴う自律神経障害は，生命予後や quality of life（QOL）に深くかかわる問題である．たとえば，高位脊髄損傷などの回復期にみられる自律神経過反射（autonomic dysreflexia）は，発作性の高血圧により脳内出血や心不全などを引き起こし，生命予後に影響を与える．また，脊椎脊髄疾患でよくみられる排尿障害は，尿路感染から腎不全をきたし，生命予後に影響するだけでなく，QOL を著しく低下させる．このため，脊椎脊髄疾患においてみられる自律神経障害を理解することは臨床において非常に重要であるが，自律神経障害を総括的に述べることは成書に譲り，ここでは筆者らが経験したいくつかの特徴ある皮膚自律神経症状を提示し，その臨床的意義について述べる．

Harlequin 症候群

　Harlequin 症候群は，運動負荷などにより誘発される一側顔面の発汗過多と紅潮を特徴とし，Lance ら[8]により命名された．一側顔面の皮膚交感神経障害による発汗消失と血管拡張障害があり，これに対する代償反応として健側の発汗過多と紅潮が起こると考えられている．この一側顔面の色調変化が即興喜劇の登場人物である Harlequin を連想させることから，harlequin 症候群と名づけられた．Harlequin 症候群に似た言葉に harlequin 現象（harlequin color change）[10]がある．Harlequin 現象は，側臥位にすると下側にした半身が紅潮し，上側の半身が蒼白となる現象であり，主に低体重新生児にみられる．Harlequin 症候群とは異なる自律神経症状である．

　以下に筆者らが経験した harlequin 症候群例を提示し，その病態機序と臨床的意義について述べる．

1 症例提示

【症例1】

　患　者：56歳，女性．

　既往症：特記すべきことはない．毎年受けていた肺癌検診でも異常を指摘されたことはなかった．

　現病歴：50歳頃，運動後に右顔面から右上肢にかけて汗を過剰にかくようになった．56歳時，長時間入浴した後に鏡をみたところ右顔面のみが紅潮していることに気づき，神経内科を受診した．

　身体所見：左顔面から左上肢にかけての皮膚乾燥以外に異常を認めず，瞳孔異常，起立性低血圧，便秘，排尿障害などもなかった．

　検査所見：一般血液検査では異常がなかったが，胸部 X 線写真では左肺尖部に T2-3 椎体に接する径3cm 程度の腫瘤性病変を認めた（図1）．5年前から毎年受診していた健診での胸部 X 線写真を再評価したところ，5年前の写真ですでに同部位に病変が認められた．胸部 CT では T2-3 椎体左側に境界明瞭な径3cm 程度の腫瘤を認め，一部が造影された．頭部 CT では異常がなかった．

　温熱発汗試験では，左顔面，左頸部，左上肢，左体幹の乳頭より上の無汗，右顔面から右上肢にかけての発汗過多，右顔面の紅潮を認めた．室温でのサーモグラフィー検査では右上肢の皮膚温の低下を認めた（図2）．手掌での発汗計による発汗量とレーザー皮膚血流計による皮膚血流量を図3

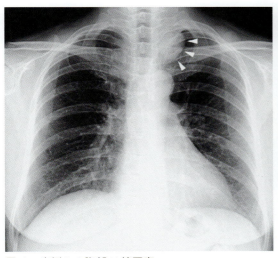

図1 症例1の胸部X線写真
左肺尖部に腫瘍性病変（矢頭）を認める.

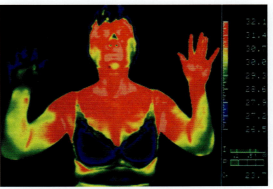

図2 症例1の上半身正面のサーモグラフィー所見
右上肢の皮膚温低下を認める.

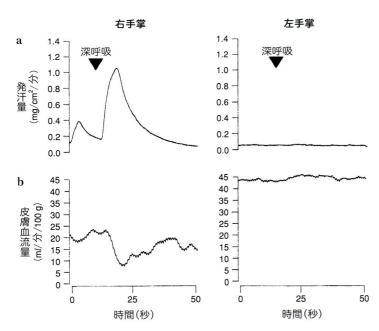

図3 症例1の深呼吸刺激に対する手掌の発汗量と皮膚血流量
a：発汗．右手掌では反応（一過性の発汗増加）を認めるが，左手掌では反応を認めない．
b：皮膚血流．右手掌では反応（一過性の皮膚血流減少）を認めるが，左手掌では反応を認めない．また，右手掌の皮膚血流量は左手掌に比べて少なく，不安定である．

に示す．左手掌では深呼吸に対する発汗反応および皮膚血流反応は消失していたが，右手掌ではいずれも保たれており，発汗はむしろ亢進していた．

経　過：肺尖部の腫瘍病変に対して胸腔鏡下縦隔腫瘍摘出術を施行し，病理診断は神経鞘腫であった．

【症例2】

患　者：43歳，女性．

既往歴：特記すべきことはない．

現病歴：37歳頃から右顔面の発汗低下に気づいた．同じ頃から暑いときに左顔面に過剰に汗をかき，左顔面が紅潮するようになったため，神経内科を受診した．

身体所見：右顔面から右肩にかけての皮膚乾燥

以外に異常を認めず，瞳孔異常，起立性低血圧，便秘，排尿障害などもなかった．

　検査所見：一般血液検査は正常で，胸部 X 線写真，胸部 CT，頸椎 X 線写真，頭部 CT は明らかな異常を認めなかった．温熱発汗試験では，右顔面から右肩にかけての無汗，左顔面の発汗過多と紅潮を認めた．

2 解　説

　筆者らの症例では Horner 症候群を伴わなかったが，harlequin 症候群では Horner 症候群を伴う場合があり，その有無は病変部位同定の手がかりとなる．図 4 に顔面を支配する交感神経の経路を示す．瞳孔および眼瞼を支配する交感神経節前線維は，T1 前根を通り，交感神経幹を上行し，上頸神経節に終わる．一方，顔面の皮膚を支配する交感神経節前線維は，T2-3 前根を通り，交感神経幹を上行し，上頸神経節に終わる．このため，T2-3 前根付近に病変がある場合には，顔面の皮膚を支配する交感神経は障害されるが，瞳孔を支配する交感神経は保たれるため，Horner 症候群を伴わない．上頸神経節より末梢での交感神経の走行については，瞳孔を支配する交感神経は内頸動脈，顔面の発汗と皮膚血管を支配する交感神経は外頸動脈に沿って上行する．このため，外頸動脈に沿って走行する交感神経が障害された場合にも，Horner 症候群を伴わない harlequin 症候群を呈する可能性があるが，そのような症例の報告はまだないようである．症例 1 では Horner 症候群を伴わず，T2-3 交感神経節病変を示唆する分節性無汗を認めたことから，病変として T2-3 前根付近が推測され，実際にその部位に神経鞘腫を認めた．一方，Horner 症候群を伴う場合には，T2-3 前根付近にある病変が進行して T1 も巻き込んだ可能性が考えられる．あるいは，別の可能性として T1 と T2-3 由来の交感神経節前線維が並走する頸部での交感神経障害が考えられる．この場合には，無汗部は一側の顔面および頸部に限局し，通常では上肢に及ばない[12]．

　Harlequin 症候群の原因としては，肺尖部・縦隔腫瘍（肺尖部肺癌[16]，上縦隔神経鞘腫[11]）の他に，後縦靱帯骨化症[9]，鉗子分娩などに伴う頸部

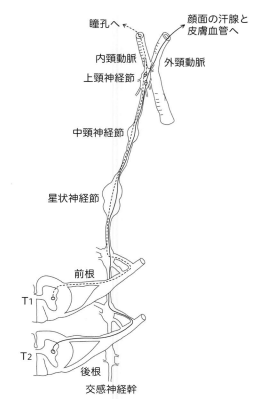

図 4　顔面を支配する交感神経の経路

交感神経の外傷（先天性 Horner 症候群）[12]などが報告されている．しかし，実際には症例 2 のように器質性病変を確認できない症例が多い．Lance ら[8]はこのような症例の病態機序として前脊髄根動脈の虚血を推察したが，その後，この考えを修正し（1993）[3]，Adie 症候群や Ross 症候群などとの異同が問題にされるようになっている[3,14]．Adie 症候群は緊張性瞳孔と腱反射消失を示す症候群で，これに分節性無汗が加わったものが Ross 症候群である[13]．これらの症候群において腱反射消失の責任病巣は明らかにされていないが，緊張性瞳孔は瞳孔を支配する副交感神経節である毛様体神経節，分節性無汗は交感神経神経節を含む末梢交感神経が責任病巣として考えられている．症候性の Adie 症候群あるいは Ross 症候群を起こすものとしては，Sjögren 症候群に伴う多発神経節炎がある．この疾患では自律神経節や後根神経節が多発性に障害されるため，Adie 瞳孔，Horner 症候群，分節性無汗，腱反射消失などがみ

られる[5,7]．Harlequin 症候群，Ross 症候群，Adie 症候群は，多発性神経節炎の臨床型の一つとしてみられる場合がある．

T2-3 交感神経節切除は，臨床的には手掌足底発汗過多症などの治療に用いられ，術後慢性期にほとんどの症例で代償性発汗過多がみられる[1]．一側 T2-3 交感神経切除では，Horner 症候群を伴わずに切除側の顔面から上肢にかけての無汗を呈するため[15]，慢性期合併症として harlequin 症候群が出現する可能性がある．手掌足底発汗過多症や赤面症などに対する治療は，通常では両側に施行されるため，harlequin 症候群を呈することはないと思われるが，一側 T2-3 交感神経切除は，合併症として harlequin 症候群に留意する．

Harlequin 症候群を起こすその他の責任病巣に関しては，中枢性病変を伴う症例の報告が散見される[2,8]．しかし，中枢病変が本当に harlequin 症候群の原因となるかについては，十分に明らかにされておらず，今後の症例の蓄積が必要と思われる．

髄節性立毛

体毛の立毛筋を支配するのは交感神経であり，交感神経刺激は立毛筋を収縮させて立毛を起こす．立毛は種々の刺激で誘発され，これは立毛反射と呼ばれる．ヒトでの立毛反射は動物と違い不明瞭なことが多いが，病変部位を特定するのに役立つことがある[4]．立毛が病的に出現する疾患としては自律神経過反射がよく知られており，膀胱・直腸の充満刺激や体性感覚刺激などにより，立毛，高血圧，発汗などの自律神経症状が発作性に出現する．一方，報告例が少ないが，側頭葉てんかんの発作時に両側優位または片側優位に立毛がみられることがあり，これは pilomotor seizure と呼ばれている．筆者らは，髄節性の立毛発作を呈した視神経脊髄炎例を経験したので，以下に提示する．

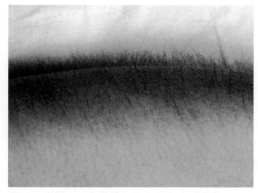

図 5　症例 3 の左前腕にみられた立毛発作

■ 症例提示

【症例 3】

患　者：39 歳，女性．

現病歴：37 歳時に背部痛と両下肢のしびれ感で発症した．診察では，左 T6 以下および右膝以下の表在感覚鈍麻と両下肢の軽度の痙縮を認めた．MRI で T2-6 椎体レベルの脊髄内に，T1 強調で淡い低信号，T2 強調で高信号を示す，浮腫を伴う長軸方向に長い病変を認めた．髄液所見は細胞数 19/μl（単核球），蛋白 47 mg/dl，ミエリン塩基性蛋白陽性であった．ステロイドパルス療法にて症状は消失した．

3 カ月後，背部痛と頸部のしびれ感が出現した．診察では，Lhermitte 徴候陽性で，C4 以下の表在感覚鈍麻と両下肢の軽度の痙縮を認めた．脊髄 MRI では C5-6 椎体レベルの脊髄左背側に T2 強調で高信号の浮腫を伴う病変を認めた．再発と診断し，ステロイドパルス療法を開始し，自覚症状は消失した．

38 歳時に両側胸部以下のしびれ感と歩行時のふらつきが出現した．診察では，両側 C4 以下の表在感覚鈍麻，両下肢の深部感覚障害，軽度の痙性対麻痺，Romberg 徴候を認めた．症状は治療により改善したが，C4 以下の軽度の表在感覚鈍麻と両下肢の深部感覚障害が残存した．

39 歳時に両上肢（左優位）のかゆみと胸部の締め付け感が出現し，下肢の脱力としびれ感も増悪した．左前腕に発作性疼痛が出現し，それに続いて左前腕に立毛発作がみられるようになった（図 5）．疼痛発作と立毛発作は数分〜20 分程度持続

し，有痛部を触れると痛みは増強した．

身体所見：C4以下の表在感覚鈍麻，両下肢の深部感覚障害，軽度の痙性対麻痺を認めた．

検査所見：髄液所見では，細胞数 40/μl（単核球），蛋白 101 mg/dl と異常を認め，再発を考えたが，脊髄 MRI では，以前からある頸髄と胸髄の病変以外に新しい病変を確認できなかった．

2 解　説

視神経脊髄炎/多発性硬化症では，有痛性強直性攣縮や発作性かゆみ（paroxysmal itching）などの発作性感覚障害がみられることが知られており，しばしば髄節性に出現する．症例3でみられた左上肢の発作性疼痛も発作性感覚障害の範疇に入ると考えられる．発作性感覚障害では，MRI で脊髄背側に病変を認めることが多く，脊髄後角での中枢性脱髄の関与が指摘されている[6]．症例3でも，MRI で C5-6 椎体レベルの脊髄左背側に病変を認めた．

立毛を起こす刺激としては，寒冷刺激，不快な音，心理的刺激などが知られているが，このような場合には大脳皮質−視床下部の関与が推察される．しかし，局所的な皮膚刺激でも立毛が起こることが知られており，脊髄自律神経反射の関与が推測されている．症例3では，発作性疼痛に伴う髄節性の感覚神経の興奮により，髄節性の立毛反射が誘発されたと考えられ，脊髄レベルの反射が関与していた可能性がある．

局所皮膚温低下

神経疾患ではしばしば局所皮膚温低下がみられる．以下に右胸髄病変による Brown-Séquard 症候群と一側下肢の著明な皮膚温低下を呈した多発性硬化症例について述べる．

1 症例提示

【症例4】

患　者：29歳，女性．

既往歴：15歳時に左視神経炎で発症し，その4週後に四肢のしびれ感が出現した．診察にて四肢の自覚的しびれ感と深部感覚障害，両下肢の軽度

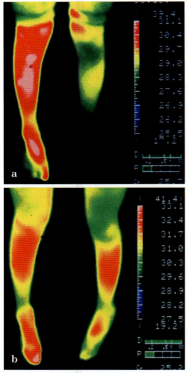

図6　症例4の両下肢正面のサーモグラフィー所見
a：治療前，b：治療後．
治療前は左下肢で皮膚温が著明に低下している．

の痙縮を認め，多発性硬化症/視神経脊髄炎と診断された．プレドニゾロン（プレドニン®）60 mg 内服にて完全寛解した．その後は脊髄炎の再発を繰り返していたが，症状はいずれも軽く，常に完全寛解していた．

現病歴：29歳時に左下肢の脱力と右下肢のしびれ感が出現して入院した．

身体所見：左下肢の中等度の筋力低下，左下肢の深部感覚障害，右 T10 以下の表在感覚鈍麻を認めた．皮膚温は左下肢遠位優位に顕著に低下していたが，発汗異常や皮膚の色調変化はなく，足背動脈の触れは良好であった．

検査所見：脊髄 MRI では明らかな病変を確認できなかった．サーモグラフィー検査では下肢の皮膚温の顕著な左右差を認めた（図6a）．サーミスターによる測定では，皮膚温は足先で左 23.8℃，右 27.7℃ と約 4℃ の差を認めた．レーザー皮膚血

流計により測定した足先の皮膚血流は，左 1.5 ml/分/100 g，右 4.0 ml/分/100 g と左で低下していた．

　経　過：ステロイドパルス療法を開始し，神経学的所見は徐々に改善し，皮膚温の左右差も目立たなくなった．治療開始 5 日後に行ったサーモグラフィー検査でも，左右差は目立たなくなり（図 6b），皮膚温は足先で左 32.6℃，右 33.3℃ となった．足先の皮膚血流も左 7.0 ml/分/100 g，右 7.0 ml/分/100 g と左右差がなくなり，両側ともに血流量が増加した．

2 解　説

　皮膚温低下の病態としては，皮膚血管運動機能障害，発汗過多，運動麻痺や筋萎縮による熱産生低下などが考えられる．症例 4 では，発汗異常や筋萎縮を伴っていなかったが，左下肢の錐体路性の筋力低下を認めた．しかし，これは不全麻痺であり，筋力低下による熱産生低下に伴う皮膚温低下と考えるには，左右差があまりに顕著であった．左下肢で皮膚血流量が減少していたことから，皮膚温低下は皮膚血流量減少に伴うものと判断した．下肢，特に遠位部における皮膚血管は，主に血管収縮性交感神経により調節されていることから，症例 4 では，左胸髄病変により左下肢の皮膚血管を支配する交感神経は，亢進していた可能性がある．

おわりに

　皮膚自律神経症状について，経験症例を提示し，その意義を述べた．これらの皮膚自律神経症状は，病変部位を特定するときの手がかりとなるという点で，臨床的に重要と思われる．

文　献

1) Cameron AE：Specific complications and mortality of endoscopic thoracic sympathectomy. Clin Auton Res 13（Suppl 1）：I31-I35, 2003
2) Carroll CB, Zajicek JP：The 'harlequin' sign in association with multiple sclerosis. J Neurol 252：1145-1146, 2004
3) Drummond PD, Lance JW：Site of autonomic deficit in harlequin syndrome：local autonomic failure affecting the arm and the face. Ann Neurol 34：814-819, 1993
4) 福武敏夫：立毛反射．脊椎脊髄 14：144, 2001
5) Griffin JW, Cornblath DR, Alexander E, et al：Ataxic sensory neuropathy and dorsal root ganglionitis associated with Sjögren's syndrome. Ann Neurol 27：304-315, 1990
6) 河野　優，井上聖啓：多発性硬化症と痒み．神経内科 58：42-47, 2003
7) Kumazawa K, Sobue G, Yamamoto K, et al：Segmental anhidrosis in the spinal dermatomes in Sjögren's syndrome-associated neuropathy. Neurology 43：1820-1823, 1993
8) Lance JW, Drummond PD, Gandevia SC, et al：Harlequin syndrome：the sudden onset of unilateral flushing and sweating. J Neurol Neurosurg Psychiatry 51：635-642, 1988
9) 中里良彦，島津邦男，田村直哉，他：第 2, 3 胸椎体レベルに後縦靱帯骨化症が確認された harlequin 症候群．自律神経 33：517-520, 1996
10) Neligan GA, Strang LB：A "harlequin" colour change in the newborn. Lancet 2（6743）：1005-1007, 1952
11) 野田昌作，梅崎博敏，伊藤裕昭，他：上縦隔 neurinoma による harlequin 症候群の 1 例．神経内科 31：409-410, 1989
12) Saito H：Congenital Horner's syndrome with unilateral facial flushing. J Neurol Neurosurg Psychiatry 53：85-86, 1990
13) 斎藤　博：Ross 症候群．神経症候群Ⅴ．別冊日本臨牀 領域別症候群シリーズ（30）：238-239, 2000
14) Shin RK, Galetta SL, Ting TY, et al：Ross syndrome plus：beyond Horner, Holmes-Adie, and harlequin. Neurology 55：1841-1846, 2000
15) Swan MC, Nicolaou M, Paes TR：Iatrogenic harlequin syndrome. Postgrad Med J 79：278, 2003
16) 梅木茂宣，玉井　仁，矢木　晋，他：左肺尖部肺癌の脊髄浸潤による harlequin 症候群（発作性片側性紅潮・発汗）．臨床神経 30：94-99, 1990

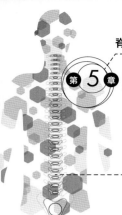

脊椎脊髄疾患における注目すべき症状

第5章 膀胱直腸障害，排尿障害

山西友典

はじめに

今や脊椎脊髄疾患を有する患者が社会復帰するケースは数多く，運動機能障害以外の患者の悩みとして，排尿，排便，性機能の問題が挙げられる．しかし，身体障害者福祉法の身体障害者障害程度等級は，運動機能障害に比べ，大小便の排泄障害についての記載がほとんどない．2002年に国際禁制学会（International Continence Society：ICS）から下部尿路機能評価の用語基準が提唱された[1]．本項では，この用語基準をもとに，脊椎脊髄疾患で起こりうる排尿障害とその症状，分類などについて述べる．さらに，排便障害についても概説する．

脊椎脊髄疾患による排尿機能障害 ─神経因性膀胱

脊椎脊髄障害では蓄尿・排尿に関する経路が障害され，種々の排尿障害を認めることがあり，これを神経因性膀胱という．神経因性膀胱における排尿機能は，尿流動態検査により評価され，蓄尿機能と排出機能，およびそれぞれ膀胱機能，尿道機能に分けて分類される（表1）[1]．

1 蓄尿期の膀胱機能

正常，排尿筋過活動（detrusor overactivity：DO）に分けられる（表1）．

DOは，蓄尿期に不随意の排尿筋収縮がみられるものをいう．DOは，以前に神経因性膀胱による排尿筋過反射とそれ以外の不安定膀胱に分類されていたが，用語基準では，前者を神経因性排尿

表1 排尿機能評価分類[1]

	蓄尿機能	排出機能
排尿筋機能	正常（弛緩）	正常（収縮）
	過活動	低活動
		無収縮
尿道機能	正常（収縮）	正常（弛緩）
	不全	閉塞（過活動，解剖学的）

筋過活動（neurogenic DO），後者を特発性排尿筋過活動（idiopathic DO）と変更された．また，これらの排尿筋過活動による尿失禁は，排尿筋過活動性尿失禁（detrusor overactivity incontinence）という用語で統一され，従来定義されていた運動性切迫性尿失禁，反射性尿失禁という用語も使用されなくなった．反射膀胱も用語から外され，（神経因性）過活動排尿筋に統一された．

2 蓄尿期の尿道機能

蓄尿期の尿道機能は，正常と不全尿道（incompetent）に分類される．また，排尿筋収縮がなく，腹圧上昇により失禁するもの（従来の真性腹圧性尿失禁）をurodynamic stress incontinence，腹圧上昇もない状態で失禁するものをurethral relaxation incontinenceと定義された．

3 排尿時の排尿筋機能

排尿時の膀胱収縮が弱いものを低活動排尿筋，収縮のないものを無収縮性膀胱という．

4 排尿時の尿道機能

正常尿道機能とは，尿道が開大し，膀胱が空虚になるまで持続的に弛緩していることである．異

常尿道機能は，過活動尿道と解剖学的異常（前立腺腫大や尿道閉塞による）と分類される．

1．膀胱出口部閉塞 (bladder outlet obstruction：BOO)

通常，内圧・尿流検査（pressure-flow study）で診断される．排尿時の排尿筋圧の高値と尿流低下を特徴とした閉塞をいう．

2．機能障害的排尿 (dysfunctional voiding)

神経学的に正常で，排尿時の尿道周囲横紋筋の不随意な間欠的収縮による，間欠的，あるいは波のように変動する尿流である．

3．排尿筋・括約筋協調不全 (detrusor sphincter dyssynergia：DSD)

排尿筋収縮と同時の尿道または尿道周囲横紋筋の不随意な収縮をいう．

4．尿道括約筋弛緩不全 (non-relaxing urethral sphincter obstruction)

通常，神経病変を伴い，排尿時に尿道が弛緩しないために尿流が低下するものをいう．

5 脊椎脊髄疾患における神経因性膀胱

脊椎脊髄疾患における神経因性膀胱では，特に障害部位による分類が重要となる．脊椎脊髄病変の高位診断では，脊髄排尿中枢が S2-4 の脊髄に存在するため，それより上位の損傷を核上型，それ以下の下位の損傷を核・核下型と分類される．通常，脊髄円錐は第 1 腰椎に存在するため，第 11 胸椎以上の損傷は核上型，第 2 腰椎以下の損傷は核・核下型の神経因性膀胱となり，第 12 胸椎～第 1 腰椎の損傷は核上型，核・核下型のどちらの神経因性膀胱も起こりうる．また，脊髄疾患による排尿障害は，程度により完全型と不完全型に分類される[3,7]．

1．核上型神経因性膀胱

Lapides の分類における無抑制膀胱，反射性膀胱に相当する．急性期では無収縮性膀胱となり，慢性期では DO が認められ，DSD を伴うこともある．DSD は，尿流動態検査において，不随意の排尿筋収縮に伴って外尿道括約筋が収縮する状態で，多量の残尿を生じる．排尿筋は外尿道括約筋の抵抗に対して収縮するため，通常では高圧排尿となる．

2．核・核下型神経因性膀胱

脊髄円錐または馬尾の損傷で起こり，Lapides の分類の自律性膀胱，運動麻痺性膀胱，知覚麻痺性膀胱に相当する．神経学的には，仙髄領域（肛門周囲）の感覚鈍麻または感覚消失，肛門括約筋の低下，球海綿体筋反射の減弱または消失がみられる．

排尿機能は，排尿反射が消失（不完全型では減弱）するため，排尿困難などの排出障害を示し，残尿の多い場合には，溢流性尿失禁が伴うこともある[6]．また，尿道括約筋機能低下により腹圧性尿失禁がみられることもある．また，尿流動態検査ではすべての病期を通して排尿筋無収縮を示し，低コンプライアンス膀胱がみられることが多い．しかし，不完全型では，DO を含めて種々の排尿障害をきたすこともある[5]．

脊椎脊髄疾患における排尿症状 —下部尿路症状

神経因性膀胱，前立腺肥大症をはじめとした下部尿路通過障害によって起こる排尿症状のことを下部尿路症状（lower urinary tract symptom：LUTS）という．

排尿障害は，蓄尿障害と排出障害に分けられ，下部尿路症状もそれぞれに対応して蓄尿症状および排尿症状に分けられる．また，用語基準では，排尿後症状という分類も付け加えられた（表2）[1]．しかし，特に脊髄障害による神経因性膀胱では，これらの症状は排尿機能と相関せず，また蓄尿・排尿両障害を同時にもつ場合も多いので，症状のみで病態を判断すべきではない．

1 蓄尿症状

蓄尿症状は，頻尿，夜間頻尿，尿意切迫，尿失禁などであり，古くは刺激症状と呼ばれた．蓄尿症状のうち，頻尿，夜間頻尿，尿意切迫感，切迫性尿失禁の原因は，DO と考えられる．脊椎脊髄疾患による神経因性膀胱では尿流動態検査における DO の診断が不可欠であるが，非神経性のもので日常診療において初期治療（薬物療法など）を

行う際には，症状からこのようなDOによって引き起こされると考えられる病態を過活動膀胱（overactive bladder：OAB）とし，症状のみで診断する用語として定義された（図1）.

表2 下部尿路症状
（lower urinary tract symptom：LUTS）[1]

I．蓄尿症状（storage symptoms）
 1．頻尿（increased daytime frequency, pollakisuria）
 2．夜間頻尿（nocturia）
 3．尿意切迫感（urgency）
 4．尿失禁（incontinence）
  1）腹圧性尿失禁（stress incontinence）
  2）切迫性尿失禁（urge incontinence）
  3）混合性尿失禁（mixed incontinence）
  4）夜尿症（nocturnal enuresis）
  5）持続性尿失禁（continuous incontinence）
  6）その他のタイプの尿失禁（性交時尿失禁，くすくす笑い尿失禁：giggle incontinence）
 5．膀胱知覚（bladder sensation，正常，亢進，鈍麻，消失，不明瞭：non-specific）
II．排尿症状（voiding symptoms）
 1．尿流低下（slow stream）
 2．尿線散乱（splitting or spraying）
 3．尿線中断（intermittency）
 4．排尿開始遅延（hesitency）
 5．排尿時のいきみ（怒責，straining）
 6．終末時滴下（terminal dribble）
III．排尿後症状（post micturition symptoms）
 1．残尿感（feeling of incomplete emptying）
 2．排尿後尿滴下（post micturition dribble）

1．頻 尿

昼中の排尿回数が多すぎるという患者の愁訴である[1]．ICS学会では，特に回数を定義していないが，一般的には，1日8回以上を頻尿とすることが多い[3]．尿量が異常に多い場合にも排尿回数は増加するが，これは多尿（polyuria）という．多尿は，1日の尿量が2,800 ml以上のものである．

2．夜間頻尿

夜間に排尿のために1回以上起きなければならないという愁訴である[1]．従来は，50歳以上では夜間尿が1回あるのはまれでないので，2回以上あるものを夜間頻尿としていることが多かったが[7]，用語基準は，患者が治療を希望するのであれば，1回でも夜間頻尿とした．鑑別を要すものには，夜間多尿（nocturnal polyuria）がある．夜間多尿は，夜間（23：00〜7：00）の尿量が1日尿量の33％以上（若い成人では20％以上）認められるものと定義される．

機能的膀胱容量から残尿量を差し引いたものを有効膀胱容量というが，頻尿および夜間頻尿は，有効膀胱容量の減少したための症状といえる．機能的膀胱容量は，患者が日常生活で，機能的に蓄尿できる最大の容量のことであり，排尿記録（voiding diary, frequency/voiding chart）により測定することができる〔それに対して，膀胱内圧測定などで，蓄尿できる最大容量を最大膀胱容量（cystometric capacity）という〕．機能的膀胱容量の減少は，過活動膀胱などにより最大膀胱容量が減少した場合や，炎症による膀胱の刺激，心因などで起こる．残尿は排出障害によって生じるが，

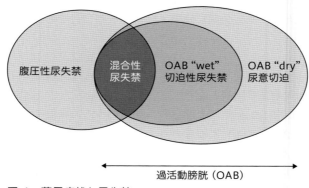

図1 蓄尿症状と尿失禁

残尿量が増加すると，有効膀胱容量が減少するために頻尿となる．頻尿と多尿の区別は，排尿記録が有用である．

3．尿意切迫感

急に起こる抑えられないような強い尿意で，我慢することが困難となる症状を尿意切迫感（urgency）という．これに対し，urgeとは正常の尿意で，尿を溜めすぎたときに起こる，強い尿意のことである．

4．尿失禁

尿失禁とは，尿が不随意に漏れる愁訴である．尿失禁には表2，図1に示す種類のものがあり，それぞれ病態が異なる．

1）腹圧性尿失禁

腹圧を急に上昇させるような動作，たとえば労作時または運動時（座位から急に立ち上がったり，重い物を持ち上げたりする），もしくはくしゃみまたは咳の際に，不随意に尿が漏れるという愁訴である．尿道の保持機構が障害されたために生じるもので，解剖学的要因（膀胱過可動性）と尿道機能障害（不全尿道）によるものがある．脊椎脊髄疾患によるものは，後者にあたる．解剖学的要因によるものは，以前に真性腹圧性尿失禁（排尿筋不随意収縮がなく，膀胱内圧が尿道内圧を超えたときに漏れるもの）と定義されていたが，urodynamic stress incontinenceという用語に変更された．

2）切迫性尿失禁

尿意切迫感と同時または直後に不随意に尿が漏れるという愁訴である．脊髄疾患では，尿意がなく，膀胱にある程度の尿が溜まると，反射性に失禁がみられる場合（従来の反射性尿失禁）があり，この病態を引き起こす膀胱機能異常は，反射性膀胱（reflex bladder）または自動膀胱（automatic bladder）と呼ばれていたが，用語基準では，神経因性排尿筋過活動の中に含まれた（反射性尿失禁をあえていうなら，尿意のない，神経因性排尿筋過活動性尿失禁ということになる）．

3）混合性尿失禁

腹圧性尿失禁と切迫性尿失禁がともに認められるものである．

4）夜尿症

夜尿は，睡眠時に起こる尿漏れをいう．

5）持続性尿失禁

持続的に尿失禁するものと定義され，従来の全尿失禁（total incontinence）といっていたものに相当する．尿道平滑筋（内尿道括約筋）と尿道横紋筋（外尿道括約筋）の機能がともに損傷された不全尿道で生じる．すなわち，二分脊椎などや外傷，手術で尿道が高度に損傷された場合，重度の括約筋機能損傷を伴った（type Ⅲ）腹圧性尿失禁などが原因となる．尿道の括約筋機能を検討する方法として，漏出時圧（leak point pressure）が有用である．

6）その他の尿失禁

性交時尿失禁，くすくす笑い尿失禁などがある．

機能性尿失禁（functional incontinence）は，運動障害および認知症による尿失禁を合わせて称したものである．運動障害によるものでは，尿意を生じてトイレに行こうとするが，運動麻痺，Parkinson症候群，骨折や関節痛などのためにトイレに行くのが間に合わない，排尿姿勢がとれない，衣服を脱げないなど，排尿動作ができないことが尿失禁の原因となる．また，認知症による尿失禁では，見当識障害，理解力低下，注意力低下により，トイレの場所や使い方がわからない，トイレで排尿するという意思がない，トイレと間違える，あるいは介護者や周囲の関心を呼ぶ，困らせてやりたいなどのために部屋の隅，玄関，廊下などで排尿してしまうものである．しかし，ICS学会の用語基準では定義されていない．

溢流性尿失禁（overflow incontinence）は，尿閉など多量の残尿のある場合にみられる尿失禁で，膀胱内に溜まった尿が尿道の抵抗に打ち勝って溢れ出てくるものをいう．したがって，他の尿失禁が蓄尿障害によって起こるのに対し，排出障害によって起こる．溢流性尿失禁の原因は，神経因性膀胱などによる排尿筋収縮力の低下と前立腺肥大症などの器質的下部尿路通過障害などによる尿道抵抗の増大であるが，薬物の副作用が排出障害を助長させたために溢流性尿失禁が生じることもある．しかし，ICS学会の用語基準では定義されていない．

表 3　機能性消化管障害（Rome II 基準）[4]

1．機能性便秘（functional constipation）
　下記の 2 項目以上が，過去 12 カ月中の，連続とは限らない 12 週間以上ある
　　1）排便困難＞排便機会の 1/4
　　2）兎糞状または硬便＞排便機会の 1/4
　　3）残便感＞排便機会の 1/4
　　4）直腸・肛門での糞便のせき止め感＞排便機会の 1/4
　　5）摘便＞排便機会の 1/4，および/または
　　6）排便回数＜3 回/週
　　　　前提：軟便のときがない，過敏性腸症候群の診断基準を満たさない
2．機能性下痢（functional diarrhea）
　下記の 2 項目以上が，過去 12 カ月中の，連続とは限らない 12 週間以上ある
　　1）泥状または水様便
　　2）有症状期間の 3/4 以上ある
　　3）腹痛がない
3．機能性便失禁（functional fecal incontinence）
　少なくとも 1 カ月にわたり，便失禁を繰り返す
　発達年齢が 4 歳以上で，下記を伴う
　　1）糞づまり；または
　　2）下痢；または
　　3）非器質性肛門括約筋機能不全
4．骨盤底協調運動異常（pelvic floor dyssynergia）
　　1）機能性便秘の診断基準を満たすこと
　　2）排便を繰り返したとき，骨盤底筋群の不適切な収縮または弛緩不全があり，内圧，筋電図，または X 線検査などで確認がなされていること
　　3）意図的排便により糞塊の排出が適切にあること
　　4）排便後も直腸に残便があること

尿道外尿失禁（extraurethral incontinence）は，尿道以外の経路から尿が漏れるもので，尿管腟瘻，膀胱腟瘻などが原因である．

2 排尿症状

排出期にみられる症状である．排尿時の尿の出にくい症状，すなわち排尿困難であり，尿流低下，尿線散乱，尿線中断，排尿開始遅延，排尿時のいきみ（怒責），終末時滴下に分類されている（表 2）．

3 排尿後症状

追加された用語基準で，排尿直後にみられる症状をいう．

1．残尿感

排尿後の不十分な排出，すなわち出きらないような症状と定義されている．これは，排尿症状（尿が十分に出きらない，残尿があるような症状），あるいは蓄尿症状（膀胱炎や前立腺炎などの膀胱が刺激された状態）のどちらの症状としても捉えられる場合もあるが，用語基準では，排尿後症状という別のカテゴリーに分類された．

2．排尿後尿滴下

終末時滴下は，排尿の終わりに主な尿流に続いて尿が滴下するものであるが，排尿後尿滴下は，排尿が終了した後，尿道に残った尿が滴下するものである[4]．したがって，排尿後尿滴下は終末時滴下と異なり異常とはいえない．女性でもトイレから立ち上がった直後に滴下することがある[1]．

4 病的状態（conditions）

1）急性尿閉

排尿できず，痛み（疼痛）を伴い，膨満した膀胱が触知できるものである．

2）慢性尿閉

排尿後に，痛みを伴わない膀胱が触知できる状態である．また，300 ml 以上の多量の残尿を意味するとされている．

尿閉には，排尿がまったくない状態（完全尿閉）とほとんどできない状態（不完全尿閉）がある．不完全尿閉の場合には，溢流性尿失禁を伴うことがある．

排便障害

排便は，外・内肛門括約筋と骨盤底筋が弛緩し，同時に腹圧がかかり，便が肛門を通り，それが刺激となって直腸も収縮して起こる．脊椎脊髄疾患で起こる排便障害は，神経原性直腸肛門機能障害に属する．排便障害には，便秘，下痢，便失禁，過敏性腸症候群，直腸肛門痛などが挙げられるが，脊椎脊髄疾患による排便障害として問題となるのは前3者と考えられる．機能性消化管障害の分類と診断基準には，2016年に発表されたRome IV基準があるが，Rome II 基準[4]の記載がわかりやすいので，そのうちの機能性便秘，機能性下痢，機能性便失禁，および骨盤底協調運動異常の定義を表3にまとめた．

便失禁の原因は，肛門括約筋機能の低下であり，外傷性便失禁，神経原性便失禁，特発性便失禁（加齢，経産婦），その他（糞便塞栓症，直腸脱，大腸手術後）がある．便失禁には，便意を感じないままに便が漏れてしまう受動型便失禁（passive incontinence），便意をもよおしてからトイレまで我慢できずに失禁する切迫性便失禁（urgent incontinence）に分けられる．前者は高齢者や直腸脱の患者に多くみられ，内肛門括約筋の外傷や肛門管静止圧の低下を伴うものが多い．後者は外肛門括約筋の外傷や陰部神経損傷，直腸炎，便貯留能の低下（直腸癌や潰瘍性大腸炎の術後）などにみられる[2]．

核上型脊髄障害では，便失禁と直腸の感覚鈍麻による便秘が併存したり，漏出性便失禁（便意を感じないままに自然に便が漏れる）がみられたりする．完全対麻痺患者の排便は脊髄反射で行われるため，排便回数が非常に少ない．また，陰部神経の損傷を起こしたときには，切迫性便失禁を起こすこともある．二分脊椎のような末梢神経障害を伴う脊椎疾患では，括約筋が開きっぱなしで便失禁を生じる．

文 献

1) Abrams P, Cardozo L, Fall M, et al：The standardization of terminology of lower urinary tract function：report from the standardization sub-committee of the International Continence Society. *Neurourol Urodyn* 21：167-178, 2002
2) 排泄を考える会：「排泄学」ことはじめ．医学書院，2003
3) 服部孝道，安田耕作，山西友典，他：神経疾患による排尿障害ハンドブック．三輪書店，1988
4) Thompson WG, Longstreth GF, Drossman DA, et al：Functional bowel disorders and functional abdominal pain. in Drossman DA（ed）：*Rome II：The Functional Gastrointestinal Disorders*, 2nd ed. Degnon Associates, McLean, 2000, pp351-432
5) Yamanishi T, Yasuda K, Sakakibara R, et al：Detrusor overactivity and penile erection in patients with lower lumbar spine lesions. *Eur Urol* 34：360-364, 1998
6) Yamanishi T, Yasuda K, Yuki T, et al：Urodynamic evaluation of surgical outcome in patients with urinary retention due to central lumbar disc prolapse. *Neurourol Urodyn* 22：670-675, 2003
7) 安田耕作，井川靖彦，山西友典，他：排尿障害の薬物治療．三輪書店，2000

第6章

脊椎脊髄疾患における神経症候と検査所見の対応

脊椎脊髄疾患における神経症候と検査所見の対応

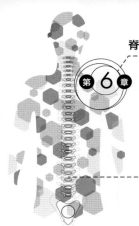

第6章 髄内病変のMRI
―髄内腫瘍と脊髄腫大をきたす非腫瘍性疾患

井上佑一，田代敬彦，中山圭子，横手宏之
小澤望美，北村賀永子，大畑建治

はじめに

　脊椎脊髄疾患には単純撮影や脊髄造影などの検査法が用いられてきた．現在，非侵襲性で，しかも濃度分解能が優れ，多方向の断層画像が得られるMRIが開発・改良され，例外があるが，MRIが第一選択の検査法であり，確定診断を下す際の最終的な検査法となっている．髄内病変は多種多様の疾患でみられる．本項では，髄内腫瘍と，腫瘍とよく似た画像所見を示す非腫瘍性脊髄疾患についてMRI所見を中心に述べる．

髄内腫瘍

　髄内腫瘍は全脊髄腫瘍の5〜15%程度の発生頻度で，比較的少ない腫瘍である．組織学的には脳腫瘍と同様に分類されるが，上衣系腫瘍と星細胞系腫瘍が大多数を占め，血管芽腫がこれに続く．これらの腫瘍はサイズの割に神経症候が軽微で，進行が緩徐である．髄内腫瘍は原則として脊髄腫大を示す．また，腫瘍の上下に囊胞を伴うことが多い．脳に発生する神経膠腫と比べ，造影MRIでは程度の差があるが，増強を受けやすいという特徴がある．脊髄腫大は，脊髄炎，急性期の多発性硬化症，急性期の脊髄梗塞や硬膜動静脈瘻などでもみられる．これらの疾患では神経症候の発現が比較的明確で，かつその進行が速く，症状の発現が髄内腫瘍との鑑別に役立つことが多い．

■1 上衣腫（ependymoma）

　上衣腫は良性腫瘍で，全髄内腫瘍の約60%を占め，成人に好発する．中心管を構成する上衣細胞あるいはその遺残から発生し，中心性に発育する．脊髄のどの部位にも発生するが，頸髄に好発する．脊髄円錐や終糸に発生することがあり，この場合には，腫瘍は組織学的に粘液乳頭状上衣腫である[11,19,20]．

　頸髄や胸髄に発生する上衣腫の大多数は，組織学的には細胞性上衣腫（cellular ependymoma）で，正常脊髄との境界が明瞭で手術で全摘出が可能である．頸髄に発生する上衣腫は出血を伴うことが少なくない．しかし，症状が悪化するような出血ではない．石灰化は比較的まれである．腫瘍の頭側と尾側に囊胞を形成しやすい．腫瘍自体が囊胞性変化をきたすこともある．上衣腫は神経線維腫症2型患者に高頻度に合併する．症状は軽微で，頸部痛，背部痛と感覚障害がみられることが多く，筋力低下を主訴とすることは多くない．脊髄円錐に腫瘍が発生すれば，膀胱直腸障害が出現する．

　腫瘍は脊髄腫大として認められる．MRIでは，T1強調像で低〜等信号，まれに軽度高信号，T2強調像で等〜高信号を示す[11,19,20]．腫瘍周囲の浮腫は高度なものも軽微なものもある．腫瘍の頭側と尾側に認められる囊胞は，MRIでは，T1強調像で低信号，T2強調像で高信号を示す[11,19,20]．水平断像で腫瘍は脊髄の中心性に存在する（図1）．MRI T2強調像で腫瘍内や辺縁に低信号を認めることがあり，古い出血所見である（図2）．頸髄に発生する上衣腫では出血所見を認める頻度が高く

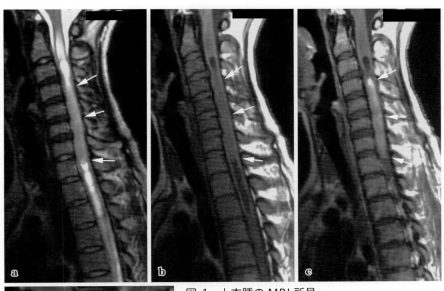

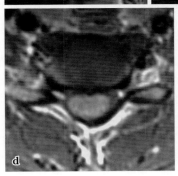

図1 上衣腫のMRI所見
a：T2強調矢状断像，b：T1強調矢状断像，c：造影T1強調矢状断像，d：造影T1強調水平断像．
29歳，女性．1年前頃から両上肢のしびれ感，半年前頃から後頸部痛が出現した．頸髄が腫大し，C4〜T1レベルに均一に増強される充実性の腫瘍が認められる（矢印）．腫瘍はT1強調像で脊髄より軽度低信号，T2強調像で等信号〜やや高信号を示す．水平断像で腫瘍は中心性に存在する．腫瘍内や周囲に出血の所見はない．腫瘍の頭尾側に嚢胞（空洞）がみられる．T2強調矢状断像で嚢胞近傍に浮腫がみられる．
（中山圭子：上衣腫．柳下 章（編）：エキスパートのための脊椎脊髄疾患のMRI．三輪書店，2004，p113を改変）

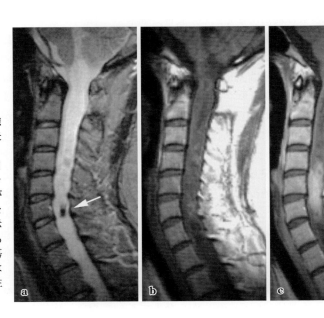

図2 上衣腫のMRI所見
a：T2強調矢状断像，b：T1強調矢状断像，c：造影T1強調矢状断像．
42歳，女性．右上肢の違和感を自覚した．筋力低下はない．C5-6レベルに不均一に増強される腫瘍がみられる．T1強調像で不均一な低信号，T2強調像で高信号を示す．腫瘍下縁に古い出血所見である低信号がみられる（矢印）．腫瘍の頭尾側に嚢胞がみられ，嚢胞は延髄近傍まで達している．陳旧性出血を伴った上衣腫であった．

なる[25]．MRI T2 強調 gradient echo 像を得ると出血を検出しやすい．造影 MRI では辺縁が明瞭で均一に増強されるものが多いが，辺縁不明瞭なものや不均一に増強を受けるものもある[11,19,20]．頻度が少ないが，増強を認めないものもある．まれに腫瘍の上縁または下縁から線状の増強を認めることがある．腫瘍自体ではなく炎症を伴う gliosis のことがあるので，注意が必要である．T2 強調像で腫瘍辺縁に低信号を認めるものとして，上衣腫以外に海綿状血管腫があるが，その特徴的画像所見から鑑別可能である．

2 粘液乳頭状上衣腫（myxopapillary ependymoma）

終糸や脊髄円錐から発生する上衣腫は粘液乳頭状上衣腫で全上衣腫の約 13％を占める[20]．上衣腫と比べ，やや若い年齢層に好発し，男性に多い．肉眼的には分葉状で，軟らかくソーセージ状形態を示す．血管が豊富で粘液基質に富む．背部痛，仙骨部痛や膀胱直腸障害が主症状のことが多い．多発性に認められることがあり，播腫性転移の可能性が考えられている[39]．まれに脊柱管外で仙骨背側の正中皮下腫瘍，あるいは，仙骨腹側の腫瘍として発生することがある．これらは，終糸の遺残から発生すると考えられている[9]．

本腫瘍の大多数は終糸から発生し，腰椎，仙椎レベルで硬膜内髄外腫瘍として認められる．脊髄円錐から発生するものは，脊髄腫大として認められる．粘液乳頭状上衣腫は MRI T1 強調像で軽度低信号〜等信号，ムチンを多く含むときには軽度高信号を示す．腫瘍内出血で高信号を示すこともある[20,39]．MRI T2 強調像では高信号を示し，造影 MRI で均一または不均一に増強を受ける．鑑別すべきものには神経鞘腫があり，まれであるが，神経節腫瘍や胚細胞腫瘍がある．

3 上衣下腫（subependymoma）

本腫瘍は上衣腫の亜型で脳室内腫瘍として知られているが，まれに脊髄に発生する．本腫瘍の発生母地については異論があり，中心管と軟膜を結んでいる伸長上衣細胞（tanycyte）から発生するとする説がある[18]．肉眼的には軟らかく灰白色から黄色を示す辺縁が明瞭な腫瘍で，血管に乏しく，囊胞形成がない[18]．正常脊髄との境界が明瞭な腫瘍で，手術で全摘出が可能である．上衣腫は中心性発育を示すが，上衣下腫は偏心性に発育する．本腫瘍は 40〜50 代で多く報告されている．約 75％が男性に発生し，頸髄に好発する．痛み（疼痛）を主訴とすることが多く，感覚障害，筋力低下は少ない[18]．

腫瘍は脊髄腫大として認められる．MRI の T1 強調像で低〜等信号，T2 強調像で均等または不均等な高信号を示す．少ないが，腫瘍内出血を認めることがある．造影 MRI で約半数は増強を受けない．約半数は軽度あるいは高度の増強を受ける[18]．腫瘍周囲の浮腫はないことが多く，あっても軽度である．水平断像で腫瘍は偏心性に認められる（図 3）．

髄内腫瘍で，造影 MRI で増強を受けず，MRI T2 強調像で高信号を示し，偏心性に存在すれば，悪性度の低い星細胞腫を第一に考えるが，上衣下腫の可能性も考慮すべきである．

4 星細胞系腫瘍（astrocytic tumors）

髄内腫瘍の約 40％を占める．小児〜成人に好発し，胸髄，頸髄に多い．小児，青年期では頸髄に最も多い．星細胞から発生し，偏心性に発育する傾向がある（57％）[20]．まれに髄外性に突出する．腫瘍の頭側と尾側での囊胞形成は，上衣腫と比べて少ない．腫瘍内囊胞形成は上衣腫より多い[20]．原則として出血はみられないが，出血を伴った星細胞腫の報告はある[1]．徐々に発育する腫瘍で悪性度の低いものが多いが，約 25％は悪性である．膠芽腫は 1〜6％と報告されている．腫瘍は悪性度が低くても浸潤性で正常脊髄との境界が不明瞭で，手術で全摘出が難しいが，よい成績の報告もある[11]．小児では最も頻度が高く，全脊髄に腫瘍進展をみることがある．小児に発生する星細胞腫は悪性度の低い grade I〜II のものが多い．神経線維腫症 1 型で本腫瘍を合併することがある．

症状は軽微で，背部痛，感覚障害と軽度筋力低下を主症状とすることが多い．膀胱直腸障害は少ない．症状の進行は緩徐である．小児では前記症状の発現は比較的早い．歩行障害や斜頸，側弯を

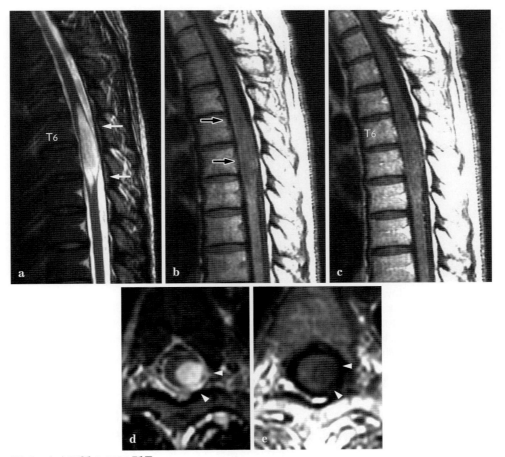

図3 上衣下腫のMRI所見
a：T2強調矢状断像，b：T1強調矢状断像，c：造影T1強調矢状断像，d：T2強調水平断像，e：T1強調水平断像．
30代，女性．約2年前から左前胸部痛，5カ月前から同部にしびれ感が出現した．四肢の筋力低下を認めない．脊髄はT6-7レベルで腫大し，T2強調矢状断像で高度高信号（白矢印），T1強調矢状断像で軽度低信号と等信号の混合信号（黒矢印）の腫瘍が認められる．腫瘍頭尾側の脊髄に浮腫を認めない．造影MRIで異常増強を認めない．水平断像で腫瘍は左側に偏心性にみられる（矢頭）．T2強調像で高度高信号である．偏心性で高度高信号の腫瘍は上衣下腫の特徴的な所見である．腫瘍は全摘出された．

主訴とすることがある．悪性の場合には，症状の進行は速い．

腫瘍は脊髄腫大として認められ，MRIのT1強調像で低〜等信号，T2強調像で軽度高信号〜高信号を示す（図4）．造影MRIで大多数の症例は増強を受けるが，増強されない症例もある（図5）．増強は均一なこともあるが，不均一なことが多い．水平断像で腫瘍は偏心性にみられることが多い（約57％）[20]．これは上衣腫との鑑別に重要な所見である．

5 神経節膠腫（ganglioglioma）

神経節膠腫はまれな腫瘍で，髄内腫瘍の約1％である．腫瘍化した神経細胞と神経膠細胞からなる良性腫瘍である．悪性化を示すことがある[7,29]．小児〜若年成人に好発し，性差はない．脊髄円錐を含めてどの部位にも発生するが，頸髄に多い．頭尾方向への進展範囲が長く，全脊髄に進展することがある．腫瘍は偏心性で，腫瘍内囊胞の頻度が高く，約半数の症例でみられる[29]．随伴する浮腫は少ない．石灰化は脳内発生の神経節膠腫では

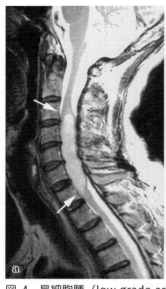 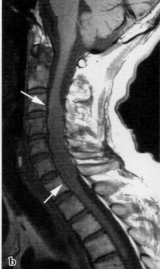 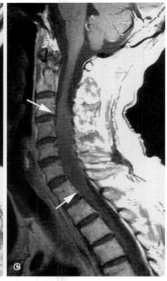

図 4　星細胞腫（low grade astrocytoma）の MRI 所見
　a：T2 強調矢状断像，b：T1 強調矢状断像，c：造影 T1 強調矢状断像．
　58 歳，男性．約 3 年前から背部の鈍痛と左手のしびれ感を自覚した．症状は徐々に進行した．左上肢の軽度筋力低下を認める．C3-7 レベルで脊髄腫大が認められる（矢印）．腫瘍は T1 強調像で低信号，T2 強調像で高信号を示す．造影 MRI で腫瘍は増強されない．水平断像で腫瘍は中心性に存在した．

しばしばみられるが，脊髄ではまれである．

脊椎単純 X 線像で側弯や脊柱管拡大がしばしばみられる．本腫瘍は充実部が MRI T1 強調像で低信号，等信号，高信号の混合信号がみられるのが特徴である[29]．MRI T2 強調像で腫瘍は高信号を示す．腫瘍周囲の浮腫は乏しい．造影 MRI で腫瘍は斑状に増強を受け，脊髄表面に増強を受けるものが多い[29]．増強されないものもある．

6　血管芽腫（hemangioblastoma）

成人の小脳腫瘍の 10％を占める腫瘍で，小脳に次いで脊髄に多い．発生母地に関しては種々の説があり，意見の一致をみていない．髄内腫瘍の 1〜3％と発生頻度の少ない良性腫瘍である．30〜40 代の若年成人に好発し，性差はない．脊髄では胸髄，頸髄に好発する．本腫瘍は髄内に発生することが多い（67〜75％）が，髄外にも発生する[3]．髄内では偏心性に発育し，軟膜下に多い．単発性腫瘍であるが，多発性腫瘍のことがある．多発性腫瘍の場合には，von Hippel-Lindau 病に合併する腫瘍と考えてよい．約 70％の症例で腫瘍の頭側と尾側に囊胞（空洞）を伴い[6]，このために腫瘍の大きさの割に脊髄腫大が長い範囲でみられる．血管が豊富な腫瘍で，本腫瘍からのくも膜下出血や髄内出血の報告がある[4,41]．主症状は発生部位により異なるが，感覚障害，筋力低下，痛みである．症状は軽微で，進行は緩徐である．

MRI で脊髄腫大がみられ，腫瘍は T1 強調像で低〜等信号，T2 強調像で高信号を示し，flow void（液流無信号化）を認めることが多い．造影 MRI で腫瘍はほぼ均一に強く増強される（図 6）．前述したが，腫瘍の上端と下端に囊胞（空洞）を認めることが多い．強く増強される腫瘤，腫瘍上下の空洞と flow void は血管芽腫の特徴的な所見である．血管造影では栄養血管の拡張，腫瘍濃染と流出静脈（draining vein）がみられる．

7　海綿状血管腫（cavernous hemangioma）

海綿状血管腫は真の腫瘍ではなく静脈奇形である．しかし，ここでは海綿状血管腫という名称を踏襲する．

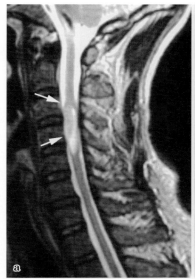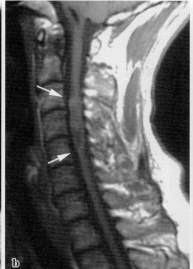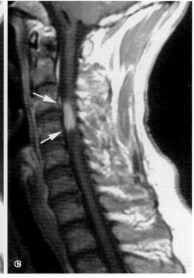
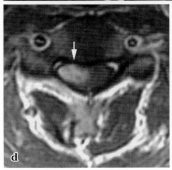

図5 膠芽腫(glioblastoma)のMRI所見
a:T2強調矢状断像, b:T1強調矢状断像, c:造影T1強調矢状断像, d:造影T1強調水平断像.
48歳,男性.緩徐に進行する左温痛覚低下と右上肢の筋力低下を認めた.脊髄はC3-4レベルで腫大し,均一に増強を受ける腫瘍がみられる(矢印).T1強調像で軽度低信号〜等信号,T2強調像ではほぼ等信号を示す.周囲浮腫は軽度である.水平断像で腫瘍は偏心性に認められる(矢印).

髄内海綿状血管腫はMRIが臨床使用される以前は診断困難で,その報告は少なかった.海綿状血管腫は髄内腫瘍の約5%という報告がある[9].髄内海綿状血管腫の約27%に脳内海綿状血管腫の合併が認められる[14].20〜50代で診断されることが多い.初期の報告では女性に多いとされていたが,性差はない[14].胸髄(57%),頸髄(38%)に多く発生する.MRIで計測された腫瘍の大きさは8〜20 mm(平均約14 mm)と小さいものが多い[9].

脳内海綿状血管腫と同様,小出血を繰り返す病変で,種々の大きさを有する洞様毛細血管,異なる時期の血腫産物を有する囊胞,コラーゲン,硝子様変性,血栓化,反応性肉芽からなり,辺縁部にヘモジデリン沈着がみられる.脳内海綿状血管腫と比較して石灰化は少ない[14].全摘出が可能なことが多い.年間出血率(annual hemorrhage rate)は約2.5%である[14].他の髄内腫瘍と同様,背部痛,筋力低下,感覚障害が主症状である.血管病変を反映し,急性の発症や症状増悪が約30%と報告されている[14].

画像所見では,腫瘍が小さいために脊髄腫大を示さないことがある[14].MRI T2強調像では,腫瘍の辺縁がヘモジデリン沈着を反映して低信号,内部がさまざまな時期の血腫を反映する高信号と低信号の不均等な混合信号を示し,海綿状血管腫に特異的所見である.血栓化している部位は低〜等信号を示す.造影増強がみられる場合とみられない場合がある.造影増強を認めない場合には,腔の血栓化が原因と考えられている.MRI T2*強調像では,ヘモジデリンによる磁場の乱れのため,腫瘍は低信号で実測より大きく描出され(blooming効果),内腔が認められないことがある(図7).

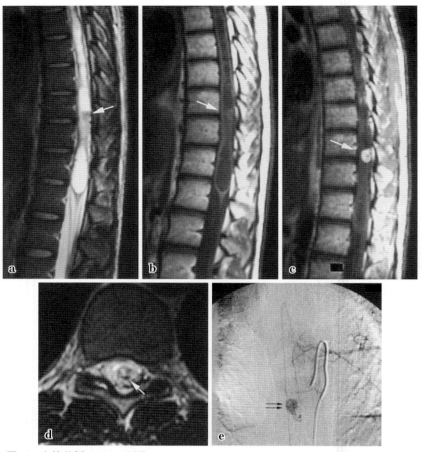

図 6 血管芽腫の MRI 所見
 a：T2 強調矢状断像，b：T1 強調矢状断像，c：造影 T1 強調矢状断像，d：T2 強調水平断像，e：血管造影正面像（左第 9 肋間動脈）．
 25 歳，男性．約 3 年前から右上肢から側胸部にかけての違和感が出現した．その後，徐々にしびれ感，痛みを感じるようになった．くしゃみや排便などのときに痛みは増強した．筋力低下はない．T6/7 レベルの脊髄内に均一に増強される約 1 cm 大の腫瘤が認められる（a～c の矢印）．腫瘤の頭側と尾側に囊胞がみられる．腫瘤は脊髄背側に位置し，T2 強調水平断像で高信号を示し，脊髄左側に flow void を認める（d の矢印）．腫瘍は前脊髄動脈から栄養され，腫瘍濃染がみられる（e の矢印）．

8 その他

1．悪性リンパ腫（malignant lymphoma）

髄内悪性リンパ腫は中枢神経系の悪性リンパ腫の 3％と報告されている[42]．半数近くは脳が原発で，残りは他臓器が原発の悪性リンパ腫であった．脊髄に原発する悪性リンパ腫は非常にまれな腫瘍で，2011 年までに 41 例の報告がある[13]．やや古いが，そのうちの 9 例の報告では，30～60 歳で発症し，性差がなく，4 例は主に頸髄に発生した[33]．

脳内発生の悪性リンパ腫は B 細胞リンパ腫が大部分を占めるが，髄内発生のものは T 細胞リンパ腫の報告がいくつかある[33]．症状は脱力，麻痺，進行性の歩行障害である．

画像では，他の髄内腫瘍と比べて脊髄腫大が軽度である．脊髄腫大がなく，造影 MRI で初めて腫瘍が描出されたという報告もある[33]．腫瘍は MRI T1 強調像で等信号を示す．MRI T2 強調像では高信号を示すものが多く，脳内発生の悪性リンパ腫

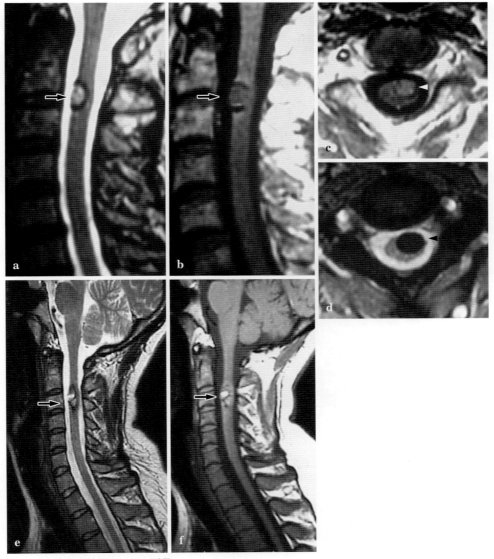

図 7 海綿状血管腫の MRI 所見
a：T2 強調矢状断像，b：T1 強調矢状断像，c：造影 T1 強調水平断像，d：T2*強調水平断像．
50代，男性．左上肢のしびれ感，筋力低下はない．歩行は正常である．T2・T1 強調矢状断像で C2/3 レベルの髄内腹側に辺縁が低信号を示す腫瘤がみられる（矢印）．低信号はヘモジデリン沈着の所見である．脊髄腫大の所見が乏しく，腫瘤上下に浮腫を認めない．腫瘤内部は T2 強調像で高信号，T1 強調像でやや低信号である．造影 T1 強調水平断像でほとんど増強を受けない（白矢頭）．T2*強調水平像でヘモジデリンによる磁場の乱れのため，腫瘤の低信号がより大きく描出されている（blooming 効果．黒矢頭）．腫瘤は全摘出された．
e，f：別患者
e：T2 強調矢状断像，f：T1 強調矢状断像．
20代，女性．C3レベルに典型的な海綿状血管腫がみられる（矢印）．

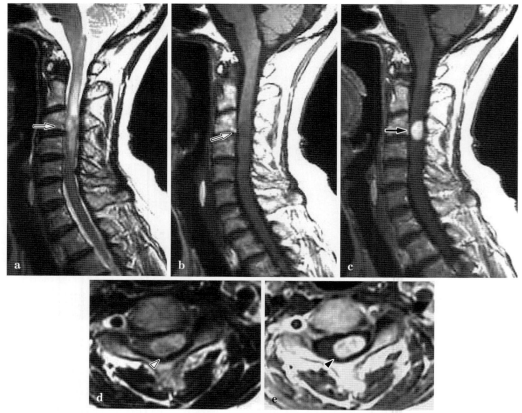

図 8　髄内神経鞘腫の MRI 所見
　a：T2 強調矢状断像，b：T1 強調矢状断像，c：造影 T1 強調矢状断像，d：T2 強調水平断像，e：造影 T1 強調水平断像．
　60 代，女性．2 年前から左手指に違和感があり，左上肢に徐々に広がった．左上肢の軽度筋力低下がみられる．歩行は正常である．T2 強調矢状断像で C2-4 レベルに脊髄腫大がみられる（白矢印）．造影 T1 強調矢状断像で C3 レベルの髄内に均一に増強される腫瘤が認められる（黒矢印）．腫瘤は T2 強調像で軽度高信号，T1 強調像で軽度低信号を示す（白矢印）．上下の脊髄に浮腫がみられる．T2 強調水平断像で腫瘤は髄内左側にみられ，不均等な高信号である（白矢頭）．造影 T1 強調水平断像で腫瘤はほぼ均一に強く増強される（黒矢頭）．腫瘤は軟膜下に存在し，全摘出された．

と異なる．造影 MRI では増強されるが，その程度はさまざまである．髄内腫瘍で脊髄腫大が乏しく，T1 強調像で等信号を示す腫瘍を認めれば，悪性リンパ腫を鑑別診断として考えるべきである．

2．胚腫（germinoma）

　胚細胞腫瘍（germ cell tumor）は中枢神経系では松果体，鞍上槽，基底核に好発する．胚腫は胚細胞腫のうちで最も高頻度にみられる．脊髄発生例はまれである．2009 年までに 26 例の報告がある[40]．日本からの報告が多い．

　好発年齢は脳内発生例よりやや高齢で，20～30 代で，胸・腰髄に多い．脳内発生例の胚腫は男性に多いが，脊髄発生例では性差はない．症状は進行性で，腫瘍レベル以下の感覚鈍麻，両下肢の筋力低下，腱反射亢進があり，腰髄に発生または進展すると膀胱直腸障害がみられる．症例により，急速に進行するものと緩徐に進行するものがある．症状の発現から治療に至るまでの期間は 1 カ月～約 4 年間である[40]．

　通常，腫瘍は単発性腫瘍であるが，多発性腫瘍の発生報告がある[35]．血清または髄液（CSF）の β-HCG（ヒト絨毛性ゴナドトロピン），α-フェトプロテインが高値を示すことがあるので，若年成人で胸髄髄内腫瘍がみられる場合には，β-HCG， α-フェトプロテインを測定することが望まれる.

腫瘍は充実性で紡錘形脊髄腫大を示す. 小嚢胞を有する症例もある. まれに症状の初期に脊髄萎縮としてみられ, その後に脊髄腫大を示すこともある[23]. 腫瘍は MRI T1 強調像では, ほぼ等信号で軽度高信号を示すものもある[28]. MRI T2 強調像では, 軽度低信号〜高信号を示す. なぜ, 種々の信号強度を示すのかは不明であるが, 腫瘍と小さな正常脊髄の信号強度を目視で比較して相対的に判定するので, 判定は困難なことが少なくない. 浮腫が強い場合には, 判断が特に難しいことが関係しているかもしれない. 造影 MRI では, 中度不均一〜均一増強を受ける. 上下の脊髄に軽〜中度の浮腫がみられる. 画像上では, 特徴的所見は乏しい[16,40].

3. 髄内神経鞘腫 (intramedullary schwannoma)

神経鞘腫は脊髄腫瘍の中で最も高頻度にみられる. 大多数は髄外腫瘍である. 髄内発生の神経鞘腫はまれで, 脊髄神経鞘腫の約 1.1% であり, 2006 年までに 60 例の報告がある[28]. 46 例の総説では, 頸髄が 62%, 胸髄, 腰髄がそれぞれ 20%, 18% であった[30]. 全摘出が可能な腫瘍である. 髄内に Schwann 細胞が存在しないので, 腫瘍の発生母地に関しては種々の説がある.

画像所見では, 腫瘍は脊髄腫大として描出される. 周囲浮腫は中〜高度にみられることが多い. 腫瘍は MRI T1 強調像で軽度低信号〜軽度高信号, MRI T2 強調像で低〜高信号と種々の信号強度を示す[30]. 腫瘍内に嚢胞を認めることがある. MRI 水平断像で腫瘍は偏心性で脊髄背部に多くみられる[30]. 造影 MRI で強く増強され, 辺縁が明瞭である (図 8).

4. 転移性腫瘍 (metastatic tumor)

脊椎骨転移による脊髄圧迫はよくみられるが, 髄内転移はまれである. 悪性腫瘍患者における髄内転移は 2〜6% にみられるという[8,32]. 原発は肺癌 (特に小細胞癌) が最も多く, 乳癌, 悪性リンパ腫, 黒色腫 (melanoma), 腎癌がこれに続く[32]. 主症状は痛み, 筋力低下, 感覚障害で, 症状の進行は速い.

画像所見の特徴は脊髄腫大と造影 MRI での腫瘍の増強効果がみられることである. 脊髄腫大は軽微なことがある[32]. MRI の T1 強調像で腫瘍は等信号, T2 強調像で等〜高信号を示す. 造影 MRI で腫瘍は増強を受ける[32].

その他, まれではあるが, 以前の分類で PNET (原始神経外胚葉性腫瘍) と呼ばれた脊髄 PNET[2] などの報告がある.

非腫瘍性脊髄疾患

1 多発性硬化症 (multiple sclerosis)

多発性硬化症は中枢神経系の脱髄疾患で, 寛解と再燃を繰り返す. どの年齢層にも発症しうるが, 15〜50 歳に好発し, 男女比は 1:2 と女性に多い. 原因については種々の意見があるが, 最近は自己免疫疾患説が支持されている. 脱髄巣は大脳白質, 特に側脳室近傍に好発するが, 視神経, 脳幹, 小脳や脊髄にも起こる.

脊髄病変は頸髄に好発する. 脱髄巣は白質主体で, 中でも側索や後索に起こりやすい. 病変の進行とともに脊髄は萎縮する. 症状は脱髄巣の発生部位とその程度により異なるが, 運動障害と感覚鈍麻である. 症状の発現は数日で完成する亜急性発症が多い. 運動障害は軽度のものから完全麻痺まで, その程度はさまざまである. Brown-Séquard 症候群を示すことも多い.

MRI では多発性硬化症の病巣は T2 強調像で高信号, T1 強調像で等〜低信号を示し, 脊髄辺縁部に存在することが多い[34]. 初発の急性期では病変部脊髄は腫大を示すことがあり, 髄内腫瘍とよく似た像を示す (図 9). 活動性の脱髄巣は造影 MRI で増強を受ける. 脱髄巣は脊髄辺縁部に好発する. 通常, 病変は半数の症例で 2 カ所に認められ, 2 椎体の範囲内に認められる[34]. 典型例では脊髄後正中中隔の両側や側索にみられることが多い.

2 視神経脊髄炎 (neuromyelitis optica : NMO)

本疾患は中枢神経に発生する炎症性脱髄疾患である. 重症の視神経炎と広範囲にわたる横断性脊髄炎を特徴とする. 以前には, Davic 病と呼称さ

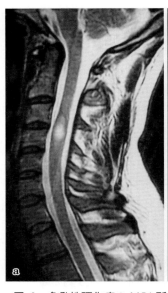
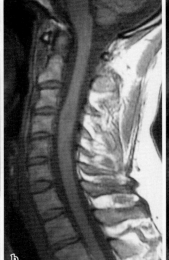
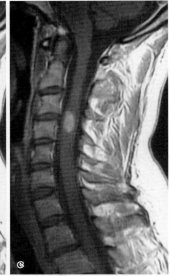
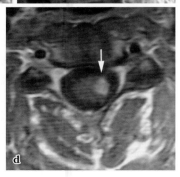

図9　多発性硬化症のMRI所見
a：T2強調矢状断像，b：T1強調矢状断像，c：造影T1強調矢状断像，d：造影T1強調水平断像．
32歳，男性．約2週間前から左上下肢の筋力低下，左手と右下肢の異常感覚を自覚した．脊髄はC3-4レベルで腫大し，均一に増強される病変が認められる．病変はT2強調像で高信号，T1強調像で軽度低信号を示す．周囲浮腫は乏しい．造影T1強調水平断像で，異常増強は脊髄内左辺縁に認められる（矢印）．頭部MRIで側脳室近傍に典型的な脱髄巣がみられた．ステロイドパルス療法で症状は改善し，病巣は消失した．

れ，多発性硬化症の亜型と考えられていた．本疾患患者の血清に自己抗体（NMO-IgG）とこれに対する抗原（アクアポリン4）が発見され，多発性硬化症とは別の自己免疫疾患として確立された[38]．アクアポリン4は，脳血管と接するアストロサイトの足突起（foot process）に多くみられ，軟膜や上衣細胞などにも存在する．多発性硬化症では，病変が脱髄で，神経線維が損傷を受けることは少ない．視神経脊髄炎では，脱髄に加え，組織壊死や空洞化もみられる．神経線維やアストロサイトが損傷を受けることが多く，症状が強いものが多い．多発性硬化症で特徴的にみられるオリゴクローナルバンドが検出される頻度は低い．

視神経脊髄炎患者の平均年齢は39歳で，多発性硬化症患者より高齢の女性に好発する（女：男＝9：1）[38]．症状は強く，頭尾側方向に長大な病変が多い[38]．短い病変も少なくない．脳内脱髄斑は多発性硬化症と比較して少ないと報告されたが，大きな脱髄斑や多数の脱髄斑を認めることが少なくない[37]．ステロイドパルス療法の有効性は小さいことが多く，血漿交換や免疫抑制薬による治療が行われる．両下肢麻痺や感覚障害などの後遺症が少なくない．再発は多発性硬化症より高頻度にみられる．

視神経炎と急性脊髄炎を有する典型的な視神経脊髄炎以外に視神経脊髄炎の診断基準を部分的に満たす疾患群があり，NMO spectrum disorders（NMOSD）という[37]．多くはアクアポリン4抗体陽性であるが，陰性のものもある．アクアポリン4抗体陽性であれば，視神経炎，脊髄炎，脳症候群のいずれか一つがあり，他疾患が除外されれば，NMOSDと診断できる．

画像所見では，急性期には脊髄腫大をきたす．病変はMRI T2強調像では高信号を示し，頭尾側

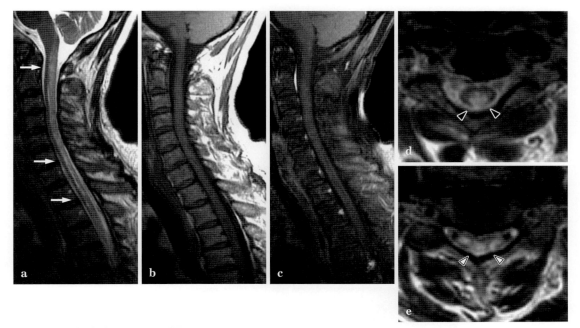

図10 視神経脊髄炎のMRI所見
a：T2強調矢状断像，b：T1強調矢状断像，c：造影T1強調矢状断像，d：T2強調水平断像（C2/3レベル），e：T2強調水平断像（C4/5レベル）．
59歳，女性．約6年前に両側視神経炎をほぼ同時期に発症した．約1カ月前に両下肢のしびれ感・脱力，排尿・排便障害が出現した．その後，症状は上肢，下肢に及び，歩行不能となった．T2強調矢状断像で下部延髄〜T5レベルに及ぶ長大な脊髄腫大と髄内の異常高信号がみられる（矢印）．異常高信号は水平断像で上位頸椎レベルでは中心灰白質〜後索を中心に（黒矢頭），下位頸椎ではほぼ全体に及んでみられる（白矢頭）．同部はMRI T1強調像では不明瞭な淡い低信号としてみられ，造影MRIで異常増強はみられなかった．アクアポリン4抗体は陽性であった．

方向では3椎体より長い病変が特徴である[38]．3椎体より短い病変も少なくない．MRI T2強調水平断像では，視神経脊髄炎病変は中心灰白質を中心に分布することが特徴である[38]（図10）．多発性硬化症では病変は脊髄辺縁（白質）にみられる．造影MRIでは活動期病変は増強される．

3 脊髄炎（myelitis）

脊髄炎は種々のウイルス，細菌，結核菌，真菌，スピロヘータなどにより起こる．脊髄炎は非肉芽腫性と肉芽腫性に分類することができる．非肉芽腫性脊髄炎は，多くはウイルスが原因である．急性の発熱で発症することが多く，画像では非特異的な脊髄腫大を示す．肉芽腫性脊髄炎は，結核菌，梅毒トレポネーマ，真菌などで生じる．ここでは結核性病変と脊髄サルコイドーシスについて述べる．

1．結核性肉芽腫
（tuberculous granuloma）

中枢神経系を侵す結核病変は，肺結核からの血行性播種により生じ，び漫性病変（髄膜炎）と実質内病変（肉芽腫や膿瘍）の2型に大別することができる．髄膜炎が多く，脳底部に好発する．髄腔を侵せば結核性脊髄髄膜炎となる．実質内病変の大多数は肉芽腫で，膿瘍の頻度は低い．肉芽腫は結核腫とも呼ばれる．脳内発生の肉芽腫は特徴的な画像所見を示す[5]．

髄内結核性肉芽腫は頻度が低く，MRIの報告はほとんどない．急性期には脊髄は腫大し，肉芽腫はMRIのT1強調像でもT2強調像でも等信号を示す．MRI T2強調像で低信号を示すこともある．造影MRIで均一に強く増強される（図11）．周囲浮腫は広範囲にみられる．慢性期にはMRIのT1強調像で等信号，T2強調像では中心壊死

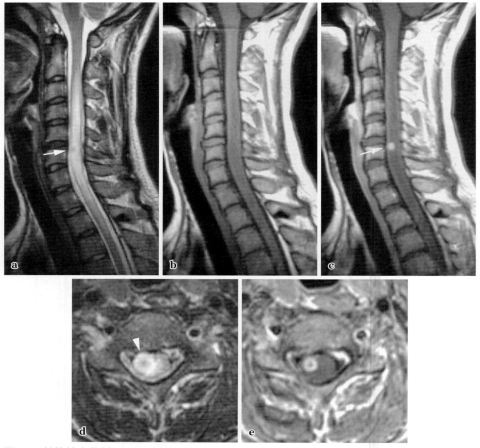

図11 結核性肉芽腫のMRI所見
a：T2強調矢状断像，b：T1強調矢状断像，c：造影T1強調矢状断像，d：T2強調水平断像，e：造影T1強調水平断像．
31歳，女性．1カ月前から微熱，最近，右上肢の痛みが出現した．C3～T1レベルの脊髄が腫大し，C5レベルに増強を受ける小結節がみられる．小結節はT1強調像，T2強調像で等信号を示す（矢印）．T2強調像での高信号域は浮腫である．T2強調水平断像で病変の中心部は低信号を示す（矢頭）．矢状断像で均一な増強にみえるが，水平断像ではリング状増強を示す．胸部X線像で粟粒結核があり，喀痰検査で結核菌が証明された．治療6カ月後のMRIで病変は消失した．手術はしていない．
（柳下　章：脊髄炎．柳下　章（編）：エキスパートのための脊椎脊髄疾患のMRI．三輪書店，2004，p235を改変）

部が液状であれば高信号，液状でなければ低信号を示す[5]．造影MRIでリング状増強を示す．周囲浮腫は存在しても軽度である．

2．脊髄サルコイドーシス（spinal sarcoidosis）

本疾患は，全身臓器を侵す非乾酪性肉芽腫性病変で，原因は不明である．中枢神経を侵すサルコイドーシスは，本疾患の約5％の頻度でみられ，原則として軟膜を侵し，鞍上部，脳底槽に好発する．脊髄サルコイドーシスはまれで，大部分の症例で胸部X線像でサルコイドーシスの所見を認めるという．症状は亜急性進行性の筋力低下と異常感覚や感覚鈍麻などの感覚障害を示す．サルコイド結節は原則として脊髄表面にあり，血管周囲腔に沿って髄内に進展する．頸髄で多いと報告されている[26]．

MRIで脊髄は腫大し，T2強調像で高信号を示す．サルコイド結節はMRIのT1強調像でもT2

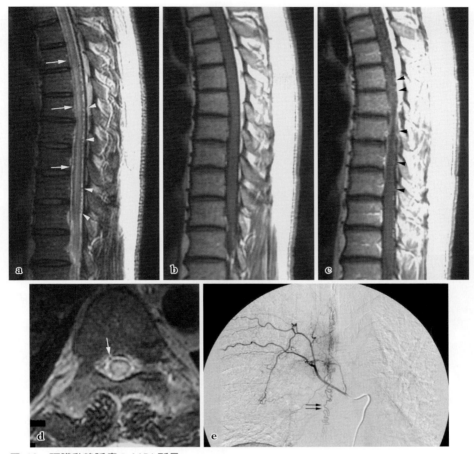

図 12 硬膜動静脈瘻の MRI 所見
a：T2 強調矢状断像，b：T1 強調矢状断像，c：造影 T1 強調矢状断像，d：T2 強調水平断像，e：血管造影正面像．
51 歳，男性．緩徐に進行する歩行困難を認めた．両下肢感覚鈍麻と膀胱直腸障害が出現した．下部胸髄，腰髄は腫大し，中心部は T2 強調像で不均等な高信号を示す（a の矢印）．T2 強調像で脊髄背側に点状または曲線状の flow void が認められる（a の矢頭，d の矢印）．造影 MRI で髄内の高度高信号部が軽度増強され，脊髄背側の flow void は部分的に増強されている（c の矢頭）．右第 6 肋間動脈造影で硬膜動静脈瘻と頭尾側方向に蛇行する拡張した導出静脈（e の矢印）が描出されている．

強調像でも等信号を示す．高信号は浮腫による．造影 MRI で脊髄辺縁部に頭尾方向に連続または不連続な斑状の増強を示し，脊髄表面が線条増強を示す特徴がある[26]．ステロイド療法で異常増強は消失する[22]．症状の改善は画像上での改善とは比例せず，予後は不良である．

4 脊髄血管奇形（spinal vascular malformation）

脊髄血管奇形は脊髄動静脈奇形（arteriovenous malformation：AVM）と脊髄動静脈瘻（arteriovenous fistula：AVF）に大別できる．また，脊髄血管奇形は流入動脈が硬膜内動脈か硬膜動脈か，病変の局在部位（髄内か髄外か）により，硬膜内髄内 AVM，硬膜内脊髄周辺部 AVM/AVF，硬膜 AVM/AVF に大別される[31]．ここでは硬膜動静脈瘻について述べる．

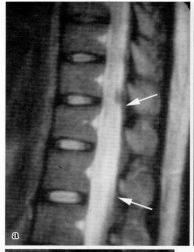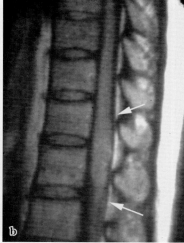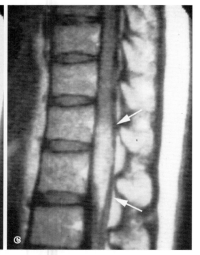

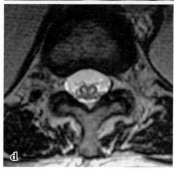

図 13　脊髄梗塞の MRI 所見
a：T2 強調矢状断像，b：T1 強調矢状断像，c：造影 T1 強調矢状断像，d：別患者の下位腰椎レベルの T2 強調水平断像．
49 歳．女性．背部痛と両下肢不全麻痺で突然に発症した．発症 7 日目では下部胸髄，腰髄，脊髄円錐は腫大し，T2 強調像で高信号を示した（a，b の矢印）．造影 MRI で脊髄円錐を中心として均一に増強を受けている（c の矢印）．発症翌日の MRI では増強を認めなかった．
d は別患者（胸腹部大動脈解離による陳旧性脊髄梗塞）の下位腰椎レベルの T2 強調水平断像である．梗塞に陥った灰白質が高信号（owl sign）を示す．

1．硬膜動静脈瘻（dural arteriovenous fistula）

大多数の脊髄血管奇形は先天性であるが，本疾患は後天性に発症すると考えられている．40〜70 代の男性に多く，徐々に進行する両下肢不全麻痺が主症状である[31]．症状は段階的に進行することもある．病変が胸腰髄から脊髄円錐にみられるときには膀胱直腸障害をきたす．動静脈瘻は下部胸椎，上部腰椎レベルの椎間孔近傍の硬膜上に存在する．硬膜動脈が流入血管で，多くは 1 本である．導出静脈は多くの場合に，脊髄静脈（coronary venous plexus）で，静脈圧亢進によるうっ滞性灌流障害が起こり，脊髄症候が出現する．静脈うっ滞が長く続けば組織損傷が起こり，症状は非可逆性となる．導出静脈が硬膜外静脈に流出する場合は脊髄には異常を認めない．

MRI では脊髄腫大がみられる．典型例では下部胸髄，腰髄を中心として腫大し，MRI T2 強調像で中心部が高信号を示し，脊髄背側に拡張した静脈が点状または曲線状の低信号として認められる（図 12）．導出静脈が細かったり，血流が遅かったりするときには，この所見はみられない．造影 MRI で導出静脈が点状または曲線状に増強を受けることが多いが，増強がみられないこともある．腫大した脊髄中心部に異常増強を認めることがあり[15,21]，この場合には症状の改善は期待できないことがある．

治療は手術もしくは血管内治療が行われる．いずれにしても血管造影を行い，硬膜動静脈瘻の診断と，これへの流入動脈を決定する．流入動脈は，約 13% の症例で肋間動脈や腰動脈の分枝でなく，内腸骨動脈から分枝するので[21]，血管造影時には知っておくことが大切である．

5　脊髄梗塞（spinal cord infarction）

脊髄梗塞は脳梗塞と異なり，まれである．好発部位は胸腰髄〜脊髄円錐で，上位頸髄がこれに次ぐ．前者は高齢者に多く Adamkiewicz 動脈の閉

塞によるとされる．大動脈の硬化性閉塞が主な原因であるが，下行大動脈の動脈瘤手術後や動脈解離を除いて不明なことが多い．上位頸髄梗塞では椎骨動脈解離や椎骨動脈閉塞が原因のことが多い．脊髄は1本の前脊髄動脈と2本の後脊髄動脈により栄養される．前脊髄動脈は脊髄の腹側2/3を灌流し，後脊髄動脈は後1/3を灌流する．前脊髄動脈梗塞では，急激発症の両下肢不全麻痺，膀胱直腸障害と梗塞レベル以下の温痛覚障害をきたし，後索症候である振動感覚や深部感覚が保たれる解離性感覚障害がみられる[17]．背部痛を伴うことが少なくない．頸髄梗塞では四肢麻痺，梗塞レベル以下の温痛覚障害，Horner徴候がみられることがある．後脊髄動脈梗塞は動脈吻合が多いので，その頻度が低いが，位置感覚，振動感覚などの深部感覚が障害される一方で，温痛覚が保たれる解離性感覚障害が特徴である[17]．

急性期でのMRI所見は梗塞部脊髄の腫大とT2強調像での高信号で，造影増強を受けない．亜急性期になると造影増強を受ける（図13a〜c）．慢性期では同部は萎縮し，脊髄灰白質（多くの場合には脊髄前角）に一致して高信号がみられる（図13d）[24,36]．梟（フクロウ）の眼に似ているのでowl signとして知られている．

文献

1) Abdi S, Lenthall RK：Haemorrhage within an intramedullary astrocytoma presenting with a mild clinical course and a fluid-fluid level on MRI. *Br J Radiol* **77**：691-693, 2004
2) Albrecht CF, Weiss E, Schulz-Shaeffer J, et al：Primary primitive neuroectodermal tumor：report of two cases and review of the literature. *J Neurooncol* **61**：113-120, 2003
3) Browne TR, Adams RD, Robertson GH：Hemangioblastoma of the spinal cord. *Arch Neurol* **33**：435-441, 1976
4) Cerejo A, Vats R, Feyo PB, et al：Spinal cord hemangioblastoma with subarachnoid hemorrhage. *Neurosurgery* **27**：991-993, 1990
5) Chang KH, Han MH, Kim IO, et al：Gd-DTPA enhanced MR imaging in intracranial tuberculosis. *Neuroradiology* **32**：19-25, 1990
6) Chu BC, Terae S, Hida K, et al：MR findings in spinal hemangioblastoma：correlation with symptoms and with angiographic and surgical findings. *AJNR Am J Neuroradiol* **22**：206-217, 2001
7) Constantini S, Houten J, Miller DC, et al：Intramedullary spinal cord tumors in children under the age of 3 years. *J Neurosurg* **85**：1036-1043, 1996
8) Costigan DA, Winkelman MD：Intramedullary spinal cord metastasis. A clinicopathological study of 13 cases. *J Neurosurg* **62**：227-233, 1985
9) Deutsch H, Jallo GI, Factorovich A, et al：Spinal intramedullary cavernoma：clinical presentation and surgical outcome. *J Neurosurg* **93**：65-70, 2000
10) Domingues RC, Mikuis D, Swearingen B, et al：Subcutaneous sacrococcygeal myxopapillary ependymoma：CT and MR findings. *AJNR Am J Neuroradiol* **12**：171-172, 1991
11) Epstein FJ, Farmer JP, Freed D：Adult intramedullary astrocytomas of the spinal cord. *J Neurosurg* **77**：335-339, 1992
12) Fine MJ, Kricheff II, Freed D, et al：Spinal cord ependymomas：MR imaging features. *Radiology* **197**：655-658, 1995
13) Flanagan EP, O'Neil BP, Porter AB, et al：Primary intramedullary spinal cord lymphoma. *Neurology* **77**：784-791, 2011
14) Gross BA, Du R, Popp AJ, et al：Intramedullary spinal cord cavernous malformations. *Neurosurg Focus* **29**(3)：E14, 2010
15) Hasuo K, Mizushima A, Matsumoto S, et al：Contrast-enhanced MRI in spinal arteriovenous malformations and fistulae before and after embolization therapy. *Neuroradiology* **38**：609-614, 1996
16) Hata M, Ogino I, Sakata K, et al：Intramedullary spinal cord germinoma：case report and review of literature. *Radiology* **223**：379-383, 2002
17) 平山惠造（監）：臨床神経内科学，第6版．南山堂，2016, pp490-495
18) Jallo GI, Zagzag D, Epstein F：Intramedullary subependymoma of the spinal cord. *Neurosurgery* **38**：252-257, 1996
19) Kahan H, Sklar EML, Post JD, et al：MR characteristics of histopathologic subtypes of spinal ependymoma. *AJNR Am J Neuroradiol* **17**：143-150, 1996
20) Koeller KK, Rosenblum RS, Morrison AL：Neoplasms of the spinal cord and filum terminale：radiologic-pathologic correlation. *Radiographics* **20**：1721-1749, 2000
21) Larsen DW, Halvach VV, Teitelbaum GP, et al：Spinal dural arteriovenous fistulas supplied by branches of the internal iliac arteries. *Surg Neurol* **43**：35-41, 1995
22) Lexa FJ, Grossman RI：MR sarcoidosis in head and spine：spectrum of manifestations and radiograhic response to steroid therapy. *AJNR Am J Neuroradiol* **15**：973-982, 1994
23) Madhukar M, Maller VG, Choudhary AK, et al：Primary intramedullary spinal cord germinoma. *J Neurosurg Pediatrics* **11**：606-609, 2013
24) Mawad ME, Rivera J, Crawford S, et al：Spinal cord ischemia after resection of thoracoabdominal aortic aneurysm；MR findings in 24 patients. *AJNR Am J*

25) Nemoto Y, Inoue Y, Hakuba A, et al：Magnetic resonance imaging of cervical ependymoma. *Radiology* **182**：335-340, 1992
26) Nesbit GM, Miller GM, Baker HL, et al：Spinal cord sarcoidosis：a new finding at MR imaging with Gd-DTPA enhancement. *Radiology* **173**：839-843, 1989
27) Nicoletti GF, Passanisi M, Castana L, et al：Intramedullary spinal neurinomas：case report and review of 46 cases. *J Neurosurg Sci* **38**：185-191, 1994
28) Ozawa N, Tashiro T, Okamura T, et al：Subpial schwannoma in the cervical cord mimicking intramedullary tumor. *Radiat Med* **324**：690-694, 2006
29) Patel U, Pinto RS, Miller DC, et al：MR of spinal cord ganglioglioma. *AJNR Am J Neuroradiol* **19**：879-887, 1998
30) Riffaud L, Morandi X, Massengo S, et al：MRI of intramedullary spinal schwannoma：case report and review of the literature. *Neuroradiology* **43**：275-279, 2000
31) Rosenblum B, Oldfield EH, Doppman JL, et al：Spinal arteriovenous malformations：a comparison of dural arteriovenous fistulas and intradural SVM's in 81 patients. *J Neurosurg* **67**：795-802, 1987
32) Schiff D, O'neill BP：Intramedullary spinal cord metastasis：clinical features and treatment outcome. *Neurology* **47**：906-912, 1996
33) Schild ST, Wharen RE, Menke DM, et al：Primary lymphoma of the spinal cord. *Mayo Clin Proc* **70**：256-260, 1995
34) Tartaglino LM, Friedman DP, Flanders AE, et al：Multiple sclerosis in the spinal cord：MR appearance and correlation with clinical parameters. *Radiology* **195**：725-732, 1995
35) Wang R, Fan X, Zhang B：A rare case of multifocal intramedullary germinoma in cervical spinal cord. *Spinal Cord* **52**：S19-S22, 2014
36) Weidauer S, Nachtweiss M, Lanfelmann H, et al：Spinal cord infarction：MR imaging and clinical features in 15 cases. *Surg Neurol* **43**：35-41, 1995
37) Wingerchuk DM, Banwell B, Bennett JL, et al：International consensus diagnostic criteria for neuromyelitis optica spectrum disorders. *Neurology* **85**：171-189, 2015
38) Wingerchuk DM, Lennon VA, Pittock SJ, et al：Revised diagnostic criteria for neuromyelitis optica. *Neurology* **66**：1485-1489, 2006
39) Wippold FJ 2nd, Smirnotopoulos JG, Moran CJ, et al：MR imaging of myxopapillary ependymoma：findings and value to determine extent of tumor and its relation to intraspinal structures. *AJNR Am J Neuroradiol* **16**：1263-1267, 1995
40) Yamagata T, Takami T, Tsuyuguchi N, et al：Primary intramedullary spinal cord germinoma：diagnostic challenge and treatment strategy. *Neurol Med Chir (Tokyo)* **49**：128-133, 2009
41) Yu JS, Short MP, Schamacher J, et al：Intramedullary hemorrhage in spinal cord hemangioblastoma. *J Neurosurg* **81**：937-940, 1994
42) Zimmerman HM：Malignant lymphomas of the nervous system. *Acta Neuropathol (Berl)* **6** (*suppl*)：69-74, 1975

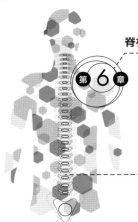

脊椎脊髄疾患における神経症候と検査所見の対応

第6章 電気生理学的検査との対応

川端茂徳，四宮謙一

はじめに

　電気生理学的検査は神経機能を客観的に評価する診断法である．症状，神経学的所見から推定される神経機能障害部位と，画像による形態学的障害部位が一致する場合には，それほど重要性は高くない．しかし，末梢神経障害，脳障害が合併する場合には，典型的な神経学的所見を呈さないことが多く，電気生理学的機能診断が必要となる．また，高齢者の脊椎変性疾患や靭帯骨化症の症例では多椎間に圧迫がある場合が多く，真の責任高位を診断するために電気生理学的検査は重要である．

　脊椎脊髄疾患の神経症候は神経機能障害に起因するものであり，その横断面における障害部位により，長経路徴候(long tract sign，上位運動ニューロン症候，後索症候，脊髄視床路症候)や髄節徴候(segmental sign，下位運動ニューロン症候，後角・後根症候)に分類することができる（表1）．また，障害高位の違いにより発現する神経症候は異なってくる．電気生理学的検査を駆使することにより，横断面における機能障害や障害高位を診断することが可能であり，神経障害と神経症候の関連についての理解に有用である．

各種電気生理学的検査

1 針筋電図[1)]

　骨格筋の活動電位記録による，前角細胞とその軸索，神経接合部，および筋線維までの運動路の検査法である．筋萎縮や筋力低下が下位運動ニューロン障害によるものか，筋原性のものかの鑑別が可能である．また，筋節(myotome)を考慮することにより神経障害の高位診断が可能である．

　通常，①刺入電位および安静時の電位，②軽度随意収縮時の電位，③最大収縮時の干渉波について観察する．

1．刺入電位および安静時の電位

　正常では筋活動電位は記録されないが（electrical silence），下位運動ニューロン障害では線維自発電位（fibrillation potential），陽性棘波（positive sharp wave）などの脱神経電位や線維束電位（fasciculation potential）がみられることがある．

2．軽度随意収縮時の電位

　被検筋の軽度随意収縮時の筋活動電位である．下位運動ニューロン障害では多相性電位（polyphasic potential）や高振幅電位（high amplitude potential）などの神経原性変化がみられる．一方，筋疾患では低振幅短持続の電位（low amplitude short duration potential）がみられる．

3．最大収縮時の干渉波

　正常では最大収縮時に個別の運動単位が識別できなくなる（interference）が，下位運動ニューロン障害では活動する運動単位数が減少し，干渉波を形成しなくなる．一方，筋原性変化では干渉は良好であるが，波形の振幅は低下する．

2 体性感覚誘発電位（somatosensory evoked potential：SEP）

　末梢神経を刺激し，体表から電位を計測する．感覚路を反映した電位であり，伝導障害により波形成分の潜時の延長，波形の消失がみられる．脊

表1 神経症候と電気生理学的診断

神経症候				電気生理学的診断
横位障害	長経路徴候（long tract sign）	上位運動ニューロン症候	腱反射亢進，病的反射，痙縮，筋力低下	Br-MsEP Br-SCEP
		後索症候	位置感覚・振動感覚などの深部感覚障害，触覚障害，感覚性運動失調	SEP（電気刺激） Sp(E)-SCEP Pn(E)-SCEP
		脊髄視床路症候	温痛覚障害	SEP（温痛覚刺激）
	髄節徴候（segmental sign）	下位運動ニューロン症候（前角・前根症候）	筋力低下，筋萎縮，腱反射減弱	針筋電図 F波 Br-MsEP
		後角・後根症候	痛み・感覚鈍麻，感覚過敏，異常感覚	SEP Pn(E)-SCEP
高位障害			障害高位による特有の神経症候	針筋電図（筋節による診断） SEP 脊髄誘発電位

椎脊髄疾患の診断には，比較的安定した短潜時誘発電位が用いられる．波形成分の命名は，各波頂点の極性に潜時をつけて表現することが多い（例：N11＝陰性電位，平均頂点潜時11 msec）．正中神経刺激によるSEPの場合には，波形の電位起源は，P9が腕神経叢，N11が頸髄後索，N13が頸髄後角，N20が大脳皮質と考えられている．脛骨神経刺激によるSEPの場合には，各波形の電位起源は，P17が坐骨神経叢，P24が馬尾または脊髄円錐，P31が脳幹，N37が大脳皮質と考えられている．

末梢神経の電気刺激によるSEPは脊髄内では後索を介するため，後索の機能評価をしていることになる．現在，温痛覚受容器を選択的に刺激できるCO_2 laserによるSEPが臨床応用され[2]，脊髄視床路の評価もできるようになり，脊髄の横断面での機能評価も可能になってきている．

各波形成分の潜時と振幅を評価することにより，末梢神経〜脊髄入口部（神経根・後角）〜頸髄（後索）〜頭蓋内のどこで障害が発生しているか，おおまかな高位診断が可能である．しかし，椎体・椎間単位の詳細な障害高位診断には，後述する脊髄誘発電位診断が必要である．

3 末梢神経伝導検査

末梢神経障害の診断に用いられ，脊髄障害との鑑別に用いられることが多い．しかし，神経伝導速度は主に末梢神経の太い線維（伝導速度が速い線維）の情報しか得られないこと，軸索の変性では振幅は低下するが伝導速度の低下は軽度であること，Guillain-Barré症候群などの末梢神経近位部の障害では遠位の伝導速度は低下しないことなどに注意する必要がある．

1. 運動神経伝導速度（motor nerve conduction velocity：MCV）

末梢神経幹上の2カ所で最大上刺激（電気刺激を強めて支配筋が最大反応を得る以上の強さでの刺激）を行い，複合筋活動電位を計測する．計算法は下記である．

$$\frac{2点間の距離}{複合筋活動電位の潜時の差}$$

正常値は施設により異なるが，正中神経は成人で約60 m/sec前後である．

2. 感覚神経伝導速度（sensory nerve conduction velocity：SCV）

末梢の感覚神経を刺激し，中枢側で計測して感覚神経の伝導速度を計算する．指神経を刺激して

前腕の末梢神経から記録する順行性感覚神経伝導検査，前腕の末梢神経を刺激して指神経から記録する逆行性感覚神経伝導検査がある．

3．F波

末梢神経を最大上刺激すると，M波より遅い潜時に小さな筋電位（F波）が出現する．これは，α線維を逆行性伝導したインパルスによって脊髄前角細胞が興奮した結果である．F波とM波の潜時から末梢伝導時間を求めることができる．

$$末梢伝導時間 = \frac{F波の潜時 + M波の潜時 - 1}{2} (msec)$$

末梢伝導時間の延長は末梢神経での伝導障害を示し，神経伝導速度検査では把握できない末梢神経中枢部（脊髄近傍）の伝導障害の判定に有効である．また，F波の発現率の低下は，脊髄前角細胞障害を示すとされ，潜時と併せて下位運動ニューロンの機能診断に有用である．

4 経頭蓋磁気刺激筋誘発電位（Br-MsEP）

電磁誘導の原理を応用して急激に磁界を変化させることで，脳内に誘導電流を発生させ，神経を刺激する．刺激による被検者の痛み（疼痛）や不快感も少なく，非侵襲的に検査ができる．上肢の筋誘発電位測定では側頭部の上肢運動野上を，下肢筋では頭頂部の下肢運動野上を磁気コイルを用いて刺激する．併せてM波とF波を測定することで，中枢運動伝導時間（central motor conduction time：CMCT）を計算することができる．

$$\frac{中枢運動}{伝導時間} = \frac{経頭蓋磁気刺激}{筋誘発電位潜時} - 末梢伝導時間$$

非侵襲的に上位運動ニューロンと下位運動ニューロンの障害を総合的に診断でき，従来からのSEPでは診断が困難であった疾患についても，診断が可能な場合がある．また，頸髄症では中枢神経伝導時間が延長するほど重症度が増すことが知られている．

1．Flexion myelopathy

Flexion myelopathyの場合には，頸部を屈曲強制させて経時的にBr-MsEPを測定することで，

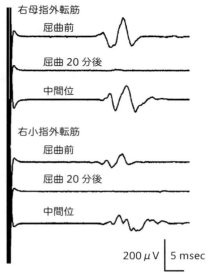

図1　頸椎部 flexion myelopathy
20歳，男性．主訴は右手尺側優位の筋萎縮，握力低下．術前に右手握力は17 kgであった．Br(M)-MsEPを施行し，右母指球および小指球筋から導出した．頸部屈曲20分後に筋電図の波形は消失し，中間位に戻すことにより波形は回復した．これにより頸髄前角の屈曲による障害および脊髄の可塑性を確認でき，手術により症状の回復が期待された．術後に右手握力は27 kgに改善した．

脊髄の運動神経障害を診断できる（図1）．

2．頸椎症性筋萎縮症

筋萎縮を主訴とする頸椎症性筋萎縮症の場合には，脊髄・末梢神経刺激脊髄誘発電位では異常がみられないことが多い．Br-MsEPで波形の振幅，潜時の左右差を比較することで評価可能である（図2）．

5 脊髄誘発電位

脊髄障害の詳細な高位診断をするには，脊髄誘発電位測定が非常に有効である．しかし，脊髄は体表から深い位置にあること，脊椎骨内にあることから，体表面から非侵襲的に測定することは困難であり，現在のところ硬膜外腔などの脊髄近傍に電極を設置する必要がある．特に術前診断として用いる場合には，経皮的にカテーテル電極を刺入する必要があり，手技に熟練を要する（図3）．

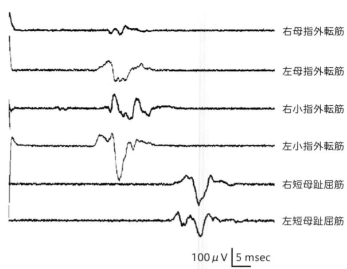

図2 筋萎縮を主訴とする頸椎症性脊髄症
64歳，男性．主訴は右上肢の筋萎縮，肘以遠の筋力低下．病態診断のために電気生理学的検査を行った．Sp(E)-SCEP, Pn(E)-SCEP は異常がなかった．Br(M)-MsEP は，両母指球，小指球筋および下肢から導出した．それぞれ M 波，F 波も計測し，CMCT を計算した．下肢では CMCT に左右差がなく，脊髄側索障害はないと考えられた．一方，上肢では Br(M)-MsEP で波形の潜時に左右差があり，CMCT で右が左と比較し遅延していた．以上により，下位頸椎の前角細胞障害による頸椎症性筋萎縮症と診断し，C4/5, C5/6, C6/7 の前方除圧固定術を施行した．術後に筋力がわずかに回復した．

1．脊髄刺激脊髄誘発電位〔spinal cord evoked potential after spinal cord stimulation：Sp(E)-SCEP〕

主に後索，側索の誘発電位を記録している伝導性の電位である．脊髄の硬膜外腔あるいは硬膜内に挿入したカテーテル電極で刺激し，障害と考えられる高位を含んだ脊髄近傍に挿入された電極によって，脊髄誘発電位を単極導出する（不感電極は耳朶）．胸髄刺激により頸髄部で導出される誘発電位の基本波形は，正常では二峰性の陰性棘波で，潜時の早いものを第1電位，遅いものを第2電位とする．第1電位は主に側索後部が起源で，第2電位は後索が起源の電位といわれる[7,9]．

脊髄障害の高位の決定に有用であり，障害高位では波形の振幅の減少，波形の消失，伝導速度の低下，波形の陽性化などがみられる[6,8]（図4, 6）．

2．末梢神経刺激脊髄誘発電位〔spinal cord evoked potential after peripheral nerve stimulation：Pn(E)-SCEP〕

上肢または下肢の末梢神経を電気刺激し，脊髄誘発電位を導出することで，髄節性の脊髄活動を記録することができる．電位は最初の陰性棘波（N1）とそれに続く緩徐な陰性電位（N2）からなり，前者は一次求心性線維由来の電位，後者はシナプス後電位（postsynaptic potential）と考えられている．上肢末梢神経刺激では，N1 は C5-7 でそれぞれの高位の後根糸と後索の一次求心性線維

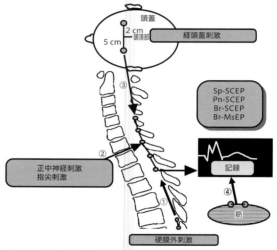

図3 脊髄誘発電位計測法
①：脊髄刺激脊髄記録法（Sp-SCEP）．
②：末梢神経刺激脊髄記録法（Pn-SCEP）．
③：経頭蓋刺激脊髄記録法（Br-SCEP）．
④：経頭蓋刺激誘発筋電図記録法（Br-MsEP）．

由来で，C5 より頭側で後索の伝導性の電位とされる[3,5]．N1 の振幅の低下（特に左右差）や多相化は後根・後索の伝導障害を，N2 の振幅の低下は所属髄節の後角の障害を示唆する．障害高位では波形の振幅の減少，波形の消失，波形の陽性化などがみられる（図5）．

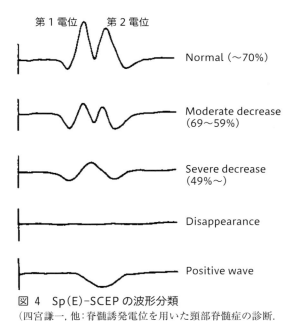

図4 Sp(E)-SCEPの波形分類
(四宮謙一,他:脊髄誘発電位を用いた頸部脊髄症の診断.
臨床整形外科 24：12, 1989の図2より引用)

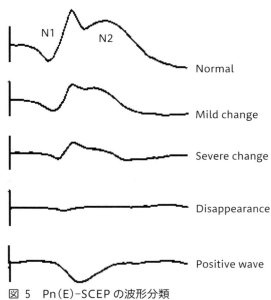

図5 Pn(E)-SCEPの波形分類
(四宮謙一,他:脊髄誘発電位を用いた頸部脊髄症の診断.
臨床整形外科 24：12, 1989の図3より引用)

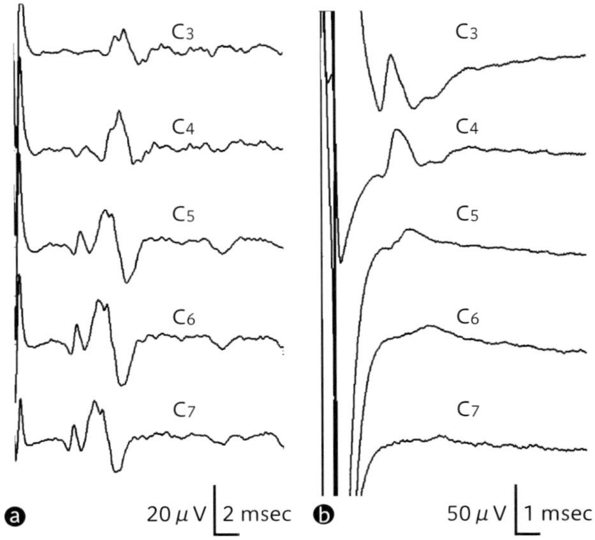

図6 術前高位診断
 a：下位胸髄刺激-頸髄導出上行性脊髄誘発電位.
 b：経頭蓋磁気刺激-頸髄導出下行性脊髄誘発電位.
40歳,男性.頸椎症性脊髄症.日本整形外科学会頸髄症治療成績判定基準は8点である.高位診断のため,頸胸椎移行部から頸髄硬膜外腔に15 mm間隔の5極電極を挿入し,C3-7の各椎体高位に電極を設置した. **a** の刺激条件は0.5 msec, 1 Hz, 15 mAである. **a** ではC4より頭側で第1電位の振幅が50%以下に減少し, **b** ではC5より尾側で電位の著しい減少がみられ,障害部位はC4/5であると診断した.C3-6の椎弓形成術を施行し,術後の日本整形外科学会頸髄症治療成績判定基準は13.5点に回復した.

3. 経頭蓋刺激脊髄誘発電位 (spinal cord potential after brain stimulation : Br-SCEP)

脳を刺激し,下行性脊髄誘発電位を測定する.刺激法として電気刺激と磁気刺激があるが,術前診断としては,刺激による不快感が少ない磁気刺激が適している.磁気刺激は運動野を運動閾値の20～30%増の強度で刺激するが,頸髄レベルではartifactが大きく脊髄誘発電位を記録できないこともある.運動路を介する電位であり,上位運動ニューロンの機能評価ができるが,動物実験などから,錐体路以外の電位も含んでいる可能性が示唆されている[4].

障害部位で振幅の減少,潜時の遅延がみられる

が，基本的には伝導路の電位であるので，その波形変化は脊髄刺激脊髄誘発電位の変化と同様と考えてよい．脊髄障害部位の頭側端の診断ができるため，上行性のSp(E)-SCEPと組み合わせることで，脊髄障害部位の広がりを把握することができる（図6）．

電気生理学的検査と神経症候

前述のように，電気生理学的検査を駆使することにより，脊髄・馬尾・神経根機能の横位・高位診断が可能である．神経症候はこれらの神経機能障害に起因するものであり，電気生理学的機能診断と神経症候を対比させることにより，より深い病態の理解につながると考える（表1）．

文献

1) 藤原哲司：筋電図・誘発電位マニュアル，第3版．金芳堂，1999
2) Kakigi R, Shibasaki H, Ikeda A：Pain-related somatosensory evoked potentials following CO2 laser stimulation in man. Clin Neurophysiol **74**：139-146, 1989
3) 小林正之，橋本 茂，星野雄一，他：末梢神経刺激法による頸部脊髄誘発電位の起源と臨床的意義に関する研究．日整会誌 **59**：7-38, 1985
4) 小川 潤，里見和彦，福井康之，他：成猫の経頭蓋刺激による下行性脊髄誘発電位について．脊髄電気診断学 **13**：118-121, 1991
5) 大熊哲夫：頸部脊髄症の病巣診断に関する基礎的ならびに臨床的研究．日整会誌 **61**：477-489, 1987
6) Shinomiya K, Furuya K, Satoh R, et al：Electrophysiologic diagnosis of cervical OPLL myelopathy using evoked spinal cord potentials. Spine **13**：1225-1233, 1988
7) Shinomiya K, Furuya K, Yamaura I, et al：Spinal cord monitoring of spinal cord function using evoked spinal cord potentials. in Homma S, Tamaki I (eds)：*Fundamentals and Clinical Applications of Spinal Cord Monitoring*. Saikon Publishing, 1984, pp161-173
8) Shinomiya K, Komori H, Matsuoka T, et al：Prognosticating study for cervical myelopathy using evoked spinal cord potentials. Spine **15**：1053-1057, 1990
9) Shinomiya K, Mochida K, Komori H, et al：Monitoring of anterior cervical spinal cord function. *J Spinal Disord* **9**：187-194, 1996

脊椎脊髄疾患における神経症候と検査所見の対応

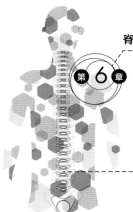

第6章 髄液検査

石津尚明, 吉良潤一

はじめに

髄液（cerebrospinal fluid：CSF）は外界からの機械的衝撃の緩和，リンパ組織様機能や脳組織間の輸送など，中枢神経系の物理化学的環境の恒常性維持に重要な役割を果たしているだけでなく，免疫反応の場としての役割も担っている．髄液所見は循環する周囲の神経組織（脳，脊髄，神経根）の形態学的・機能的な変化を鋭敏に反映するため，髄液検査はCTやMRIなどの画像診断が進歩した現在もなお，多くの神経疾患の診断，病勢の評価，治療，予後判定に欠かすことのできない重要な補助診断法である．

髄液検査の適応と禁忌

髄液検査は主に髄腔内の感染症や炎症の存在を確認するために行われるが，他のさまざまな疾患の診断，鑑別にも用いられる．適応と禁忌を表1に示した．特に後頭蓋窩に占拠性病変がある場合には，脳ヘルニアを誘発するおそれがあるため，事前に眼底検査にてうっ血乳頭の有無を確認し，頭部CTやMRIにて占拠性病変がないことを確認する必要がある．

表1 髄液検査の適応と禁忌

適応
1. 中枢神経系の感染症（髄膜炎，脳炎など）
2. 多発性硬化症などの脱髄性疾患
3. 末梢神経疾患（Guillain-Barré症候群，慢性炎症性脱髄性多発根ニューロパチーなど）
4. くも膜下出血が疑われるが，頭部CTで所見が得られない場合
5. 髄液圧の測定が診断に必要な場合（水頭症，特発性低髄液圧症候群など）
6. 悪性腫瘍の髄膜播種が疑われ，腫瘍細胞の検索が必要な場合
7. 原因不明の意識障害
8. 治療目的（抗癌薬の髄注など）

禁忌
1. 頭蓋内占拠性病変（脳腫瘍，脳膿瘍など）がある場合
2. 頭蓋内圧亢進症状があり，脳幹圧迫症状を呈している場合
3. 穿刺部位に褥瘡，感染巣，脊髄の動静脈奇形がある場合
4. 脊髄くも膜下腔ブロックをきたす疾患（脊髄腫瘍など）がある場合
5. 出血傾向が強い場合（血小板数で30,000/μl以下）
6. 本人・家族の同意が得られない場合

検査結果の解釈

■ 髄液外観（性状・色）

正常髄液は水様無色透明または非常に淡い黄色であり，放置しても凝固しない．

1．血性髄液

髄液が血性であればくも膜下出血が疑われるが，穿刺針による外傷性出血（traumatic tap）との鑑別が必要となる．その場合には，髄液を3本の試験管に取り分けて色調の変化を確認する（three-tube test）．初めに血液そのものが流出し，次第に清澄となればtraumatic tapであるのに対し，くも膜下出血では3本とも赤色である．また，traumatic tapには後述の黄色調がみられない．

2．黄色調（xanthochromia）

数週間以内に髄腔内への出血（主にくも膜下出血）があったことを意味する．髄液中に放出されたヘモグロビンが，オキシヘモグロビンやビリルビンまで分解されれば，髄液は黄色調を呈するようになる．ビリルビンは出血後に12時間程度で検出されるようになり，1ヵ月程度で消失する．また，著明な黄疸（血清ビリルビンが10 mg/dl以上）や，髄液蛋白濃度の上昇（150 mg/dl以上）でも，髄液は黄色調となるために注意が必要である．

3．混濁

混濁は通常，細胞数に比例する．髄液中の細胞数が増加すると，200/μl以上で日光微塵，500/μl以上で混濁を呈する．急性化膿性髄膜炎では，細胞数が著増するために明らかな混濁を呈し，時には膿性混濁となる．

■2 髄液圧

正常の髄液圧は側臥位で75～170 mmH₂Oである．200 mmH₂O以上を髄液圧上昇といい，下記のような際にみられる．
①頭蓋内占拠性病変：脳腫瘍，脳膿瘍，頭蓋内血腫など
②脳浮腫：脳血管障害など
③毛細血管透過性亢進：髄膜炎や脳炎，頭部外傷など
④静脈系うっ滞：脳静脈洞血栓症，上大静脈閉塞など
⑤髄液通過障害：水頭症，脳腫瘍など
⑥特発性頭蓋内圧亢進症＝偽性脳腫瘍（pseudotumor cerebri）：Cushing 症候群，副甲状腺機能低下症などの内分泌疾患，ビタミンA過剰，テトラサイクリンなどの薬剤性

一方，40 mmH₂O以下の髄液圧低下を呈するものには，下記などがある．
①脊髄腫瘍，くも膜癒着などに伴う脊髄くも膜下腔ブロック
②高度の脱水
③外傷性髄液漏
④特発性低髄液圧症候群

また，Queckenstedt試験では，腰椎穿刺を施行している患者の頸静脈を介助者が用手的に軽く圧迫することにより，頭蓋内からの静脈灌流を妨げて頭蓋内の髄液圧を上昇させ，その際の腰部での髄液圧の変化を観察して判定する．頸静脈の圧迫によって髄液圧が速やかに上昇し，圧迫の解除によって速やかに下降すれば，くも膜下腔閉塞がなく正常（Queckenstedt試験陰性）といえる．しかし，髄液圧の上昇・下降が緩徐で不十分となればQueckenstedt試験陽性であり，くも膜下腔閉塞を意味する．なお，腰椎穿刺は，頭蓋内出血や脳腫瘍などの頭蓋内圧が亢進している症例やくも膜下腔閉塞が明らかな症例（たとえば，大きな脊髄腫瘍など）では，穿刺部での髄液圧の低下によって急激な症状の増悪をきたすため，禁忌である．

■3 髄液細胞数

正常の髄液細胞数は5/μl以下であり，すべて単核細胞である．これ以上の増加は髄液細胞増多（pleocytosis）といい，中枢神経病変の存在を意味する．10～50/μlでは軽度，50～200/μlでは中等度，200/μl以上では高度の細胞増多という．多核白血球，好酸球，好塩基球，形質細胞，赤血球は正常では存在しないため，出現すれば病的状態が示唆される．一般的に，化膿性疾患（急性化膿性髄膜炎など）では髄液細胞増多が著しく，多核白血球が大部分を占める．一方，非化膿性疾患（ウイルス性髄膜炎，結核性髄膜炎，真菌性髄膜炎など），自己免疫性炎症性疾患（多発性硬化症，サルコイドーシスなど），化学性炎症では，一般的に細胞増多は軽度～中等度で，単核球優位である（急性期には多核白血球がみられることもある）．

その他，HAM（HTLV-I associated myelopathy）においては，成人T細胞白血病（ATL）細胞様の花冠状の核をした異型リンパ球が出現する．また，寄生虫感染による髄膜炎では，著明な好酸球増加を認める．

■4 髄液蛋白
1．総蛋白

正常の髄液蛋白量に15～45 mg/dlである．表2に示した機序で髄液蛋白の増加がみられ，感染性疾患（各種髄膜炎・脳炎），自己免疫性炎症性疾患

(多発性硬化症，ADEM，サルコイドーシス，神経Behçet病，Guillain-Barré症候群，慢性炎症性脱髄性多発根ニューロパチー），腫瘍性疾患（脳腫瘍，脊髄腫瘍，癌性髄膜炎），脳血管障害（くも膜下出血，脳出血，脳梗塞），代謝性疾患（尿毒症，糖尿病，粘液水腫），子癇など，多岐にわたる．一方，髄液蛋白の低下をきたすのは，特発性頭蓋内圧亢進症，甲状腺機能亢進症，急性水中毒，髄液大量採取後，乳児などが挙げられる．

一般的に細胞数の増加は蛋白量の増加を伴うが，蛋白濃度が高いにもかかわらず，細胞数がこれに見合って増加しない場合がある．これを蛋白細胞解離といい，Guillain-Barré症候群，慢性炎症性脱髄性多発根ニューロパチー，脊髄腫瘍，糖尿病などでみられる．

また，脊髄くも膜下腔ブロックの場合などで，蛋白濃度が著しく高くなると粘度が増加し，蛋白量が500〜1,000 mg/dlを超えると自然凝固することがある（Froin徴候）．

2．アルブミン（albumin）

髄液中のアルブミンはすべて血清由来であり，髄液/血清アルブミン濃度比は血液脳関門（blood-brain barrier：BBB）の機能を反映する．したがって，髄液/血清アルブミン濃度比の上昇はBBBの機能的破綻を意味する．

3．免疫グロブリン

髄液中のγ-グロブリン分画の占める割合は6〜8％である．その主体はIgGで，他のクラスの免疫グロブリンは微量である．多発性硬化症をはじめとした中枢神経系の脱髄性疾患や炎症性疾患などでは，髄液IgGが増加することが知られている．髄液免疫グロブリンの上昇は，①中枢神経内での産生（B細胞や形質細胞の浸潤），②BBBの破綻による血清からの流入，③神経疾患に関係ない血清免疫グロブリンの増加の影響などにより起こる．髄液IgGは血清IgGの影響を受けるため，髄腔内のIgG合成率を求めるには，髄液IgGのうちで血液に由来する部分を補正する必要がある．その指標としては，下記がよく用いられ，正常は0.76以下である．

$$\text{IgG index} = \frac{\text{髄液IgG}/\text{血清IgG}}{\text{髄液アルブミン}/\text{血清アルブミン}}$$

表2 髄液蛋白の増加機序[6]

1．感染や炎症による髄膜，その他の組織内血管の蛋白透過性の亢進
2．脳血管障害，くも膜下腔への出血
3．くも膜下腔閉塞による蛋白透過性の亢進または蛋白吸収低下
4．脳浮腫による神経周囲腔（perineurial space）からの血清の漏出
5．脱髄・壊死，腫瘍などの神経組織の破壊に伴う反応性の蛋白生成亢進

多発性硬化症では，髄液IgG indexが高値となることから，前述のうちで，主として①の機序で髄液IgGが上昇すると考えられている．

4．オリゴクローナルバンド

髄液蛋白を等電点電気泳動やアガロース電気泳動にかけると，γ領域に数本の濃染する異常バンドがみられることがあり，これをオリゴクローナルバンド（OB）という．OBが血清蛋白の電気泳動でみられず，髄液蛋白でのみ認められれば，中枢神経系内で強い液性免疫反応（抗体産生）が生じていることを意味する．OBは髄腔内で増殖した数種のB細胞クローンによって作られていると考えられている．欧米の多発性硬化症では90％以上に陽性であり，診断的意義が高い．日本の多発性硬化症での陽性率は約40〜50％である．その他，亜急性硬化性全脳炎（SSPE），HAMなどでも出現することがある．

5．ミエリン塩基性蛋白（myelin basic protein：MBP）

MBPは中枢神経系ミエリンを構成する蛋白で，多発性硬化症，急性散在性脳脊髄炎などの一次性脱髄性疾患においてミエリン破壊を反映して上昇する．その他，脳梗塞急性期や脳腫瘍など，さまざまな疾患に伴う二次性のミエリン破壊の際にも上昇する．

5 髄液糖

正常の髄液糖値は同時採血の血糖値の1/2〜2/3（約60％）である．血糖値の上昇（糖尿病やブドウ糖輸液など）により，髄液糖値の低下がマスクされる場合があるので，常に血糖値も同時に測っ

て比較することが大切である．髄液糖値の上昇は血糖値の上昇を反映するのみであるが，逆に血糖値の1/2以下に低下している場合が問題となる．低下の原因としては，中枢神経系への糖輸送の障害，神経組織における嫌気性解糖の亢進などによるとされる．急性化膿性髄膜炎では著明な低下がみられ，時に10 mg/dl以下になる．この他，軽度～中等度の低下は，結核性髄膜炎，真菌性髄膜炎，癌性髄膜炎，単純ヘルペス脳炎，くも膜下出血，サルコイドーシスでもみられる．

6 髄液クロール

正常の髄液クロール（Cl）値は120～130 mEq/lで，血清よりわずかに高い．髄液蛋白量が高くなれば，血清Cl値が正常であっても，髄液Cl値は低下する．結核性髄膜炎ではCl値が低下していることが多いが，それは蛋白が著明に増加するためで，この疾患に特異的な現象ではない．

髄液所見のパターンからみた原因疾患とその神経症候

いくつかの代表的な髄液所見のパターンからみた原因疾患とその神経症候を表3にまとめた．以下に各パターンについて解説する．

1 細胞数・蛋白増加，糖低下

このパターンは，細菌性，結核性，真菌性などの感染性髄膜（脳）炎や癌性髄膜炎の存在を示唆する．膠原病の中では，全身性エリテマトーデス（SLE）による髄膜炎で，このパターンを呈することがある．

1．化膿性髄膜炎（purulent meningitis）

多核白血球優位の著明な細胞増多（500/μl以上，一般に2,000～10,000/μl），蛋白の高度増加（100～500 mg/dl，時に1,000 mg/dl以上），糖の著明な低下（20 mg/dl以下）を認める．外観は混濁，時に膿性混濁を呈し，塗抹・培養によって原因菌の同定が可能である．神経症候としては，頭痛，髄膜刺激症候（項部硬直，Kernig徴候，Brudzinski徴候）が出現する．また，約8割の症例で意識障害を呈し，病変が脳実質に及ぶと痙攣や脳神経麻痺も加わるなど，一般に重篤である．

2．結核性髄膜炎（tuberculous meningitis），真菌性髄膜炎（fungal meningitis）

細胞は単核球優位で中等度の増多（25～500/μl）である．蛋白増加も中等度（100～200 mg/dl）であるが，くも膜下腔閉塞があれば著明に増加して黄色調を呈する．糖も低下するが，化膿性髄膜炎ほどではない．外観は水様透明～混濁で，細胞増多の程度による．髄液ADA（adenosine deaminase activity）は他の髄膜炎でも増加するが，結核性髄膜炎ではより高値となる．確定診断は，結核性髄膜炎では塗抹（Ziehl-Neelsen染色），培養，PCR法などによる髄液からの結核菌の証明であり，真菌性髄膜炎では墨汁染色で胞子の検出や抗原測定法などによる．神経症候としては，頭痛，髄膜刺激症候，時に意識障害を呈する．経過は亜急性で，化膿性髄膜炎よりも緩徐である．

3．癌性髄膜炎（carcinomatous meningitis）

髄膜あるいは髄腔内に悪性腫瘍細胞がび漫性に浸潤する病態である．髄液圧の上昇，細胞数・蛋白の増加，糖の低下がみられることがあるが，いずれも非特異的であり，髄液細胞診にて悪性腫瘍細胞を検出することが，診断に最も重要である．最初の細胞診での陽性率は50％程度であるが，連続的，複数部位からの採取により陽性率は上昇する．また，髄液腫瘍マーカーも診断・経過観察に有用である．神経症候としては，頭痛や髄膜刺激症候の他，癌の浸潤部位によって，大脳症状（意識障害，痙攣），脳神経麻痺，ミエロパチー，神経根症状など，多彩である．

2 細胞数・蛋白増加，糖正常

このパターンは通常，無菌性髄膜炎（aseptic meningitis）の存在を示唆し，多くはウイルス性である．なお，被包化（encapsulated）された脳膿瘍でも，このパターンとなる（破裂時は 1 のパターン）．

1．ウイルス性髄膜炎（viral meningitis）

外観は無色透明で，単核球優位の軽度～中等度の細胞増多（5～300/μl，時に300/μl以上）がみられる．病初期のみに多核白血球優位のことがある．

表 3　髄液所見のパターンからみた原因疾患とその神経症候

髄液所見	原因疾患	神経症候
細胞数↑↑, 蛋白↑↑, 糖↓↓, 膿性混濁, 細菌塗抹・培養 (+)	化膿性髄膜炎	頭痛, 意識障害, 髄膜刺激症候 (項部硬直, Kernig 徴候, Brudzinski 徴候)
細胞数↑, 蛋白↑↑, 糖↓		
Ziehl-Neelsen 染色 (+)	結核性髄膜炎	頭痛, 意識障害, 髄膜刺激症候
墨汁染色 (+)	真菌性髄膜炎	
悪性腫瘍細胞の出現	癌性髄膜炎	
細胞数↑, 蛋白↑, 糖→, 細菌塗抹・培養 (−)		
ウイルス抗体↑	ウイルス性髄膜炎	頭痛, 髄膜刺激症候
ウイルス抗体 (−)	Aseptic meningeal reaction	
細胞数→, 蛋白↑ (蛋白細胞解離)	Guillain-Barré 症候群慢性炎症性脱髄性多発根ニューロパチー	Lasègue 徴候, Kernig 徴候, 四肢筋力低下, 腱反射減弱
	脊髄腫瘍	神経根痛, 脊髄症
髄液圧↓ (細胞数・蛋白↑のことあり)	低髄液圧症候群	起立性頭痛
オリゴクローナルバンド陽性, IgG index↑, MBP↑, 細胞数・蛋白↑〜→	多発性硬化症	病変部位による
血性	くも膜下出血 (急性期)	激しい頭痛, 嘔吐, 意識障害, 髄膜刺激症候
黄色調	くも膜下出血 (亜急性期)	
圧↑, 細胞数→, 蛋白↓, 糖→	髄膜症	頭痛, 髄膜刺激症候

項部硬直：背臥位で頭頸部を他動的に前屈させると強い抵抗があり, しばしば痛み (疼痛) を伴うことをいう. 健常者では下顎が胸部に触れるまで屈曲させることができる. 頸部前屈時のみに抵抗が生じ, 回旋時には抵抗が生じないことが, 頸椎症や Parkinson 病などの筋強剛との鑑別点となる.
Kernig 徴候：背臥位で股関節と膝関節を 90 度に屈曲した後, 下腿を他動的に伸展させると抵抗を生じることをいう.
Brudzinski 徴候：背臥位で頭頸部を他動的に前屈させると, 自動的に膝関節と股関節が屈曲することをいう. 通常, 両側性に出現する.
Lasègue 徴候：背臥位で一側下肢を伸展させたまま挙上させると, 坐骨神経領域に放散する痛みを生じる. 健常者では 70 度まで挙上させても痛みが生じないが, 70 度以下で痛みが生じて挙上できなくなることを Lasègue 徴候陽性という. 原因としては, 腰部椎間板ヘルニア, 坐骨神経痛, Guillain-Barré 症候群など, 腰仙髄レベルの神経根障害によるもののほか, 髄膜刺激症候としても出現する.

髄液検査　295

総蛋白は軽度の増加にとどまり（20～100 mg/dl），糖は正常である．ただし，ムンプスウイルスや単純ヘルペスでは糖が低下することもある．ペア検体による抗体価の測定や PCR 法によるウイルスゲノムの検出などが診断の一助となる．神経症候としては，頭痛はみられるが，髄膜刺激症候は明らかでないこともある．意識障害はほとんどみられない．

2．無菌性髄膜反応（aseptic meningeal reaction）

頭痛や髄膜刺激症候などの髄膜炎様症状を呈し，髄液圧上昇，細胞増多（10～4,000/μl），軽度の蛋白増加を認めるが，病原体は認めない．頭蓋骨や脊椎など，髄膜に隣接して感染巣が存在する場合，化学物質などが髄腔内に入った場合，膠原病に伴って起こる場合などで反応性に起こる．

❸ 細胞数正常，蛋白増加（蛋白細胞解離）

このパターンは，神経根の炎症や髄液の通過障害などにより，髄液蛋白の吸収が低下していることを示唆する．

1．Guillain-Barré 症候群

細胞増多を伴わずに蛋白のみが増加する．いわゆる，蛋白細胞解離が特徴的であり，約 90％ の症例にみられる．蛋白の増加は，発症後数日～1 週間経ってから出現する．神経症候は，急性で左右対称性の四肢筋力低下と腱反射減弱が出現し，重症では呼吸筋麻痺も生じる．感覚障害は軽度である．また，神経根障害を反映し，Lasègue 徴候や Kernig 徴候もみられる．

2．慢性炎症性脱髄性多発根ニューロパチー（CIDP）

一般的に蛋白細胞解離のパターンを呈するが，Guillain-Barré 症候群ほど必発でなく，蛋白が増加しない症例もみられる．神経症候は，慢性・再発性の四肢筋力低下と感覚障害，腱反射減弱であり，初期には左右差を認めることもある．呼吸筋麻痺はまれである．典型例では Lasègue 徴候や Kernig 徴候がみられる．

3．脊髄腫瘍（tumor of spinal cord）

腫瘍が増大し，髄液の通過障害が生じると，前述の Queckenstedt 試験陽性となり，ブロック以下で蛋白の増加が起こる．蛋白増加が高度になると Froin 徴候を呈する．他方，細胞数や糖は正常のことが多く，蛋白細胞解離の状態になる．神経症候は，病変部位や脊髄の圧迫・浸潤の程度によってさまざまであるが，神経根症候（神経根痛），脊髄症候（病変レベル以下の運動感覚障害，膀胱直腸障害）などである．

❹ 髄液圧低下，細胞数・蛋白正常（時に軽度増加）

髄液圧低下は，頭痛以外に神経学的異常所見を認めない場合には，一般に特発性低髄液圧症候群の存在を示唆する．まれに脊柱管内に腫瘍が存在する場合には，dry tap（無効穿刺）となって髄液が引けないことがあるので注意する．

1．特発性低髄液圧症候群

髄液圧低下を認め，外傷性髄液漏や脱水などの明らかな原因がない場合を特発性低髄液圧症候群という．髄液圧は一般に 60 mmH₂O 以下であることが多く，時に陰圧となる．細胞数や蛋白の増加もみられることがある．立位または座位で増強する頭痛が特徴的である．

❺ OB 陽性，IgG index 高値，MBP 上昇

このパターンは髄腔内で IgG の産生が生じており，かつ脱髄などのミエリンの破壊が同時に生じていることを示唆する．

1．多発性硬化症（multiple sclerosis）

細胞数が増加する症例もみられるが，軽度の増多（50/μl 未満）にとどまり，リンパ球が主体である．また，総蛋白も 3～4 割の症例で増加がみられるが，100 mg/dl を超えることはまれである．IgG index 高値と OB 陽性が診断上で重要であり，欧米では約 90％ でみられる．また，MBP も脱髄のマーカーとなる．神経症候は，中枢神経系白質に多巣性に病変を有する疾患であることから，視力障害，小脳症状，脊髄症候など病変部位によってさまざまである．

6 血性髄液，黄色調
1. くも膜下出血
(subarachnoid hemorrhage)

Traumatic tap でなければ，血性髄液は急性期のくも膜下出血を意味する．髄液圧は上昇し，白血球数や蛋白も軽度上昇することがある．糖は正常である．また，前述のように，出血から約12時間経過すると黄色調となる．神経症候は，突然の激しい頭痛（後頭部），嘔吐であり，約半数に意識障害を認める．髄膜刺激症候もみられるが，発症直後には明らかでない場合もある．

7 髄液圧上昇，細胞数正常，蛋白低下，糖正常
1. 髄膜症（meningism）

小児，若年成人の急性熱性疾患に伴い，頭痛，項部硬直，Kernig 徴候などの髄膜刺激症候を呈するが，髄液検査で炎症所見を認めないものをいう．髄液圧の上昇と蛋白の低下はみられるが，他の所見は正常である．血液と髄液の間の浸透圧バランスの障害によると考えられている．

参考文献

1) Hayward RA, Shapiro MF, Oye RK：Laboratory testing on cerebrospinal fluid. A reappraisal. *Lancet* **1**（8523）：1-4, 1987
2) 久保紳一郎，金澤 章：脳脊髄液の検査. in 水野美邦（編）：神経内科ハンドブック—鑑別診断と治療，第5版．医学書院，2016, pp404-416
3) 西澤正豊：髄液検査. in 柴崎 浩，田川皓一，湯浅龍彦（編）：ダイナミック神経診断学．西村書店，2001, pp545-550
4) 佐藤能啓，大田喜孝：髄液細胞像．神経内科 **37**：233-246, 1992
5) 佐藤修三：髄液の生化学・免疫学的および分子生物学的検査．神経内科 **37**：247-251, 1992
6) 高瀬貞夫，野村 宏：髄液検査の臨床的意義．神経内科 **37**：215-232, 1992

欧文索引

太字：主要頁

【数字】

4大陰性徴候　164
10秒テスト　6,220,221
¹⁸F-fluoro-2-deoxyglucose positron emission tomography（FDG-PET）　153

【A】

abdominal reflex　192
Achilles tendon reflex（ATR）　55,58,66
acid maltase deficiency　212
Adamkiewicz 動脈　175,282
adenosine deaminase activity　294
Adson テスト　7
albumin　293
allodynia　201
Alpers 病　97
American Spinal Injury Association impairment scale（ASIA impairment scale）　230
amyopathic dermatomyositis　94
amyotrophic lateral sclerosis（ALS）　61,162,217,241
anal sphincter reflex　119
anatomical position　49
ankle brachial pressure index（ABPI）　137,237,247
annual hemorrhage rate　273
anorexia nervosa　250
anterior cord syndrome　181
anterior sacral meningocele　121
ape hand　163
aquaporin 4（AQP4）　160
──抗体陽性 NMOSD　161
arterial steal phenomenon　61
arteriovenous fistula（AVF）　281
arteriovenous malformation（AVM）　281
aseptic meningeal reaction　296
aseptic meningitis　294
ASIA impairment scale（AIS）　180
ASIA の International Standard for Neurological Classification of Spinal Cord Injury　181
ASIA の key muscle の徒手筋力テスト　182
ASO　9,246
astrocytic tumors　270
ATL　292
atlantoaxial dislocation　205
atrophy of intrinsic muscles of hands　31
automatic bladder　263
autonomic dysreflexia　254
axial myopathy　210
α-フェトプロテイン　276

【B】

Babinski 反射　11,38,49,120,130,250
bamboo spine　146
band-like sensation　18
Barré 試験　24
basilar impression　205
basin phenomenon　241
Becker type progressive muscular dystrophy　95
Beevor 徴候　26
b-HCG　276
BHL　153
bicycle test　136
biomedical model　108
biopsychosocial model　108
bladder outlet obstruction（BOO）　261
blood brain barrier（BBB）　293
blood patch　206
blooming 効果　273
bodily distress disorder　202
bow-hunter's stroke　204
Bragard test　65
brief scale for evaluation of psychiatric problems in orthopaedic patients（BS-POP）　236
Br-MsEP　287
Brown-Séquard 症候群　47,70,106,125,130,176,181,258,277
Buerger 病　246
Bunina 小体　162
Burdach 束　169

【C】

C1/2 回旋　204
C3/4 高位障害　42
C5 神経根　214
C6/7 頸髄症　61
C8 神経根　227
calcaneal gait　241
cape distribution of sensory loss　31
carcinomatous meningitis　294
carpal tunnel syndrome　32
cauda equina syndrome　181
caudal anastomotic loop　173
cavernous hemangioma　272
cellular ependymoma　268
central cord syndrome　47,181,228
central motor conduction time（CMCT）　287
centralized pain　108
cerebrospinal fluid（CSF）　276,291
cervical angina　18,49,102,131
cervical flexion myelopathy（CFM）　139
cervical line　24
cervical spondylosis　32
cervical spondylotic amyotrophy（CSA）　81,82,214,215
cervical spondylotic myelopathy（CSM）　81
cervical spondylotic radiculopathy（CSR）　81
Charcot 関節　192
cheiro-oral-pedal 症候群　71
Chiari Ⅰ型奇形　190,195
Chiari Ⅱ型奇形　193
Chiari 奇形　189,205
chronic musculoskeletal pain　202
chronic neuropathic pain　201
chronic primary pain　202
CIDP　212,296
circumduction gait　240
Cl　294
clasp knife 現象　22
claw hand　163
clinically isolated syndrome（CIS）　157
clonus　38,174
clumsiness of hands　32
CMCT　142
cobalamin　167
coccygeal segment（Co）　58
cold allodynia　201
compound muscle action potential（CMAP）　84
condylar joint　30
congenital muscular dystrophy　95
congestive myelopathy　173
contact pressure mechanism　139
contrecoup 現象　61
conus medullaris　233
──syndrome　181
coronary venous plexus　282
cremasteric reflex　119
CTM　142,186
Currarino triad　121
cystometric capacity　262

【D】

deafferentation pain　192
definite sarcoidosis　150
Dejerine 症候群　74
démarche salutante　244
démarche sautillante　241
dermatomyositis　93
detrusor overactivity（DO）　260
──incontinence　260
detrusor sphincter dyssynergia（DSD）　261
Diagnostic and Statistical Manual of Mental Disorders（DSM）　108,202
dimple　22
distal myopathy　95
dive bomber sound　96

dizziness 204
DM1 96
DM2 96
double crush syndrome 17, 88, 250
double tap gait 241
downbeat nystagmus 191
draining vein 272
drop finger 225
drop foot 91, 163, 243, 249
dropped head syndrome 208
dry tap 296
Duchenne muscular dystrophy (DMD) 94
duck gait 241
dural arteriovenous fistula (dural AVF) 151, 172, 282
DWI 231
dying-back phenomenon 170
dynamic MEP 142
dynamic SSEP 142
dysesthesia 32, 220
—— of hands 31
dysfunction 108
dysfunctional voiding 261

【E】
ectopic pulse generation 199
electrical silence 98, 285
eleventh cranial nerve palsy 31
EMG 214
encapsulated 294
enterohepatic circulation 168
eosinophilia myalgia syndrome 100
ependymoma 61, 205, 268
ephaptic transmission 25
epiconus syndrome 251
epidural hematoma 172
equinus gait 240
erector muscle 211
Expanded Disability Status Scale (EDSS) 158
extradural AVF 172
extradural AVM 172
extraurethral incontinence 264

【F】
facioscapulohumeral muscular dystrophy (FSHD) 95, 210, 211
failed back surgery syndrome 238
false localizing sign 30, 42, 105
familial ALS 162
fasciculation 163
—— potential 285
fear-avoidance (FA) 110
femoral nerve stretch test (FNST) 65
fibrillation 93
—— potential (Fib) 84, 285
fibromyalgia 100
finger escape sign (FES) 6, 220, 221
FKTN 遺伝子 (fukutin 遺伝子) 96
flexion myelopathy 287

flow void 151, 173
foot drop 249
foot process 160, 278
foramen magnum syndrome (FMT) 31
forme pseudopolynévritique 163
frequency/voiding chart 262
Froin 徴候 293
functional constipation 264
functional diarrhea 264
functional fecal incontinence 264
functional incontinence 263
functional somatic syndrome (FSS) 108
fungal meningitis 294
F 波 287

【G】
ganglioglioma 271
Gerlier 病 208
germ cell tumor 276
germinoma 276
girdle pain 18, 104
girdle sensation 18, 104
giving way of the legs 242
glioblastoma 273
goose gait 241
Gottron 徴候 94
grip and release test 221
grip myotonia 96
grouped atrophy 143
Guam 型筋萎縮性側索硬化症 166
Guillain-Barré 症候群 286, 293, 296

【H】
harlequin color change 254
harlequin 現象 254
Harlequin 症候群 254
hemangioblastoma 272
hereditary hemorrhagic telangiectasia (HHT) 174
hereditary neuropathy with liability to pressure palsies (HNPP) 91
high amplitude potential 285
Horner 症候群 256
HTLV-I associated myelopathy (HAM) 19, 241, 292
human leukocyte antigen (HLA) 146
hyperalgesia 201

【I】
idiopathic DO 260
IgG index 296
imitation synkinesia 45
inclusion body myositis 94
incompetent 260
interference 285
intermittent claudication 245
International Association for the Study of Pain (IASP) 198

International Continence Society (ICS) 260
International Statistical Classification of Diseases and Related Health Problems 11th Revision (ICD-11) 201
internuclear ophthalmoplegia (INO) 158
intramedullary arteriovenous malformation (intramedullary AVM) 172
intramedullary hemorrhage 172
intramedullary schwannoma 277
intraspinal neuroenteric cyst 122
intrinsic factor 168
IP 関節 225
isolated neck extensor myopathy (INEM) 208, 210

【J】
jerky step 241
JOA score 130, 133, 136, 221, 223
JOACMEQ 6

【K】
Kearns-Sayre 症候群 97
Keegan 型頚椎症 131, 214
Keegan 型麻痺 50
Keele STarT (Subgrouping for Targeted Treatment) Back スクリーニングツール 110
Kemp 徴候 247
Kernig 徴候 295, 296

【L】
L1/2 高位障害の症候 60
L5 神経根症 249
Lambert-Eaton 症候群 (LEMS) 99
Lasègue 徴候 6, 65, 295, 296
lateral mass 30
lateral osteophyte 203
lateral thoracic meningocele 122
leak point pressure 263
Leber 病 (Leber's hereditary optic neuropathy) 97
Lewy 小体様硝子様封入体 (Lewy body-like hyaline inclusion: LBHI) 164
Lhermitte 徴候 20, 25, 105, 158, 179, 257
limb-girdle type muscular dystrophy 95
lobulated muscle fibers 209
Loeser による痛みの多層モデル 198
long tract sign 18, 105, 129, 285
low amplitude short duration potential 285
low grade astrocytoma 272
lower urinary tract symptom (LUTS) 261
L-P shunt 196

索引 299

【M】

malignant hyperthermia　97
malignant lymphoma　274
manifested carrier　94
manual muscle testing（MMT）　6, 65, 84, 215, 225, 232, 250
marche en fauchant　240
marche talonnante　241
mass effect　172
medial longitudinal fasciculus（MLF）　158
　——症候群　104
megaloblastic anemia　167
melanoma　277
meningioma　206
meningism　297
MEP　169
meralgia paresthetica　88
metabolic myelopathy　167
metastatic tumor　277
Mingazzini 試験　24
Minnesota Multiphasic Personality Inventry（MMPI）　237
mirror movement　45
mitochondrial myopathy, encephalopathy, lactic acidosis and stroke-like episodes（MELAS）　97
modality of sense　70
Morley test　7
moth-eaten muscle fibers　209
motor nerve conduction velocity（MCV）　286
motor-nerve conduction study（MCS）　84
motor neuron disease　61
MP 関節　225
MR angiography（MRA）　247
MRI　93, 142, 231, 268
MRI FLAIR（fluid attenuated inversion recovery）　72
Multidimensional Pain Inventory（MPI）　112
multiple sclerosis（MS）　104, 157, 217, 277, 296
muscle evoked potential（MsEP）　216
muscle-specific tyrosine kinase（MuSK）　99
myasthenia gravis　98
myelin basic protein（MBP）　293, 296
myelin oligodendrocyte glycoprotein（MOG）　160
　——抗体陽性 NMOSD　161
myelinopathy　171
myelitis　279
myelomalacia　14
myelopathy hand　220
myeloschisis　118
myoclonus epilepsy associated with ragged-red fibers（MERRF）　97
myopathia distalis tarda hereditaria　94
myotome　199, 285

myotonic discharge　96
myotonic dystrophy　96
myotubular myopathy　97
myxopapillary ependymoma　61, 270

【N】

neck compression test　48
neck of suboccipital pain　31, 32
negative tetrad　164
nerve conduction study（NCS）　84
neuralgic amyotrophy（NA）　81, 86, 88, 218
neurenteric cyst　206
neurinoma　205
neurogenic DO　260
neurogenic intermittent claudication　245
neuroleptic malignant syndrome　97
neuromyelitis optica（NMO）　160, 277
　——-IgG　278
　——spectrum disorders（NMOSD）　160, 278
neuronopathy　169
neuropathic pain　199
nociceptive pain　199
nociceptive response　198
nociceptive stimuli　198
nociceptive system　198
nociceptor　198
nocturnal flick　9
nocturnal polyuria　262
No-No tremor　76
non-relaxing urethral sphincter obstruction　261
Non-specific low back pain and sciatica：management　112
NSAIDs　148, 200

【O】

OB　293, 296
occipital condyle　30
oily face　77
OLF　54
OPLL　12, 54, 104
osteoarthritis　102
overactive bladder（OAB）　262
overflow incontinence　263
overstretch mechanism　139
owl sign　283
OYL　13

【P】

pain, centralized　108
pain, chronic musculoskeletal　202
pain, chronic neuropathic　201
pain, chronic primary　202
pain, deafferentation　192
pain, girdle　18, 104
pain, neck of suboccipital　31, 32
pain, neuropathic　199
pain, nociceptive　199
painful tonic spasm（PTS）　161

paraneoplastic syndrome　99
paraspinal AVF　172
paraspinal AVM　172
paraspinal muscle（PSM）　84
Parkinson 症候群　76, 210
Parkinson 病　76, 78, 210
paroxysmal itching　258
passive incontinence　265
patellar tendon reflex（PTR）　55, 58, 66
pellagra　171
pelvic floor dyssynergia　264
percussion myotonia　96
perimedullary arteriovenous fistula（perimedullary AVF）　172
perineurial space　293
pes cavus deformity　119
piano-playing finger　44
pincers mechanism　139
pin-prick test　48, 55, 226
pleocytosis　292
polymyalgia rheumatica　99
polymyositis　93
polyphasic potential　285
polyuria　262
pop up position　230
positive sharp wave（PSW）　84, 93, 285
possible sarcoidosis　151
postsynaptic potential　288
postural factor　238
precentral knob 領域脳梗塞　72
pressure-flow study　261
primary neurulation　118
probable sarcoidosis　150
progressive amyotrophy associated with cervical spondylosis　215
progressive infantile poliodystrophy　97
propriospinal system　43, 106
provocative test　90
proximal myotonic myopathy　96
pseudo-angina pectoris　49
pseudoathetosis　77, 105
pseudotumor cerebri　292
pure conus syndrome　58
pure motor hemiplegia　74
pure sensory stroke　74
purulent meningitis　294
pyramidal weakness　24

【Q】

quality of life（QOL）　254
Queckenstedt 試験　292, 296

【R】

radiculo-myelopathy　215
radiculopathy　131
radiologically isolated syndrome（RIS）　157
rapport　9
receptor-mediated endocytosis　168
reflex bladder　263
reflex sympathetic dystrophy

192
relative afferent pupillary defect (RAPD) 158
remember the mnemonic DESCAN 31
restless legs syndrome 100
RI cisternography 206
rimmed vacuole 94
Roland-Morris Disability Questionnaire (RDQ) 235
Romberg 徴候 77, 242
Rome Ⅱ基準 265
Rome Ⅳ基準 265

【S】
saddle anesthesia 147
SAPHO 症候群 148
SBA 118
SBO 119
scalloping 61
scapula alata 95
scapulohumeral reflex (SHR) 44
Schwarz-Janpel 症候群 96
sciatic gait 244
scissor gait 240
sclerotome 199
second wind 98
segmental sign 105, 129, 285
sensitibity 236
sensitization 199
sensory march 64, 246
sensory nerve action potential (SNAP) 84, 251
sensory-nerve conduction study (SCS) 84
sensory nerve conduction velocity (SCV) 286
shoulder bracing 7
shoulder hyperabduction test 7
shuffling gait 240
silent ischemia 104
sinuvertebral nerve 103
skin covered 118
SLE 294
slow finger opening 12
SMCHD1 遺伝子 95
SMON 61
smooth tongue 167
snake eyes 状の輝度変化 218
Somatic Symptom Scale (SSS-8) 110
somatosensory evoked potential (SEP) 84, 85, 169, 251, 285
specificity 236
spina bifida (SB) 118
spinal cord evoked potential after peripheral nerve stimulation [Pn (E)-SCEP] 288
spinal cord evoked potential after spinal cord stimulation [Sp(E)-SCEP] 288
spinal cord infarction 172, 282
spinal cord potential after brain stimulation (Br-SCEP) 289
spinal sarcoidosis 280
spinal shock 161
spinal vascular malformation 281
split hand 217
spontaneous spinal epidural hematoma 176
sporadic ALS 162
S-P shunt 195
Spurling テスト 48, 226
SSPE 293
S-S shunt 195
Steinert 病 96
steppage gait 243, 249
stereoanesthesia 31
stoop test 136
storage symptoms 262
straight-leg-raising test (SLR test) 65, 233
structural maintenance of chromosomes flexible hinge domain containing 1 遺伝子 95
subacute combined degeneration of the spinal cord 167
subarachnoid hemorrhage 172, 297
subclinical 84
subdural hematoma 172
subependymoma 270
Surfer's myelopathy 230
Surfer's Myelopathy Foundation 231
swinging-flashlight test 158
synovitis, acne, pustulosis, hyperostosis, osteitis 症候群 148
syringomyelia 32
syrinx 189

【T】
T1 神経根症 228
T11/12 高位障害 59
T11~L1 脊椎高位 58
T12/L1 高位障害 59
tabetic gait 240
tanycyte 270
tapering 168
TBLB 153
TC 168
TCS 119
temporal pallor 158
tension sign 65
thoracic outlet syndrome (TOS) 81, 85
three-tube test 291
tight dural canal in flexion 139
Tinel 様徴候 89, 90
tissue plasminogen activator (t-PA) 231
TN-TOS 85
total incontinence 263
touch allodynia 201
traumatic tap 291
trick motion 221
tuberculous granuloma 279
tuberculous meningitis 294
tumor of spinal cord 296

【U】
Uhthoff 徴候 159
urethral relaxation incontinence 260
urgency 263
urgent incontinence 265
urodynamic stress incontinence 260, 263

【V】
vascular arcade 173
vascular steal phenomenon 172
V-A shunt 194
venous congestion 172
venous thrombosis 172
VEP 169
vertigo 204
VGCC 99
viral meningitis 294
voiding diary 262
voiding symptoms 262
von Hippel-Lindau 病 272
V-P shunt 135, 194

【W】
waddling gait 94
Wallenberg 症候群 74, 204
waning 99, 164
waxing 99
well-leg raising test 65
World Health Organization (WHO) 201

【X・Y・Z】
xanthochromia 292

Yes-Yes tremor 76

Ziehl-Neelsen 染色 294
zoster sine herpete 106

和文索引

太字：主要頁

【あ】

愛護跛行　245
亜急性硬化性全脳炎　293
亜急性進行脊髄症　151
亜急性連合性脊髄変性症　167，218
アキレス腱反射　55，58，66
アクアポリン4　160，278
悪性高熱　97
悪性腫瘍　30，237
悪性症候群　97
悪性リンパ腫　274
脚くずれ　242
圧排効果　172
圧迫骨折　237
アヒル歩行　241
蒼顔　77
アルブミン　293
アロディニア　201
安静時電位　285
安静時の状態　10

【い】

異常感覚性大腿神経痛　88
異所性疼痛　199
痛み　55，102，199，200
一次神経管形成　118
一次進行型 MS　157
溢流性尿失禁　263
遺伝性圧脆弱性ニューロパチー　91
遺伝性出血性末梢血管拡張症　174
遺伝性晩発性遠位型ミオパチー　94
陰性徴候　164

【う】

ウイルス性髄膜炎　294
うっ血性脊髄症　173
運動感覚障害　121
運動障害　37，42，54，55，63，89，90，119，141
運動症候　192
運動神経伝導検査　84
運動神経伝導速度　286
運動ニューロン疾患　61，212
運動麻痺　91
運動誘発電位　169

【え】

英国 NICE ガイドライン　110
栄養障害による脊髄症　170
腋窩神経麻痺　218
液流無信号化　151，173，272
会釈歩行　244
エドロホニウム試験　98
遠位型筋ジストロフィー　95
遠位型ミオパチー　95
炎症細胞浸潤　94
炎症性腰痛　146

【お】

延髄外側症候群　74
延髄から C1-2 に至る病変　30
延髄空洞症　196
延髄梗塞　74
円錐上部症候群　58，251
延髄脊髄移行部　39
延髄内側梗塞　74
延髄内側症候群　74
円錐部血管性病変　61
円錐部脊髄腫瘍　61
円錐部脊椎外傷　61

【お】

横位診断　182
黄色靱帯骨化　13
　──症　54
凹足　119
オスラー病　174
斧状顔貌　96
オリゴクローナルバンド　293
温度感受性　159

【か】

下位運動ニューロン症候　285
下位胸椎　57
外傷性出血　291
外側塊　30
回転性めまい　204
解剖学的な基本肢位　49
海綿状血管腫　272
解離性小手筋萎縮　217
過活動膀胱　262
踵打ち歩行　241
踵歩行　241
核下型神経因性膀胱　20，261
核型神経因性膀胱　20，261
核間性眼筋麻痺　158
拡散強調画像　231
核上型神経因性膀胱　19，261
下向眼振　191
下肢伸展挙上テスト　65，233
　──，健側　65
下肢静止不能症候群　100
下肢痛　63，235
下肢突っ張り感　19
下肢病的反射　163
下垂指　225
下垂手　72
下垂足　91，163，243，249
下垂腕徴候　214
肩90度外転外旋テスト　7
肩過外転テスト　7
活性コバラミン　168
化膿性髄膜炎　294
下部尿路症状　261
感覚　22，51，70
感覚障害　37，43，51，54，55，64，66，79，88，90，91，141，192，217，226
感覚消失，サドル状　147
感覚消失，立体　31
感覚神経活動電位　84，251
感覚神経伝導検査　84

感覚神経伝導速度　286
間欠性勃起　64
間欠跛行　19，64，237，245
感作　199
観察　11
環軸脱臼　205
患者語　8
患者立脚型アウトカム　224
感受性　4
感受性亢進　199
癌性髄膜炎　294
肝性脊髄症　169
完全運動麻痺　230
感染性筋炎　94
完全尿閉　265
完全麻痺　183
間代　12，38，40，49，141，174，241
　──，両偽性足　233
感度　236
顔面　56
顔面肩甲上腕型筋ジストロフィー　95，210，211
顔面支配の交感神経経路　256
寒冷麻痺　141

【き】

既往歴　140
偽性アテトーシス　39，44，105
偽性局在徴候　18，22，25，30，34，42，105
偽性脳腫瘍　292
偽多発神経炎型　163
機能異常　108
機能障害の排尿　261
機能性下痢　265
機能性消化管障害　265
機能性尿失禁　263
機能性便失禁　265
機能性便秘　265
逆 Beevor 徴候　26
逆転反射　23
急降下爆撃音　96
球症状　164
求心路遮断痛　192
急性横紋筋融解症　97
急性後索症候群　22
急性散在性脳脊髄炎　218
急性損傷　38
急性疼痛　199
急性尿閉　265
胸郭出口症候群　81，85
　──，真の神経性　85
狭心痛様の痛み　18
鏡像運動　45
強直性脊椎炎　146
胸椎髄膜瘤　122
胸痛　49，102
恐怖回避　110
胸部脊髄症　55
胸部痛　18
局在診断　81
局所皮膚温低下　258

挙睾筋反射 119
記録 7
近位型筋強直性ミオパチー 96
筋萎縮 65,141,192,217
筋萎縮性側索硬化症 61,162,217,241
　——, Guam 型 166
　——, 家族性 164
　——, 孤発性 162
筋強剛 76
筋強直 96
筋強直症候群 96
筋強直性ジストロフィー 96
筋強直性放電 96
筋緊張 79
筋固有感覚検査 44
筋細管ミオパチー 97
筋ジストロフィー, 遠位型 95
筋ジストロフィー, 顔面肩甲上腕型 95,210,211
筋ジストロフィー, 肢帯型 95
筋ジストロフィー, 進行性 94,218
筋ジストロフィー, 先天性 95
筋ジストロフィー, デュシェンヌ型 94
筋ジストロフィー, ベッカー型 95
筋疾患 93
　——による首下がり 209
筋節 83,199,285
緊張徴候 65
筋電図 142,214
筋特異的チロシンキナーゼ 99
筋肉 143
筋誘発電位 216
筋力 50
筋力低下 24,42,51,79

【く】
空洞 189
空洞くも膜下腔シャント 195
空洞腹腔シャント 195
草刈り歩行 240
くすくす笑い尿失禁 263
屈曲位 MRI 142
首下がり 208
　——症候群 208
　——病 208
　——を呈する神経筋疾患 211
くも膜炎 195
くも膜下腔腹腔シャント 195
くも膜下出血 172,292,297
群集萎縮 143

【け】
経過 78,140
経気管支肺生検 153
頸髄空洞症 39
頸髄症 129,222
経頭蓋磁気刺激筋誘発電位 287
経頭蓋刺激脊髄誘発電位 289
頸性狭心症 102,131
痙性跛行 245
痙性歩行 240
頸椎 malalignment 216

頸椎屈曲負荷・経頭蓋磁気刺激運動誘発電位 142
頸椎屈曲負荷・短潜時体性感覚誘発電位 142
頸椎疾患 56
頸椎症 32,78,152,203
　——性筋萎縮症 82,214,228,287
　——性神経根症 81
　——性脊髄症 81,288
　—— と Parkinson 病の鑑別 78
　—— と筋萎縮性側索硬化症の鑑別 217
　—— と脳血管障害の鑑別 70,71
　——の術前ポイント 79
　——, Keegan 型 131,214
頸椎前方除圧固定 13
頸椎側方骨棘 203
頸椎単純 X 線撮影 142
頸椎椎体切除 13
頸椎と脊髄の位置関係 42
頸椎部 flexion myelopathy 139,287
頸椎変性疾患 129
軽度随意収縮時電位 285
頸部圧迫テスト 48
頸部解剖 208
頸部筋障害による首下がり 211
頸部筋力低下 217
頸部神経根症 46,50,131,225
頸部脊髄症 48,51,228
頸部痛 46,49
鶏歩 243,249
血液脳関門 293
血液パッチ 206
結核性髄膜炎 294
結核性脊椎炎 54
結核性肉芽腫 279
血管芽腫 272
血管性間欠跛行 246
血管病変 7
血行再建術 203
楔状束 168
血性髄液 291,297
血清ビタミン B_{12} 168
血清ホモシステイン 168
顕在性 aperta 118
肩甲間部痛 225
肩甲骨部痛 225
肩甲上神経麻痺 218
肩甲上腕反射 23,44
顕在性二分脊椎 118
健常高齢者 212
腱反射 21,23,51,79,137
　——, アキレス 55,58,66
　——, 四肢 141
　——, 膝蓋 55,58,66
　——, 上腕三頭筋 226

【こ】
高位診断 5,46,182,289
高位別頻度 49,51
後角・後根症候 285
膠芽腫 270
後頸部痛 18,73

後骨間神経麻痺 227
後索症候 44,285
後索中間根帯 164
好酸球性筋痛症 100
後縦靱帯骨化 12
　——症 54,104
高振幅電位 285
硬性墜下跛行 245
硬節 199
叩打性筋強直 96
巧緻運動障害 32,42
抗電位依存性カルシウムチャンネル 99
後頭顆 30
後頭顆関節 30
硬膜 143
硬膜外血腫 172
硬膜外動静脈瘻・奇形 174
硬膜下血腫 172
硬膜動静脈瘻 282
硬膜内髄外腫瘍 125
肛門括約筋反射 119
国際禁制学会 260
国際疼痛学会 198
黒色腫 277
骨関節症 102
骨棘 227
骨盤底協調運動異常 265
骨盤内病変 67
コバラミン 167
ごまかし運動 221
コミュニケーション 2
混合性尿失禁 263

【さ】
菜食主義者 168
最大収縮時干渉波 285
最大上刺激 286
最大膀胱容量 262
再発寛解型 MS 157
細胞性上衣腫 268
坐骨神経障害における歩行障害 244
サドル状感覚消失 147
サーフィン 230
サーモグラフィー検査 254,258
サルコイドーシス 150,218,280
猿手 163
三角筋反射 23
三叉神経 16
酸性マルターゼ欠損症 212
残尿感 264

【し】
自覚症状 49,63,70,129,131,136
視覚誘発電位 169
弛緩性跛行 245
弛緩性麻痺歩行 243
自記式腰部脊柱管狭窄診断ツール 238
識別感覚検査 44
軸性ミオパチー 210
指屈反射 23
自己免疫性炎症性疾患 292
四肢関節伸側紅斑 94
四肢腱反射 141

脂質代謝異常症　98
視床の体性感覚地図　72
視診　21,65,78
視神経炎　158,160
視神経脊髄炎　160,277
姿勢　78,79
姿勢異常　65
姿勢性要素　238
姿勢反射障害　76
姿勢保持反射　76
指節間関節　225
持続性尿失禁　263
耳側蒼白　158
肢帯型筋ジストロフィー　95
膝蓋腱反射　55,58,66
疾病及び関連保健問題の国際統計分類第11版　201
自動膀胱　263
シナプス後電位　288
刺入電位　285
しびれ感　64,226
　——の部位　51
　——，一側手足に急性発症する　71
　——，口唇　71
　——，手指　73
　——，上肢　16
　——，頭部・顔面領域　16
　——，指の　47,50
若年性一側上肢筋萎縮症　139,164
周期性四肢麻痺　98
重症筋無力症　98,211
重症度　3
手根管症候群　32,90
手指開排遅延　12
手指痛　226
受診の趣旨　3
主訴　3
手足巨大　192
術前高位診断　289
術中脊髄誘発電位　143
受動型便失禁　265
手内在筋萎縮　31,89,229
手内在筋の筋力低下　226
腫瘍性疾患　293
腫瘍内出血　127
鶏鶏歩行　240
純粋運動性片麻痺　74
純粋感覚性卒中　74
上位運動ニューロン症候　217,285
上衣下腫　270
上位頸髄腫瘍　206
上位頸椎部障害　36
上衣腫　61,205,268
上位腰椎　57
上円錐症候群　249
障害神経根　131
症候性保因者　94
上肢筋節　83
上肢巧緻運動障害　18
上肢単麻痺　17
上肢痛　49,131
上肢の病的反射　163
上肢皮節　83

症状の時間的推移　230
上中位胸椎　54
小脳症状　158,161
小脳扁桃下垂　195
静脈うっ滞　172
静脈血栓　172
上腕三頭筋腱反射　226
触診　21
初発症状　46,54,163,190,226
自律神経過反射　254
自律神経症状　43
心因性疼痛　108
心因性反応　67
侵害刺激　198
侵害受容器　198
侵害受容系　198
侵害受容性疼痛　199
侵害受容反応　198
真菌性髄膜炎　294
神経因性排尿筋過活動　260
神経因性膀胱　66,260
神経筋接合部疾患　98
神経原性筋節症　192
神経原性変化　129,143,241,285
神経根　81
神経根症　46,131,132,225
神経根障害　37
神経根性間欠跛行　245
神経根・脊髄症　215
神経根症候　296
神経根痛　63
神経根と椎間板の位置関係　214
神経根引き抜き損傷　179
神経サルコイドーシス　150
神経周囲腔　293
神経障害性疼痛　199
神経鞘腫　205
神経性間欠跛行　245
神経性食欲不振症　250
神経生理学的検討　142
神経節膠腫　271
神経叢疾患　81
神経腸管嚢胞　122,206
神経痛性筋萎縮症　81,86,88,218
神経伝導検査　84
神経内科　15
神経変性疾患　61
神経放射線学的検討　142
進行性筋ジストロフィー　94,218
診察室環境　10
診察手順　4,20
診察のポイント　2,8,15
振戦　76
身体苦痛障害　202
身体診察　79
身体平衡保持機構　203
伸長上衣細胞　270
深部感覚障害　77
　——性運動失調　241
深部痛　199
心理社会的アプローチ　112

【す】

髄液　276,291
　——，黄色調　292,297

髄液ADA　294
髄液圧　292,296,297
髄液外観　291
髄液クロール　294
髄液検査　291
髄液混濁　292
髄液細胞数　292,294,296,297
髄液蛋白　292,294,296,297
髄液糖　293,294
髄外腫瘍　30
髄鞘病変　171
髄節性立毛　257
髄節徴候　105,129,285
錐体交叉　39
錐体路型筋力低下　24
錐体路症候　21,24,163
錐体路徴候　217
錐体路変性　162
髄内T2高信号　152
髄内結節　152
髄内出血　172
髄内腫瘍　30,126,268
髄内神経鞘腫　277
髄内動静脈奇形　172
髄内病変　268
髄膜炎　279
髄膜刺激症候　294
髄膜腫　206
髄膜症　297
頭蓋頸椎移行部病変　205
頭蓋底陥入症　205
頭痛　15
すり足歩行　240

【せ】

性機能　10
性機能障害　64
整形外科　2
　——患者における精神医学的問題に対する簡易質問票　236
性交時尿失禁　263
性差　189
星細胞系腫瘍　270
星細胞腫　270
成人T細胞白血病　292
精神障害の診断と統計の手引き　108,202
生物医学モデル　108
生物心理社会モデル　108,109
性別　140
世界保健機関　201
赤色ぼろ線維・ミオクローヌスてんかん症候群　97
脊髄　81,143
脊髄圧迫　152
脊髄炎　158,161,279
脊髄円錐　233
　——症候群　58,181
　——部高位の神経根局在　58
　——部の脊椎高位　57
脊髄外傷後脊髄空洞症　195
脊髄空洞症　32,189,205
脊髄くも膜炎　195
脊髄係留症候群　119,121
脊髄血管奇形　281
脊髄血管障害　172

脊髄高位　132
脊髄後索型運動失調　241
脊髄梗塞　172, 174, 282
脊髄硬膜外血腫　175
脊髄硬膜動静脈瘻　151, 173
脊髄固有系　43, 106
脊髄サルコイドーシス　150, 218, 280
脊髄刺激脊髄誘発電位　288
脊髄視床路症候　285
脊髄腫大　151, 268
脊髄腫瘍　152, 205, 296
脊髄症　46, 152
脊髄障害　119
脊髄症候　296
脊髄小脳路　164
脊髄静脈　282
脊髄ショック　161
脊髄神経　81
　　──根症　132
脊髄前角症状　163
脊髄造影　142
　　──後CT　142, 186
脊髄中心症候群　47, 181, 228
脊髄動静脈奇形　172, 281
脊髄動静脈瘻　281
脊髄軟化　14
脊髄馬尾症候群　181
脊髄披裂　118
脊髄辺縁部動静脈瘻　173
脊髄誘発電位　287
脊髄由来の慢性疼痛　198
脊髄瘍性歩行　240, 241
脊柱起立筋　211
脊椎カリエス　54
脊椎関節炎　148
脊椎感染症　237
脊椎高位　57
脊椎腫瘍　124, 125
脊椎脊髄腫瘍　124
脊椎脊髄先天奇形　118
脊椎脊髄損傷　179
脊椎側弯症　192
舌萎縮　164
舌炎　167
切迫性尿失禁　263
切迫性便失禁　265
線維筋痛症　100
線維自発電位　84, 285
線維性収縮　93
線維束性収縮　163, 217
線維束電位　285
前駆症状　102
漸減　99, 164, 168
潜在性二分脊椎　119
染色体末端　95
全身所見　179
全身性エリテマトーデス　294
前脊髄症候群　181
前仙骨髄膜瘤　121
尖足歩行　240
仙腸関節炎　146
先天性筋ジストロフィー　95
先天性ミオパチー　97
全尿失禁　263
洗面現象　241

【そ】
早期前頭部禿　96
相対的求心性瞳孔障害　158
総蛋白　292
足関節上腕血圧比　237, 247
足根管症候群　91
足突起　160, 278
足背動脈拍動　137
遡行変性現象　170
組織プラスミノゲン活性化因子　231
疎通性　9
蹲踞　246

【た】
第1〜2頸髄障害　37
第1〜3頸神経障害　36
第2頸神経由来神経鞘腫　40
第11脳神経麻痺　31
大球性貧血　167
大胸筋反射　23
大後頭孔　30
　　──腫瘍　30
　　──症候群　30
　　──髄膜腫　33
大後頭孔部　31
　　──良性腫瘍　31
代謝性疾患　98, 293
代謝性脊髄症　167
体重減少　217
帯状感　104
帯状絞扼感　18, 104
帯状痛　18, 104
体性感覚誘発電位　84, 85, 169, 251, 285
大前根動脈　175
大腿神経伸展テスト　65
大腿内転筋反射　24
大脳症状　159, 161, 294
大脳皮質小梗塞　218
大脳病変　60
他覚所見　44, 50, 65, 130, 131, 137
多相性電位　285
脱神経電位　285
多尿　262
多発筋炎　93, 211, 218
　　──の大腿部MRI脂肪抑制画像　93
多発性硬化症　104, 157, 160, 217, 277, 296
蛋白細胞解離　296

【ち】
蓄尿期尿道機能　260
蓄尿期膀胱機能　260
蓄尿症状　261
竹様脊柱　146
遅発性遠位型ミオパチー　95
中下位頸椎　46
肘屈曲試験　89
中手指節関節　225
中枢運動伝導時間　287
中枢性Tinel徴候　25
中枢性感作を伴う痛み　108
中枢伝導時間　142

中殿筋機能障害　245
肘部管症候群　88, 228
腸肝循環　168
長期予後　230
長経路徴候　18, 105, 129, 285
跳躍歩行　241
直腸機能　10

【つ】
椎間板高位　59
椎間板ヘルニア　59, 227, 237
椎骨高位　132
椎骨動脈解離　204
椎骨動脈の圧排変形　203
痛覚過敏　109, 201

【て】
低振幅短持続電位　285
低髄液圧症候群　206
デメンチア　15, 171
デュシェンヌ型筋ジストロフィー　94
デルマトーム　17, 18, 24, 77
テロメア　95
転移性骨腫瘍　135
転移性腫瘍　277
電位の漸減　98, 164
電位の漸増　99
転換性障害　24
転換ヒステリー性感覚障害　25
転換ヒステリー性筋力低下　24
電気生理学的検査　84, 89, 90, 285
テンシロンテスト　98

【と】
ドアノブ症候群　23
盗血現象　61, 172
銅欠乏性脊髄症　169
糖原病　98
洞脊椎神経　103
疼痛性跛行　240, 243
疼痛伝導路　200
疼痛誘発因子　103
糖尿病性筋萎縮症　98
逃避性跛行　240
動脈性盗血現象　61
動揺性歩行　94
特異性　4
特異度　236
特発性正常圧水頭症　135
特発性脊髄硬膜外血腫　176
特発性脊髄ヘルニア　184
特発性低髄液圧症候群　296
特発性排尿筋過活動　260
徒手筋力テスト　6, 65, 84, 182, 215, 225, 232, 250
トランスコバラミン　168

【な】
内圧・尿流検査　261
内因子　168
内科疾患　102
内臓痛　199
内側縦束　158
内分泌性疾患　98
軟骨異栄養症　96

索引　305

軟性墜下跛行　245

【に】

肉芽腫　152
二次進行型 MS　157
二重圧迫症候群　17, 88, 250
二重拍子歩行　241
日常生活動作　137
二分脊椎　118, 119, 121, 193
日本整形外科学会頸髄症治療成績判定基準　221, 289
日本整形外科学会頸部脊髄症評価質問表　6
日本整形外科学会治療成績判定基準　130
ニューロパチー　212
ニューロン症　169
尿意切迫感　263
尿失禁　263
尿道外尿失禁　264
尿道括約筋弛緩不全　261
尿道機能　260
認知症　15, 171

【ね】

粘液乳頭状上衣腫　61, 270
年間出血率　273
年齢　140, 189

【の】

脳幹症状　158, 161
脳血管障害　70, 293
脳室心房シャント　194
脳室腹腔シャント　135, 194
脳神経外科　8
脳神経症状　191
脳底部くも膜炎　195

【は】

把握性筋強直　96
肺癌　277
胚細胞腫瘍　276
胚腫　276
排尿機能障害　260
排尿記録　262
排尿筋過活動　260
 ──性尿失禁　260
排尿筋・括約筋協調不全　261
排尿後症状　264
排尿後尿滴下　264
排尿時尿道機能　260
排尿時排尿筋機能　260
排尿障害　19, 54, 64, 66, 192, 260
排尿症状　261, 264
背部痛　18
排便障害　64, 265
はさみ脚歩行　240
はさみ込み機構　139
発汗量　254
発症年齢　70, 78
発症様式　78, 140
服部の分類　130
パドリング　230
馬尾　63
馬尾症候群　58
馬尾性間欠跛行　245

針筋電図　84, 285
反射　11, 44, 55, 66
反射性交感神経性ジストロフィー　192
反射性膀胱　263

【ひ】

ピアノ演奏様指　44
腓骨神経障害　249
腓骨神経麻痺　91
膝のガクガク　19
非腫瘍性疾患　268
尾髄　58
非ステロイド性抗炎症薬　148, 200
尾側脊髄障害　119
ビタミン B_{12}　167
ヒト T リンパ球向性ウイルス脊髄症　19
ヒト絨毛性ゴナドトロピン　276
ヒト白血球抗原　146
皮膚筋炎　93
皮膚血流量　254
皮膚症状　65, 119
皮膚自律神経症状　254
皮膚のつまみ現象　164
皮膚被覆　118
皮膚描画感覚　44
皮膚分節　77
被包化　294
非発疹性帯状疱疹　106
びまん性筋萎縮　217
表在痛　199
病的陥凹　22
病歴　78, 82
病歴修飾因子　10
病歴聴取　2, 8, 15
病歴へのフィードバック　22
平山病　139, 164
ピン痛覚検査　48, 55, 226
頻尿　262

【ふ】

封入体筋炎　94, 211
不完全尿閉　265
腹圧性尿失禁　263
複合筋活動電位　84
腹痛　102
腹皮反射　25
腹部大動脈瘤　67
腹壁反射　25, 192
不全尿道　260, 263
不全麻痺　183
縁取り空胞　94
腹筋反射　25
浮遊性めまい　204
ふらつき　73
プレドニゾロン　258
分回し歩行　240
分葉状筋線維　209

【へ】

閉塞性動脈硬化症　9, 66, 135, 246
ベッカー型筋ジストロフィー　95
ペラグラ　171
ヘリオトロープ疹　94, 218

片麻痺　70

【ほ】

膀胱過可動性　263
膀胱機能　10, 137, 260
膀胱直腸障害　260
膀胱出口部閉塞　261
放散痛　4, 6, 47, 48, 59-61, 63, 65, 103, 104, 120, 131
放射性同位元素脳槽シンチグラフィー　206
傍腫瘍症候群　99
傍脊柱筋　84
傍脊椎動静脈奇形　174
傍脊椎動静脈瘻　174
歩行　47, 78
歩行障害　19, 43, 240, 245
母指球筋萎縮　90
母指探し試験　25, 44
ホタテ貝状変形　61
発作性かゆみ　258
歩容異常　65
ホルモン受容体内部伝達　168

【ま】

末梢神経刺激脊髄誘発電位　288
末梢神経疾患　88
末梢神経障害　37
末梢神経性間欠跛行　245
末梢神経伝導検査　286
末梢神経伝導速度　142
末梢神経病変　60
末梢神経由来の慢性疼痛　198
麻痺性跛行　245
慢性炎症性脱髄性多発根ニューロパチー　296
慢性炎症性脱髄性多発ニューロパチー　212
慢性進行性外眼筋麻痺　97
慢性損傷　38
慢性疼痛　198
慢性尿閉　265

【み】

ミエリン塩基性蛋白　293
ミエリンオリゴデンドロサイト糖タンパク　160
ミオトニア　96
ミオトーム　18
ミオパチー　212
水野テスト　6
ミトコンドリア脳筋症　97
 ──・乳酸アシドーシス・脳卒中様発作症候群　97
脈管テスト　7

【む】

無菌性髄膜炎　294
無菌性髄膜反応　296
無効穿刺　296
虫食い筋線維　209
無症状　84
むずむず脚症候群　100
無痛性心筋虚血　104
無動　76

【め・も】
めまい　16, 203, 205, 206
　──, 脊髄腫瘍と　205
メロシン　96
免疫グロブリン　293

問診　179

【や】
夜間多尿　262
夜間頻尿　262
薬物への反応　79
夜尿症　263

【ゆ】
有痛性強直性攣縮　161, 258
誘導　9
誘発試験　6, 90
指叩き試験　79

指鼻試験　44
指離れ徴候　6, 220, 221

【よ】
陽性鋭波　84, 93
陽性棘波　285
腰仙髄　57
腰仙椎部　63
腰椎疾患　56
腰椎変性疾患　249
腰痛　235
腰痛危険因子　236
腰部神経根障害　66
腰部脊柱管狭窄症　133
翼状肩甲　95

【ら・り】
ラミニンM　96

リウマチ様多発筋痛症　99

理学所見　4, 137
立体感覚　44
　──消失　31
立毛発作　257
流出静脈　272
両偽性足間代　233
両側宙吊り型感覚障害　192
良性腫瘍　30
良性脊椎腫瘍　125
両側肺門リンパ節腫脹　153

【ろ】
漏出時圧　263
漏出性便失禁　265
肋鎖徴候　7

【わ】
鷲手　163
腕神経叢　82
　──圧迫テスト　7

索　引　307

Dynamic diagnosis に必要な脊椎脊髄の神経症候学

発　行	2017 年 3 月 20 日　第 1 版第 1 刷
	2018 年 5 月 25 日　第 1 版第 2 刷Ⓒ
編　集	福武敏夫　德橋泰明　坂本博昭
発行者	青山　智
発行所	株式会社 三輪書店
	〒 113-0033　東京都文京区本郷 6-17-9　本郷綱ビル
	☎ 03-3816-7796　FAX 03-3816-7756
	http://www.miwapubl.com/
印刷所	三報社印刷 株式会社

本書の内容の無断複写・複製・転載は，著作権・出版権の侵害となることがありますので，ご注意ください．

ISBN 978-4-89590-586-2　C 3047

JCOPY ＜(社)出版者著作権管理機構　委託出版物＞

本書の無断複製は著作権法上での例外を除き禁じられています．複製される場合は，そのつど事前に，(社)出版者著作権管理機構（電話 03-3513-6969，FAX 03-3513-6979, e-mail：info@jcopy.or.jp）の許諾を得てください．